Jürgen Piek (Hrsg.)
Neurochirurgie für Einsteiger

Jürgen Piek (Hrsg.)

Neurochirurgie für Einsteiger

—

DE GRUYTER

Herausgeber
Prof. em. Dr. med. Dr. h.c. Jürgen Piek
Universitätsmedizin Rostock
Schillingallee 35
18057 Rostock

ISBN: 978-3-11-060930-1
e-ISBN (PDF): 978-3-11-061130-4
e-ISBN (EPUB): 978-3-11-060959-2

Library of Congress Control Number: 2018966385

Bibliografische Information der Deutschen Nationalbibliothek
Die Deutsche Nationalbibliothek verzeichnet diese Publikation in der Deutschen Nationalbiblio-
graphie; detaillierte bibliografische Daten sind im Internet über http://dnb.d-nb.de abrufbar.

© 2019 Walter de Gruyter GmbH, Berlin/Boston
Einbandabbildung: Jürgen Piek
Satz/Datenkonvertierung: L42 AG, Berlin
Druck: CPI books GmbH, Leck

www.degruyter.com

Vorwort

Neurochirurgie ist eines der schönsten und spannendsten Fächer in der Medizin. Im Gegensatz hierzu fristet es an den meisten Universitäten in den Lehrplänen nur ein Schattendasein. Dies führt dazu, dass die meisten Studenten[1], die sich für das Fach interessieren, nur über ein rudimentäres Wissen in unserem Fach verfügen. Gleiches gilt für den Berufsanfänger auf einer neurochirurgischen Station. Beiden Gruppen wollen wir mit diesem Buch einen Einstieg in das Fach ermöglichen. Daher hat das vorliegende Buch nicht den Anspruch, umfassendes Wissen in der Neurochirurgie zu vermitteln. Hierzu gibt es viele gute, allerdings fast auch immer sehr teure Standardwerke, die sich Studierende oder Berufsanfänger nicht gerade zu Beginn ihrer Tätigkeit anschaffen möchten. Das Buch soll vielmehr eine erste Orientierung über die wesentlichen Krankheiten und Behandlungsabläufe geben, insbesondere auch jenen, die vielleicht das erste Mal überhaupt ärztlich tätig sind. Daher finden sich neben der Neurochirurgie selbst auch einige Kapitel von allgemeinem Interesse.

Das Buch wurde nach bestem Wissen erstellt. Um die Belange unserer Zielgruppe besonders zu berücksichtigen, haben wir es von mehreren Studierenden und unseren PJ-Studenten gegenlesen lassen und ihre Hinweise berücksichtigt. Dennoch wird – wie bei jeder Erstauflage unvermeidlich – der Leser dieses Buches sicherlich auch Dinge vermissen, eventuell sogar Fehler finden. Für diesbezügliche Hinweise wären wir dankbar!

Die gesamte bildgebende Diagnostik – wenn nicht anders gekennzeichnet – wurde im Institut für Diagnostische und Interventionelle Radiologie der Universitätsmedizin Rostock erstellt. Herrn Prof. Dr. med. Marc André Weber als dessen Direktor sind wir für die Bereitstellung dankbar, ebenfalls dafür, dass er mit Herrn Prof. Dr. med. Langner den radiologischen Teil des Buches übernommen hat.

Prof. em. Dr. med. Dr. h.c. Jürgen Piek
Rostock, im April 2019

---

1 Für alle Personen- und Funktionsbezeichnungen wird generell das generische (geschlechtsneutrale) Maskulinum verwendet, das die weibliche Form einschließt.

https://doi.org/10.1515/9783110611304-201

Inhalt

Teil IV: KRANIELLE NEUROCHIRURGIE

Teil V: SPINALE NEUROCHIRURGIE

Teil VI: WEITERE KRANKHEITSBILDER

Autorenverzeichnis

Augusto Eduardo Corestein
Neurochirurgische Praxis
Am Vögenteich 25
18055 Rostock
E-Mail: info@neurochirurgie-rostock.de

Dr. med. Caroline Degenhardt
Universitätsmedizin Rostock
Abteilung für Neurochirurgie
Schillingallee 35
18057 Rostock
E-Mail: caroline.degenhardt@med.uni-rostock.de

Karin Franke
Schackow Jocksch Franke Rechtsanwälte Part-
nerschaftsgesellschaft mbB
Lange Str. 7/8
18055 Rostock
E-Mail: k.franke@schackow.de

Dr. med. Christian Henker
Universitätsmedizin Rostock
Abteilung für Neurochirurgie
Schillingallee 35
18057 Rostock
E-Mail: christian.henker@med.uni-rostock.de

Sascha Herrmann
Universitätsmedizin Rostock
Abteilung für Neurochirurgie
Schillingallee 35
18057 Rostock
E-Mail: sascha.herrmann@med.uni-rostock.de

Dr. med. Thomas Kriesen
Universitätsmedizin Rostock
Abteilung für Neurochirurgie
Schillingallee 35
18057 Rostock
E-Mail: thomas.kriesen@med.uni-rostock.de

Prof. Dr. med. Sönke Langner
Universitätsmedizin Rostock
Abteilung für Diagnostische und Interventionelle
Radiologie, Kinder- und Neuroradiologie
Ernst-Heydemann-Str. 6
18057 Rostock
E-Mail: soenke.langner@med.uni-rostock.de

Dr. med. Sascha Mann
Universitätsmedizin Rostock
Abteilung für Neurochirurgie
Schillingallee 35
18057 Rostock
E-Mail: sascha.mann@med.uni-rostock.de

Prof. em. Dr. med. Dr. h. c. Jürgen Piek (Hrsg.)
Universitätsmedizin Rostock
Abteilung für Neurochirurgie
Schillingallee 35
18057 Rostock
E-Mail: neurochirurgie@med.uni-rostock.de

Dr. med. Maryam U. S. Sherman
Universitätsmedizin Rostock
Abteilung für Neurochirurgie
Schillingallee 35
18057 Rostock
E-Mail: maryam.sherman@med.uni-rostock.de

Dr. med. Steffen Sola
Universitätsmedizin Rostock
Abteilung für Neurochirurgie
Schillingallee 35
18057 Rostock
E-Mail: steffen.sola@med.uni-rostock.de

MU Dr. (Univ. Bratislava) Svorad Trnovec, PhD
Universitätsmedizin Rostock
Abteilung für Neurochirurgie
Schillingallee 35
18057 Rostock
E-Mail: svorad.trnovec@med.uni-rostock.de

https://doi.org/10.1515/9783110611304-202

Prof. Dr. med. Marc-André Weber M. Sc.
Universitätsmedizin Rostock
Abteilung für Diagnostische und Interventionelle
Radiologie, Kinder- und Neuroradiologie
Schillingallee 35
18057 Rostock
E-Mail: marc-andre.weber@med.uni-rostock.de

Dr. med. Hans-Joachim Wojak
Universitätsmedizin Rostock
Abteilung für Neurochirurgie
Schillingallee 35
18057 Rostock
E-Mail: hans-joachim.wojak@med.uni-rostock.de

Verzeichnis der Abkürzungen

5-ALA	5-Aminolävulinsäure
ABC-Schema	Airways, Breath, Circulation
AFP	Alphafetoprotein
AICA	A. cerebelli inferior anterior
AKN	Akustikusneurinom
ap	anterior - posterior
ASA-Score	American Society of Anesthesiologists Score
ASDH	akutes subdurales Hämatom
ASR	Achillessehnenreflex
ASS	Acetylsalicylsäure
AVM	arterio-venöse Malformation
AWMF	Arbeitsgemeinschaft der Wissenschaftlichen Medizinischen Fachgesellschaften e. V
AZ	Allgemeinzustand
BGB	Bürgerliches Gesetzbuch
β-HCG	Beta-humanes Choriongonadotropin
BMRC	British-Medical-Research-Council
BSG	Blutsenkungsgeschwindigkeit
BSR	Biszepssehnenreflex
BV	Bildverstärker
BZ	Blutzucker
CATCH	Canadian assessment of tomography for childhood head injury
CCT	kranielles Computertomogramm/kranielle Computertomographie
CE-MRA	Contrast Enhanced MR Angiography
CHALICE	children's head injury algorithm for the protection of important clinical events
Cho	Cholin
Crea	Kreatinin
CRP	C-reaktives Protein
CRPS	komplexes regionales Schmerzsyndrom
CSDH	chronisch subdurales Hämatom
CTS	Karpaltunnelsyndrom
CUP	cancer of unknown primary
DAI	Diffuser Axonschaden
D-Arzt	Durchgangsarzt
dAVF	durale AV-Fistel
DBS	deep brain stimulation
DGAI	Deutsche Gesellschaft für Anästhesiologie & Intensivmedizin
DGN	Deutsche Gesellschaft für Neurologie
DGNC	Deutsche Gesellschaft für Neurochirurgie
DGNI	Deutsche Gesellschaft für NeuroIntensiv- und Notfallmedizin
DGU	Deutsche Gesellschaft für Unfallchirurgie
DREZ	dorsal root entry zone
DSA	digitale Subtraktionsangiographie
DSG	Deutsche Schlaganfallgesellschaft
DTI	Diffusion Tensor Imaging
DVA	Developmental Venous Anomaly
DWI	Diffusion Weighted Imaging
EDH	Epidurales Hämatom
EMG	Elektromyographie
ENG	Elektroneurographie

https://doi.org/10.1515/9783110611304-203

EVD	Externe Ventrikeldrainage
FBSS	failed back surgery-Syndrom
FLAIR	Fluid Attenuation Inversion Recovery
fMRT	funktionelles MRT
fT 3	freies Trijodthyronin
fT 4	Thyroxin
fT 4	freies Thyroxin
gBB	großes Blutbild
GBM	Glioblastoma multiforme
GCS	Glasgow Coma Scale
GFR	Glomeruläre Filtrationsrate
GOS	Glasgow-Outcome-Scale
GOSe	GSO extended
GPi	Globus pallidus internus
HNO	Hals-Nasen-Ohren
HWS	Halswirbelsäule
IASP	International Association for the Study of Pain
ICB	intrazerebrale Blutung
ICG	Indocyaningrün
ICP	intrakranieller Druck
IDH	Isocitratdehydrogenase
IGF-1	Insulin-like growth factor 1
IPG	Impulsgeber
ISG	Iliosakralgelenk
kBB	kleines Blutbild
KPS	Karnofsky-Performance-Skala
KRINKO	Kommission für Krankenhaushygiene und Infektionsprävention
KUTS	Kubitaltunnelsyndrom
LOH	loss of heterozygosity
LP	Lumbalpunktion
LWK	Lendenwirbelkörper
MCS	Motokortexstimulation
MGMT	O6-Methylguanin-DNS-Methyltransferase
MIP	Maximum Intensitäts Projektion
MKG	Mund-Kiefer-Gesichtschirurgie
MPNST	Maligner peripherer Nervenscheidentumor
MPR	multiplanare Rekonstruktion
MRGN	multiresistente gramnegative Bakterien
MRSA	Methicillin-resistenter Staphylococcus aureus
MTA	medizinisch-technischer Assistent; medizinisch-technische Assistentin
MTRA	medizinisch-technischer radiologischer Assistent; medizinisch-technische radiologische Assistentin
NAA	N-Acetyl-Aspartat
NCH	Neurochirurgie
NF-1	Neurofibromatose Typ 1
NOAKs	neue orale Antikoagulantien
NPH	Normaldruckhydrozephalus
NPWT	negative pressure wound therapy
NRS	numerische Rating Skala
NSAR	nichtsteroidale Antirheumatika
p. p.	per primam intentionem
p. s.	per secundam intentionem
pAVK	periphere arterielle Verschlusskrankheit

PCT	Procalcitonin
PECARN	Pediatric Emergency Care Applied Research Network
PENS	perkutane elektrische Nervenstimulation
PLIF	posteriore lumbale interkorporale Fusion
PRT	periradikuläre Therapie
PSR	Patellarsehnenreflex
PTT	partielle Thromboplastinzeit
PTZ	Plasmathrombinzeit
PWI	Perfusion Weighted Imaging
py	Pack Years
RPR	Radius-Periost-Reflex
SAB	Subarachnoidalblutung
SBS	Shaken-Baby-Syndrom
SCS	Spinal cord Stimulation
SHT	Schädel-Hirn-Trauma
SOPs	Standard Operating Procedure
STN	Nucleus subthalamicus
THS	Tiefe Hirnstimulation
TSH	Thyreoidea-stimulierendes Hormon
TSR	Trizeps-Sehnen-Reflex
VAS	visuelle Analogskala
VA-Shunt	Ventrikuloatrialer Shunt
Vim	Nucleus ventralis intermedius
VP-Shunt	Ventrikulo-peritonealer Shunt
VW	Verbandwechsel
WBO	Weiterbildungsordnung
WFNS	World Federation of Neurosurgical Societies
WHO	World Health Organization
ZNS	Zentralnervensystem
ZVK	zentraler Venenkatheter

Teil I: **AUF DER STATION**

1 Die erste Woche

Jürgen Piek

Gerade der Berufsanfänger wird sich in den ersten Tagen seiner beruflichen Tätigkeit, eventuell auch noch in einem fremden Krankenhaus, völlig verloren vorkommen. Die nachfolgende Aufstellung soll (ohne Anspruch auf Vollständigkeit) in diesem Kontext etwas mehr Sicherheit vermitteln und den Berufseinstieg erleichtern.

1.1 Vor dem Dienstantritt

Arbeitsvertrag Oft vergessen: Bitte informieren Sie sich beim Abschluss Ihres Arbeitsvertrages über die von der Ärztekammer genehmigte Weiterbildungszeit Ihres zukünftigen Chefs. Sie sollte für das Fach „Neurochirurgie" im Idealfall 72 Monate (sogenannte „volle Weiterbildungserlaubnis") betragen. Ist sie kürzer, müssen Sie eventuell die Stelle wechseln, um eine komplette neurochirurgische Facharztweiterbildung zu erhalten!

Sinnvoll ist auch, sich die Tätigkeitsbeschreibung im Arbeitsvertrag anzusehen. In dieser finden Sie normalerweise eine Beschreibung der von Ihnen erwarteten Tätigkeiten, deren zeitliche Zuordnung (an Unikliniken zum Beispiel zu Krankenversorgung und Forschung/Lehre) sowie Ihrer Stellung innerhalb der Abteilung (z. B. Weisungsrecht); selbstverständlich sind auch die Informationen u. a. zum zeitlichen Umfang Ihrer Tätigkeit, zur Regelarbeitszeit, Bereitschaftsdienstregelung, Urlaubs- und Bildungsurlaub und die Eingruppierung in eine Entgeltstufe Inhalt des Vertrages.

Betriebsärztliche Untersuchung
Nicht zuletzt: Checken Sie spätestens jetzt Ihren Impfstatus und ergänzen Sie ihn gegebenenfalls.

Berufshaftplichtversicherung
Informieren Sie sich vor Abschluss einer (unbedingt erforderlichen!) Berufshaftpflichtversicherung bei Ihrem Arbeitgeber über den Versicherungsumfang (zum Beispiel Haftungsausschluss des Arbeitgebers bei grober Fahrlässigkeit und für ärztliche Tätigkeiten außerhalb der Klinik), den er für seine Mitarbeiter gewährleistet und gleichen Sie Ihren Vertrag entsprechend an!

Viele Fachgesellschaften und Berufsverbände wie z. B. der BDNC bieten für Ihre Mitglieder ermäßigte Versicherungen als sogenannte Gruppenversicherung an!

https://doi.org/10.1515/9783110611304-001

1.2 Mit dem Dienstantritt

- Übergabe von Dienstkleidung, ggf. Schlüsseln, Ausweiskarte etc.
- Zuweisung des Arbeitsplatzes
- Information über den Arbeitsablauf (z. B. Station, Visiten, regelmäßige Besprechungen, Konferenzen)
- Oft vergessen: Bestehen Sie auf einer gegenseitigen Quittung für die empfangenen Gegenstände! Nur so vermeiden Sie, dass man zum Beispiel nach dem Ausscheiden aus dem Arbeitsverhältnis nach vielen Jahren Schlüssel von Ihnen verlangt, die Sie vielleicht nie empfangen haben, deren Wiederbeschaffung allerdings bei einer zentralen Schließanlage richtig teuer für Sie werden kann!
Wie komme ich wohin? Wo finde ich was?

Neben dem „Wo finde ich was?" ist in vielen Krankenhäusern der Zutritt zu bestimmten Bereichen (z. B. Intensivstation, Schockraum, OP, Funktionsabteilungen) über Nummerncodes geregelt. Diese sollten Sie sich direkt notieren, um nicht im Notfall vor verschlossenen Türen zu stehen!
    Wie erreiche ich wen?
    Sinnvoll ist es, sich sämtliche relevanten Pieper- und Telefonnummern der eigenen und fremden Abteilungen des eigenen Krankenhauses zu notieren (analog im Notizbuch = ausfallsicher!). Dies gilt aber auch für Kontaktdaten wichtiger auswärtiger Häuser und kooperierender Einrichtungen.

> Notfälle nehmen keine Rücksicht darauf, ob Sie Anfänger und allein sind oder nicht. Deshalb sollten Sie sich direkt am ersten Tag Ihrer Tätigkeit über eventuelle zentrale Notrufnummern sowie über Lage bzw. den Standort von Reanimationskoffer, Feuerlöschern und Notausgängen informieren!

1.3 Im weiteren Verlauf

- Stellen Sie sich Ihren ärztlichen und nicht-ärztlichen Kollegen innerhalb der Abteilung persönlich vor und merken Sie sich die Namen derjenigen, mit denen Sie bekannt gemacht wurden!
- Drucken Sie sich die Normalwerte Ihres Kliniklabors aus und führen Sie sie bei sich!
- Informieren Sie sich über die gültigen SOPs und Dienstanweisungen an Ihrer neuen Arbeitsstelle sowie über die gültigen Hygienerichtlinien!
- Im Verlauf der ersten Arbeitswochen sollten Sie auch eine Arbeits- und Brandschutzbelehrung Ihres Sicherheitsbeauftragten erhalten haben.

– Üblicherweise erhalten Sie im Verlauf Ihrer Tätigkeit eine Einweisung in die Geräte, mit denen Sie arbeiten werden. Verantwortlich ist hierfür der sogenannte Gerätebeauftragte Ihrer Klinik. Der Eintrag erfolgt in einem Gerätebuch oder durch Bescheinigungen, die Sie sammeln sollten. Nur so ist sichergestellt, dass es durch Sie nicht zu Fehlbedienungen kommt bzw. können Sie im Haftungsfall nachweisen, dass Sie in das betreffende Gerät eingewiesen wurden.
– Informieren Sie sich über zeitnah zu absolvierende obligatorische Weiterbildungskurse (z. B. Sach- und Fachkunde Strahlenschutz bei medizinischen Röntgenuntersuchungen)!

2 Aufklärung des Patienten

Jürgen Piek, Karin Franke

2.1 Vorbemerkung

Jede ärztliche Behandlungsmaßnahme, die in die körperliche Unversehrtheit eines Menschen eingreift, erfüllt den objektiven Tatbestand der Körperverletzung. Das gilt auch für erfolgreiche und kunstgerecht ausgeführte Eingriffe. Wäre dem nicht so, wäre eigenmächtigen Eingriffen des Arztes Tür und Tor geöffnet. Das wiederum käme einer Verletzung von Grundrechten des Patienten gleich und kann von einem Rechtsstaat nicht toleriert werden.

Aus diesem Grund ist eine besondere Rechtfertigung jeder Behandlungsmaßnahme erforderlich, welche durch die Einwilligung des Patienten erreicht wird. Der Patient muss also in die Behandlung einwilligen, damit der Arzt sich nicht strafbar macht. Damit der Patient aber wirksam einwilligen kann, muss er über die geplante Maßnahme und deren Risiken im Vorfeld rechtzeitig umfassend informiert und aufgeklärt werden. Ansonsten ist seine Einwilligung unwirksam und die etwaig trotzdem erfolgte Behandlungsmaßnahme nicht von der Einwilligung gedeckt.

> Weiß ein Patient nicht, wozu er zustimmt, kann er keine rechtswirksame Einwilligung erteilen.

2.2 Informationspflichten (§ 630c BGB)

Das Patientenrechtegesetz erlegt dem Arzt gegenüber dem Patienten zunächst Informationspflichten auf, die der therapeutischen Anleitung des Patienten dienen und ihm aufzeigen, wie er durch sein Verhalten zum Behandlungserfolg beitragen kann (= Sicherungsaufklärung). Dabei muss der Patient in verständlicher Weise zu Beginn der Behandlung und soweit erforderlich im Verlauf über die Diagnose, die voraussichtliche gesundheitliche Entwicklung, die Therapie und die *zu* und *nach* der Therapie durch ihn selbst zu ergreifenden Maßnahmen informiert werden.

Ziel ist das therapierichtige Verhalten des Patienten zur Sicherstellung des Behandlungserfolges und Vermeidung von Selbstgefährdung (z. B. Verhaltensmaßregeln, Anwendung und Dosierung von Medikamenten, Wiedervorstellung zu Kontrolluntersuchungen).

https://doi.org/10.1515/9783110611304-002

2.3 Aufklärungspflichten (§ 630e BGB)

Daneben verlangt das Gesetz die Risiko- bzw. Eingriffsaufklärung, die dafür Sorge trägt, dass der Patient wirksam in eine Maßnahme/Behandlung/Operation einwilligen kann und ein Eingriff in seine körperliche Integrität nicht (mehr) rechtswidrig ist.

Der Patient muss über sämtliche wesentlichen Umstände einer Behandlung bzw. Maßnahme aufgeklärt werden. Als wesentliche Umstände gelten: Indikation aufgrund des Befundes; Art, Umfang und Durchführung der Maßnahme; zu erwartende Folgen und Risiken der Maßnahme; ihre Notwendigkeit, Dringlichkeit, Eignung und Erfolgsaussichten sowie mögliche Alternativen (z. B. eine mögliche andere OP oder auch die *konservative oder Nichtbehandlung*).

Sinn und Zweck der Risikoaufklärung liegen darin, dem Patienten eine allgemeine Vorstellung zu vermitteln von der Art und dem Schweregrad der in Betracht stehenden Behandlung sowie von den Belastungen und Risiken, denen er sich aussetzt. Der Patient soll die Behandlung (einschließlich Alternativen) dabei zumindest „im Großen und Ganzen" verstehen.

2.4 Inhalt der Aufklärung

Immer muss die Aufklärung den Grund (Beispiel: „Bandscheibenvorfall LWK 4/5 mit ausgeprägter Fußheberlähmung rechts"), den Umfang und die Art des beabsichtigten Eingriffs (Beispiel: „mikrochirurgische Entfernung des Vorfalls und Nukleotomie") enthalten. Mögliche Folgen und Komplikationen des Eingriffs sind ebenfalls zu besprechen. Dies gilt auch für mögliche Abweichungen vom ursprünglichen Operationsplan, welche sich durch mögliche, aber nicht endgültig vorhersehbare intraoperative Besonderheiten ergeben könnten (z. B. „Vorgehen nach intraoperativem Befund").

Grundsätzlich sind dem Patienten alle Risiken und Komplikationsmöglichkeiten des Eingriffs in ihrer Schwere und Häufigkeit zu verdeutlichen.

> Es sind alle, insbesondere die typischen und schweren Komplikationen zu nennen. Schwere mögliche Komplikationen sind, auch wenn sie selten auftreten, dennoch aufklärungspflichtig!

So ist zum Beispiel die ventrale Perforation mit Verletzung intraabdomineller Gefäße eine zwar extrem seltene, dennoch aber schwere und aufklärungspflichtige Komplikation bei der Operation lumbaler Bandscheibenvorfälle und damit als schwere Komplikation trotz der Seltenheit aufklärungspflichtig.

Der Patient muss auch über gleichwertige Behandlungs*alternativen* aufgeklärt werden, also über gleichwertige, alternative Operationsmethoden, über eine gleichwertige andere Behandlung (z. B. stereotaktische Bestrahlung vs. Operation bei bestimmten Hirntumoren) oder, wenn sie eine gleichwertige Alternative ist, über die

Möglichkeit der Fortführung der konservativen Behandlung. Auch auf die mit den Behandlungsmaßnahmen jeweils verbundenen notwendigen Nachbehandlungen (z. B. Kontrolluntersuchungen, Bestrahlung) oder ein besonderes erforderliches Verhalten nach der Operation (z. B. Bettruhe) ist hinzuweisen.

> Verzichtet ein Patient auf eine Aufklärung und stimmt dem Eingriff dennoch zu, ist dies ebenfalls sorgfältig zu dokumentieren. Der Verzicht auf die Aufklärung muss möglichst auf dem Aufklärungsbogen vermerkt und auf jeden Fall von dem Patienten unterschrieben werden!
> Lehnt ein Patient nach erfolgter Aufklärung einen indizierten Eingriff ab, ist er über die möglichen Folgen dieser Ablehnung aufzuklären (z. B. „Zunahme oder fehlende Besserung der bestehenden Fußheberlähmung").
> Auch die Ablehnung des Eingriffs und die Nennung der mit der Ablehnung für den Patienten verbundenen Risiken muss möglichst auf dem Aufklärungsbogen vermerkt und ebenfalls von dem Patienten unterschrieben werden.

2.5 Art und Umfang der Aufklärung

Die Aufklärung muss *mündlich* und für den Patienten verständlich in einem Gespräch erfolgen. Neben dem Eingriff, seiner Indikation und seiner Durchführung muss im Aufklärungsgespräch insbesondere über die typischen Risiken und Komplikationen der Behandlung informiert werden, bei individuell gesteigertem Risiko des Patienten auch hierüber. Am besten erfolgt die mündliche Aufklärung anhand des jeweiligen Aufklärungsbogens, in dem das Gespräch dann auch dokumentiert und der von Patient und Arzt unterzeichnet wird.

Es reicht nicht aus, dem Patienten einfach nur den Aufklärungsbogen zu überreichen und diesen unterschreiben zu lassen. Vielmehr verstößt das gegen die Pflicht zur mündlichen Aufklärung. Aufklärungsbögen enthalten nur generelle, aufklärungsnotwendige Informationen. Notwendig ist daher, dass der Patient individuell, d. h. seiner Situation angepasst, aufgeklärt wird. Eine solche individualisierte Aufklärung kann man zum Beispiel dadurch dokumentieren, indem man im Aufklärungsbogen die besprochenen generellen Risiken kennzeichnet und ihn handschriftlich ergänzt (z. B. Unterstreichen besonders relevanter Komplikationen, Nennung spezieller Risiken, handschriftliche OP-Skizze bzw. handschriftliche Ergänzungen der vorhandenen Skizzen).

Umfang und Ausmaß der Aufklärung hängt von der Intensität der geplanten Behandlungsmaßnahme und der Indikation ab.

> Je weniger dringlich, also elektiver der Eingriff, umso umfangreicher und schonungsloser die Aufklärung!

In der Praxis bedeutet das, dass man sich in Notfällen (Beispiel: rasch progrediente Lähmung) auf die Prinzipien des Eingriffs und die wesentlichen (schwersten) Operationsrisiken beschränken kann, während eine hoch-elektive Operation (Beispiel: mikrochirurgische vaskuläre Dekompression bei Trigeminusneuralgie) eine maximal umfassende Aufklärung über alle Risiken des Eingriffs erfordert. Bei komatösen Patienten und lebensbedrohlicher Situation (Beispiel: raumfordernde intrakranielle Blutung) muss naturgemäß auf die Aufklärung des Patienten verzichtet werden, man geht von einer mutmaßlichen Einwilligung des Verletzten aus. Dennoch sollte diese Situation und die Indikation ärztlicherseits natürlich ebenfalls im Krankenblatt und/oder im OP-Bericht dokumentiert werden (Beispiel: „tief komatöser Patient mit großem Epiduralhämatom rechts temporal; Notfallindikation zum Eingriff: OA Dr. Müller").

2.6 Zeitpunkt der Aufklärung

Die Aufklärung muss so rechtzeitig erfolgen, dass der Patient seine Entscheidung über die Einwilligung bzw. für oder gegen den Eingriff wohlüberlegt, ohne Zeitdruck und innerlich frei treffen kann. Er darf nicht das Gefühl haben, auf einem fahrenden Zug zu sitzen, von dem er nicht mehr abspringen kann. Eine erste Aufklärung in Grundzügen sollte bereits vor der stationären Aufnahme erfolgen, insbesondere bei elektiven Eingriffen und/oder je größer die Tragweite des Eingriffs ist (in der Ambulanzakte vermerken!). *Am Tag vor dem Eingriff* ist die Aufklärung dann auf der Station vollständig und anhand des Aufklärungsbogens durchzuführen. Das sollte nicht abends um 18.00 Uhr erfolgen, wenn die Operation am nächsten Morgen um 8:00 Uhr stattfinden soll. 24 Stunden zwischen Aufklärung und Operation werden regelmäßig als ausreichende Bedenkzeit angesehen.

Muss in einer Notsituation dringlich operiert werden und würde ein Abwarten eine (z. B. neurologische) Verschlechterung des Patienten riskieren, kann die Bedenkzeit verkürzt sein. Sie sollten dies im Aufklärungsbogen vermerken, z. B. durch den Zusatz „verkürzte Aufklärungszeit wegen progredienter Lähmung".

2.7 Anforderungen an den Aufklärenden

Nur ein Arzt kann über medizinische Eingriffe aufklären, eine Delegation an medizinisches Hilfspersonal ist nicht gestattet.

Wann immer möglich, sollte der Operateur selbst die Aufklärung vornehmen. Er kann dies an (nachgeordnete) Ärzte delegieren, muss aber darauf achten, dass diese über das notwendige Wissen um den jeweiligen Eingriff verfügen. Das ist bei Berufsanfängern meist nicht der Fall.

2.8 Anforderungen an den Einwilligenden

Prinzipiell gilt, dass der Patient als Einwilligender über die notwendige Einsichts- und Steuerungsfähigkeit verfügen muss, um eine wirksame Entscheidung treffen zu können. Gerade in der Neurochirurgie kann man jedoch nicht immer von dem Vorliegen dieser Fähigkeiten ausgehen, da z. B. ein großer Hirntumor sie beeinträchtigen oder ausschließen kann.

Ist ein Patient nicht (ausreichend) einsichts- und steuerungsfähig, und damit einwilligungs*un*fähig, ist die Einwilligung durch seinen gesetzlich bestimmten Betreuer erforderlich. Dieser ist *neben* dem einwilligungsunfähigen Patienten aufzuklären und hat bei seiner Einwilligung die Belange und Interessen des Patienten zu berücksichtigen. Selbst der gesetzlich bestimmte Betreuer kann jedoch nicht allen medizinischen Maßnahmen zustimmen: Bei Eingriffen, von denen unter Umständen eine Lebensgefahr für den Patienten ausgeht, ist zusätzlich die Einwilligung des zuständigen Betreuungsgerichts einzuholen (§ 1904 BGB), wenn es sich nicht um einen Notfall handelt:

§ 1904 I und II BGB
(1) Die Einwilligung des Betreuers in eine Untersuchung des Gesundheitszustands, eine Heilbehandlung oder einen ärztlichen Eingriff bedarf der Genehmigung des Betreuungsgerichts, wenn die begründete Gefahr besteht, dass der Betreute auf Grund der Maßnahme stirbt oder einen schweren und länger dauernden gesundheitlichen Schaden erleidet. Ohne die Genehmigung darf die Maßnahme nur durchgeführt werden, wenn mit dem Aufschub Gefahr verbunden ist.

(2) Die Nichteinwilligung oder der Widerruf der Einwilligung des Betreuers in eine Untersuchung des Gesundheitszustands, eine Heilbehandlung oder einen ärztlichen Eingriff bedarf der Genehmigung des Betreuungsgerichts, wenn die Maßnahme medizinisch angezeigt ist und die begründete Gefahr besteht, dass der Betreute auf Grund des Unterbleibens oder des Abbruchs der Maßnahme stirbt oder einen schweren und länger dauernden gesundheitlichen Schaden erleidet.

Fehlende Einsichts- und Einwilligungsfähigkeit ist ebenfalls gegeben, wenn der Patient unter dem Einfluss sedierender Medikamente/Mittel steht.

Bei *Patienten unter 14 Jahren* ist die Einwilligung beider Sorgeberechtiger einzuholen. *Minderjährige Patienten über 14 Jahre* sollten zusätzlich zu den Sorgeberechtigten in die Aufklärung einbezogen werden.

Bei *Patienten ohne ausreichende Sprachkenntnisse* sollte die Aufklärung über einen Dolmetscher erfolgen. Dieser muss nicht notwendigerweise amtlich vereidigt sein, zum Beispiel Angehörige können ebenfalls bei ausreichender Sprachkenntnis als Dolmetscher dienen, sollten aber auf jeden Fall den Aufklärungsbogen mitunterschreiben.

2.9 Dokumentation der Aufklärung

Grundsätzlich kann ein Patient auch ohne Dokumentation der erfolgten Aufklärung die Einwilligung zu einer medizinischen Maßnahme erteilen. Da im Zweifels- oder Streitfall aber der Arzt beweisen muss, dass eine rechtswirksame Aufklärung über eine Maßnahme und die entsprechende Einwilligung des Patienten erfolgte, empfiehlt es sich dringend, den Inhalt des Aufklärungsgesprächs schriftlich festzuhalten und sich vom Patienten durch Datumsvermerk und Unterschrift bestätigen zu lassen.

Wird ein Eingriff zeitnah wiederholt (Beispiele: Verschieben eines Eingriffs oder Rezidivsituation während des stationären Aufenthalts), bedarf es einer erneuten umfangreichen Aufklärung nicht. Es ist aber erforderlich, erneut mit dem Patienten über die Sache zu sprechen und sich seiner weiter bestehenden Zustimmung zu versichern. Diese erneute Aufklärung kann mit aktuellem Datum und der erneuten Unterschrift des Patienten auf dem Aufklärungsbogen vermerkt werden.

> Nach der erfolgten Aufklärung ist dem Patienten eine Kopie des Aufklärungsbogens auszuhändigen. Die Aushändigung der Kopie sollte ebenso auf dem Aufklärungsbogen vermerkt werden wie ein etwaiger Verzicht des Patienten hierauf.

3 Dokumentation

Jürgen Piek, Karin Franke

3.1 Warum wird dokumentiert?

Die ärztliche Dokumentation des Behandlungsablaufs dient nicht in erster Linie der Beweissicherung für einen „Arzthaftpflichtprozess", aber auch. Die Dokumentation soll zuallererst den korrekten *Fortgang der Behandlung* und damit den Behandlungserfolg sichern, sie soll Behandlungs- und Entscheidungsabläufe transparent und nachvollziehbar machen und anderen Ärzten die zur Mit- und Weiterbehandlung erforderlichen Informationen zur Verfügung stellen. Die Dokumentation dient damit der Sicherung des **Therapieerfolges** und der **Rechenschaftslegung**.

Von besonderer Bedeutung ist die Dokumentation im Krankenhaus, weil mehrere Ärzte an der Behandlung beteiligt sind und nachbehandelnde Ärzte/Kliniken die weitere Therapie übernehmen und sich über das bisherige Behandlungsgeschehen informieren müssen. Außerdem ermöglicht die Dokumentation den Kostenträgern des Krankenhauses die Rechnungslegung.

3.2 Wer muss dokumentieren?

Jeder Arzt, der an der Behandlung eines Patienten beteiligt ist, ist dazu verpflichtet, eine eigene Dokumentation zu erstellen. Die Dokumentation hat unbedingt zeitnah nach Abschluss einer Behandlung bzw. eines Ereignisses (z. B. Untersuchung, Befundergebnis) zu erfolgen. Nachträge in der Krankenakte sind zwar erlaubt, müssen aber mit aktuellem Datum, Uhrzeit und ggf. dem Grund für den Nachtrag versehen sein.

3.3 Was ist zu dokumentieren?

Kurz gesagt: Die Anamnese, die Diagnosen, Untersuchungen und deren Ergebnisse, sämtliche Befunde, Therapien und ihre Wirkungen (Verlaufsdaten), Eingriffe und ihre Wirkungen, Einwilligungen und Aufklärungen. Und: Die *Ablehnung einer gebotenen und angeratenen Behandlungsmaßnahme* bzw. Ablehnung einer (weiteren) stationären Behandlung durch den Patienten. Vergessen Sie nicht, dass Sie den Patienten in so einem Falle auf die mit der Ablehnung für ihn verbundenen Risiken hinweisen müssen, und dokumentieren sie das, mindestens das schlimmste für ihn in Betracht kommende Risiko!

Die Rechte der Patienten sind in Deutschland weit entwickelt und durch die laufende Rechtsprechung umfangreich gesichert. Ihren Ausdruck finden sie im so-

https://doi.org/10.1515/9783110611304-003

genannten Patientenrechtegesetz, welches am 26.02.2013 in Kraft trat. Es stellt in § 630f BGB hohe Anforderungen an die Dokumentationspflicht des Arztes:

§ 630f BGB Dokumentation der Behandlung

(1) Der Behandelnde ist verpflichtet, zum Zweck der Dokumentation in unmittelbarem zeitlichen Zusammenhang mit der Behandlung eine Patientenakte in Papierform oder elektronisch zu führen. Berichtigungen und Änderungen von Eintragungen in der Patientenakte sind nur zulässig, wenn neben dem ursprünglichen Inhalt erkennbar bleibt, wann sie vorgenommen worden sind. Dies ist auch für elektronisch geführte Patientenakten sicherzustellen.

(2) Der Behandelnde ist verpflichtet, in der Patientenakte sämtliche aus fachlicher Sicht für die derzeitige und künftige Behandlung wesentlichen Maßnahmen und deren Ergebnisse aufzuzeichnen, insbesondere die Anamnese, Diagnosen, Untersuchungen, Untersuchungsergebnisse, Befunde, Therapien und ihre Wirkungen, Eingriffe und ihre Wirkungen, Einwilligungen und Aufklärungen. Arztbriefe sind in die Patientenakte aufzunehmen.

(3) Der Behandelnde hat die Patientenakte für die Dauer von zehn Jahren nach Abschluss der Behandlung aufzubewahren, soweit nicht nach anderen Vorschriften andere Aufbewahrungsfristen bestehen.

3.4 Folgen einer unterlassenen Dokumentation

Eine unterlassene Dokumentation kann für die beteiligten Ärzte gravierende Folgen haben, denn es gilt die Vermutung, dass eine Maßnahme, die nicht dokumentiert ist, auch nicht durchgeführt wurde.

In § 630h Absatz 3 BGB heißt es:

(3) Hat der Behandelnde eine medizinisch gebotene wesentliche Maßnahme und ihr Ergebnis entgegen § 630f Absatz 1 oder Absatz 2 nicht in der Patientenakte aufgezeichnet oder hat er die Patientenakte entgegen § 630f Absatz 3 nicht aufbewahrt, wird vermutet, dass er diese Maßnahme nicht getroffen hat.

Oder kurz und vereinfacht gesagt: Was nicht dokumentiert wurde, hat nicht stattgefunden! (= Umkehr der Beweislast beim Arzthaftungsprozess) Der Arzt kann die Vermutung zwar entkräften, wenn er beweist, dass die Maßnahme eben doch durchgeführt wurde, aber wer soll sich ohne Dokumentation (nach Jahren) noch erinnern?

Eine sorgfältige Dokumentation ist aber auch zur Sicherstellung eines geordneten Behandlungsablaufs, zur Vermeidung von Doppeluntersuchungen und zur vollständigen Übermittlung des Behandlungsablaufs an Mit- und Weiterbehandler unumgänglich und wird deshalb zu Recht auch von den Landesärztekammern und in den Berufsordnungen gefordert.

Aus diesen Gründen ist eine sorgfältige Dokumentation des gesamten relevanten Krankheits- und Behandlungsverlaufes (Inhalt der Dokumentation siehe oben) essentiell!

3.5 Einsichtsrecht des Patienten

Jeder Patient hat das Recht auf Einsicht in seine Krankenakte. Auf Wunsch ist ihm eine Kopie derselben (gegen Kostenerstattung) auszuhändigen. Dieses Einsichtsrecht wird lediglich durch das Persönlichkeitsrecht des Arztes begrenzt. So muss dieser zum Beispiel persönliche Eindrücke eines Patienten oder Verdachtsdiagnosen, die sich später nicht bestätigt haben, dem Patienten nicht mitteilen. Außerdem haben Anwälte und Gerichte unter bestimmten Voraussetzungen das Recht auf Einsicht in die Akte, worauf hier nicht näher eingegangen werden soll.

3.6 Fazit für die Praxis

Man gewöhne sich von Anfang an daran, sämtliche relevanten Geschehnisse im Behandlungsverlauf
– kurz und knapp, *aber vollständig*
– sachlich und objektiv
– lesbar
– unmittelbar/zeitnah
– mit eigener Unterschrift und ggf. Datum versehen
zu dokumentieren.

Selbstverständliche Inhalte einer sorgfältigen Dokumentation sind u. a. Anamnese und neurologischer Aufnahmebefund, neurologischer Entlassungsbefund (wird oft vergessen!) sowie Änderungen des neurologischen Befundes im Verlauf (wichtig: mit Zeitangabe), insbesondere solche Änderungen, aus denen sich therapeutische oder diagnostische Konsequenzen ergeben. Ferner sind natürlich sämtliche invasiven Maßnahmen wie z. B Operationen, Punktionen, ZVK-Anlagen mit den zugehörigen Aufklärungen zu dokumentieren. In einem chirurgischen Fach sollte die Dokumentation außerdem die Wundheilung nachvollziehbar machen. Bei einem ungestörten Verlauf ist hier zum Beispiel ein täglicher Eintrag wie „VW, Wunde o. B." völlig ausreichend. Das Ziehen von Fäden und die Entfernung von Drainagen sollte ebenfalls im Krankenblatt vermerkt sein, für letztere sollten sich Einträge zur Menge der drainierten Flüssigkeit finden. Speziell für Patienten nach Operationen an der Wirbelsäule, aber auch sonst sollte der Verlauf der postoperativen Schmerzen (z. B. durch tägliche Dokumentation auf einer standardisierten Schmerzskala) erkennbar sein. Die Übernahme einer bestehenden Medikation, das Umstellen oder das Neuansetzen von Medikamenten (ggf. mit der dazu gehörigen Begründung) sind ebenfalls schriftlich festzuhalten. Gleiches gilt für den Inhalt von behandlungsbeeinflussenden Konsilen oder Patientengesprächen. Selbstverständlich sollte auch die Reaktion auf neu angefertigte bildgebende Diagnostik im Krankenblatt erkennbar sein (Beispiele: „CT post OP: o. B.", „Rö. LWS in 2 Ebenen post OP: Fehllage Schraube LWK 5 links → Revision geplant"). Bei Entlassung des Patienten ist der wesentliche Inhalt des Entlassungsgespräches mit den Anweisungen für die Weiterbehandlung schriftlich kurz festzuhalten.

Sollten sich im Behandlungsablauf diskrepante Sichtweisen ergeben (z. B. Vorgesetzte, andere Abteilungen), welche nach eigener Einschätzung rechtliche Konsequenzen nach sich ziehen könnten, empfiehlt es sich, *für den eigenen Gebrauch* ein Gedächtnisprotokoll anzulegen, welches bei späteren Auseinandersetzungen als Gedächtnisstütze dienen kann. Solche subjektiven Schilderungen gehören aber nicht in die Krankenakte.

Nachfolgend einige Beispiele guter und schlechter Dokumentation (Tab. 3.1):

Tab. 3.1: Beispiele guter und schlechter Dokumentation.

Schlecht	Gut
Redon/ZVK ex	Redon/ZVK *vollständig* ex
Redon gewechselt, 230 ml	Redon *12:30 Uhr* gewechselt, 230 ml
Wunde leicht gerötet, dehiszent	Besser: gleicher Text + Fotodokumentation
Leichte Fußheberparese	Fußheberparese Kraftgrad 4/5
Post OP noch leichte Schmerzen	Besser: Angabe auf visueller Analogskala o. Ä.
Patient bewusstseinsgetrübt	GCS = E + M + V = 4 + 5 + 4 = 13 Punkte
ASR li abgeschwächt	ASR re ++ > li (+)

4 Medikamentöse Schmerzbehandlung

Maryam U. S. Sherman

4.1 Vorbemerkungen

Wahrscheinlich relativ früh wird der Anfänger im Stationsalltag dem Ansinnen ausgesetzt sein, bei einem Patienten ein Schmerzmittel zu verordnen. Vor einer solchen Verordnung sollte man aber folgende Ratschläge beherzigen:

– Man hüte sich vor einer „blinden" Anordnung eines Schmerzmittels. Schmerzen sind ein Warnsignal des Körpers. Unter Umständen können sie auf eine andere Erkrankung oder auf eine Komplikation im Verlauf hindeuten (z. B. Fixateurausbruch nach Mobilisation, Entzündung des OP-Bereichs). Aus diesem Grunde sollte man den Patienten vor einer Verordnung klinisch in Hinblick auf diese Fragestellungen untersuchen.

– Viele Patienten unseres Fachbereichs haben bereits präoperativ eine umfangreiche Schmerzmedikation erhalten. Wechselwirkungen mit diesen Medikamenten sind zu beachten.

– Vor der Verordnung informiere man sich über mögliche Nebenwirkungen und Dosiseinschränkungen, insbesondere bei eingeschränkter Nieren- und Leberfunktion.

– Die Dokumentation der Anordnung ist selbstverständlich.

Nachfolgend können deshalb nur einige grundsätzliche Aspekte der allgemeinen Schmerzbehandlung erwähnt werden, die vorwiegend den Bereich der akuten und postoperativen Schmerzen abdecken.

4.2 Definition

Schmerzen sind nach Definition der Internationalen Gesellschaft zum Studium des Schmerzes (IASP) ein unangenehmes Sinnes- und Gefühlserlebnis, das mit tatsächlicher oder möglicher Gewebeschädigung verbunden ist oder mit Begriffen einer solchen Schädigung beschrieben wird.

Mit dem Begriff „Sinneserlebnis" ist zum Beispiel gemeint, dass der Schmerz als brennend, stechend, bohrend oder reißend empfunden werden kann. Zum anderen geht es hier auch um die Schmerzstärke, die etwa mit einer Zahl von „0" bis „10" geschätzt werden kann. Dabei bedeutet „0", dass keine Schmerzen gespürt werden, während „10" für den stärksten vorstellbaren Schmerz steht. Mit dem Begriff „Gefühlserlebnis" wird auf die emotionalen Anteile des Schmerzes eingegangen, der zum Beispiel als quälend, mörderisch oder erschöpfend beschrieben werden kann. Diese beiden Anteile im Erleben von Schmerz sind untrennbar miteinander verbunden.

https://doi.org/10.1515/9783110611304-004

4.3 Epidemiologie

Im Jahr 1998 hat die Deutsche Gesellschaft zum Studium des Schmerzes (DGSS) bei 7 Mio. schmerzkranken Patienten, etwa 700.000–800.000 gezählt, die eine Dauerbehandlung mit Opioiden benötigten. Im Jahr 2018 berichteten etwa 23 Mio. Deutsche über chronische Schmerzen. Davon leiden 95 % nicht an einer Tumorerkrankung. Die Zahl chronischer, nicht tumorbedingter Schmerzen mit starker Beeinträchtigung und assoziierten psychischen Beeinträchtigungen (Schmerzkrankheit) liegt bei 2,2 Mio.

4.4 Pathologie, Morphologie

Akute Schmerzen setzen immer dann ein, wenn Gewebe beschädigt wurde. Sie dauern nur eine gewisse Zeit an und sollen den Körper vor Schäden und Überlastung schützen, sie haben also eine Signal- und Schutzfunktion.

Chronischer Schmerz tritt ein, wenn der Schmerz länger als 6 Monate andauert. Dabei kann der Schmerz schon zu einem früheren Zeitpunkt chronisch geworden sein. Die häufigsten Ursachen für chronische Schmerzen bei Erwachsenen sind Verschleißerscheinungen des Bewegungsapparates (Spondylarthrose), Schmerzen durch Gefäßerkrankungen (z. B. periphere arterielle Verschlusskrankheit), sowie Tumorschmerzen. Man unterscheidet zwei verschiedene Formen chronischer Schmerzen, die sich bezüglich Entstehungsmechanismen und Therapie unterscheiden.

– *Nozizeptor-Schmerzen* beruhen auf einer Gewebeschädigung durch äußere Einwirkung (z. B. Schlag, Verbrennung, Quetschung), auf einer Entzündung, Tumoren.
– *Neuropathische Schmerzen* entstehen durch Schädigungen oder Erkrankungen des Nervensystems (z. B. nach Schlaganfall, diabetische Polyneuropathie).
– *Mischformen* der vorher genannten sind ebenfalls häufig (z. B. postoperativ nach Wirbelsäuleneingriffen).

4.5 Schmerzerfassung

Die kontinuierliche und standardisierte Erfassung des Schmerzes ist im neurochirurgischen Alltag unabdinglich. Geeignet sind sogenannte Schmerzskalen, von denen die numerische Rating Skala (NRS) und die visuelle Analogskala (VAS) die am meisten verwendeten sind.

4.6 Behandlung

Das WHO (= World Health Organization)-Stufenschema zur medikamentösen Behandlung von Schmerzen wurde als Grundlage zu einer auf den Betroffenen abgestimmten individuellen Schmerztherapie entwickelt. Sie empfiehlt den Einsatz von Analgetika und Arzneimitteln im Rahmen der Schmerztherapie basierend auf einem eskalierenden 3-Stufen-Schema (Tab. 4.1, Tab. 4.2 und Tab. 4.3).

Dieses WHO-Schema wurde in unserer Abteilung wie folgt umgesetzt (Empfehlungen zur Schmerztherapie – Universitätsmedizin Rostock, Klinik und Poliklinik für Anästhesiologie und Intensivmedizin, OA Dr. med. Ronald Siems):

In unserer Abteilung werden Patienten nach ihrer Schmerzschwere behandelt. Die Behandlung hängt von der Schwere und der Lokalisation der Schmerzen ab (Tab. 4.1, Tab. 4.2 und Tab. 4.3). Alle operierten Patienten erhalten eine Basismedikation, die eine grundlegende Schmerzfreiheit gewährleisten soll, sowie eine Bedarfsmedikation bei erhöhtem Bedarf. Diese wird durch die Stufeneinteilung vorgegeben und kann mehrfach gegeben werden (bis zu 6-mal pro Tag). Es erfolgt einmal pro Schicht durch Befragung eine Schmerzmessung nach NRS 0–10, sowohl in Ruhe als auch unter Belastung z. B. beim Husten. Der Ruhewert wird in der Kurve dokumentiert.

Ab einem NRS ≥ 4 in Ruhe oder unter Belastung ≥ 6 besteht Handlungsbedarf und muss therapiert werden!

Ergibt sich durch die abgeforderte Bedarfsmedikation, dass die Basismedikation nicht ausreicht, wird letztere erhöht.

Das durch uns angewandte Stufenschema ist nachfolgend wiedergegeben. In ihm sind die entsprechenden Präparate mit ihren generischen Namen aufgeführt. Zusätzlich ist wegen der Nebenwirkungen der nichtsteroidalen Antirheumatika (NSAR) eine medikamentöse Ulkusprophylaxe erforderlich.

Tab. 4.1: **Stufe I:** Behandelt leichte Fälle, wenig schmerzgeplagter Patienten (konservative Therapie von Bandscheibenvorfällen, Zustand nach Kraniotomie, kleine periphere Eingriffe und ambulante Operationen).

Basismedikation	Bedarfsmedikation
– Metamizol 4 × 1 g und/oder	– 30 Tropfen Tilidin+Naloxon oder
– Paracetamol 4 × 1 g	– 30 Tropfen Tramadol
– evtl. NSAR oder COX2-Hemmer	Nach 20 Minuten Therapiekontrolle ggf. erneute Gabe

Tab. 4.2: **Stufe II:** Behandelt mittelschwere Fälle schmerzgeplagter Patienten (Zustand nach OP eines lumbalen oder zervikalen Bandscheibenvorfalls, monosegmentale Dekompressionen mit/ ohne interspinöse Spreizer).

Basismedikation	Bedarfsmedikation
– 4 × 30 Tropfen Tilidin+Naloxon oder 2 × 50/4 mg Tilidin ret. oder	– Piritramid 7.5 mg s. c. oder
– 4 × 30 Tropfen Tramadol oder 2 × 100 mg Tramadol ret. und – Metamizol 4 × 1 g und/oder – Paracetamol 4 × 1 g – evtl. NSAR oder COX2-Hemmer	– 30 Tropfen Tilidin + Naloxon oder
	– 30 Tropfen Tramadol
	Nach 20 Minuten Therapiekontrolle ggf. erneute Gabe

Tab. 4.3: **Stufe III:** Behandelt stark schmerzgeplagte Patienten nach umfangreichen Operationen (multisegmentale Fusionen an der Wirbelsäule, Zustand nach dorsaler Spondylodese der Hals-Brust- und Lendenwirbelsäule inklusive ALIF, sowie Zustand nach jeglicher Spondylodese).

Basismedikation	Bedarfsmedikation
– Oxycodon+Naloxon 2 × 20/10 mg bis 2 × 30/15 mg/Tag. oder	– 10 mg Oxycodon akut bis 6-mal/Tag oder
– Tapentadol ret. 2 × 100 mg bis 2 × 150 mg/Tag und – Metamizol 4 × 1 g und/oder – Paracetamol 4 × 1 g – evtl. NSAR oder COX2-Hemmer	– 50 mg Tapentadol akut bis 6-mal/Tag
	Nach 20 Minuten Therapiekontrolle ggf. erneute Gabe

Eine palliative Schmerzbehandlung ist ggf. bei Tumorpatienten erforderlich (z. B. Metastasen in der Nähe von Rückenmarksnerven). Manchmal können sie durch eine Operation gelindert werden, auch wenn eine Heilung des Patienten nicht mehr möglich ist. Die Patienten werden dann meistens mit einem sogenannten „Schmerzpflaster" versorgt, das die hochwirksamen Analgetika kontinuierlich freisetzt und so Schmerzspitzen bei Abklingen der Substanz vermeidet.

Über die Äquivalenzen der einzelnen Präparate informiere man sich in der weiterführenden Literatur („Opioid-Umrechnungstabelle").

4.7 Nebenwirkungen

Die häufigsten Nebenwirkungen der meisten Schmerzmittel sind Übelkeit, Erbrechen, Magenschmerzen sowie Obstipation. Bei Übelkeit und Erbrechen wird empfohlen, ab Stufe 2 eine Zugabe von Metoclopramid 3 x/Tag plus bei Bedarf Dimenhydrinat -Zäpfchen, sowie ein Laxans zu verabreichen.

Bei jeder Schmerzmedikation ist auf eventuelle Dosiseinschränkungen und mögliche Kontraindikationen unbedingt zu achten (z. B. Leber- und Nierenfunktion, vorbestehende Magen-Darm-Erkrankungen!).

5 Grundlagen der Antibiotikabehandlung

Caroline Degenhardt

Die antibiotische Behandlung von Infektionen, sowie die antibiotische Prophylaxe, sind Bestandteil der Routinetätigkeit auf der Station und im OP. Gerade weil es sich um eine häufige Tätigkeit handelt, werden hier oft Fehler gemacht, welche sich für den Patienten, aber auch für die Resistenzlage auf der Station negativ auswirken können. Die wichtigsten Regeln einer korrekten Antibiotikabehandlung werden daher noch einmal kurz zusammengefasst.

5.1 Antibiotikaprophylaxe

Die Infektionsrate bei neurochirurgischen Operationen variiert stark und wird durch verschiedene Risiken beeinflusst, die sich in 4 Kategorien einteilen lassen:
- *Patienteneigene Risikofaktoren:* Hohes Alter (> 70 Jahre), Besiedlung durch Staphylococcus aureus und MRSA, Immunsuppression, Grunderkrankungen wie Diabetes, Dialysepflicht, reduzierter AZ, hoher ASA-Score.
- *Präoperative Risikofaktoren:* Notfalloperation, offene Frakturen, avitale Fremdkörper, Hochrisikooperationen, Rauchen, Adipositas, Mangelernährung, Anämie, Dauer des präoperativen Krankenhausaufenthalts, maligne Erkrankungen, Vorbestrahlung
- *Intraoperative Risikofaktoren:* Lange Operationsdauer, Handschuhperforation, infizierter Operationsbereich, geringe Erfahrung des chirurgischen Teams, Hypothermie, ausgedehnte Blutungen
- *Postoperative Risikofaktoren:* Re-Operation, Drainagen, zentrale Venenkatheter, Blasenkatheter

Mit einer intraoperativen Einmalgabe eines Antibiotikums kann das Infektionsrisiko deutlich reduziert werden. Wichtig ist, dass das Antibiotikum 30–60 Minuten vor Beginn der OP gegeben wird, damit zum Zeitpunkt des Hautschnitts ein wirksamer Spiegel erreicht ist. Dauert die Operation länger als 3 Stunden, sollte diese Antibiotikagabe wiederholt werden. Die häufigste Keimgruppe postoperativer Infektionen in der Neurochirurgie sind Staphylokokken. In unserer Abteilung erfolgt daher die Gabe eines Cephalosporins der 2. Generation, z. B. Cefuroxim. Bei Allergien hierauf verwenden wir Clindamycin.

> Eine antibiotische Prophylaxe vor Routineeingriffen senkt die Rate postoperativer Infektionen signifikant. Häufigste Erreger sind Staphylokokken. Eine antibiotische Prophylaxe sollte sich nach der Resistenzlage im eigenen Haus richten und mit dem zuständigen mikrobiologischen Institut abgesprochen sein.

https://doi.org/10.1515/9783110611304-005

5.2 Offene Wunden nach Trauma

Bei offenen Wunden, z. B. nach Schädelhirntrauma, besteht ein erhöhtes Risiko der Infektion mit Staphylokokken und Streptokokken. Eine Antibiose für mindestens 3 Tage wird in vielen Kliniken durchgeführt; entscheidend ist jedoch eine lege artis durchgeführte chirurgische Wundtoilette!

Bei indirekt offenen Schädelbasisfrakturen mit Verdacht auf eine Liquorfistel ist nach aktuellem Stand der Literatur eine prophylaktische Antibiotikatherapie nicht indiziert, wird jedoch ebenfalls in vielen Kliniken durchgeführt.

5.3 Allgemeine Regeln der Antibiotikatherapie

Eine Antibiotikatherapie sollte eingeleitet werden, wenn es klinische, mikrobiologische, laborchemische oder durch bildgebende Diagnostik erhobene Befunde gibt, die den Verdacht zulassen, dass eine durch Bakterien verursachte Infektion vorliegt. Ist diese umschrieben (z. B. Abszess, Empyem), ist primär die chirurgische Sanierung indiziert, die antibiotische Behandlung erfolgt ggf. begleitend.

> Umschriebene Vereiterungen sind chirurgisch zu sanieren!

Hinweise auf Vorliegen einer Infektion sind:
- *Klinisch (Beispiele)*
  - Fieber
  - Schüttelfrost (Sepsisverdacht!)
  - Husten, eitriger Auswurf, Auskultationsbefund (Pneumonie)
  - Brennen beim Wasserlassen, Trübung des Urins
  - entzündete Kathetereinstichstellen
  - gestörte Wundheilung mit Rötung des OP-Gebiete
  - Abszessbildung, Entleerung von Eiter
- *Laborchemisch*
  - Leukozytose
  - CRP-/PCT-Anstieg
  - BSG-Erhöhung
  - pathologischer U-Status
- *Mikrobiologisch*
  - Nachweis von pathogenen Keimen im Wundabstrich, Trachealsekret, Urin, Liquor, in der Blutkultur
- *Bildgebende Verfahren*
  - Infiltrate in der Röntgenaufnahme des Thorax
  - Nachweis von Abszessen in Sonographie, CT oder MRT

Eine **Antibiotikatherapie** sollte eingeleitet werden, wenn
– gesichert eine Infektion vorliegt,
– ein Erreger nachgewiesen ist,
– eine Resistenztestung vorliegt.

Im klinischen Alltag kann oft nicht gewartet werden, bis Punkt 1–3 erfüllt sind, sondern es wird mit einer kalkulierten Antibiotikatherapie (immer nach dem Versuch der Erregersicherung!) begonnen. Bei der Auswahl des Antibiotikums wird auf die Resistenzlage der Station geachtet und der Erreger, der aus der Erfahrung bei dieser Infektion am häufigsten vorkommt, bekämpft. Sobald Erreger und Antibiogramm vorliegen, wird die Antibiotikatherapie deeskaliert. In schwierigen Fällen sollte immer die Hilfe der hauseigenen Mikrobiologie zu Rate gezogen werden.

Liegen klinische Sepsiszeichen vor, handelt es sich um einen Notfall, bei dem die Prognose des Patienten streng abhängig von dem ersten Zeitpunkt der Antibiotikagabe ist.

Unmittelbar nach der sofortigen Abnahme von Blutkulturen ist daher bei Sepsisverdacht mit einer antibiotischen Behandlung zu beginnen, der Patient ggf. auf eine Intensivstation zur Weiterbehandlung zu verlegen.

– Eine antibiotische Behandlung setzt immer die Diagnose einer Infektion voraus!
– Die antibiotische Behandlung erfolgt
  – mit einem geeigneten Präparat (Resistenz, Penetration in das infizierte Gebiet),
  – in ausreichend hoher Dosierung (Dosisanpassung bei Übergewicht!),
  – angepasst an die Organfunktionen des Patienten (Leber, Niere).

6 Grundlagen der Hygiene

Augusto Eduardo Corestein

6.1 Vorbemerkungen

Das vermehrte Aufkommen multiresistenter Keime und nosokomialer Infektionen hat das zuvor eher stiefmütterlich behandelte Gebiet der Krankenhaushygiene in den letzten Jahren vermehrt ins Blickfeld der Öffentlichkeit rücken lassen. Auch das Verhalten der Ärzte wird hierbei kritisch beobachtet und hinterfragt. Nicht aber aus diesem Grunde, sondern vor allem, weil die Prävention nosokomialer Infektionen im ureigenen Interesse des Chirurgen liegt, soll dem Thema „Hygiene" dieses Kapitel gewidmet werden.

> Richtiges hygienisches Verhalten beginnt beim Leser dieses Buches! Jeder im Krankenhaus tätige Arzt sollte sich daher strikt und stets an die Regeln der Krankenhaushygiene in seiner Abteilung halten und sich stets seiner Vorbildfunktion auf nachgeordnete Mitarbeiter bewusst sein.

Oder kurz gesagt: befolge ich die Hygieneregeln nicht, wird es auch die Schwester/ der Pfleger/die MTA/der Student nicht tun. Hierzu existieren zahlreiche Studien, die diesen Zusammenhang eindeutig nachgewiesen haben.

Selbstverständlich kann ein Buch wie dieses kein umfassendes Wissen zum Thema vermitteln, hierzu wird auf die weiterführende Literatur verwiesen. Einige grundlegende Regeln sollen jedoch kurz erwähnt werden.

6.2 Organisation der Hygiene im Krankenhaus

Krankenhaushygiene hat das Ziel, Patienten, Krankenhauspersonal und die Umwelt vor der Weiterverbreitung von Krankheitserregern und gesundheitsschädlichen Substanzen zu bewahren. Die übergeordneten Vorschriften zur Krankenhaushygiene finden sich im Infektionsschutzgesetz, in welchem dem Robert-Koch-Institut zentrale Aufgaben bei der Vorbeugung, Früherkennung, Verhinderung und Weiterverbreitung von Infektionen zugewiesen wurden. Dieses veröffentlicht über die Kommission für Krankenhaushygiene und Infektionsprävention (KRINKO) regelmäßig Empfehlungen, die in den Krankenhäusern umgesetzt werden sollten.

Ohne auf das Infektionsschutzgesetz im Einzelnen einzugehen, sind folgende Punkte erwähnenswert:
- die Verpflichtung des Krankenhauses, das Gesetz umzusetzen (unterstützt durch benannte Hygienebeauftragte – zumeist realisiert durch Delegation der Aufgabe an den Klinikdirektor/Abteilungsleiter),

https://doi.org/10.1515/9783110611304-006

– die Verpflichtung jedes Arztes zur Meldung bestimmter Infektionskrankheiten (meldepflichtige Erkrankungen),
– die Tatsache, dass durch Anwendung das Infektionsschutzgesetz sogar Grundrechte wie das Recht auf körperliche Unversehrtheit, die Unverletzlichkeit der Wohnung und das Recht auf Freizügigkeit eingeschränkt werden können, was die Bedeutung unterstreicht, die der Gesetzgeber der Hygiene beimisst.

Für jedes Krankenhaus existiert eine *Hygieneordnung*, welche ausführlich alle Maßnahmen der Krankenhaushygiene regelt. In ihr finden sich zum Beispiel (nur diejenigen für die tägliche Arbeit wichtigen werden nachfolgend genannt)
– Handlungsanweisungen zum hygienischen Verhalten
  – Hände- und Instrumentendesinfektion
  – Hygieneregeln für Verbandswechsel, Punktionen, Operationen
– Regeln zur Entsorgung infektiöser Abfälle
– Regeln zur Isolation von Trägern multiresistenter Keime (MRSA, MRGN)
– Verhalten beim Auftreten einer meldepflichtigen Erkrankung.

Hygienebeauftragte für die Abteilung und *Hygienefachkräfte* im Krankenhaus unterstützen, beraten und sorgen für die konkrete Umsetzung des Gesetzes.

6.3 Hygienisches Verhalten und Prävention nosokomialer Infektionen auf der Station

Auf der Station gelten allgemeine und spezifischen Strategien zur Prävention nosokomialer Infektionen.
Zu den allgemeinen Praktiken der Hygiene gehören:
– hygienische Händedesinfektion vor und nach Durchführen von Prozeduren und Visiten am Patienten
– hygienische Händedesinfektion vor- und nach Betreten des Patientenzimmers (30 sec Einreiben einer geeigneten Desinfektionslösung)
– Screening und ggf. Isolation von neu aufgenommenen Patienten in Hinblick auf multiresistente Keime (Risikogruppen: Patienten aus anderen Krankenhäusern).

Gerade letzteres wird häufig vergessen. Um die Umsetzung praktikabel zu machen, können auf dem Visitenwagen und in der Kitteltasche kleine Fläschchen mit geeignetem Desinfektionsmittel mitgeführt werden. Die hygienische Händedesinfektion kann auch bei unsterilen Schutzhandschuhen zur Anwendung kommen.

Zu den spezifischen Praktiken der Hygiene gehören:
- Befolgen der Hygienevorschriften und Händedesinfektion bei invasiven Maßnahmen wie
  - Verbandswechsel
  - Blutentnahmen
  - Manipulation an Kathetern
  - Punktionen
  - Entfernung von Drainagen.

Auch hier sollte man die einschlägigen Regeln der hauseigenen Hygieneordnung verinnerlicht haben und strikt befolgen. Gewöhnt man sich hieran von Anfang an, wird es letztendlich zum Automatismus!

Gebrauchte Materialien sind in geeigneten Behältnissen zu entsorgen (nicht neben dem Bett liegen lassen).

Sämtliche Wunden, Katheter und Drainagen sind täglich zu kontrollieren (Verbandsvisite). Die Eintritts- oder Austrittstelle sollte reizlos und nicht gerötet sein. Im Zweifel sollte ein Katheter entfernt oder gewechselt werden, die Spitze sollte zur mikrobiologischen Untersuchung gegeben werden.

> Prinzipiell sollte die Verweildauer von z. B. Drainagen, Kathetern so kurz wie möglich gehalten werden, da die Infektionsgefahr mit der Liegedauer steigt. Die Notwendigkeit sollte daher bei jeder Visite kritisch hinterfragt werden.

Neu aufgenommene Patienten sollten auf Besiedlung mit multiresistenten Keimen gescreent werden (Abstriche). Bei positivem Befund erfolgt die Isolierung nach den krankenhauseigenen Vorgaben. Wenn vertretbar, sollte bei „positiven" Patienten ein elektiver Eingriff verschoben und eine medikamentöse Eradikation der Erreger im ambulanten Bereich versucht werden.

6.4 Hygienisches Verhalten und Prävention nosokomialer Infektionen im Operationssaal

Auch im OP Trakt ist die Hygieneordnung strikt einzuhalten.

Die Umkleidekabine wird mit gereinigten Händen betreten, das Umkleiden erfolgt in üblicher Form (Kasack, Hose, OP-Schuhe, OP-Haube und Mundschutz, u. a.). Spezielle Schutzbrillen schützen vor Spritzkontamination mit Körperflüssigkeiten. Für die anschließende chirurgische Händedesinfektion stehen spezielle Lösungen zur Verfügung. Falls man es noch nicht beherrscht, sollte man sich die chirurgische Waschtechnik demonstrieren lassen.

Prinzip der chirurgischen Waschtechnik:

– Hände, vor allem auch Fingerzwischenräume und Unterarme bis zum Ellenbogen, während der vorgeschriebenen Einwirkzeit mit den vorgeschriebenen Mengen,

– Hände höher als Ellenbogen, um nicht Flüssigkeit aus dem unsterilen Bereich auf den frisch desinfizierten laufen zu lassen,

– abschließend Hand bis zum Handgelenk und den OP betreten.

Das sterile Einkleiden erfolgt mit Hilfe des OP-Springers und der OP-Schwester nach den Vorgaben der Abteilung (Tipp: ist für den Anfänger manchmal schwierig; einfach außerhalb des Routinebetriebs als „Trockenübung" einüben!).

Bei Verlassen des OP-Traktes sollte die vorschriftsmäßige Entsorgung von OP-Bekleidung und Schuhen in den vorgesehenen Entsorgungsbehältern erfolgen (nichts in den Taschen vergessen?!).

Ein rationaler und gezielter Einsatz von Antibiotika ist ebenfalls ein Grundpfeiler der Prävention des Auftretens multiresistenter Keime und wird in Kap. 5 behandelt.

7 Wunden und Verbände

Maryam U. S. Sherman

7.1 Wunden

7.1.1 Definition

Unter einer Wunde versteht man die Durchtrennung oder Beschädigung des Gewebezusammenhangs an äußeren oder inneren Körperoberflächen mit oder ohne Gewebeverlust. Wunden können offen oder geschlossen sein und unterschiedliche Ursachen haben. Am häufigsten finden wir in der Neurochirurgie Operationswunden und sogenannte Gelegenheitswunden, die durch Unfall oder Verletzung entstanden sind. Es handelt sich also fast immer um mechanisch bedingte Wunden. Je nach Tiefe der Wunde lassen sich einfache (Kutis, Subkutis, Faszie, Muskel) von komplizierten (z. B. + Schädelknochen, Dura und Gehirn) unterscheiden.

7.1.2 Allgemeines zur Wundheilung

Man unterteilt in primär heilende (p. p. = per primam intentionem) und sekundär heilende (p. s. = per secundam intentionem) Wunden. Als primär heilende Wunden werden solche bezeichnet, deren Ränder nicht klaffen und die ohne sekundäre Komplikationen unter Bildung einer strichförmigen Narbe abheilen. Sekundär heilende Wunden sind solche, bei denen ein Gewebedefekt durch Neubildung von Narbengewebe überbrückt wird. Sie müssen nicht notwendigerweise infiziert sein, obwohl im klinischen Alltag die Begriffe „sekundär heilend" und „infiziert" oft fälschlicherweise gleichgesetzt werden.

Bei der primären Wundheilung unterscheidet man verschiedene Phasen (u. a. Exsudations-, Granulations- und Reparationsphase), die hier nicht näher besprochen werden sollen. Am Ende der Wundheilung steht idealerweise eine reißfeste Narbe unterschiedlicher Dicke und Länge.

Kommt es zu postoperativen Wundinfektionen, können diese sich unbehandelt in die Tiefe und die Umgebung ausbreiten, dort zu weiteren lokalen Komplikationen und letztlich zur Bakteriämie mit Sepsis führen.

> Aufgabe des medizinischen Personals ist es, die natürliche Wundheilung zu unterstützen und (infektiöse) Komplikationen rechtzeitig zu erkennen und zu behandeln. Hierzu sind regelmäßige Kontrollen der Operationswunde und Verbandswechsel erforderlich.

https://doi.org/10.1515/9783110611304-007

7.1.3 Ungestörte und gestörte Wundheilung

Abhängig von der Heilungsdauer einer Wunde kann sie als akut oder chronisch eingestuft werden. An dieser Stelle sollen nur akute Wunden betrachtet werden, d. h. solche, die im Rahmen des jetzigen stationären Aufenthaltes entstanden sind bzw. zu diesem geführt haben, da die Darstellung der Behandlung der verschiedenen chronischen Wunden den Rahmen des Buches sprengen würden.

Eine solche Wunde heilt ungestört, also ereignislos (ohne Komplikationen) in der vorhergesagten Zeit. Ist die Wundheilung (wodurch auch immer) verzögert, kann man von einer chronischen Wunde sprechen. Hauptursache chronischer Wunden sind oberflächliche oder tiefe Wundinfektionen. Ursache ist ein Missverhältnis zwischen abbauenden und aufbauenden Prozessen innerhalb der Wundheilung zuungunsten der aufbauenden. Es kann jedoch auch ohne Infektion (zum Beispiel durch ein mechanisch bedingtes Aufreißen der Wunde) aus einer bislang unauffällig heilenden Wunde eine chronische, sekundäre entstehen.

Die zuvor beschriebenen Phasen der Wundheilung benötigen auch bei ungestörter Wundheilung eine gewisse Zeit, um zur Bildung einer Narbe zu führen. Von chirurgischer Bedeutung ist hierbei die Reißfestigkeit des Gewebes. Vor Erreichen einer solchen dürfen z. B. keine Klammern/Fäden entfernt werden, damit es nicht zu einer Wunddehiszenz kommt. Die Reißfestigkeit ist bei Kopfwunden nach etwa 8–10 Tagen gegeben. Bei Wunden am Rücken und Bauch kann man sich ebenfalls an dieser Zeit orientieren, wobei dies natürlich von der mechanischen Belastung der Wunde selbst abhängt. So heilen etwa Nackenwunden erfahrungsgemäß deutlich schlechter, da sie einer hohen Belastung durch die Drehbewegungen des Kopfes und die Armbewegungen ausgesetzt sind (Fadenzug dementsprechend später!).

Bei ungestörtem Verlauf ist Reißfestigkeit einer OP-Wunde nach etwa 8–10 Tagen gegeben, bei Wunden mit starker mechanischer Belastung (Rücken, Bauch) sind einige Tage mehr einzurechnen.

Analoges gilt für Patienten mit Risikofaktoren (Tab. 7.1), bei denen es auch häufiger zu Wundinfektionen kommt. Die Rate von Wundinfektionen hängt auch davon ab, ob es sich um eine primär saubere, eine kontaminierte oder eine primär verschmutzte Wunde handelt. Im Allgemeinen ist die Rate an Wundinfektionen für saubere Wunden von Ersteingriffen in der Neurochirurgie gering und beträgt z. B. für Hirntumoroperationen in Statistiken um die etwa 2 %. Sind Risikofaktoren wie in Tab. 7.1 vorhanden, kann sie stark ansteigen. Auf intraoperative Strategien zur Vermeidung von Wundinfektionen wird in Kap. 6 eingegangen.

Tab. 7.1: Begünstigende Faktoren für eine Wundheilungsstörung.

Allgemeine Faktoren	Lokale Faktoren
Anämie	Durchblutungsstörungen
Diabetes	Gerinnungsstörungen
Adipositas	Vorbestrahltes Gewebe
Arteriosklerose	Rezidiveingriff
Nikotinabusus	Implantation von Fremdmaterialien
Verschiedene Leber-u. Nierenerkrankungen	Rauchen
Eiweißmangel	Erhebliches Weichteiltrauma
Vitamin-C-Mangel	Bakterielle Besiedlung
Sonstige Infektionen mit Fieber	
Tumorleiden	
Systemische Kortikoid-/Zytostatikagabe	
Lange OP-Dauer	

7.1.4 Symptome der gestörten Wundheilung

Besteht der Verdacht auf eine Wundinfektion, sollte der Anfänger einen erfahrenen Kollegen zur Mitbeurteilung und -behandlung hinzuziehen.

Ist dieser nicht ad hoc verfügbar, kann man den Zustand der Wunde mit einem Foto dokumentieren und baldigst demonstrieren. Dieser erfahrene Kollege entscheidet dann über die zu treffenden Maßnahmen (z. B. weitere Diagnostik, Wundrevision, Antibiotikagabe). Jede sekundär heilende Wunde sollte außerdem darauf untersucht werden, ob eventuell ein mechanisches Problem (herausstehende Subkutanfäden oder andere Fremdkörper) (mit) ursächlich für die Infektion ist.

Die klinischen Zeichen und Symptome einer Wundinfektion hängen von der Umgebung der Wunde, der Tiefe der Infektion und dem Erreger derselben ab. Die klassischen Zeichen einer Wundinfektion sind:

– Schmerzen,
– Rötung,
– Schwellung,
– ggf. Funktionseinschränkung.

Kommt es zur *tiefen Wundinfektion* mit Bildung von Eiter, kann sich dieser entweder zwischen den Fäden/Klammern nach außen entleeren, oder es kann sich ein lokaler Wundverhalt mit fluktuierender Schwellung bilden. Zeichen der *Allgemeininfektion* sind Fieber und Schüttelfrost. Ein Meningismus und/oder eine Bewusstseinstrübung deuten darauf hin, dass die Infektion auf den intraduralen Raum übergegriffen hat.

Tag 1　　　　　　Tag 3　　　　　　Tag 5

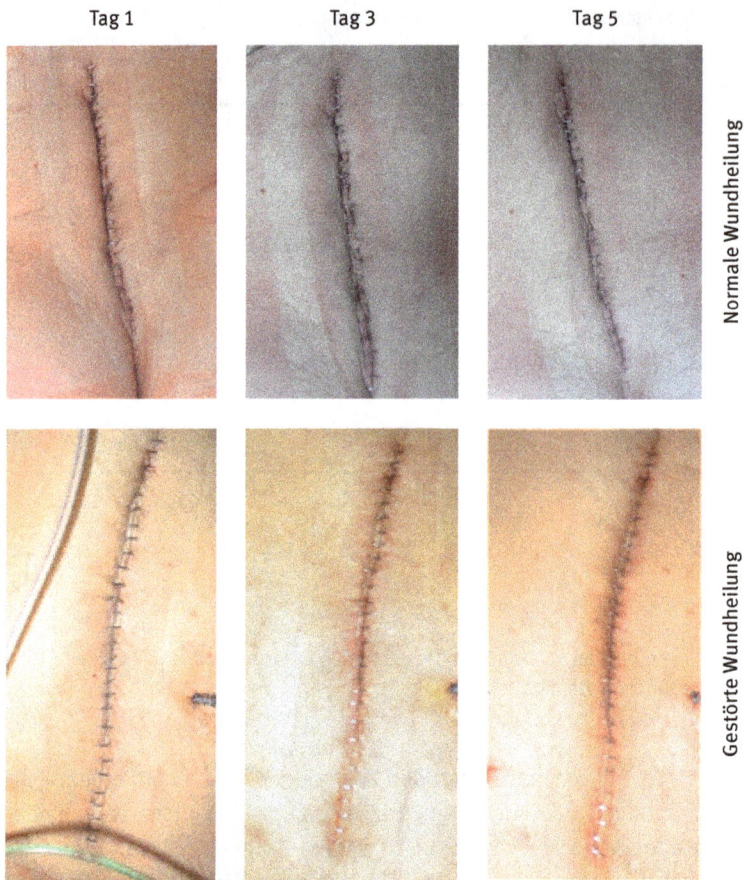

Normale Wundheilung

Gestörte Wundheilung

Abb. 7.1: Normaler und gestörter Heilungsverlauf einer längeren Rückenwunde nach dorsaler Spondylodese im zeitlichen Verlauf. Beachte die zunehmende Rötung der Wunde ab Tag 5 als Frühhinweis auf eine Infektion.

Beispiele einer normalen und gestörten Wundheilung sind in Abb. 7.1 im zeitlichen Verlauf dargestellt.

7.1.5 Behandlung von Wundinfektionen

Oberflächliche Infektionen lassen sich durch Rötung, Schwellung und eitrig-seröse Wundbeläge leicht erkennen. Sie werden lokal behandelt und bedürfen zunächst keiner weiteren Maßnahmen.

Bei Verdacht auf eine tiefe Wundinfektion sollte zusätzlich eine Kontrolle der entzündungsspezifischen Laborparameter erfolgen (BSG, CRP, Leukozyten). Wird ein Austritt von Eiter beobachtet, sollte ein Wundabstrich entnommen werden. Indikationen für eine bildgebende Untersuchung sind u. a. neue neurologische Herdzeichen oder ein Meningismus. Zur Verfügung stehen sonographische Untersuchungen und die KM-gestützte MRT-Untersuchung (mit Facharzt absprechen!).

Maßnahmen bei Verdacht auf eine Wundinfektion sind:
– Erhebung des Lokalbefundes (ggf. Fotodokumentation)
– neurologische Kontrolluntersuchung des Patienten
– Kontrolle des Fieberverlaufs
– bei Sekretion: Wundabstrich zur bakteriologischen Untersuchung
– bei Verdacht auf tiefe Wundinfektion: Blutabnahme mit Überprüfung der Entzündungsparameter
– bei Sepsisverdacht: Blutabnahme und Anlegen einer Blutkultur
– bildgebende Untersuchungen (MRT-Untersuchung mit Kontrastmittel des infizierten Körper-
  teils, Sonographie) nach Rücksprache mit Facharzt.

Diese Grundsätze können auf alle Wunden angewendet werden. Als neurochirurgische Besonderheit sind außerdem noch Shuntinfektionen zu nennen, auf die nachfolgend kurz eingegangen werden soll.

7.1.6 Besonderheiten bei Shuntinfektionen

Infektionen ventrikulo-peritonealer Shunts treten lokal in Form abdominaler Pseudozysten und Abszessbildungen am distalen Shuntende auf. Diese werden entweder durch bereits bestehende Infektionen (Divertikulitis, Appendizitis) verursacht oder intraoperativ inokuliert (Kontamination des Shunts, Perforation des Darms o. Ä.). Die klinischen Zeichen entsprechen denen einer Peritonitis. Derartige Infektionen können auch entlang des Shunts wandern und sind dann als Rötung des Shuntverlaufs erkennbar (Abb. 7.2). Sind die Keime wenig virulent, ist die Diagnose u. U. schwierig

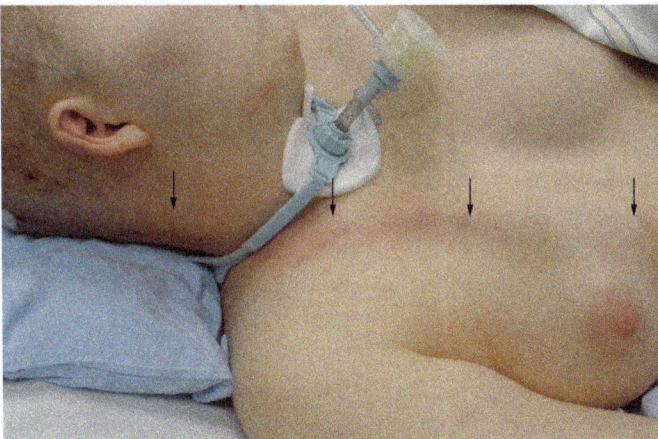

Abb. 7.2: Bakterielle Shuntinfektion einer Intensivpatientin, erkennbar an der Rötung des Shuntverlaufs (Pfeile).

zu stellen. Geeignete Untersuchungen zum Nachweis der Zysten sind Ultraschall oder CT/MRT. Besteht der Verdacht auf eine Infektion des Liquors, kann dieser durch Lumbalpunktion (s. Kap. 9), bei vielen Systemen auch durch eine sterile Punktion des Shuntreservoirs gesichert werden.

Die Therapie besteht aus der Kombination von Entfernung des Shuntsystems und paralleler antibiotischer Behandlung.

7.2 Verbände

Wunden sollten täglich kontrolliert und durch (steril durchgeführten!) Verbandswechsel versorgt werden. Wunden von Patienten mit bekannten Risikofaktoren bedürfen besonders aufmerksamer Kontrolle! Der erste Verbandswechsel sollte nicht vor 8–12 Stunden nach dem Eingriff erfolgen, um nicht die oberflächliche Heilung der Wunde durch Aufreißen beim Ablösen des Verbandes zu unterbrechen. Eine stärkere Blutung unter oder aus der Wunde kann einen früheren Wechsel erforderlich machen. Der Wundzustand ist zu dokumentieren (Eintrag ins Krankenblatt). Bei feuchten Wunden empfiehlt es sich, den Verband mehrmals täglich zu wechseln (ggf. Fotodokumentation).

7.2.1 Trockene Verbände

Bei der traditionellen, trockenen Wundversorgung heilt die Wunde trocken. Ein Verband oder Pflaster schützt und polstert die Wunde und nimmt das Wundsekret auf. Indikationen für die trockene Wundbehandlung sind unter anderem trockene aseptische Wunden, primär heilende Wunden sowie stark sezernierende Wunden, oberflächliche Erosionen oder Einstichstellen von Drainagen. Die häufigsten Wundauflagen sind folgende:
- Wundschnellverbände (Pflaster)
- Vlieskompressen
- Saugkompressen
- Salbenkompressen
- beschichtete Wundgazen
- transparente Wundverbände.

7.2.2 Feuchte Wundversorgung für chronische Wunden

Insbesondere bei chronischen Wunden zeigt die phasengerechte Behandlung mit feuchten Wundauflagen gute Heilungsergebnisse. Sie imitieren die Verhältnisse in einer geschlossenen Höhle, fördern die Reinigung, Granulation und Epitheliasierung der Wunde und ermöglichen so eine schnellere Heilung. Außerdem kann die sich verschließende Wunde vor äußeren Einwirkungen gut geschützt werden.

Die Indikationen für die feuchte Wundbehandlung sind septische, sekundär heilende Wunden, offene Weichteilverletzungen, offene chronische Wunden, Verbrennungswunden oder oberflächliche Erosionen. Die häufigsten Wundauflagen sind folgende:

- Hydrogele
- Polymerschäume
- Hydrokolloidverbände
- Aliginate.

7.2.3 Unterdruck-Wundtherapie (NPWT, Negative Pressure Wound Therapy)

Unterdruck-Wundtherapie (negative pressure wound therapy, NPWT) bezeichnet die Anwendung von Unterdruck auf einer Wunde, um diese zu versorgen und die Heilung zu fördern. Derartige Systeme sind seit über 20 Jahren bekannt. Seitens der Hersteller wurden hierzu zahlreiche Studien mit positivem Inhalt veröffentlicht. Das Institut für Qualität und Wirtschaftlichkeit im Gesundheitswesen veröffentlichte hierzu jedoch 2018 eine Stellungnahme, in der darauf hingewiesen wurde, dass entgegen ethischer und wissenschaftlicher Standards ein großer Teil der Daten hierzu nicht veröffentlicht wurde, eine abschließende Bewertung also nicht vorgenommen werden kann. Ein Unterdrucksystem zur Behandlung offener, sekundär heilender Wunden ist in Abb. 7.3 exemplarisch dargestellt.

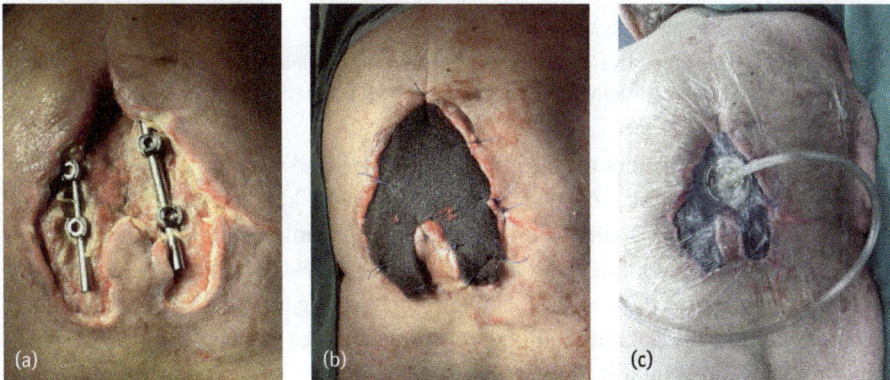

Abb. 7.3: Beispiel einer Vakuumversiegelungstherapie bei großer, sekundär heilender Rückenwunde.

8 Umgang mit Drainagen

Sascha Herrmann

8.1 Allgemeines

Nachfolgend werden die Funktionsprinzipien, die Indikationen und der fachgerechte Umgang mit Drainagen erläutert. Dies ist von essentieller Bedeutung, um Anwendungsfehler vermeiden und drainageassoziierte Komplikationen verhindern zu können.

> Der fehlerhafte Umgang mit Drainagen kann zu lebensbedrohlichen Komplikationen führen. Deshalb sollte sich jeder Anfänger in der Neurochirurgie mit der Lage und den Wirkprinzipien der verschiedenen Drainagen vertraut machen.

Eine Drainage dient der Ableitung von Blut, Sekret und Luft aus einem natürlichen oder pathologischen Hohlraum nach außen und wird bei vielen neurochirurgischen Operationen angelegt. Neben der eigentlichen Aufgabe des Drainierens kann über eine Drainage ggf. auch eine Liquorfistel erkannt werden. Man unterscheidet prinzipiell *Saugdrainagen* und *Schwerkraftdrainagen* (als Ablauf- und Überlaufdrainagen). Drainagen können bei besonderer Indikation und Anordnung ebenfalls zur Spülung verwendet werden (unter sterilen Kautelen). Die externe Ventrikeldrainage wird gesondert behandelt, da ihre Anlage fast immer einen getrennten operativen Eingriff erfordert und zahlreiche spezielle Kenntnisse für den korrekten Umgang erforderlich sind.

> Drainagelage und postoperative Besonderheiten im Umgang mit ihnen sollten im OP-Protokoll vermerkt sein; liegen mehrere Drainagen, sollten diese eindeutig beschriftet sein.

Inspektion von Wundgebiet und Drainageflüssigkeit sind u. a. Bestandteile der perioperativen Überwachung und postoperativ täglich zu kontrollieren. Solange eine Drainage einliegt, sind Qualität und Quantität des Drainagesekrets zu dokumentieren. Mit jeder Diskonnektion steigt das Risiko einer Infektion. Daher sollte ein standardmäßiger Wechsel des Auffangbehälters nicht erfolgen, oft ist das Setzen einer Strichmarkierung zur Dokumentation der Drainagemenge ausreichend (mit Datum!). Weiterhin ist die regelmäßige antiseptische Behandlung an der Austrittsstelle sinnvoll. Jede Manipulation am Drainagesystem sollte unter aseptischen Bedingungen stattfinden.

Das Risiko einer Wundinfektion steigt außerdem mit der Liegedauer und der Anzahl der Drainagen. Daher sollte jede Drainage entfernt werden, sobald sie nicht mehr

https://doi.org/10.1515/9783110611304-008

benötigt wird. Dies ist zu dokumentieren. Besteht der Verdacht auf eine katheterassoziierte Infektion, sollte die Drainagespitze mikrobiologisch untersucht werden.

Bei besonderen Fragestellungen ist die Bestimmung gewisser Parameter aus dem Drainagesekret angezeigt: Liquorfistel (β-Transferrin), Blut (Hämatokrit), Infektion (Erreger).

8.2 Redondrainagen

8.2.1 Definition

Es handelt sich um ein geschlossenes System zur Ableitung von Blut und Sekret durch Erzeugen eines hohen, kontinuierlichen Unterdrucks. Redondrainagen lassen sich den Saugdrainagen zuordnen.

8.2.2 Prinzipieller Aufbau

Das System besteht aus einem klarsichtigen, starren Gummischlauch mit zahlreichen seitlichen Öffnungen am Ende (Abb. 8.1a) und einer ebenfalls klarsichtigen, rigiden Kunststoffflasche (Abb. 8.1b). In der Flasche herrscht im Auslieferungszustand ein hoher Unterdruck von ca. 800 mmHg. Das Ausmaß des noch vorhandenen Unterdrucks kann grob durch eine sich bei nachlassendem Unterdruck entfaltende, ziehharmonikaartige Ausstülpung an der Flasche, dem sogenannten Vakuumindikator, abgeschätzt werden. Der flaschennahe Teil der Verbindung zum Schlauch ist komprimierbar, so kann durch eine äußere Schiebeklemme die Verbindung zwischen Flasche und Schlauch unterbrochen werden.

In speziellen Situationen kann die Drainage intermittierend abgeklemmt oder durch eine Stechkanüle mit aufgesetztem Bakterienfilter (offene Redondrainage) als einfache Ablaufdrainage gestaltet werden.

8.2.3 Indikationen

Redondrainagen finden Anwendung bei der Ableitung aus dem subgalealen, epiduralen, subkutanen (bspw. bei erheblicher Adipositas) Raum und in Faszienlogen. Subdural bzw. oberhalb einer nicht verschlossenen Dura ist die Anlage kontraindiziert. Bei großen Wundflächen oder diffuser Blutungstendenz ist ihr Einsatz oft unverzichtbar. Als Wunddrainagen haben sie das Ziel, das Risiko für sekundäre Wundinfektionen und -heilungsstörungen (durch Hohlraumbildung) zu minimieren. Darüber hinaus dienen sie der Früherkennung von Nachblutungen.

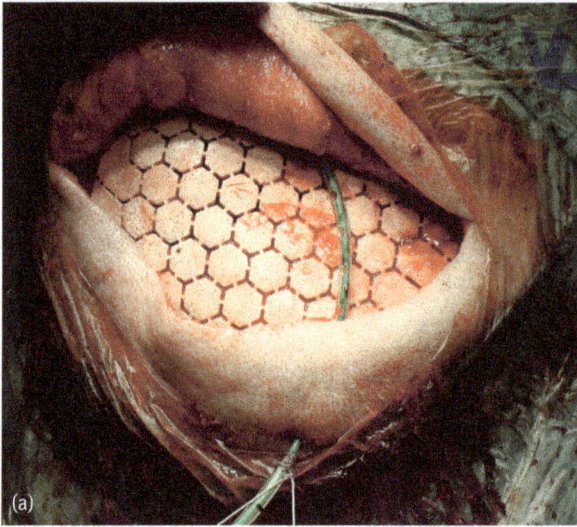

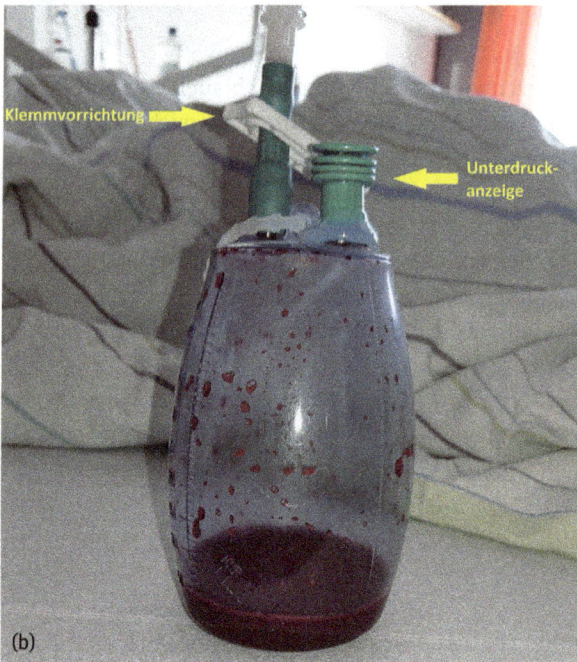

Abb. 8.1: Redondrainage: (a) intraoperatives Bild der Anlage, hier nach Schädeldachplastik, (b) Saugflasche einer Redondrainage mit Klemmvorrichtung und Unterdruckanzeige.

8.2.4 Überwachung

Qualität (z. B. Blut, Liquor) und Quantität (Volumen in ml pro Zeitintervall) der geförderten Flüssigkeit sind besonders in der Frühphase nach einer Operation engmaschig zu kontrollieren. Bei ungewöhnlich großen Fördermengen oder dem Verdacht auf

eine Liquorbeimengung ist die Drainage notfallmäßig abzuklemmen, um einen unkontrollierten Liquorverlust oder das Entstehen von Liquorfisteln zu vermeiden. In
der Klinik sollten Grenzwerte bekannt sein, ab denen eine Alarmierung des diensthabenden Arztes erfolgen sollte.

Ein Wechsel der Drainage sollte spätestens bei etwa drei Viertel der maximalen
Flaschenfüllung erfolgen, da der verbliebene Sog oft zu gering ist, um die weitere
adäquate Förderung zu gewährleisten. Jeder Wechsel hat unter sterilen Bedingungen
stattzufinden. Bei versehentlicher Diskonnektion ist die Drainage ebenfalls (steril) zu
wechseln.

8.2.5 Besonderheiten beim Entfernen

Der Zeitpunkt des Entfernens der Drainage ist ärztlicherseits festzulegen, dies ist
üblicherweise nach 1–2 Tagen der Fall. Der Unterdruck im System sollte zuvor auf-
gehoben werden, da es sonst zu Verletzungen des angesaugten Gewebes, Blutungen
und Schmerzen kommen kann. In manchen Kliniken wird die Einstichstelle mittels
durchgreifender Naht oder Pflaster adaptiert. Beim Entfernen ist auf Vollständigkeit
des entfernten Schlauchs zu achten. Lässt sich die Drainage nicht problemlos ziehen,
kann eine versehentliche Annaht beim Hautverschluss die Ursache sein. Oft wird
dann eine Revisionsoperation (meist in Lokalanästhesie) erforderlich.

Eine Abwandlung der Redondrainage ist die *Jackson-Pratt-Drainage*. Bei ihr ist
der körperseitige Teil der Drainage flacher gestaltet, der im Vergleich zur Redondrainage geringere Unterdruck wird durch manuelle Kompression eines ziehharmonika-
artig geformten Auffanggefäßes bewerkstelligt.

8.3 Robinsondrainagen

8.3.1 Definition

Es handelt sich um ein geschlossenes System (Abb. 8.2) ohne aktiven Sog zur Ableitung von Blut und Sekret. Sie lassen sich den Ablaufdrainagen zuordnen.

8.3.2 Prinzipieller Aufbau

Das System besteht aus einem weichen und flexiblen Silikonschlauch mit mehrfach
seitlich perforiertem Ende, welches im Situs platziert wird, und dem Auffangbeutel,
in dem der normale Atmosphärendruck herrscht. Durch die hydrostatische Differenz
zwischen Drainagehöhle und Beutel entsteht ein Unterdruck. Der Beutel muss unter
dem Niveau des drainierten Hohlraumes platziert werden, idealerweise so niedrig wie
möglich.

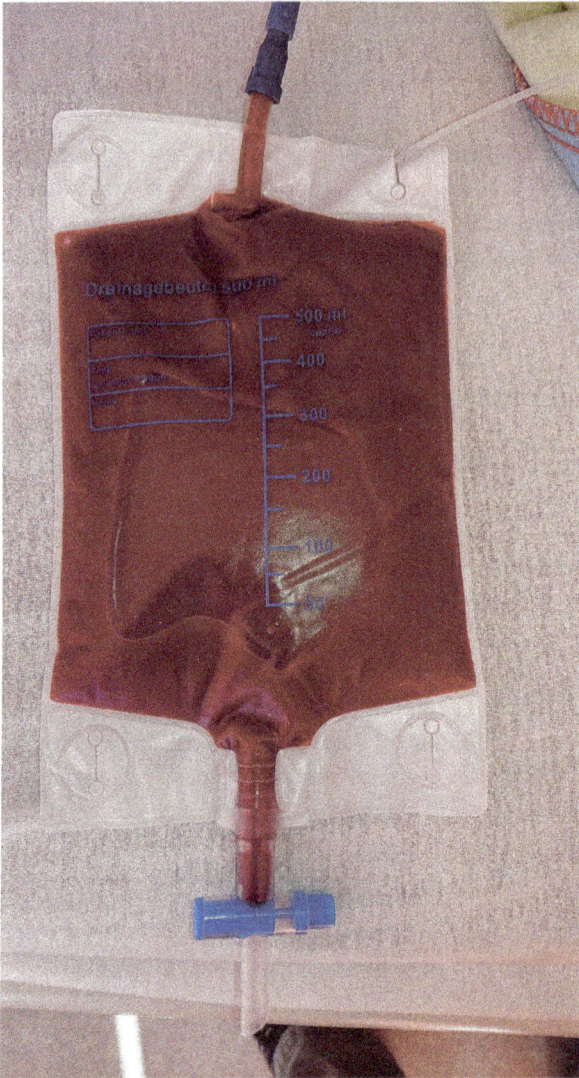

Abb. 8.2: Ablaufbeutel einer Robinsondrainage.

8.3.3 Indikationen

Nach intrakraniellen Eingriffen erfolgt die Ableitung insbesondere aus dem Subduralraum und großen Resektionshöhlen. In vielen Kliniken kommt sie standardmäßig bei der Behandlung von Subduralhämatomen zum Einsatz.

8.3.4 Überwachung

Da sie keinerlei Rückflusssicherung besitzen, besteht die Gefahr des retrograden Flusses in das Körperinnere. Deshalb muss die Drainage bei Umlagerung oder Transport des Patienten solange abgeklemmt werden bis die Endposition erreicht ist. Der Ablaufbeutel kann durch Öffnen eines Ventils entleert werden. Des Weiteren gelten o. g. allgemeine Empfehlungen zum Umgang mit Drainagen.

> Robinsondrainagen sind beim Mobilisieren und Umlagern des Patienten unbedingt unter Körperniveau zu halten, da ansonsten Flüssigkeit zurück in die zu drainierende Höhle (zum Beispiel chronisch subdurales Hämatom) zurücklaufen kann.

8.3.5 Besonderheiten beim Entfernen

Bei der häufigsten Indikation (chronisches Subduralhämatom) wird die Drainage in der Regel nach 24–48 Stunden entfernt. Die Robinson-Drainage kann nach Lösen der Annaht durch vorsichtigen Zug entfernt werden. Die Einstichstelle wird durch Einzelknopfnaht verschlossen.

8.4 Externe Ventrikeldrainage (EVD)

Die externe Ventrikeldrainage soll an dieser Stelle ausführlicher besprochen werden, da sie zum einen eine sehr häufige Drainageform darstellt und der Anfänger oft mit ihren Komplikationsmöglichkeiten konfrontiert wird. Zum anderen ist die Anlage einer EVD oft eine der ersten Operationen, die ein Anfänger in der Neurochirurgie durchführt.

8.4.1 Definition

Bei der externen Ventrikeldrainage (Abb. 8.3) handelt es sich um ein System zur Ableitung von Liquor cerebrospinalis aus den inneren Liquorräumen. Sie lässt sich den Überlaufdrainagen zuordnen. Die EVD kommt sowohl auf der Normalstation als auch auf der Intensivstation zum Einsatz.

8.4.2 Prinzipieller Aufbau

Das System besteht aus einem dünnen, flexiblen Silikonschlauch, dessen Spitze intraventrikulär platziert wird, und einer belüfteten Tropfkammer mit vorgeschaltetem rigiden Schlauchsystem und nachgeschaltetem Sammelbeutel. Man unterscheidet konventionelle, silberimprägnierte und antibiotikabeschichtete Ventrikelkatheter. Durch Veränderung der Höhe der Tropfkammer in Bezug auf die Drainagespitze kann die Flussrate beeinflusst werden. Übersteigt der intrakranielle Druck (ICP) die eingestellte Höhe der Tropfkammer (1,35 cm H_2O entsprechen 1 mmHg, 27 cm entsprechen 20 mmHg) kommt es zu einem Fluss, der bei Druckausgleich oder aufgebrauchten Reserveräumen sistiert.

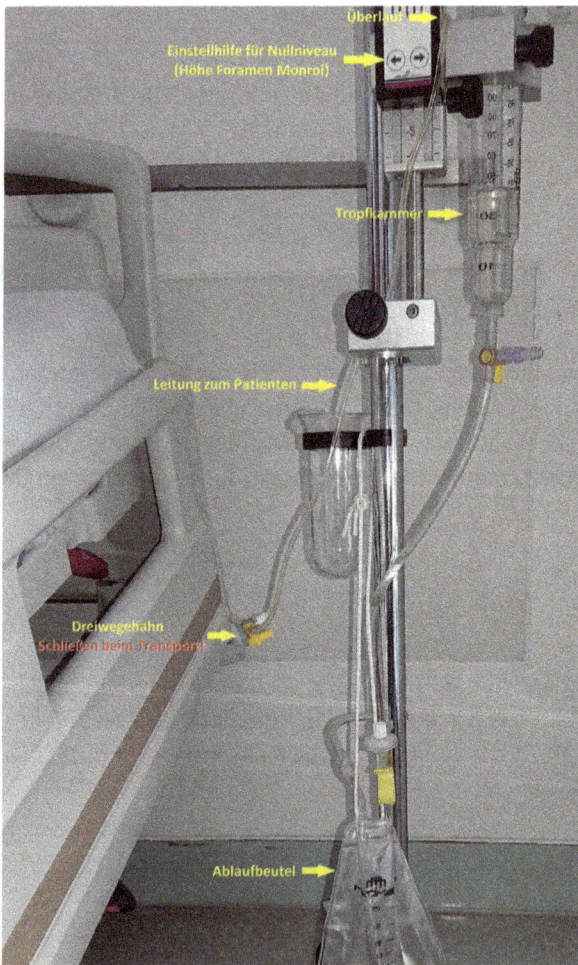

Abb. 8.3: Bettseitige externe Ventrikeldrainage mit den wesentlichen Bestandteilen.

Ein versehentliches Tieferhängen einer EVD bei offener Drainage kann zu lebensbedrohlichen Komplikationen führen. Daher ist zum Beispiel vor Transporten, Mobilisierungen der Dreiwegehahn zum Patienten unbedingt abzuklemmen, so dass kein unkontrollierter Ablauf von Liquor möglich ist!

Auf der Intensivstation wird zusätzlich über einen Dreiwegehahn eine Verbindung zu einem Druckaufnehmer hergestellt. Zur Messung des ICP wird das System am Dreiwegehahn in Richtung Tropfkammer geschlossen, sodass lediglich eine offene Verbindung und damit Fortleitung des intrakraniellen Druckes über eine hydrostatische Säule zum Druckaufnehmer besteht. Der Druckaufnehmer sollte auf Höhe des Referenzpunktes (Drainagespitze am Foramen Monroi) liegen. Der Meatus acusticus externus entspricht dem annährungsweise und wird daher in der Regel verwendet.

Es gibt auch (kostenintensivere) Systeme, bei denen sich der Druckaufnehmer an der Spitze des Ventrikelkatheters befindet. Messung des ICP und Liquordrainage sind hiermit simultan möglich.

8.4.3 Indikationen

Der akute Hydrozephalus insbesondere mit Bewusstseinstrübung (bspw. infolge einer spontanen Subarachnoidal- oder einer Ventrikelblutung, durch Raumforderungen in der hinteren Schädelgrube wie durch Tumoren, Kleinhirnblutungen/-infarkte) stellt eine Hauptindikation dar. Zum Monitoring und der Therapie des erhöhten intrakraniellen Druckes (bspw. nach schwerem Schädelhirntrauma) kommt die EVD regelmäßig als Methode der ersten Wahl zur Anwendung. Neben der Messung kann durch das Ablassen von Liquor eine rasche Senkung des intrakraniellen Druckes ermöglicht werden. Gleichzeitig können über eine EVD Liquor zu diagnostischen Zwecken gewonnen (Liquorchemie, Zytologie, Mikrobiologie) und Medikamente intrathekal appliziert werden (Fibrinolytika, Chemotherapeutika, Antibiotika). Weiterhin kann nach intraventrikulären Operationen und bei Tumoren der hinteren Schädelgrube eine temporäre Ableitung notwendig sein.

8.4.4 Operative Anlage

In aller Regel erfolgt die Anlage unter sterilen Bedingungen im Operationssaal über ein frontales Bohrloch am Kocher-Punkt (Abb. 8.4). Alternativ kann die Ventrikelpunktion über die Punkte von Keen (parietal), Frazier (okzipital) oder Dandy (okzipital) erfolgen.

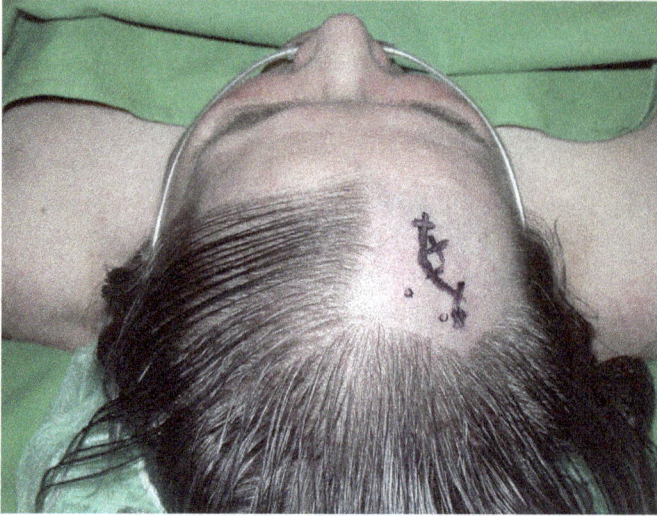

Abb. 8.4: Anzeichnen des Kocher-Punktes (Kreuz) zur Ventrikelpunktion. Die zwei schwarzen Punkte hinter dem angezeichneten Hautlappen markieren die Kranznaht.

Die Anlage gliedert sich in folgende Schritte:

- Kopfhautrasur inkl. geplantem Austrittspunkt der Drainage, ausgiebige Desinfektion
- Hautinzision, Abschieben des Periosts, sorgfältige Blutstillung
- Bohrlochtrepanation am Kocher-Punkt (2–3 cm paramedian, 1 cm präkoronar)
- Koagulation und Eröffnung der Dura
- ggf. Vorpunktion mit der Cushingkanüle, Einbringen des Ventrikelkatheters (Stichrichtung mit Ziel auf den ipsilateralen Meatus acusticus externus in der Sagittal- und den ipsilateralen Angulus oculi medialis in Frontalebene) bis etwa 6,5 cm ab Kalottenniveau
- ggf. Liquorentnahme, ICP-Messung
- weites Tunnelieren, Herausleiten der Drainage und Konnektion mit dem Ablaufsystem, *sorgfältiges Fixieren* der EVD, Wundverschluss.

8.4.5 Überwachung

Durch den Operateur sind der Zustand der Drainage (offen, geschlossen) und die Position der Tropfkammer (bspw. 20 cm suprameatal) zu vermerken (Referenzpunkt ist der Meatus acusticus externus, welcher sich etwas unterhalb der Foramina Monroi befindet). Weiterhin ist die maximale zu drainierende Liquormenge je 24 Stunden festzulegen.

Stündlich sind Beschaffenheit (Farbe, Trübung, Beimengungen) und Fördermenge der drainierten Flüssigkeit zu kontrollieren und der ICP zu messen (bei geschlossener Drainage). Es empfiehlt sich bei erhöhtem ICP, die Liquordrainage vorsichtig und stufenweise vorzunehmen; ein abruptes Ablassen kann u. g. Komplikationen hervorrufen.

Weiterhin sollte das System mindestens einmal pro Schicht nachgeeicht werden. Während des Transportes ist das System zu verschließen. Nach Positionswechsel des Patienten muss das Drainagesystem nachjustiert werden.

Systemfehlfunktionen treten am häufigsten aufgrund von Verstopfungen durch Blut oder Hirngewebsanteilen, einer Dämpfung der ICP-Kurve durch Luftblasen oder Blutkoageln und einer Dislokation oder Abknicken der Drainage auf.

8.4.6 Komplikationen

EVD-assoziierte Infektionen (Meningitis, Ventrikulitis, Abszess oder subdurales Empyem) werden in großen Serien mit einer Inzidenz von etwa 10 % angegeben und zählen damit zu den häufigsten Komplikationen. Sie tragen zu einer Erhöhung der Morbidität bei und können unter Umständen einen tödlichen Verlauf zur Folge haben. Zwischen dem 4. und 10. Tag nach Anlage ist das Risiko am höchsten. Liquoraustritt neben dem Katheter verfünffacht die Infektionsquote.

Durch folgende Maßnahmen kann das Infektionsrisiko gesenkt werden:
- präoperative Kopfhautrasur in einem Radius von min. 5 cm um die Einstichstelle
- langstreckige subkutane Tunnelung des Ventrikelkatheters
- Verwendung silber- oder antibiotikabeschichteter Katheter
- bei jeglichem Umgang Einhalten höchster Sterilität
- Öffnen des (geschlossenen) Systems so selten wie möglich
- regelmäßiger Wechsel der Pflasterverbände (min. 1 × täglich)
- Vermeiden der Instillation von Flüssigkeiten
- Aufrechterhaltung eines minimalen kontinuierlichen Liquorflusses (min. 50 ml/d)
- regelmäßige Schulungen für Ärzte und Pflegepersonal im Umgang mit einer EVD

Ab dem dritten Tag sollten tägliche Liquorkontrollen (Zellzahl, Eiweiß, Glukose, Laktat) durchgeführt werden. Die Entnahme von Liquor erfolgt durch den Arzt unter sterilen Kautelen (Mundschutz, chirurgische Händedesinfektion, sterile Handschuhe, sterile Unterlage) am dafür vorgesehenen Port des Drainagesystems. Ergeben sich klinisch oder liquorchemisch Hinweise für eine Infektion, sollte der Liquor zudem mikrobiologisch untersucht werden. Im Falle einer nachgewiesenen Infektion ist der Katheter umgehend zu entfernen bzw. zu wechseln und entsprechend dem zu erwartenden Keimspektrum eine kalkulierte Antibiotikabehandlung einzuleiten. Routinemäßig sollte eine EVD nicht gewechselt werden.

Bei unkontrolliertem Liquorverlust mit raschem Abfall des ICP kann es u. a. zu Nachblutungen (bspw. aus rupturierten und noch nicht versorgten Aneurysmen), intrakraniellen Blutungen, einer inversen Herniation und zum Pneumozephalus kommen.

8.4.7 Besonderheiten beim Entfernen

Der Zeitpunkt des Entfernens der Drainage ergibt sich aus der Zusammenschau des klinischen Zustandes, der Befunde bildgebender Untersuchungen, des Liquorflusses innerhalb der letzten 24 Stunden, der Höhe des ICP, der Liegedauer der Drainage und beruht nicht zuletzt auf Erfahrungswerten. Zuvor sollte die Drainage 12–24 Stunden unter engmaschiger klinischer Kontrolle des Patienten abgeklemmt werden und ggf. eine Schnittbildkontrolle erfolgen. Wird die Entwöhnung von der EVD nicht toleriert, ist von einer dauerhaften Shuntpflichtigkeit auszugehen.

Beim vorsichtigen Entfernen der EVD sollte diese geschlossen sein. Der Eintrittspunkt durch das Schädeldach sollte der höchste Punkt sein, um einen intrakraniellen Lufteintritt zu verhindern. Die Einstichstelle wird durch Einzelknopfnaht wasserdicht verschlossen.

9 Lumbalpunktion/Lumbaldrainage

Sascha Herrmann

Die Lumbalpunktion ist ein Verfahren, bei dem durch Punktion Liquor cerebrospinalis gewonnen wird. Wegen der Komplikationsmöglichkeiten bedarf es strenger Indikationsstellung. Gängige Indikationen sind:

Lumbalpunktion

- Verdacht auf ZNS-Infektionen
- Verdacht auf Autoimmunerkrankungen des ZNS
- Verdacht auf ZNS-Beteiligung bei Neoplasien (Meningeosis carcinomatosa)
- Verdacht auf Subarachnoidalblutung bei negativem CT
- TAP-Test bei Verdacht auf Normaldruckhydrozephalus
- Applikation von Medikamenten (Spinalanästhesie, intrathekale Chemotherapie)
- Behandlung des Hydrocephalus aresorptivus durch intermittierende Punktionen.

Lumbaldrainage (Abb. 9.1)

- Behandlung von Liquorfisteln durch temporäre Senkung des intrakraniellen Druckes
- temporäre Behandlung des Hydrozephalus aresorptivus (z. B. nach SAB oder Meningitis)
- im Rahmen der Diagnostik des Normaldruckhydrozephalus.

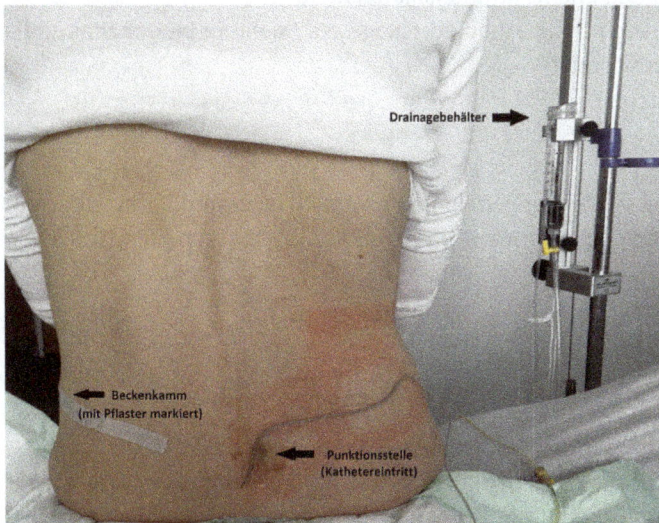

Drainagebehälter ➡

⬅ Beckenkamm
(mit Pflaster markiert)

⬅ Punktionsstelle
(Kathetereintritt)

Abb. 9.1: Lumbaldrainage in situ. Zur Veranschaulichung wurde das Pflaster entfernt (ursprünglicher Verband an leichter Rötung der Haut gut zu erkennen) und die Höhe des Beckenkammes mit Pflaster markiert.

https://doi.org/10.1515/9783110611304-009

9.1 Vorbereitung

Vor dem Beginn der Punktion vergewissere man sich, dass folgende Voraussetzungen erfüllt sind:
- Einverständniserklärung vorliegend
- Ausschluss von Kontraindikationen
  - erhöhter intrakranieller Druck (Einklemmungsgefahr!)
  - Infektionen im Punktionsbereich
  - schwere Störungen der Blutgerinnung (Thrombozytopenie < 20.000/µl absolut, < 50.000/µl relativ; Therapie mit oralen Antikoagulanzien und Thrombozytenaggregationshemmern – hier einschlägige Leitlinien und Grenzwerte beachten!!!)
  - schwere lumbale Deformitäten und Voroperationen (relative Kontraindikationen)
  - nicht kooperativer, unruhiger Patient (relative Kontraindikation)
- aktuelles Blutbild und Gerinnungsstatus vorliegend und normal.

9.2 Benötigtes Material

- Hände- und Hautdesinfektionsmittel
- Mundschutz, Haube
- sterile Handschuhe
- steriler Kittel
- sterile Mulltupfer/Kompressen
- steriles Loch- und Abdecktuch
- ggf. Lokalanästhetikum und Infiltrationsmaterialien
- Lumbalpunktionsnadeln bzw. Lumbaldrainagesets (mehrere bereithalten, falls Probleme bei Durchführung!)
- Liquor-Sammelröhrchen
- steriles Pflaster.

Vor Beginn der Punktion sollten der Patient im Bedarfsfall Blase und Darm entleeren, das Pflege- und Hilfspersonal informiert und eine Assistenzperson zum Anreichen rekrutiert werden.

9.3 Durchführung

Übergeordnete Bedeutung für das Gelingen der Punktion hat die korrekte Lagerung des Patienten. Die Punktion erfolgt in Seitenlage oder Sitzposition. Der Patient zieht die Knie an, nimmt das Kinn auf die Brust und stellt eine maximale Kyphose insbesondere der Lendenwirbelsäule ein. Die Wirbelsäule sollte im Lot stehen und in Richtung der Lichtquelle (Leuchte/Fenster) ausgerichtet sein.

Nun wird auf Höhe der Beckenkämme der Processus spinosus des vierten Lendenwirbelkörpers ertastet. Idealerweise erfolgt die Punktion in den Segmenten LWK 4/5 bzw. LWK 5/SWK 1.

Eine Punktion oberhalb der Beckenkammebene sollte wegen der Gefahr einer Punktion des Conus medullaris (endet bei > 90 % der Erwachsenen auf Höhe LWK 1/2) vermieden werden.

Mit dem Fingernagel oder durch Ritzen der Haut wird eine Markierung gesetzt. Mit mindestens einem vorgeschalteten Reinigungsschritt unter Einhaltung der vom Hersteller vorgegebenen Einwirkzeit wird begonnen, die Haut mit sterilen Kompressen abzuwischen. Es folgt die abschließende Oberflächendesinfektion. Die sterilen Handschuhe werden übergezogen, das Lochtuch und ggf. ein Abdecktuch auf die angrenzende Bettfläche aufgelegt. Unter sterilen Bedingungen werden sämtliche Materialien zugereicht und abgelegt.

Nach individueller Entscheidung wird eine oberflächennahe Lokalanästhesie (Lidocain 1–2 %) gesetzt.

Die Nadel wird unmittelbar über dem unteren der beiden Dornfortsätze eingeführt und in einem Winkel von 30–45° kranialwärts vorgeschoben. Der Schliff der Nadel sollte beim Einführen parallel zur Faserrichtung der Dura verlaufen (Vermeidung einer ausgedehnten Duraverletzung, durch die postpunktioneller Liquor ablaufen kann). Nach Penetration der Dura mater spinalis tritt ein Widerstandsverlust auf. Der Mandrin wird entfernt und steril gelagert. Sollte kein Liquor tropfen, rotiert man die Nadel unter Beibehaltung der Position. Tritt immer noch kein Liquor aus, wird der Mandrin replatziert und die Nadellage korrigiert. Der nun tropfende Liquor wird in den Sammelröhrchen aufgefangen. Die Röhrchen sollten auf schnellstem Weg bei Raumtemperatur in ein dafür qualifiziertes Labor transportiert werden. Nach Wiedereinführen des Mandrins (cave: Nadelstichverletzung) wird die Nadel entfernt und ein steriles Pflaster aufgeklebt.

Die Anlage einer lumbalen Drainage erfolgt im Wesentlichen analog. Zum Umfang eines speziellen Kathetersets gehören unter anderem eine Punktionsnadel größeren Lumens, durch die nach Entfernen des Mandrins der Lumbalkatheter vorgeschoben wird. Der Schliff dieser Nadel sollte beim Einführen ebenfalls parallel zur Faserrichtung der Dura verlaufen, nach Erreichen des Spinalkanals wird die Öffnung der Nadel nach kranial zeigend ausgerichtet. Der Katheter wird nun mit der anatomischen Pinzette 15–20 cm vorgeschoben und die Punktionsnadel entfernt.

Wegen der Gefahr des Abscherens darf der Katheter nie *über* die liegende, sondern immer nur gleichzeitig *mit* der liegenden Kanüle zurückgezogen werden!

Eine Annaht sichert den Katheter vor einer Dislokation. Nun wird das Drainageablaufsystem angeschlossen und ein langstreckiger Pflasterverband angebracht, der den Katheter zusätzlich sichert.

Folgende Maßnahmen können die Wahrscheinlichkeit postpunktioneller Beschwerden vermindern:
– Verwenden einer atraumatischen und möglichst dünnen Nadel
– Ausrichten des Nadelschliffs parallel zum Verlauf der Durafasern
– Wiedereinführen des Mandrins vor Entfernen der Nadel.

Im Falle radikulärer Schmerzen ist eine Nadelkorrektur vorzunehmen. Wird der Patient während der Punktion kollaptisch, ist der Vorgang umgehend abzubrechen.

9.4 Überwachung

Beim Auftreten postpunktioneller Kopfschmerzen nach Lumbalpunktion sollte der Patient flach liegen und viel trinken. Bedarfsweise können symptomatisch Analgetika (bspw. Paracetamol, Metamizol), Antiemetika (bspw. Metoclopramid) und Koffein eingesetzt werden. Eine weitere Möglichkeit besteht in der Applikation eines epiduralen Blutpatches (20–30 ml Eigenblut) in der Punktionshöhe.

Nach einer Lumbalpunktion bzw. Anlage einer Lumbaldrainage sollten neue neurologische Defizite ausgeschlossen werden. Im Falle eines schwerwiegenden Ausfallmusters bspw. eines Konus- oder Kaudasyndroms ist eine kernspintomografische Untersuchung durchzuführen, um ein Hämatom auszuschließen.

Da die Funktionsweise einer Lumbaldrainage auf hydrostatischen Druckunterschieden beruht und dadurch bei überschießender Drainage ein hoher Liquorverlust mit u. U. schwerwiegenden Komplikationen (Herniation, epi- und subdurale Hämatome, Pneumencephalus) resultieren können, muss die Drainagerate gewissenhaft und engmaschig überwacht werden. Im Regelfall erfolgt die Drainage volumengesteuert, als Vorgabe werden maximale Volumina je Zeitintervall (Stunde, Tag) schriftlich angeordnet.

Es ist darauf zu achten die Drainage zu schließen, bevor der Patient das Bett verlässt, da es anderenfalls rasch zu einer Überdrainage mit schwerwiegenden Komplikationen kommen kann.

Die Indikation der lumbalen Liquordrainage sollte täglich geprüft werden, ein nicht genutztes System ist zu entfernen. Weiterhin ist ab dem dritten Tag nach Anlage eine tägliche Liquoranalyse (Zellzahl, Eiweiß, Laktat, Glukose) durchzuführen, der Patient auf klinische Hinweise für eine Infektion (bspw. meningeale Zeichen) zu untersuchen und regelmäßig die Einstichstelle zu inspizieren.

9.5 Entfernung

Ist die Indikation der lumbalen Drainage nicht mehr erfüllt bzw. treten Komplikationen auf (v. a. katheterassoziierte Infektion, Liquorleckage), so ist diese umgehend zu entfernen. Es sollte behutsam vorgegangen werden, um beispielsweise einen Katheterabriss zu vermeiden. Im Falle einer Antikoagulation ist eine zeitgerechte Unterbrechung, wenn vertretbar, anzuraten.

10 Notfälle auf der neurochirurgischen Station

Svorad Trnovec

10.1 Vorbemerkungen

Unter Notfällen sollen im Rahmen dieses Kapitels all jene Ereignisse verstanden werden, die mit einer akuten Bedrohung eines Patienten verbunden sind, unerwartet eintreten und ein unmittelbares Handeln des medizinischen Personals erfordern.

> Notfälle nehmen keine Rücksicht darauf, ob Sie Anfänger und allein sind oder nicht. Deshalb sollten Sie sich direkt am ersten Tag Ihrer Tätigkeit über eventuelle zentrale Notrufnummern sowie über Lage bzw. den Standort von Reanimationskoffer, Feuerlöschern und Notausgängen informieren!

Wie auf jeder Station kann sich auch auf einer neurochirurgischen Station ein Notfall ereignen. Wegen des spezifischen Diagnosespektrums sind manche Notfallsituationen häufiger als auf anderen Stationen und bedürfen deshalb einer spezifischen Reaktion.

10.2 Allgemeine Verhaltensmaßnahmen

Wie bei jedem Notfall sind zuerst folgende allgemeine Regeln zu beachten:
1. Ruhe bewahren!
2. Lage einschätzen und auf eigene Sicherheit achten!
3. Hierunter versteht man die Gewinnung folgender Informationen: Was ist passiert, wie viele Menschen sind betroffen und grob wie schwer.
4. Auf eigene Sicherheit achten – ein verletzter Retter ist für den Patienten nutzlos und kompliziert nur die Lage. Auf einer Station sind die Gefahren relativ begrenzt, aber es kann zum Unfall durch elektrischen Strom kommen, man kann im Rahmen von Hilfemaßnahmen auf Flüssigkeiten ausgleiten, oder ein ausgebrochenes Feuer kann den Retter schädigen.
5. Hilfe rufen, bzw. organisieren (z. B. Feuerwehr, Reanimationsteam, diensthabendes Pflegepersonal) In jedem Krankenhaus ist normalerweise ein Reanimationsteam in Bereitschaft und unter einer fixen Notfallnummer erreichbar.
6. Erst danach sollte mit konkreten Maßnahmen wie z. B. Rettung, Reanimation begonnen werden.

https://doi.org/10.1515/9783110611304-010

10.3 Reanimation

Die Reanimation (Wiederbelebung) ist bei anhaltendem Atem- und Kreislaufstillstand indiziert, um einen unmittelbar drohenden Tod abzuwenden. Die Durchführung der Reanimation dient zur minimalen notwendigen Aufrechterhaltung des Kreislaufs und der Oxygenierung unter Anwendung von einfachen und wirksamen Maßnahmen. Ist der Patient bewusstlos, handelt man nach dem sogenannten ABC-Schema (**A**irways, **B**reath, **C**irculation). Kurz zusammengefasst bedeutet dies, zuerst die Luftwege zu kontrollieren und eventuell freizumachen (Fremdkörper, Zunge). Danach wird der Kopf leicht rekliniert und man vergewissert sich, ob der Patient spontan atmet oder nicht. Als drittes prüft man den Kreislauf (Carotispuls), um festzustellen ob der Puls tastbar ist. Falls der Patient nicht spontan atmet und keine Zirkulation vorhanden ist, beginnt man mit der Reanimation (nachdem man das Reanimationsteam alarmiert hat – siehe dritter Punkt oben). Die Reanimation wird mit *einem* Retter wie folgend durchgeführt:

1. Der Kopf wird vorsichtig nach hinten überstreckt.
2. Man beginnt mit 30-mal Herzdruckmassage, dabei soll der Retter auf den Brustkorb ungefähr in der Mitte des Sternums rhythmisch Druck in Richtung Wirbelsäule ausüben, so dass der Brustkorb um 6–8 cm in vertikaler Richtung deformiert wird. Die Frequenz soll ca. 100 bis 120/min betragen, also ca. 2 Thoraxkompressionen pro Sekunde. Hierdurch wird der im Blut vorhandene Restsauerstoff zu den kritischen Organen transportiert.
3. Danach wird 2-mal beatmet. Die Beatmung kann als Mund zu Mund/Mund zu Nase Beatmung durchgeführt werden oder mit Hilfe einer Beatmungsmaske aus dem Notfallkoffer.
4. Beide Maßnahmen müssen bis zur Ankunft des Reanimationsteams zyklisch wiederholt werden.

> Kenntnisse der Reanimation wurden im Medizinstudium vermittelt. Unbedingt empfehlenswert ist jedoch eine jährliche praktische Wiederholung, wie sie oft innerhalb der eigenen Klinik, aber auch von vielen Rettungsorganisationen angeboten wird.

Für die Reanimation steht auf jeder Station ein Notfallkoffer bereit. Dieser sollte bei jedem Notfall sofort mit zum Patienten genommen werden. In dem Notfallkoffer sind u. a. ein Beatmungsbeutel mit Beatmungsmasken (in verschiedenen Größen), Bedarf für intravenösen Zugang, Laryngoskop und Tuben in verschieden Größen, Notfallmedikamente. Über den Inhalt sollte man informiert sein!

> Die Internetseite des European Resuscitation Council bietet Leitlinien und Anleitungen zur Reanimation, auch in Videoform: https://www.erc.edu

10.4 Epileptischer Anfall

Ein epileptischer Anfall ist auf der neurochirurgischen Station ein häufiges Ereignis und kann trotz vorhandener antiepileptischer Therapie auftreten. Charakterisiert ist dieser meistens durch unwillkürliche, meist rhythmische Kontraktionen der Muskulatur (fokal oder generalisiert). Nicht-konvulsive Anfälle kommen vor, sind aber selten.

Die betroffene Person kann bei Bewusstsein (einfache Anfälle) aber auch bewusstlos (komplexe Anfälle) sein. Ein epileptischer Anfall kann durch die eintretende Hypoxie und Hyperkapnie und das Verletzungsrisiko lebensgefährlich sein. Manche Anfälle klingen spontan in wenigen Sekunden ab, beim persistierenden Anfall und Status epilepticus ist eine sofortige medikamentöse Unterbrechung des Anfalls immer indiziert. Dies ist am besten über die intravenöse Gabe von zuerst 10 mg Diazepam oder 1–2 mg Clonazepam möglich, die Dosis kann bei einer nicht eintretenden Wirkung erhöht werden (cave: Atemdepression). Falls kein intravenöser Zugang vorliegt und es auch nicht möglich ist einen zu legen, ist die rektale oder nasale Gabe möglich.

10.5 Sturz auf Station

Auch Stürze sind auf der Station ein relativ häufiges Ereignis. Besonders ältere Patientinnen und Patienten nach einer Operation sind gefährdet. Zuerst erfolgt die Abschätzung der Lage und das eventuelle Herbeiholen von Hilfe (z. B. wenn der Patient auf der Toilette stürzt und nicht alleine aufstehen kann). Danach muss immer eine komplette körperliche Untersuchung (Trauma-Check) durchgeführt (und dokumentiert!) werden. Die Anlage eines Sturzprotokolls ist sinnvoll. Falls wegen der klinischen Symptomatik ein Verdacht auf eine Fraktur besteht, muss die Rettung des Patienten dies berücksichtigen, immer sollte auch an eine mögliche Wirbelsäulenverletzung gedacht werden! Danach sollte der diensthabende Unfallchirurg/Chirurg/D-Arzt informiert werden, dieser entscheidet dann in Absprache über die weitere Diagnostik und Therapie. Da ein Krankenhauspatient üblicherweise dem Schutz der gesetzlichen Unfallversicherung untersteht, ist vom zuständigen D-Arzt ein Unfallbericht (D-Arzt Protokoll) anzulegen.

> Krankenhauspatienten unterliegen fast immer dem Schutz der gesetzlichen Unfallversicherung. Aus diesem Grunde ist bei jedem Sturzereignis ein D-Arzt hinzuzuziehen!

10.6 Sepsis

Sepsis ist ein klinisches Syndrom, bei dem komplexe physiologische und biochemische Veränderungen häufig zu einem fatalen Verlauf einer Infektion führen. Die Sepsis wird definiert als „lebensbedrohliche Organdysfunktion aufgrund einer inadäquaten Wirtsantwort auf eine Infektion". Sepsis ist eine lebensbedrohliche Komplikation einer infektiösen Erkrankung. Sie kann bei jedem Patienten mit einem infektiösen Fokus eintreten. Der infektiöse Fokus kann letztendlich überall lokalisiert sein (Pneumonie, Harnwegsinfekt, Sinusitis bis zu hin zu einer Infektion der Operationswunde).

Eine Sepsis wird durch das Eindringen von Keimen ins Blut oder durch die Ausschwemmung von bakteriellen Toxinen in das Blut verursacht. Ein sepsisähnliches Bild kann auch durch die Immunreaktion auf abgetötete bakterielle Zellen oder Zellfragmente nach der Gabe von Antibiotika (Jarisch-Herxheimer-Reaktion) hervorgerufen werden. Das klinische Bild der Sepsis ist durch hohes Fieber, Schüttelfrost, (manchmal aber auch Hypothermie), Schwäche, Luftnot mit Tachypnoe, Muskelschmerzen und Hypotension mit Tachykardie gekennzeichnet. Die Haut ist blass bis grau, es können lokale Rötungen auftreten. Die Hypotension zusammen mit der relativen Hypovolämie führt zur Minderperfusion von Organen und verursacht deren Versagen. Ohne eine entsprechende Therapie führt dieser Zustand praktisch immer zum septischen Schock.

Zur akuten Therapie gehören ein i. v. Zugang, Volumengabe und eventuell eine Therapie der Hypotension mit Vasopressoren sowie die Gabe von Breitspektrumantibiotika nach Erregersicherung (Blutkultur). Ein Patient mit einer Sepsis soll unverzüglich auf eine Intensivstation verlegt werden, falls ein Verdacht auf einen septischen Schock vorliegt, muss ein Reanimationsteam alarmiert werden.

Sind bei gleichzeitigem Verdacht auf eine Infektion zwei der drei folgenden Kriterien erfüllt,
– Atemfrequenz ≥ 22/min,
– eingeschränktes Bewusstsein,
– systolischer Blutdruck ≤ 100 mmHg,
spricht dies für eine Sepsis mit sehr schlechter Prognose.

10.7 Luftnot

Luftnot ist immer ein akuter Zustand, bei welchem eine Diskrepanz zwischen dem Luftbedarf des Patienten und der tatsächlichen Möglichkeit zu atmen besteht. Subjektiv atmet der Patient schwer, ist gestresst, hat Erstickungs- und Todesangst.

Prinzipiell kann man zwei Ursachen von Luftnot unterscheiden: Bei der ersten liegt eine mechanische Ursache vor: die Luft kann wegen der Verlegung der großen Atemwege nicht in die Lunge eindringen. Hier ist Eile geboten, falls die Verlegung durch einen Fremdkörper (z. B. Nahrung, Zahnprothese, Erbrochenes) verursacht ist,

ist zuerst ein Versuch diesen zu entfernen, gerechtfertigt. Hierbei führt man zunächst eine Inspektion der Mundhöhle durch und entfernt im Anschluss den Fremdkörper. Falls dieser tiefer steckt, muss ein Laryngoskop benutzt und der Fremdkörper mit einer Magill-Zange geborgen werden. Steckt der Fremdkörper noch tiefer, ist eventuell ein Valsalva-Manöver indiziert, eventuell auch eine Koniotomie, diese sollte aber durch einen erfahrenen Arzt erfolgen. Einen speziellen Fall stellen diesbezüglich allergische Reaktionen (z. B. nach einem Insektenstich) dar, wo es durch ein rasch progredientes Ödem von Weichteilen (Zunge, Schleimhaut) zur Verlegung der Atemwege kommen kann. Hierbei ist eine intravenöse Gabe von Kortikosteroiden (z. B. Prednisolon 100 mg i.v.) indiziert. Ist kein i.v. Zugang zur Verfügung, dann ist auch eine Applikation als Zäpfchen p. rec. möglich (Dexamethason 100 mg). Ein schnelles Abschwellen von Schleimhäuten wird auch durch die intraorale Applikation von Adrenalin erzielt.

Im zweiten Fall ist die Funktion der Lunge selbst betroffen, hier sind verschieden Ursachen möglich, (z. B. Asthmaanfall, exazerbierte COPD, akuter Myokardinfarkt mit Versagen der Herzfunktion, Lungenembolie, akute dekompensierte chronische Herzinsuffizienz mit Lungenödem). Es ist nicht Ziel dieses Buches, die akute Behandlung der einzelnen Ursachen detailliert zu beschreiben. Prinzipiell hilft es jedoch, den Oberkörper höher zu lagern und den Patienten zu beruhigen (= Senkung des Sauerstoffverbrauchs).

Bei jeder Luftnot ist die Gabe von Sauerstoff indiziert, entweder über die Sauerstoffbrille oder, bei schwierigeren Zuständen, über die Maske. Ein Reanimationsteam ist sofort zu alarmieren!

10.8 Postoperative akute Komplikationen

Nach einer neurochirurgischen Operation kann es, wie nach jeder Operation, zu einer lebensbedrohlichen Komplikation im postoperativen Verlauf kommen. Notfallmäßiger Handlungsbedarf ist hierbei oft gegeben.

Nachblutung nach einer intrakraniellen Operation

Standardmäßig werden die Patienten nach einem größeren intrakraniellen Eingriff für mindestens eine Nacht auf einer Intensivstation überwacht. Jedoch kann es auch im späteren Verlauf zu einer akuten postoperativen Komplikation kommen. Eine wesentliche Komplikation ist die postoperative Nachblutung. Eine postoperative Nachblutung nach einem intrakraniellen Eingriff ist ein lebensbedrohlicher Zustand, weil das Hämatom direkt auf das Gehirn drückt. Die klinische Symptomatik ist gekennzeichnet durch eine akute Verschlechterung des neurologischen Zustandes und weiter von der Lokalisation der Blutung abhängig. Sie kann von einer Hemiparese bis hin zum Koma mit weiten lichtstarren Pupillen variieren. Die akute Behandlung beinhaltet die Stabilisierung des Kreislaufs und der Atmung; danach sollte so schnell wie möglich eine kraniale Bildgebung erfolgen (CT!). Die weitere Therapie ist vom Befund abhängig.

Nachblutung nach einer Wirbelsäulenoperation

Eine Nachblutung nach einer Wirbelsäulenoperation kann ebenfalls vital bedrohlich sein.

– Die Nachblutung nach einer Halswirbelsäulenoperation über einen ventralen Zugang kann eine Kompression des Kehlkopfes und eine daraus resultierende akute Luftnot bewirken. Sie verläuft oft so dramatisch, dass nur sofortiges Eingreifen das Leben des Patienten retten kann. Klinisch manifestiert sich die Nachblutung durch eine massive, auf den ersten Blick auffällige Schwellung im Halsbereich. Bei akuter Lebensbedrohung besteht die erste Hilfe aus der Entlastung des Hämatoms (notfalls auf der Station) durch Öffnung der OP-Wunde. Dies ist zumeist zielführender als langwierige Intubationsversuche bei zugeschwollenem und verlagertem Kehlkopf.

– Wenn ein Hämatom nach dorsalen Zugängen zur Wirbelsäule im Spinalkanal das Myelon oder die Kauda komprimiert, kommt es zur akuten Querschnitts- oder Kaudalähmung, dies erfordert eine sofortige operative Entlastung. Die Prognose zur neurologischen Erholung ist entscheidend von der Schnelligkeit des Eingreifens abhängig (Minuten zählen!).

– Bei einer Lendenwirbelsäulenoperation von dorsal kann es auch zur *Verletzung von großen Bauchgefäßen* kommen, z. B. zur Perforation der Bauchaorta und anschließend zur lebensbedrohlichen Blutung. Die Frequenz beträgt etwa 1–2 Ereignisse auf 7.500 Eingriffe. Diese Blutung kann, muss sich aber nicht unbedingt im OP oder im Aufwachraum manifestieren, sie kann auch später auf der Station eintreten. In diesen Fall handelt sich um einen vitalen Notfall. Die klinische Symptomatik ist charakterisiert durch einen hypovolämischen Schock mit Hypotonie und Tachykardie. Die Patienten klagen oft über Bauchschmerzen, es können auch die typischen klinischen Anzeichen für eine Peritonitis vorhanden sein. Beim Verdacht auf eine Bauchgefäßverletzung ist zuerst die Therapie des Schocks durch Volumensubstitution und Bluttransfusion einzuleiten, gleichzeitig aber, wenn es der Zustand des Patienten erlaubt, muss die Diagnostik (Sonographie, Abdomen-CT mit Kontrsatmittel) und die sofortige operative Therapie eingeleitet werden (Massentransfusion von EKs und Gefäß-/Viszeralchirurg im Vorfeld organisieren). Die Sterblichkeit ist dennoch hoch und beträgt über 90 %.

11 Laborbefunde

Jürgen Piek

Probenabnahme und -versand sowie die Beurteilung von Laborwerten gehören zu den ersten und wichtigen Aufgaben eines Anfängers auf der neurochirurgischen Station. Das nachstehende Kapitel soll keinen Ersatz für labormedizinische Standardlehrbücher darstellen. Es soll lediglich auf Besonderheiten der Probengewinnung hinweisen und auf in der Neurochirurgie häufige, ansonsten eher seltene Laborparameter eingehen.

Um ein aussagefähiges Ergebnis zu erhalten und dem Patienten ggf. auch erneute Punktionen zu ersparen, sind bereits bei der Probengewinnung wichtige Regeln einzuhalten:

Blutabnahmen erfolgen entweder durch Direktpunktion eines Gefäßes oder durch Entnahme aus einem liegenden Katheter.

- Selbstverständlich sind für die Punktion *immer* die wichtigen allgemeinen Hygienerichtlinien einzuhalten.
- Vor der Punktion informiere man sich über den Infektionsstatus des Patienten (z. B. Hepatitis, HIV-Infektion), um ggf. besondere, *zusätzliche* Hygienemaßnahmen und solche für den eigenen Infektionsschutz treffen zu können.
- Wichtig ist ebenfalls die zu entnehmende Mindestmenge, die das Labor benötigt, um eine Aussage zu erhalten.
- Probenröhrchen müssen korrekt beschriftet sein. Sie als Probenentnehmender haften für die Richtigkeit der Angaben, d. h. die Übereinstimmung von Namen und zugehörigem Blut!
- Röhrchen, die mit einer Reagenz gefüllt sind (z. B. Citratröhrchen), müssen stets vollständig gefüllt sein, um ein korrektes Mischungsverhältnis zwischen Reagenz und Blut und damit eine verlässliche Aussage zu ermöglichen.
- Einige Laborparameter schwanken tageszeitlich (z. B. Cortisol) und sind daher zum korrekten Zeitpunkt abzunehmen (Standard beim zuständigen Labor oder auf der Station erfragen!).
- Kinetische Untersuchungen (Antibiotikaspiegel, Antiepileptikaspiegel) sind ebenfalls zu definierten Zeitpunkten abzunehmen, auch hier bitte die Standards der Klinik nachfragen!
- Proben sollten möglichst schnell und zügig zur Analytik gelangen, also bitte die Probenröhrchen direkt zum Versand weiterleiten! Für einige Untersuchungen sind außerdem besondere Maßnahmen zu beachten (z. B. gekühlter Transport, Lichtschutz).

> Der probenentnehmende Arzt ist für die korrekte Abnahme, Übereinstimmung von Probe und Patient sowie für die rasche Weiterleitung des entnommenen Materials verantwortlich.

https://doi.org/10.1515/9783110611304-011

11.1 Im neurochirurgischen Alltag wichtige Laborparameter

11.1.1 Standardlaborparameter (präoperativ)

Viele Laborparameter werden standardmäßig u. a. im Vorfeld einer Operation bestimmt und sind in Hinblick auf die Operationsfähigkeit des Patienten zu überprüfen. Die grundlegenden sind nachfolgend kurz erwähnt.

Das *kleine Blutbild* (kBB) mit Erythrozyten-, Leukozyten- und Thrombozytenzahl sowie Hämatokrit und Hämoglobin wird als allgemeiner Suchtest vor Operationen bestimmt. Bei Auffälligkeiten ist ggf. die Bestimmung eines *großen Blutbildes* (gBB) indiziert, in welchem die Leukozyten zusätzlich differenziert werden. Die Zählung der korpuskulären Anteile erfolgt maschinell, bei bestimmten Fragestellungen muss sie manuell kontrolliert werden.

Die *Blutgerinnung* wird global über die Bestimmung der TPZ (exogenes Gerinnungssystem) und der PTT (endogenes Gerinnungssystem) kontrolliert. Zusätzliche Untersuchungen wie die Bestimmung einzelner Gerinnungsfaktoren sind u. a. bei auffälligen Werten dieser Parameter indiziert. Über die erforderlichen Tests zum Monitoring einer gerinnungshemmenden Behandlung informiere man sich in den einschlägigen Lehrbüchern.

Einen Überblick über die *Leberfunktion* geben γ-GT, GLDH, GOT und GPT ergänzt durch alkalische Phosphatase und Bilirubin bei Verdacht auf Cholestase. Ergeben sich Hinweise auf eine Einschränkung der Leberfunktion, muss die Dosierung vieler hepatisch metabolisierter Medikamente angepasst oder die Werte unter Therapie kontrolliert werden (Beipackzettel!).

Eine Einschätzung der *Nierenfunktion* lässt sich durch die Bestimmung von Kreatinin und Harnstoff vornehmen, aus ersterem ist auch eine Abschätzung der glomerulären Filtrationsrate möglich. Eine genauere Abschätzung derselben lässt sich durch die Bestimmung von Cystatin C erreichen. Ergeben sich Hinweise auf eine Einschränkung der Nierenfunktion, muss die Dosierung vieler renal ausgeschiedener Medikamente angepasst oder die Werte unter Therapie kontrolliert werden (Beipackzettel!). Einschränkungen bestehen auch für die Gabe von MRT-Kontrastmitteln.

Die Bestimmung des Nüchternblutzuckers dient dem Nachweis eines *Diabetes mellitus*. Bei Verdachtsfällen oder zur perioperativen Kontrolle bei Diabetikern wird auch oft ein BZ-Tagesprofil durchgeführt. Der HbA_{1c}-Wert dient der Kontrolle der Langzeiteinstellung des Diabetes.

Als globale Parameter der *Schilddrüsenfunktion* werden TSH, freies T3 und T4 bestimmt (cave: Gabe von jodhaltigen Kontrastmitteln bei Hyperthyreose!).

Die Bestimmung der *Serumelektrolyte* ergänzt die Blutabnahme.

Im Rahmen der OP-Vorbereitung ist außerdem zumeist die *Blutgruppe* des Patienten zu bestimmen, ggf. auch *Kreuzblut* zur Bereitstellung von Konserven abzunehmen.

11.1.2 Entzündungsmarker

Entzündungsparameter werden zum einen bestimmt, um den klinischen Verdacht auf eine Entzündung zu erhärten, zum anderen aber auch zur Verlaufskontrolle einer Behandlung eingesetzt.

Einfach und schnell, aber unspezifisch lässt sich die Blutsenkungsgeschwindigkeit (BSG) bestimmen. Das C-reaktive Protein (CRP) ist ein Akut-Phase-Protein mit kurzer Halbwertszeit, welches in der Leber synthetisiert wird. Bei bakteriellen Entzündungen steigt es regelhaft an. Zum Nachweis und zur Verlaufskontrolle bei Spondylitis/Spondylodiszitis ist es der sensitivste Parameter. Interleukin-6 und Procalcitonin werden vorwiegend bei Sepsisverdacht bestimmt, zum Nachweis lokaler Infektionen sind sie weniger geeignet.

11.1.3 Endokrinologische Untersuchungen

Endokrinologische Untersuchungen sind insbesondere beim Nachweis eines Hypophysentumors (hormonaktiv oder -inaktiv), aber auch bei vielen parasellären Prozessen indiziert. Die Bestimmung von Thyroxin (fT 4), Prolaktin, IGF-1, Ruhecortisol (morgens), Testosteron bzw. Estradiol sowie zusätzlich Ein- und Ausfuhr über 24 Stunden und Bestimmung der Serumelektrolyte sowie der Plasma- und Urinosmolarität bei Verdacht auf Diabetes insipidus gehören zum Standardprogramm. Weitere Belastungstests werden zumeist in der Endokrinologie durchgeführt.

11.1.4 Tumormarker in der Neurochirurgie

Von besonderer Bedeutung sind *Alphafetoprotein (AFP)* und *Beta-humanes Choriongonadotropin (β-HCG)*, die als Tumormarker bei intrakraniellen Keimzelltumoren eingesetzt werden (parallele Bestimmung in Liquor und Serum!).

11.2 Liquordiagnostik

Liquorentnahmen erfolgen entweder durch Direktpunktion (lumbal, subokzipital) oder aus liegenden Drainagen. Indikationen sind u. a. der Verdacht bzw. die Verlaufskontrolle bei Subarachnoidalblutung sowie vermuteter oder nachgewiesener Entzündung. Noch mehr als bei Blutabnahmen ist wegen der Meningitisgefahr höchste Sterilität zu bewahren. Für die Punktion sollte eine Einverständniserklärung vorliegen und der Blutgerinnungsstatus sollte normale Werte zeigen. Orale Antikoagulantien wie auch eine Heparinprophylaxe/-therapie sind rechtzeitig zu pausieren (Beipackzettel). Die Punktion erfolgt maximal auf Beckenkammhöhe wegen der Gefahr einer Konusverletzung.

Als *Basisuntersuchungen* werden *Zellzahl, Leukozyten, Gesamtprotein, Glukose* und *Lactat* bestimmt. Ist die Zellzahl erhöht (Pleozytose), schließt sich eine mikroskopische Untersuchung des Ausstriches an. Steht eine multiple Sklerose als Verdachtsdiagnose im Raum, erfolgt die Bestimmung *oligoklonaler Banden* als Ausdruck der intrathekalen Immunglobulinsynthese.

Von einer Pleozytose spricht man ab einer Zellzahl von mehr als 4 Zellen/µl Liquor. Mancherorts wird die Zellzahl auch in 1/3 Zellen angegeben (12/3 Zellen = 4 Zellen/µl Liquor), da die dann zur Zellzählung verwendete Fuchs-Rosenthal-Kammer 3 µl enthält. Eine stark erhöhte Zellzahl (Granulozyten) bei erniedrigter Liquorglukose und erhöhtem Liquorlaktat sprechen z. B. für eine bakterielle Meningitis.

ß₂-Transferrin bzw. *ß-Trace-Protein* werden in Flüssigkeiten bestimmt, wenn man vermutet, dass ihnen Liquor beigemengt ist (Verdacht auf Liquorfistel).

Bei der Liquorgewinnung ist insbesondere auf Folgendes zu achten:
- höchste Sterilität bei der Entnahme
- normaler Gerinnungsstatus bzw. Antikoagulantien ausreichend lange pausiert (Beipackzettel!)
- Einverständniserklärung
- Lumbalpunktion maximal in Höhe LWK 3/4
- parallele Bestimmung von Substraten in Blut und Liquor
- bei blutiger Punktion und Verdacht auf Subarachnoidalblutung Zentrifugieren des Proberöhrchens erforderlich (klarer Überstand bei artefizieller Blutung, xanthochromer Überstand bei Subarachnoidalblutung)
- bei bereits makroskopisch trübem Liquor parallele Untersuchung einer zweiten Liquorprobe in der Bakteriologie).

12 Entlassungsbrief

Thomas Kriesen

12.1 Vorbemerkungen

Das Diktieren von Arztbriefen ist eine Tätigkeit, die als eine der ersten auf den Anfänger einer Abteilung zukommt. Geliebt wird diese Tätigkeit zumeist nicht. Auf der anderen Seite sollte man aber auch das Verfassen von Arztbriefen als Chance begreifen, sich den Verlauf eines Patienten während des stationären Aufenthaltes noch einmal geistig anhand folgender Stichpunkte vor Augen zu führen:

- Wie waren Krankheitsbild und Symptomatik des Patienten?
- Wie wurde es diagnostiziert?
- Worin bestand das therapeutische Konzept?
- Was wurde an (operativen) Maßnahmen geplant?
- Waren diese erfolgreich oder gab es Komplikationen?
  - Bei der OP?
  - Während des Verlaufs?
  - Wie wurde diesen begegnet?
- Wie war das Outcome des Patienten?
  - Wie erwartet oder nicht?
  - Gab es hierfür Gründe?
- Wie soll die Erkrankung weiter behandelt werden?

12.2 Allgemeines

Ein Arztbrief ist die Visitenkarte der eigenen Klinik. Oft ist er der einzige Kontakt mit den weiterbehandelnden Kollegen und Kolleginnen. Ein vernünftig strukturierter und optisch ansprechender Arztbrief zeugt von Respekt gegenüber Einweisern und Mitbehandelnden. Diese sind auf die Informationen, die Sie mit dem Brief geben, angewiesen, um eine optimale Weiterbehandlung zu gewährleisten. Aus diesem Grunde sollte man, von absoluten Personalengpässen abgesehen, auf die Unsitte verzichten, Patienten einen handschriftlichen Entlassungsbrief mitzugeben.

> Idealerweise bekommt der Patient am Entlassungstag einen vollständig verfassten, korrigierten und unterschriebenen Arztbrief ausgehändigt.

Der Versand an die übrigen Mitbehandler- und Zuweiser erfolgt dann postalisch anschließend.

https://doi.org/10.1515/9783110611304-012

Eine fehlerfreie Rechtschreibung und Grammatik sollte in der Arztbriefschreibung selbstverständlich sein. Gleichfalls sollte klar sein, wer diesen Brief verfasst hat und wer als Ansprechpartner für den Brief dient. Entsprechend sollten im Briefkopf nützliche Kontaktdaten vermerkt sein. Ein mehrfarbiges Layout unterstreicht oft die Professionalität einer Klinik und sollte mittlerweile im Hintergrund der heutigen technischen Möglichkeiten ebenfalls Standard sein.

Als Hilfestellung ist es empfehlenswert, sich vor Unterschreiben, Korrektur und Versenden des Briefes, diesen einmal vorzulesen und dabei mit der Sichtweise des weiterbehandelnden Kollegen kritisch zu hinterfragen, ob alle Abläufe logisch und einleuchtend dargestellt wurden, Fragen hinreichend geklärt sind und ich selbst mit dem zufrieden bin, was ich geschrieben habe. Somit kann man gleich auf eventuell offene Fragen eingehen, denn solche sollten nach Lektüre des Briefes nicht mehr bestehen.

12.3 Tipps und Tricks

Grundlegend sollte ein Arztbrief in der *Vergangenheitsform* formuliert werden. Der Wechsel in verschiedenen Zeitformen verwirrt. Der weiterbehandelnde Kollege oder der Hausarzt des Patienten hat mitunter nicht die Zeit, sich den gesamten Arztbrief durchzulesen, so dass eventuell *wichtige Passagen* für ihn *deutlich markiert* werden sollten.

Eine sinnlose Aufreihung von kopierten Befunden entspricht nicht dem Sinn und Anspruch eines guten Arztbriefes. *Wichtige Befunde mit therapeutischen Konsequenzen sollten im Arztbrief erwähnt werden*, der Rest nicht (sonstige Befunde können als Anhang in Kopie dem Brief angefügt werden (z. B. Labor, Röntgenuntersuchungen).

Vorsicht bei der Nutzung von Textbausteinen, welche sicherlich oft hilfreich, aber nicht immer patientenspezifisch sind!

Mediziner besitzen in ihren Fachbereichen sehr spezifische Abkürzungen, die außerhalb des Fachgebietes nicht verständlich sind. Dies sollte beim Verfassen eines Arztbriefes an weiterbehandelnde (und eventuell fachfremde) Kollegen immer berücksichtigt werden. *Auf Abkürzungen ist daher möglichst zu verzichten*. Es besteht immer auch die Möglichkeit in Klammern eine entsprechend genutzte Abkürzung zu erklären. Beispiel: PLIF (posteriore lumbale interkorporale Fusion). Die meisten Schreibprogramme bieten zudem eine Autokorrekturfunktion, die getippte Abkürzungen in die vollständigen Ausdrücke umwandelt. Man muss sie halt nur einmal eingeben!

> Die Arbeit und Konzentration, welche man in die Arztbriefschreibung investiert, um gut strukturierte Entlassungsbriefe ohne offene Fragen zu verfassen, werden durch weniger Rückfragen, weniger Missverständnisse und einer Reduktion möglicher Therapiefehler honoriert.

12.4 Aufbau

Wichtig, gleich zu Beginn, ist der richtige *Adressat*. Man sollte darauf achten, dass der direkt einweisende Arzt der Hauptadressat ist. Es ist ebenfalls auf das richtige Geschlecht und die Anschrift des Adressaten zu achten, akademische Titel und Funktion sind korrekt und komplett aufzuführen. Alle weiteren behandelnden Ärzte und Fachärzte erhalten eine Kopie des Arztbriefes und werden entsprechend nachrichtlich vermerkt.

Im Weiteren sollte klar erkenntlich sein, um welchen *Patienten* es sich handelt (Name, Vorname, Geburtsdatum, Anschrift) und auf welchen stationären, beziehungsweise ambulanten Aufenthalt man sich bezieht.

Danach erfolgt die Auflistung der *Diagnosen*. Hierbei sollte man deutlich die aktuelle Arbeitsdiagnose, welche den stationären Aufenthalt oder eine ambulante Vorstellung begründet hat, hervorheben. Die Auflistung der Diagnosen wird im klinischen Alltag oft unterschätzt. Viele Kollegen übernehmen bei Verlegungen oft ungeprüft die Diagnosen aus den vorherigen Arztbriefen. Oft „schleppen" sich so Diagnosen eines Patienten durch seine Krankengeschichte, weil sie nicht sorgfältig übernommen, geprüft oder einfach vergessen worden sind. Eventuelle, besonders neu aufgetretene Medikamentenallergien sollte man ebenfalls in der Diagnoseliste aufführen.

Die *Diagnosen* sollten klar durch Aufzählungszeichen oder absteigende Nummerierung nach ihrer Wichtigkeit aufgeführt werden. Oftmals kann man auch mit einem einfachen *„aktuell:"* die aktuelle Arbeitsdiagnose klar definieren.

Im Anschluss an die Diagnosen erfolgt die Auflistung der aktuell durchgeführten *Behandlungen* und *Therapien* mit dem entsprechend durchgeführten Datum. Hierbei sollte insbesondere der operative Eingriff gut beschrieben sein. Auch die intravenöse Gabe von Schmerzmitteln oder Blutprodukten sollte erwähnt werden, da das für den Weiterbehandler wichtige Informationen geben (und eventuell abrechnungstechnisch von Relevanz sein) kann.

Bei Tumorpatienten sollte im Anschluss an die Diagnosen und Behandlungen deutlich der *histologische Befund* mit eventuell diagnostizierten molekulargenetischen Parametern aufgeführt werden.

Anschließend sollte der Arztbrief, nach richtiger Anrede des Empfängers, wie folgt gegliedert sein:
– Anamnese
– Aufnahmebefund
– Therapie und Therapieverlauf
– Entlassungsbefund
– weiteres Vorgehen bzw. Beurteilung und weiteres Vorgehen.

In der *Anamnese* wird noch mal kurz und bündig der Aufnahmegrund beziehungsweise in ambulanten Briefen kurz der Grund der aktuellen Vorstellung und Behandlung dargestellt. Als Hilfestellung gilt die Leitfrage: Warum kam der Patient ins Kranken-haus? Hier sollte auch auf eventuell vorherige Behandlungen und bereits durchge-führte Therapie zusammenfassend eingegangen werden. An dieser Stelle sind auch patienteneigene Formulierungen möglich. Das Verweisen auf Vorbriefe ist prinzipiell möglich, es sollte aber sichergestellt sein, dass der Briefempfänger die Vorbriefe auch wirklich erhalten hat und den Patienten kennt.

Im *Aufnahmebefund* sollte klar dargestellt werden, in welchem Zustand sich der Patient zu Beginn der Behandlung befand, welche neurologischen Ausfälle mögli-cherweise bestanden und welche sonstigen Einschränkungen vorlagen. Insgesamt sollte an dieser Stelle dokumentiert sein, dass

- der Patient komplett neurochirurgisch untersucht wurde,
- welche Befunde hierbei normal waren,
- welche pathologischen Befunde bestanden und wie diese mit der behandelten Erkrankung in Zusammenhang standen.

Hierzu bedarf es bei guter Reflektion keiner langen Darstellung. Dabei sollte der Fokus entsprechend auf den neurochirurgischen Befund gelegt werden. Normbefun-de bei der neurologischen-neurochirurgischen Untersuchung sind kurz zu erwähnen, ein Normalbefund nach einer internistischen und psychiatrischen Untersuchung sollte kurz zusammengefasst erwähnt werden.

Im Abschnitt *Therapie und Verlauf* werden kurz die durchgeführten Untersuchun-gen sowie die fachspezifische Beurteilung und ihre Konsequenz hieraus kurz und prägnant dargestellt. Untersuchungsbefunde, welche einen Wechsel der Therapie-strategie zur Folge hatten, müssen unbedingt dokumentiert werden. Dazu zählen beispielsweise erhöhte Entzündungswerte, der Nachweis eines bestimmten Keimes im Antibiogramm, auffällige postoperative Bildbefunde oder auffällige Laborwerte. Oft ist es sinnvoll, den neurologischen Status direkt nach einer Operation an dieser Stelle zu vermerken. Eingegangen werden sollte unbedingt auf die Wundheilung, die Mobilität des Patienten und den Verlauf der Beschwerdesymptomatik und evtl. vor-handener neurologischer Defizite.

Im *Entlassungsbefund* kann lediglich auf die Änderung zum Aufnahmestatus ein-gegangen werden, dies aber *immer und verlässlich*! Ein „neurologisch idem zum Auf-nahmebefund" an dieser Stelle bedeutet rechtlich: der Patient wurde neurologisch komplett untersucht und wies keine neuen Defizite im Vergleich zur Aufnahmeunter-suchung auf! Der abschließende Status der Wundheilung ist an dieser Stelle ebenfalls zu dokumentieren. Fortbestehende Probleme müssen erwähnt werden.

Im Abschnitt *Weiteres Vorgehen* sollten die wichtigen, noch zu erledigenden Din-ge für den Weiterbehandler klar dargestellt werden. Hierzu gehören:
- Kontrollbedürftige Befunde (z. B. Labor, Wunde),
- Notwendigkeit weiterer Untersuchungen (Röntgen, CT, MRT) des eigenen Fach-gebietes,

– abzuklärende Befunde, die sich zufällig während des stationären Aufenthaltes ergeben haben (z. B. neu aufgetretene Erkrankung des internistischen Fachgebietes),
– Termin(e) für etwaige Kontrolluntersuchungen (wann, wo?).

Hilfreich sind dabei fett markierte Satzabschnitte wichtiger Textpassagen. Es gibt nicht wenige nachbehandelnde Kollegen, die lediglich die Diagnosen, die durchgeführte Behandlung und den Abschnitt zum weiteren Vorgehen durchlesen und auf die Lektüre der weiteren Informationen aus den Arztbriefen verzichten. Das ist sicherlich kritisch zu sehen, sollte aber beim Verfassen von Arztbriefen immer berücksichtigt werden!

Im Anschluss an das Prozedere sollte der mittlerweile gängige bundeseinheitliche *Medikamentenplan* keine Fragen in der weiteren medikamentösen Therapie offen lassen. Es sollte insbesondere die Laufzeit der Antibiotikagabe oder anderer sich im Verlauf ändernde Medikamente vermerkt werden. Auf Formulierungen wie „Fortführung der Hausmedikation" wird dabei verzichtet, da dies häufig Möglichkeiten für Missverständnisse eröffnet.

Der Brief endet mit einem Gruß, dem Dank für die Zuweisung und die kollegiale Zusammenarbeit. Tipp: ein „und den besten Wünschen für Sie und Ihre Mitarbeiter/-innen für die bevorstehenden Feiertage" in der Vorweihnachtszeit oder Ähnliches zu anderen Anlässen ist schnell eingefügt, wirkt persönlich und verbessert das interkollegiale Klima!

13 Umgang mit externen Anrufen

Jürgen Piek

Mit Telefonanrufen von außerhalb werden Sie relativ schnell im Rahmen des neurochirurgischen Alltags konfrontiert werden. Selbstverständlich ist es, dass Sie sich bei jedem Anruf mit Ihrem Namen und der Angabe Ihrer Station melden („Dr. Müller, Neurochirurgie, Station A").

Besonders problematisch können Anrufe sein, bei denen es um die Übernahme von Patienten oder um das Auskunftersuchen zum Beispiel von Angehörigen geht. Aus diesem Grunde sollen nachfolgend die wesentlichen Fallstricke hierzu noch einmal benannt werden.

13.1 Auskunftersuchen von Angehörigen

Als Arzt sind Sie grundsätzlich zur Schweigepflicht über den Zustand eines Patienten gegenüber anderen Personen verpflichtet. Erkundigt sich jemand nach einem Ihrer Patienten, dürfen Sie nur Auskunft geben, wenn Sie der Patient zuvor gegenüber dieser Person von der Schweigepflicht befreit hat. Streng genommen dürfen Sie einer fremden Person noch nicht einmal mitteilen, dass sich ein bestimmter Mensch als Patient auf Ihrer Station befindet (besonders problematisch bei „Prominenten" oder besonders spektakulären Fällen mit Öffentlichkeitsinteresse!). Geben Sie also am Telefon prinzipiell gegenüber Ihnen Fremden keine Auskunft und vereinbaren Sie in Zweifelsfällen lieber einen Rückruf, nachdem Sie sich bei Ihrem Patienten über die Stimmigkeit von Person und Telefonnummer rückversichert haben und er Ihnen die Auskunft gestattet hat! Jeder, der am Wohlergehen des betreffenden Patienten interessiert ist, wird hierfür Verständnis haben. Vereinbaren Sie, um solche Rückfragen zu vermeiden, zum Beispiel am Tag vor einer Operation aktiv einen Anruf nach dem Eingriff, um Angehörige zu informieren – vorausgesetzt, der Patient hat dem zugestimmt!

13.2 Übernahmeersuchen

Häufiger werden Sie sicherlich auch telefonisch mit einem Übernahmeersuchen anderer Abteilungen Ihres Hauses oder auswärtiger Kliniken konfrontiert werden. In den frühen Phasen Ihrer Ausbildung werden Sie die entsprechenden Entscheidungen nicht selbst treffen können und den Fall Ihrem Vorgesetzten, dem Diensthabenden o. Ä. vortragen müssen. Gehen Sie beim Abfragen und Notieren der relevanten Informationen systematisch vor, um den Entscheidungsträgern eine objektive Entscheidung zu ermöglichen! Obligatorisch abzufragen sind:

https://doi.org/10.1515/9783110611304-013

- Name, anfragende Institution und Rückrufnummer
- Dringlichkeit
- Vorgeschichte und deren Entwicklung
- jetziger neurologischer Zustand und dessen Entwicklung
- Ergebnisse der Bildgebung
- relevante Vorerkrankungen
- aktuelle, relevante Laborwerte (insbesondere Gerinnung)
- aktuelle, relevante Medikation
- Ergebnisse der bildgebenden Diagnostik.

14 Dos and Don'ts

Jürgen Piek

Grundsätzlich sollte eigentlich davon ausgegangen werden, dass jeder Mitarbeiter höflich, korrekt, ruhig und freundlich mit seinen Kollegen im ärztlichen und nicht-ärztlichen Bereich wie auch mit Patienten kommuniziert. Die tägliche Erfahrung lehrt jedoch, dass dies nicht immer der Fall ist. Die Befolgung der nachfolgenden „Dos und Don'ts" kann vielleicht die ersten Tage auf der Station etwas erleichtern.

14.1 Dos

- Pünktliches Erscheinen zu allen Besprechungen und im OP,
- angemessene Kleidung tragen (wer schon einmal, wie der Verfasser, haarige Männerbeine unter weißen Kitteln im Hochsommer gesehen hat, wird wissen, was gemeint ist!),
- sich am Telefon mit Namen und Abteilungszugehörigkeit melden („Dr. Müller, Neurochirurgie, Station A"),
- Hilfe dort zukommen lassen, wo sie offensichtlich benötigt wird (Umlagern von Patienten; Aufzugknopf drücken oder Tür öffnen, um eine Bettenpassage zu erleichtern; ältere Patienten unterstützen, falls benötigt),
- nach der „Kaffeekasse" fragen und eigenen Beitrag leisten.

14.2 Don'ts

- Sich als Neuer nicht vorzustellen,
- ungefragt Mitarbeiter duzen (Patienten werden *immer* gesiezt und mit „Herr" oder „Frau" angesprochen!),
- an Mitarbeitern des Hauses grußlos vorüberlaufen,
- sich ungefragt an Lebensmitteln im Stations- und OP-Aufenthaltsraum zu bedienen,
- ungefragt gute Ratschläge erteilen („in der Abteilung, wo ich früher war, haben wir das aber soundso gemacht ...").

https://doi.org/10.1515/9783110611304-014

— Teil II: DIAGNOSTIK

15 Klinische Untersuchung

Hans-Joachim Wojak

Erlernen und Durchführen einer korrekten (neurologischen) Untersuchung ist einer der wichtigsten Aspekte im Studium und (nicht nur) zu Beginn der ärztlichen Tätigkeit. Durch eine aufmerksame und vollständige Untersuchung ist nicht nur die Formulierung einer (Verdachts-) Diagnose möglich, vielmehr ist sie ausschlaggebend für die weitere Diagnostik und Therapie der Patienten.

> Man gewöhne sich an, Anamnese und körperliche Untersuchung zunächst unbeeinflusst, d. h. ohne Kenntnis von Vorbefunden und bildgebender Diagnostik vorzunehmen.

Nur so ist gewährleistet, dass man ein eigenes, objektives Bild vom Zustand des Patienten erhält und vermeidet, dass man Untersuchungs- und Diagnosefehler vorhergehender Untersucher übernimmt. Die eigene Erfahrung lehrt, dass ein großer Teil von Fehldiagnosen und diagnostischen Irrfahrten durch Arztpraxen allein dadurch hätte vermieden werden können, dass man dem Patienten unvoreingenommen zuhört, ihn gründlich untersucht und anschließend mögliche Verdachtsdiagnosen formuliert, die man dann durch geeignete technische Untersuchungen entweder untermauert oder widerlegt.

Es empfiehlt sich, die Anamnese und Untersuchung eines Patienten nach einem festen Schema strukturiert durchzuführen. Zur Hilfestellung existieren meist vorgefertigte Untersuchungsbögen auf der jeweiligen Station, der unserer Abteilung ist in Abb. 15.1 dargestellt. Derartige Bögen haben in Abhängigkeit vom zu untersuchenden Krankheitsbild jedoch keinen Anspruch auf Vollständigkeit und müssen symptomabhängig ergänzt werden.

15.1 Anamnese

Die Anamnese dient sowohl der Erfragung der aktuellen Beschwerden, als auch der Krankheitsgeschichte (Vorerkrankungen) des Patienten. Zusätzlich sind Familien-, Sozial-, Medikamentenanamnese zu erfragen. Zusatzinformationen wie Allergien, Alkoholkonsum (in g/l) und Nikotinkonsum (in Packungsjahren [py]) sollten ebenfalls erfragt werden.

> Eventuell vorhandene Allergien sollten deutlich sichtbar auf der Vorderseite der Krankengeschichte eingetragen werden.

https://doi.org/10.1515/9783110611304-015

Abteilung für Neurochirurgie
Leiter: Prof. Dr. med. Dr. h.c. J. Piek

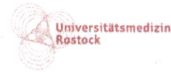

Universitätsmedizin
Rostock

Patient	Hausarzt
	Facharzt
	Einw. Arzt
	Tel. Angehöriger

Aktuelle Anamnese:

Eigenanamnese:

Familienanamnese:

Sozialanamnese:

Nikotin: **Alkohol:**   **Allergien:**

Medikamente:

Anmerkungen:

Diagnose:

Datum, Uhrzeit, Untersucher

Abb. 15.1: Untersuchungsbogen der Abteilung für Neurochirurgie, Universitätsmedizin Rostock.

Abteilung für Neurochirurgie
Leiter: Prof. Dr. med. Dr. h.c. J. Piek

Universitätsmedizin Rostock

Hirnnerven	re	li.	Arme	re	li.	Wirbelsäule	re	li.
I. aromat. Stoffe erkannt			Armhebung nach vorne			HWS gerade / konvex		
II. Visus			- Senkung			- Klopfschmerz		
Gesichtsfeld			- Abduktion			- Schulterstand		
Papillenprominenz			- Adduktion			BWS gerade / konvex		
Papille normal gefärbt			Ellenbeugung			- Klopfschmerz		
Pupille eng			- Streckung			LWS gerade / konvex		
mittel			Daumenadduktion			- Lordose/ Streckhaltung		
weit			- Opposition			- Klopfschmerz		
Lichtreaktion direkt			Fingerbeugung			- Muskelhartspann		
indirekt			- Streckung			- Valleix'sche DP		
III. Ptosis			- Adduktion			Beckenstand		
IV. Augenbewegung			- Spreizung			Trendelenburg		
VI. Parese nach			Faustschluß			FBA		
Nystagmus			RPR			Gehstrecke		
V. Sensibilität Stirn			BSR			VAS Schmerz		
Wange			TSR					
Kinn			Pectoralissehnenreflex			**Sensibilität**		
Mundöffnung gerade			Trömnerreflex			Hypästhesie ↓ Hyperästhesie ↑		
abweichend nach			Knipsreflex			Anästhesie Ø		
Cornealreflex			Diadochokinese			dissoziiert gestört +++		
VII. Stirnrunzeln			FNV					
Augenschluß			AHV					
Mundwinkel			Tonus					
VIII. Umgangssprache			Umfang Oberarm					
Flüstersprache			Unterarm					
IX. Gaumensegel			Mittelhand					
X. Schlucken			BHR					
XII. Zungenabweichung			Sphinktertonus					
Atrophie			**Beine**					
XI. Kopfdrehung			Hüftbeugung					
Schulterhebung			- Streckung					
			- Abduktion					
GCS			- Adduktion					
Augenöffnen spontan 4			- Außenrotation					
auf Ansprache 3			- Innenrotation					
auf Schmerzreiz 2			Kniebeugung					
keine 1			- Streckung					
verbale Reaktion orientiert 5			Fußhebung					
verwirrt 4			- Senkung					
unangemessen 3			- Pronation					
unverständlich 2			Großzehenhebung					
keine 1			Zehenhebung					
mot. Reaktion auf Aufford. 6			- senkung					
gezielte Abwehr 5			Adduktorenreflex					
ungezielte Abwehr 4			PSR			Kontinenz		
Beugen auf Schmerzreiz 3			ASR			Sphinktertonus		
Strecken auf Schmerzreiz 2			Babinski					
keine 1			Klonus Patella					
gesamt			Klonus Fuß			**Symbole:**		
			KHV			√ regelrecht		
			BHV			+ schwach		
			Tonus			++ deutlich positiv		
Bewusstsein			Lasegue			+++ stark positiv, gesteigert		
			Femoralisdehnungsschmer			Ø negativ		
			Umfang Oberschenkel			↑ vermehrt, höher, unerschöpflich		
Orientierung			Unterschenkel			↓ vermindert, verlangsamt		
						= gleich		
Rhomberg			Fallneigung			nu. nicht untersucht		
Unterberger			Gang/Blind-			Zehenspitzen-/Fersenstand		
						Einbeinstand		
						Händigkeit		

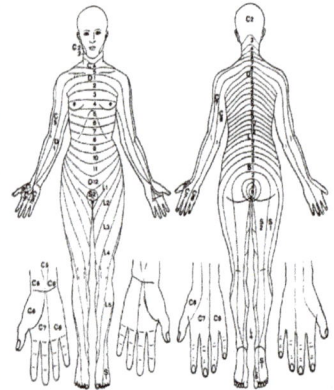

Abb. 15.1: Fortsetzung.

Abteilung für Neurochirurgie
Leiter: Prof. Dr. med. Dr. h.c. J. Piek

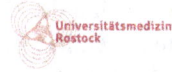

Universitätsmedizin
Rostock

<u>Karnofsky-Score:</u>

<u>Internistischer Status:</u>

Kopf:
Zunge   NNH

Hals:
LKS   Struma

Thorax:
Pulmo

Cor

Abdomen:
DG   DS
Leber   cm in MCL
Lien   Bruchpforten
Niere

Extremitäten:

Pulse	radialis	carotis	femoralis	tib. post.	dors. pedis
rechts					
links					

Varizen
Ödeme

<u>Allgemeine Anamnese :</u>

Größe :   Gewicht :   BMI:
Schlaf :   Nachtschweiß :   Veränderungen:
Miktion :   Fieber:
Stuhlgang:

Abb. 15.1: Fortsetzung.

Zu Beginn der Untersuchung sollte der mentale Status des Patienten überprüft und dokumentiert werden (wach, aufmerksam, zeitlich, örtlich und autopersonell voll orientiert, Konversation adäquat möglich, Gedankengänge inhaltlich und formal logisch, affektives Verhalten normal).

15.1.1 Aktuelle Anamnese

Bei neurochirurgischen Patienten ist häufig eine Schmerzsymptomatik Grund für die Konsultation. Folgende Punkte sollten hier erfragt werden:
- Aktuelle Beschwerdesymptomatik (mit führender Schmerzlokalisation bei multifokaler Symptomatik)
- Schmerzcharakterisierung zu Beginn der Symptomatik und deren Veränderungen im zeitlichen Verlauf. Hierbei sollten ebenfalls bereits durchgeführte Behandlungsversuche und deren Einfluss auf die Beschwerden dokumentiert werden (z. B. Schmerzmedikation, Physiotherapie, Krankengymnastik, Infiltrationen [subkutan, intramuskulär, PRT, ...]).

Die Schmerzsymptomatik sollte so detailliert wie möglich erfasst werden. Zu erfragen sind:
- *Schmerzcharakter* (stechend, dumpf, dauernd/intermittierend, bewegungsabhängig/unabhängig, tageszeitliche Abhängigkeit),
- *Schmerzlokalisation und -ausstrahlung* (radikulär, d. h. einem Dermatom folgend vs. pseudoradikulär, Head-Zonen, medianer Wirbelsäulenschmerz vs. paramedianer Schmerz),
- *Schmerzstärke* (anhand definierter Skalen wie der visuellen Analogskala [VAS] oder numerischen Rating-Skala [NRS]),
- *Einflüsse auf den Schmerz* (Minderung durch/Verstärkung durch),
- *auslösende Faktoren* (Sturz/Trauma, bestimmte Bewegung/Körperhaltung).

Es empfiehlt sich, im Rahmen einer lumbalen Schmerzanamnese zusätzlich die maximale schmerzfreie Gehstrecke sowie Schwierigkeiten beim Bergauf- bzw. Bergabsteigen und das Verhalten der Beschwerden beim Fahrradfahren zu erfragen.

Bei Patienten mit intrakraniellen Pathologien sind neben Kopfschmerzen häufiger unspezifische Symptome zu erfragen:
- Schwindel (Qualität, Verlauf und Auslösemechanismen), Stand- und Gangunsicherheit,
- (Kurzzeit-)Gedächtnisstörungen,
- Antriebsminderung,
- Konzentrationsstörung,
- Stimmungsschwankungen,
- epileptische Anfälle,
- ...

15.1.2 Eigenanamnese

Die Eigenanamnese beinhaltet *Vorerkrankungen* (z. B. kardiale Erkrankungen inklusive Herzinfarkt mit Stent-Behandlung [Therapie mit Antikoagulantien?], pulmonale, oder rheumatische Erkrankungen) und *Voroperationen* (wenn im Bereich der Zielstruktur, sollten neben der Art des Eingriffes auch das genaue Datum und der Ort/ das Krankenhaus erfragt werden, um im Falle einer geplanten operativen Maßnahme die alten OP Berichte anfordern zu können).

15.1.3 Familienanamnese

In der Neurochirurgie sind unter anderem bestimmte genetische Erkrankungen von besonderem Interesse. Hierzu zählen z. B. die polyzystische Nierenerkrankung, angeborene Erkrankungen des Bindegewebes (z. B. Ehlers-Danlos-Syndrom, Marfan-Syndrom), die Neurofibromatose und das Von-Hippel-Lindau-Syndrom.

Auch familiäre Häufungen der arteriellen Hypertonie, des Diabetes mellitus, der degenerativen Erkrankungen der Wirbelsäule und von Tumorleiden wie deren Behandlung und Ergebnissen der Kontrolluntersuchungen sind zu erfragen. Von Interesse ist auch, ob eine familiäre Häufung zerebrovaskulärer Ereignisse besteht.

15.1.4 Sozialanamnese

Unter die Sozialanamnese fallen der Beruf (medizinisch relevante Expositionen, körperliche Belastung, Vibrationsexposition, monotone Körperhaltung und Stressfaktoren als psychosoziale Risikofaktoren; Hinweise auf eine Berufserkrankung), die Familienverhältnisse, eine bekannte Behinderung, ein bestehender Pflegegrad, Informationen über die bestehende häusliche Versorgung.

15.1.5 Medikamentenanamnese

In vielen Fällen liegen Medikamentenlisten vom behandelnden Hausarzt vor. Hierbei ist unbedingt auf die Aktualität zu achten. Auch pflanzliche Präparate, die häufig nicht auf Medikamentenlisten erfasst werden, bedürfen aufgrund ihres Interaktionspotenzials besonderer Beachtung (z. B. Johanniskraut, Ginkgo biloba, Baldrian).

Von besonderem Interesse, da mit einer geplanten Operation u. U. konkurrierend, ist eine laufende Therapie (oder der genaue Zeitpunkt der letzten Einnahme) mit:
– Indirekten Antikoagulanzien (Vitamin-K-Antagonisten: Marcumar®/Falithrom®; Heparine: unfraktioniert oder niedermolekular)

– Direkten Antikoagulanzien (z. B. Dabigatran = Pradaxa®, Rivaroxaban = Xarelto®, Apixaban = Eliquis®, Edoxaban = Lixiana®)
– Thrombozytenaggregationshemmer (z. B. ASS, Clopidogrel).

15.2 Spezielle Untersuchung

Die Untersuchung neurochirurgischer Patienten sollte fokussiert am entkleideten Patienten verlaufen. Auch eine internistische Untersuchung sollte für einen orientierenden Überblick der wichtigsten Organfunktionen unbedingt durchgeführt werden.

Bereits bei der ersten Kontaktaufnahme mit dem Patienten beginnt die Inspektion mit Beurteilung des Gangbildes und der Körperhaltung.

Für die Vollständigkeit empfiehlt sich ein festes Schema der körperlichen Untersuchung. Die Reihenfolge der Untersuchung ist dabei frei wählbar, sollte aber zur Zeitersparnis einem logischen Ablauf folgen.

15.2.1 Kranielle Untersuchung

Inspektorisch ist auf die Schädelform (Deformität wie z. B. Scaphozephalus, Plagiocephalus), Verletzungszeichen (Hämatome, Schürfungen, Narben, knöcherne Impressionen oder ein Liquoraustritt aus Nase (Rhinoliquorrhoe) oder Ohr (Otoliquorrhoe)) zu achten.

15.2.1.1 Hirnnervenuntersuchung

I. N. olfactorius

Eine Riechstörung wird als Hyposmie bezeichnet. Bei vollständigem Ausfall besteht eine Anosmie. Die Untersuchung erfolgt mit aromatischen Stoffen (cave: Abgrenzung zu Trigeminus-Reizstoffen) bei geschlossenen Augen seitengetrennt.

Die häufigsten Ursachen für eine Riechstörung ist eine Schädel-Hirn-Verletzung mit bifrontobasalen Kontusionen (möglicherweise mit Abscheren der Fila olfactoria). Neben Hirntumoren (z. B. Meningeom, Kraniopharyngeom) sind auch medikamentös-toxische oder infektiöse Ursachen möglich.

II. N. opticus

Bei subjektiver Einschränkung des Visus (der Sehschärfe) und deren Bestätigung in der orientierenden Untersuchung erfolgt zwingend die ophthalmologische Visusmessung samt Spiegelung des Augenhintergrundes (Fundoskopie). Diese liefert über den Nachweis einer Stauungspapille wertvolle Informationen über einen erhöhten intrakraniellen Druck. Auch eine Pupillenstörung kann auf dem Boden einer intrakraniellen Drucksteigerung entstehen und bedarf ebenfalls einer raschen Abklärung (falls nicht schon lange bekannt oder pharmakogen induziert).

Eine temporäre Erblindung (durch Thrombembolie der A. opthalmica) wird als Amaurosis fugax bezeichnet und ist ein Warnsymptom für thrombembolische Folgeerkrankungen bis hin zum Apoplex. Gehen dem Visusverlust starke Schläfenkopfschmerzen voraus, besteht der Verdacht auf eine Riesenzellarteriitis (Arteriitis temporalis, Morbus Horton).

Die Überprüfung des Gesichtsfeldes (Perimetrie) wird in der Praxis fingerperimetrisch (s. u.) durchgeführt und ggfs. durch eine Goldmann-Perimetrie bestätigt.

Auch das Farbensehen sollte bereits initial überprüft werden.

Untersuchung: Zunächst werden beide Pupillen in taghellem Licht beurteilt. Bei einem Normalbefund finden sich symmetrisch runde, mittel- und gleich weite (isokor) Pupillen. Eine Entrundung oder ungleichweite Pupillen (Anisokorie) sind unbedingt zu dokumentieren ebenso wie das Tragen einer Brille.

Die direkte Lichtreaktion beinhaltet die gezielte Beleuchtung eines Auges mit einer Lichtquelle (enger Lichtkegel) und die Beurteilung der Pupillenreaktion (Lichtreflex): Miosis = physiologisch, Pupillotonie (ausbleibende Miosis) = pathologisch. Zeitgleich wird die Reaktion des nicht beleuchteten, kontralateralen Auges untersucht (konsuelle Lichtreaktion).

Die Konvergenzreaktion wird durch die Blickfolge des Untersucherfingers bis zur Nasenspitze des Patienten überprüft. Dabei ist eine Verengung der Pupillen bei der Konvergenzbewegung physiologisch.

Auf dem Boden des Untersuchungsbefundes der direkten und indirekten (konsuellen) Lichtreaktion kann auf den zugrunde liegenden Schädigungsort (afferent vs. efferent) geschlossen werden. Bei kompletter Schädigung des N. opticus bleibt die Belichtung des betroffenen Auges ohne direkte und indirekte Reaktion (amaurotische Pupillenstarre).

Zur fingerperimetrischen Untersuchung wird bei einem Patienten-Untersucher-Abstand von ca. 1 Meter (Gesichtsfelder von Patient und Untersucher sollen sich decken) und auf gleicher Höhe jeweils ein Auge (bei Abschirmung des kontralateralen Auges) untersucht. Dabei fixiert der Patient die Nasenwurzel (Nasion) des Untersuchers und gibt an, ab wann der Finger (oder die Fingerbewegung) am ausgestreckten und von peripher nach zentral bewegten Untersucherarm, wahrgenommen werden (Kontrolle durch den Untersucher möglich). Werden die Bewegungen in den entsprechenden Quadranten auf beiden Augen nicht wahrgenommen, spricht man von einer homonymen Hemi- oder Quadrantenanopsie. Anhand der Resultate der Gesichtsfelddefekte kann auf den Schädigungsort im Verlauf der Sehbahn geschlossen werden. Ein typischer Befund bei einer Kompression des Chiasma opticum ist eine bitemporale Hemianopsie. Den korrespondierenden Ort möglicher Ausfälle zeigt Abb. 15.2.

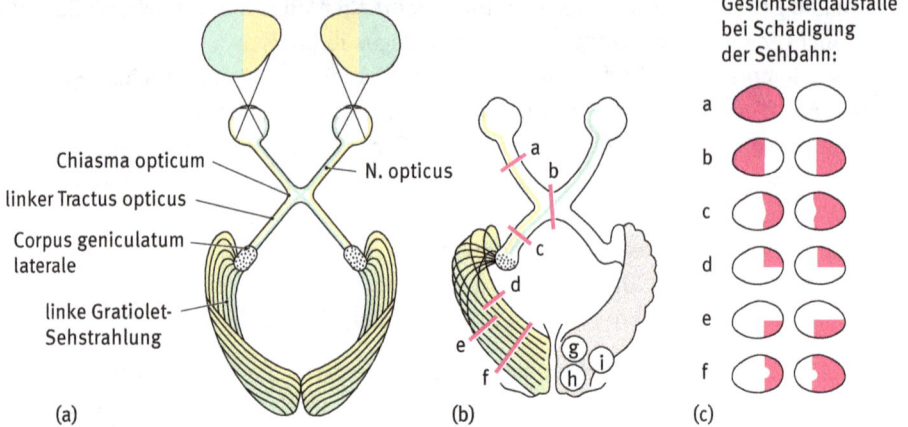

Gesichtsfeldausfälle
bei Schädigung
der Sehbahn:

Chiasma opticum

linker Tractus opticus

Corpus geniculatum
laterale

linke Gratiolet-
Sehstrahlung

N. opticus

(a)　　　(b)　　　(c)

Abb. 15.2: Schematischer Verlauf der Sehbahn und mögliche Gesichtsfelddefekte bei möglichen Schädigungsorten (aus Waldeyer: Anatomie des Menschen. De Gruyter, 2012).

Spezielle Befunde: Eine Miosis in Kombination mit Ptosis, Enophthalmus und Schweisssekretionsstörung wird als *Horner-Syndrom* bezeichnet und ist Folge einer gestörten sympathischen Innervation.

Eine Visusverschlechterung im Rahmen einer aneurysmatischen Subarachnoidalblutung (SAB) durch eine ein- oder beidseitige akute okuläre Blutung im Glaskörper wird *Terson-Syndrom* genannt und betrifft bis zu 25 % der SAB-Patienten. Auch intra- und /oder subretinale Einblutungen sind hier häufig.

Eine lokale Raumforderung (durch z. B. ein Riesen-Aneurysma der A. carotis interna) ist ebenfalls als Grund für Gesichtfelddefekte möglich.

Eine Anisokorie (Abb. 15.3) bei einem bewusstseinsgeminderten Patienten stellt eine Notfallsituation dar und bedarf rascher Abklärung!

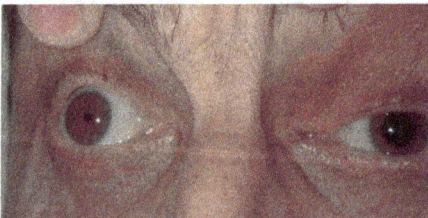

Abb. 15.3: Anisokorie mit links weiter Pupille bei komatösem Patienten mit akutem subduralem Hämatom links.

III. N. oculomotorius

Zu erfragen sind Doppelbilder (Diplopie), eine erhöhte Lichtempfindlichkeit und eine Sehstörung in der Nähe.

Die Untersuchung umfasst (in Kombination mit den Hirnnerven IV und VI) die Bulbusbewegung (Okulomotorik) und (in Kombination mit dem II. Hirnnerven) die

Pupillomotorik. Unterschieden wird eine *innere und eine äußere Okulomotoriusparese (Ophtholmoplegia interna et externa)*:

Bei der inneren Okulomotoriusparese kommt es durch Lähmungen der Mm. Sphincter pupillae et ciliaris zu einer Mydriasis mit absoluter Pupillenstarre sowie eine damit einhergehende gesteigerte Lichtempfindlichkeit und Akkomodationsstörung.

Die äußere Okulomotoriusparese umfasst durch die Lähmung der innervierten Augenmuskeln eine Bulbusfehlstellung nach unten außen (durch Überwiegen der von den Hirnnerven IV und VI innervierten Augenmuskeln) inklusive einer Bulbusbewegungsstörung, als auch einer (hochgradigen) Ptosis durch Lähmung des M. levator palpebrae. Die Kombination der inneren und äußeren Okulomotoriusparese wird als komplette Okulomotoriusparese zusammengefasst.

Untersuchung: Inspektion der Bulbi in Neutralstellung mit der Fragestellung einer Ptosis, einer Bulbusabweichung oder eines Strabismus.

Bei fixiertem Kopf wird der Patient aufgefordert, der Fingerbewegung des Untersuchers durch alle Quadranten zu folgen. Auf das Auftreten von Doppelbildern, einer fehlenden Bulbusfolgebewegung oder einen Nystagmus ist zu achten.

Spezielle Befunde: Eine neu aufgetretene, schmerzlose innere Okulomotoriusparese kann Folge der Nervenkompression durch ein Aneurysma z. B. der A. communicans posterior sein.

Bei erhöhtem supratentoriellem intrakraniellen Druck kommt es zur Kompression des N. III im Bereich der Clivuskante mit konsekutiver innerer Okulomotoriusparese.

Der häufigste Grund für eine äußere Okulomotoriusparese ist die mikroangiopathisch bedingte Ischämie des peripheren Nervs bei Diabetes mellitus, die sich mit einer akut einsetzenden, schmerzhaften Parese manifestiert.

Eine Okulomotoriusparese in Begleitung von Schmerzen bzw. Ausfallserscheinungen im Versorgungsgebiet des N. trigeminus können durch ein Sinus-cavernosus-Syndrom bedingt sein. Auch die N. II und IV können beteiligt sein. Ursachen sind neben Metastasen und Aneurysmen auch die Sinus-cavernosus-Thrombose und die A. carotis-Sinus-cavernosus-Fistel (zusätzlich Exophthalmus mit pulssynchronem Geräusch).

IV. N. trochlearis

Der Ausfall des Nervus trochlearis führt durch die Innveration des M. obliquus superior zu schräg nach unten versetzten Doppelbildern. Häufig wird versucht, diese durch eine Kopfneigung und -drehung (zur gesunden Seite) zu kompensieren (okulärer Tortikollis). Eine Trochlearisparese kann sowohl traumatisch (Orbitaverletzung), als auch durch Tumoren der hinteren Schädelgrube bedingt sein.

Untersuchung: s. N. III.

V. N. trigeminus

Die Läsion des Nervs kann sich in einer Sensibilitätsstörung des Gesichtes, heftigen Schmerzen (Trigeminusneuralgie) und Paresen der Kaumuskulatur äußern.

Die Untersuchung umfasst die Überprüfung der sensiblen Versorgung des Gesichtes über die drei Hauptäste: N. ophthalmicus (V1), N. maxillaris (V2) und N. mandibularis (V3). Eine Hypästhesie im Verlauf der Äste spricht dabei für eine periphere Läsion. Zirkuläre Sensibilitätsausfälle haben ihre Ursache in einer nukleären Läsion („zwiebelschalenförmig").

Insbesondere der N. ophthalmicus wird (zusammen mit dem N. facialis als efferenter Teil) durch den *Kornealreflex* untersucht. Hierbei wird mit einem Wattebausch von lateral kommend, die Kornea betupft und der reflektorische Lidschluss beobachtet. Die Kaumuskulatur wird durch Palpation beim Kieferschluss untersucht. Der Masseterreflex (Schlag auf den eigenen, fest am Kinn des Patienten anliegenden Finger mit dem Reflexhammer) gibt einen Hinweis auf das allgemeine Reflexniveau.

Spezielle Befunde: Eine typische Erkrankung im neurochirurgischen Alltag ist die Trigeminusneuralgie („Tic douloreux"). Sie betrifft vorwiegend die Äste V2 und V3.

VI. N. abducens

Doppelbilder beim Blick geradeaus, mit Zunahme beim Blick zur betroffenen Seite (durch die Abduktionsschwäche) sind typisch für den Ausfall des Nervs.

Untersuchung: s. N. III

VII. N. facialis

Zwar steht bei der Untersuchung des VII. Hirnnervs häufig die mimische Muskulatur im Vordergrund, jedoch sind ebenso die übrigen Qualitäten des Nervs zu überprüfen, da auf diese Weise der mögliche Ort der Schädigung bereits klinisch weiter eingegrenzt werden kann. Hierzu zählen die Tränensekretion (N. petrosus major), der Schutz vor hohen Schallpegeln (N. stapedius) und der Geschmack der vorderen 2/3 der Zunge (Chorda tympani; Geschmacksrichtungen süß, salzig, sauer (bitter (hinteres Zungendrittel) wird über den N. glossopharyngeus vermittelt!)).

Untersuchung: Zur Überprüfung der motorischen Funktion des Nervs wird der Patient aufgefordert, die Stirn zu runzeln, die Augen zu schließen, die Wangen aufzublasen, die Zähne zu zeigen und den Mund zu spitzen (ggfs. gegen den Widerstand des Untersuchers). Die Geschmacksprüfung sollte nach Möglichkeit alle Geschmacksqualitäten überprüfen. Im klinischen Alltag sind jedoch nicht immer geeignete Utensilien zur Hand. Daher wird häufig anamnestisch die Funktion eruiert.

Spezielle Befunde: Bei der zentralen Fazialisparese bleibt die doppelseitig innervierte Stirnmuskulatur unbeeinträchtigt, während bei der peripheren Fazialisparese die gesamte mimische Muskulatur gelähmt ist. Bei resultierendem inkompletten

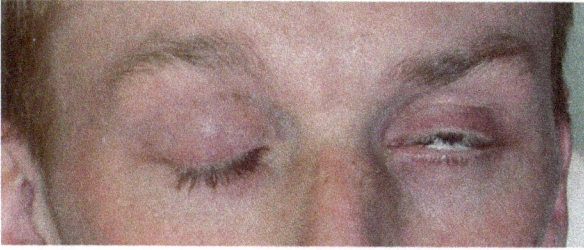

Abb. 15.4: Bell'sches Phänomen bei Fazialislähmung links (Erläuterung siehe Text).

Lidschluss (Lagophthalmus) ist meist das *Bell-Phänomen* (Abb. 15.4) zu beobachten (physiologische Aufwärtsbewegung des Bulbus oculi bei angestrebtem Lidschluss wird sichtbar).

Die adäquate Behandlung eines Lagophthalmus mittels Tränenersatzflüssigkeit und ggfs. nächtlichem Uhrglasverband ist zur Vorbeugung einer Austrocknung der Cornea mit folgendem Hornhautulkus unverzichtbar.

Die Fazialisparese ist eine häufige Komplikation von Operationen im Bereich des Porus acusticus internus (z. B. Vestibularisschwannom). Ihre Schwere wird nach House und Brackmann in 6 Grade eingeteilt.

Ein Frühzeichen für eine milde N. VII-Läsion ist das „signe des cils" (bei forciertem Lidschluss bleiben die Wimpern auf der gelähmten Seite sichtbar). Ein verminderter Lidschlag führt zu einem eingeschränkten Abfluss der Tränenflüssigkeit bei gleichzeitigem Tränenträufeln.

Die Tränensekretion kann im Seitenvergleich über den Schirmer-Test geprüft werden.

VIII. N. vestibulocochlearis

Das Gehör und das Gleichgewicht stehen bei der Untersuchung im Vordergrund.

Untersuchung: Mittels des Weber- und Rinne-Versuchs ist eine Schallleitungsstörung (Mittelohrschwerhörigkeit) oder eine Schallempfindungsstörung (Innenohrschwerhörigkeit) zu differenzieren. Bei Auffälligkeiten ist stets die audiometrische Untersuchung indiziert. Auch ein Tinnitus muss erfragt werden.

Das Gleichgewicht wird im Stand, (Blind-)Gang, im Sitzen und mit geschlossenen Augen (Romberg-Test, Falltendenz beim Stand mit geschlossenen Augen) untersucht. Ein vorliegender Nystagmus sollte durch eine ausführliche Vestibularisprüfung und ggfs. eine kalorische Nystagmusprüfung HNO-ärztlich abgeklärt werden.

Spezielle Befunde: Eine traumatische Felsenbeinquerfraktur hat nicht selten einen Ausfall von Gleichgewichts- und Hörorgan zur Folge. Das erste Symptom eines Vestibularisschwannoms ist typischer Weise eine progrediente Hypakusis, beginnend im Hochtonbereich.

IX. N. glossopharyngeus

Die sensorische Versorgung der Rachenhinterwand und die Geschmacksqualität „bitter" (im hinteren Zungendrittel) werden untersucht.

Untersuchung: der Würgereflex (Berührung der Rachenhinterwand mit dem Spatel führt zum Würgen) wird sensorisch über den N. IX, motorisch über den N. vagus vermittelt.

X. N. vagus

Neben der sensiblen und parasympathischen Versorgung der inneren Organe bis zur linken Kolonflexur, lässt der Nerv die Beurteilung seiner Funktionsfähigkeit über die Untersuchung des Würgereflex und über die Stimme (Innervation aller Kehlkopfmuskeln bis auf den M. cricothyroideus) zu.

Untersuchung: Das *Kulissenphänomen* beschreibt das Abweichen des Gaumensegels und der Uvula zur gesunden Seite. Auch eine Heiserkeit (*Recurrensparese),* bis hin zur Aphonie (Stimmlosigkeit) und Dysphagie (Schluckstörung) sind möglich.

XI. N. accessorius

Der N. accessorius innerviert den M. sternocleidomastoideus und den M. trapezius. Diese werden inspektorisch (Atrophie?) und gegen die Kraft des Untersuchers geprüft.

XII. N. hypoglossus

Die Zungenbewegung wird durch die Aufforderung zum Herausstrecken geprüft. Bei einer Parese weicht die Zunge durch den überwiegenden Schub der gesunden Seite zur erkrankten Seite ab (Abb. 15.5).

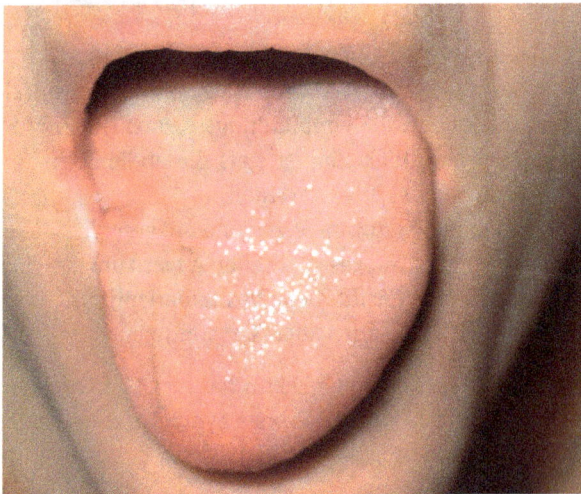

Abb. 15.5: Hypoglossusparese rechts. Man beachte die Atrophie der Zungenmuskulatur rechts sowie das Abweichen der Zunge zur gelähmten Seite beim Herausstrecken.

Aufgrund ihrer räumlichen Beziehung zum Foramen jugulare kann eine Läsion der Hirnnerven IX, X und XI durch eine lokale Kompression, z. B. durch einen Glomustumor, auftreten.

Die Untersuchung der Hirnnerven in der Reihenfolge I-XII ist zwar möglich, jedoch für den klinischen Alltag nicht nützlich und sollte daher anhand eines individuellen Schemas (regelmäßige Übung!) erfolgen.

15.2.1.2 Spezielle Untersuchungsbefunde und -methoden

Hirndruckzeichen

Jede intrakranielle Volumenzunahme führt unabhängig von ihrer Ursache zu einem Druckanstieg, der unbehandelt über Kopfschmerzen, Erbrechen und einer Vigilanzstörung zu einer lebensbedrohlichen Einklemmung führen kann.

Akute und chronische Hirndrucksteigerungen stellen sich klinisch unterschiedlich dar:

Die akute Hirndrucksteigerung entspricht einer Notfallsituation und bedarf einer raschen Abklärung. Patienten stellen sich mit dumpfen, diffusen Kopfschmerzen, Übelkeit mit Erbrechen und einer progredienten Vigilanzminderung vor. Typisch ist ein schwallartiges Nüchternerbrechen.

Eine Vigilanzminderung (Beeinträchtigung der Formatio reticularis) mit einseitiger Mydriasis (druckbedingte Kompression des N. oculomotorius an der Tentoriumkante) ist als beginnende Hernierung des Temporallappens durch den Tentoriumschlitz zu werten und ist ein vitaler Notfall („obere Einklemmung")! Ein Sonderfall stellt hierbei die kontralaterale Mydriasis durch lateralen Druck der i. d. R. einseitigen supratentoriellen Raumforderung dar, der zur Kompression des kontralateralen Hirnschenkels gegen die Kante des Tentoriums führt. Dieses Symptom wird als ‚Kernohan's-Notch' bezeichnet und wird begleitet von einer ipsilateralen Hemiparese. Eine beidseitige Mydriasis mit erloschenem Lichtreflex spricht bereits für das Vorliegen eines Mittelhirnsyndroms und ist bei verzögerter Versorgung mit einem drastisch erhöhten Risiko für einen letalen Ausgang verknüpft.

Die Verlagerung der Medulla oblongata ins Foramen occipitale magnum ist gleichbedeutend mit der „unteren Einklemmung" und führt zu einem *Ausfall der Hirnstammreflexe:*

- Okulozephaler-Reflex (Pupillenkopf-Phänomen) = Die schnelle passive Drehung des Kopfes führt zu einer nur sehr langsamen gegenläufigen Bulbusbewegung bis zur Mittelstellung.
- Vestibulookulärer Reflex = Die Kaltwasserspülung des äußeren Gehörganges führt zur konjugierten Augenbewegung zum gespülten Ohr. Streckbewegungen auf Schmerzreize können vorliegen, verschwinden jedoch bei zunehmendem Koma.

– Auch der Tracheal- /Würgereflex (z. B. durch Bewegung des Tubus zu prüfen) und der Kornealreflex sind in diesem Stadium bereits erloschen.

Eine chronische Hirndrucksteigerung präsentiert sich häufiger über eine Aufmerksamkeitsstörung, eine Desorientiertheit und vor allem eine Antriebsminderung. Auch (latente) Hemiparesen können beim häufigen chronischen Subduralhämatom in ausgeprägter Form vorliegen. Trotz der langsamen Entwicklung der Symptome ist eine akute Dekompensation (vor allem bei bilateralen Hämatomen und oraler Antikoagulanzientherapie) jedoch stets möglich.

Zur Beschreibung einer Vigilanzstörung hat sich die *„Glasgow-Koma-Scala"* (GCS, Tab. 15.1) etabliert. Für das Augenöffnen, die motorische Reaktion und die verbale Reaktion werden Punkte für die bestmögliche Reaktion vergeben und addiert. Auch eine Einteilung des Schädelhirntraumas und der aneurysmatischen Subarachnoidalblutung orientieren sich am Wert der GCS. Von direkt praktischer Bedeutung im klinischen Alltag ist die Indikation zur (Schutz-) Intubation eines Patienten mit einer GCS ≤ 8 Punkten.

Tab. 15.1: Glasgow-Koma-Skala (Teasdale und Jennett, 1974).

Augenöffnen	Punkte	Beste motorische Antwort	Punkte	Beste verbale Antwort	Punkte
		Auf Aufforderung	6		
		Auf Schmerz gezielt	5	Koordiniertes Gespräch	5
Spontan	4	Auf Schmerz ungezielt	4	Unkoordiniertes Gespräch	4
Auf Anruf	3	Beugesynergismen	3	Einzelne Worte	3
Auf Schmerz	2	Strecksynergismen	2	Unverständliche Laute	2
Auf Schmerz nicht	1	Keine Abwehr	1	Keine Antwort	1

Meningismus (Nackensteifigkeit)

Durch die arachnoidale Reizung durch z. B. eine (bakterielle) Meningitis oder eine stattgehabte Subarachnoidalblutung empfindet der Patient bei Dehnung der Rückenmarkshäute starke Schmerzen. Beim passiven Anheben des Kopfes entsteht ein Schmerz und ein Widerstand, der die maximale Anteflexion nicht zulässt (kann bei komatösen Patienten fehlen).

Weitere Zeichen des meningealen Reizzustandes sind das *Zeichen nach Kernig* (die passive Streckung des in der Hüfte gebeugten Beines führt zu heftigen Schmerzen) und *Brudzinski* (die Hüft- und Kniegelenke werden bei passiver Kopfbeugung flektiert).

Auch das Zeichen nach Lasègue (s. Untersuchung untere Extremität) zählt als Nervendehnungsschmerz zu dieser Gruppe.

Lhermitte-Zeichen
Ebenfalls einschießende Schmerzen, die jedoch entlang der Wirbelsäule bei maximaler Kopfbeugung auftreten und von Kribbelparästhesien der Hände begleitet werden, finden sich beim Lhermitte-Zeichen.

Aphasie
Die Aphasie bezeichnet eine zentrale Sprachstörung und wird unterteilt in eine motorische (Broca-Aphasie), eine sensorische (Wernicke-Aphasie), eine globale und eine amnestische Aphasie:
- *Motorische* Aphasie (nach P. Broca): Kurze Sätze („Telegrammstil") benötigen einen vermehrte „Sprachanstrengung". Einzelne Laute werden verwechselt (phonematische Paraphasien).
- *Sensorische* Aphasie (nach C. Wernicke): Die Sprache ist flüssig, aber sinnentleert. Das Sprachverständnis ist eingeschränkt und ein Paragrammatismus (konfuse oder unvollständige Benutzung grammatikalischer Regeln mit fehlerhaften Satzverschränkungen und Verdopplung von Satzteilen) ist typisch. Sowohl Neologismen, als auch semantische Paraphasien (Wortverwechslung) sind häufig.
- *Globale* Aphasie: Die Spontansprache ist erheblich vermindert und das Sprachverständnis stark gestört. Neben Paraphasien werden häufig Redefloskeln oder Automatismen benutzt.
- *Amnestische* Aphasie: Besonderes Kennzeichen sind Wortfindungsstörungen. Die fehlenden Wörter werden umschrieben.

> Hinweis für die Klinik: Die Entwicklung einer Aphasie ist mit einer Läsion auf der dominanten Hemisphäre verknüpft. Auch bei Linkshändern betrifft diese jedoch in der Regel die linke Hemisphäre. Die A. cerebri media versorgt auf der dominanten Hemisphäre sowohl das motorische, als auch das sensorische Sprachzentrum.

Die Ursache für eine Agraphie, Alexie und Akalkulie liegt häufig in einer Läsion im Bereich des Gyrus angularis.

Die Fingeragnosie (Nichterkennen der eigenen Finger) in Kombination mit einer Agraphie, Akalkulie und Rechts-Links-Störung wird als *Gerstmann-Syndrom* bezeichnet und tritt häufig bei Schädigung des Gyrus supramarginalis (liegt in direkter Nachbarschaft zum Gyrus angularis).

Neglect

Ein Hemineglect hat die Nichtbeachtung einer Körperhälfte und sämtlicher Reize auf der betroffenen Seite zur Folge. Die Extremitäten auf der betroffenen Seite werden trotz fehlender Parese nicht bewegt. Ursache ist häufig ein Hirninfarkt.

Parinaud-Syndrom

Das Parinaud-Syndrom (Abb. 15.6) umfasst eine vertikale Blicklähmung, eine fehlende Konvergenzreaktion der Augen, einen Nystagmus, eine Mydriasis und einen fehlenden Pupillenreflex. Bei Erwachsenen ist dies häufig die Folge einer Raumforderung im Bereich der Vierhügelplatte (Pinealistumor, Keinzelltumor, Hirninfarkt), welche aufgrund der Lokalisation ebenfalls vermehrt mit einem Verschlusshydrozephalus einhergeht. Bei Kleinkindern und Neugeborenen ist das Parinaud-Syndrom, vor allem bei Kombination mit einem Sonnenuntergangsphänomen (Abwärtsblick der Augen bei geöffneten Lidern) ein charakteristisches Zeichen für einen gesteigerten Hirndruck.

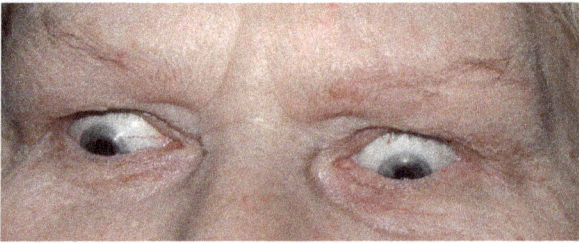

Abb. 15.6: Parinaud-Phänomen (Erläuterung siehe Text).

Amnesie (Gedächtnisstörungen)

Eine *retrograde Amnesie* beschreibt eine begrenzte Gedächtnislücke für den Zeitraum vor dem Eintreten einer Vigilanzminderung (z. B. durch ein Schädelhirntrauma). Die *anterograde Amnesie* betrifft die Erinnerungslücke im Anschluss an die Vigilanzminderung.

Kleinhirnzeichen und spinale Ataxie

Klinisch führend ist eine Gleichgewichtsstörung mit Unsicherheit im Stand und Gang, sowie in der Durchführung von Zielbewegungen. Man unterscheidet die Rumpfataxie (Patient kann nicht frei sitzen), die Standataxie (Stand mit geschlossenen Beinen nicht möglich) und die Gangataxie (breitbasiger Gang). Hilfreich sind zielführende Untersuchungen wie der Einbeinstand, Seiltänzergang und Blindgang.

Zur klinischen Differenzierung zwischen zerebellärer (am häufigsten durch akute Alkoholintoxikation) und spinaler Ataxie (Läsion der Hinterstränge) kann der *Romberg-Versuch* genutzt werden: Besteht eine Fallneigung beim (engbeinigen) Stand mit geschlossenen Augen, so ist das Zeichen positiv. Bei einer spinalen Ataxie kann jedoch die Fallneigung durch die optische Kontrolle kompensiert werden. Eine *ge-*

richtete Fallneigung bei geöffneten Augen ist typisch für eine ipsilaterale vestibuläre Läsion.

Beim *Unterberger-Tretversuch* soll der Patient mit geschlossenen Augen ca. 1 Minute auf der Stelle treten. Eine Drehung < 45° ist physiologisch. Bei einer reproduzierbaren Abweichung > 45° ist eine vestibuläre oder zerebelläre Läsion anzunehmen. Die Versuche nach Romberg und Unterberg werden häufig als kombinierter Romberger-Unterberger-Tretversuch durchgeführt.

Zur weiteren Beurteilung der zerebellären Funktion zählt der *Finger-Nase-(FNV)* und der *Knie-Hacke (KHV)-Versuch*. Mit geschlossenen Augen soll in einer langsamen, ausholenden Bewegung mit dem Zeigefinger die Nase, bzw. mit der Ferse das kontralaterale Knie getroffen werden. Pathologische Befunde beinhalten eine Dysmetrie (das Ziel wird verfehlt), eine Hypermetrie (schießt über das Ziel hinaus) und einen Intentionstremor.

Die *Diadochokinese* beschreibt den schnellen Wechsel von Pronations- und Supinationsbewegungen („Glühbirne in die Decke schrauben") und wird bei regelrechter Ausführbarkeit als Eudiadochokinese, bei gestörter Ausführung als Dysdiadochokinese bezeichnet.

Die mangelnde Abbremsung einer Bewegung (z. B. Armabduktion gegen den Widerstand des Untersuchers) führt zu einer überschießenden Ausgleichbewegung bei plötzlichem Widerstandsverlust und wird „*Rebound-Phänomen*" genannt. Es ist ebenfalls typisch für eine zerebelläre Läsion.

Tremor

Ein Tremor kann sowohl physiologisch, als auch pathologisch vorkommen. Man unterscheidet einen Ruhe- (sistiert häufig bei willkürlicher Bewegung, typisch bei Morbus Parkinson) von einem Aktionstremor (hochfrequenter Haltetremor (6-12 Hz) und niederfrequenter Intentionstremor (5 Hz)). Neben dem häufigen Tremor im Rahmen einer Entzugssymptomatik findet sich im Alltag häufig ein *benigner essenzieller Tremor* (nimmt bei Willküraktivität und im Alter zu). Hier sind meist die Hände, seltener auch der Kopf betroffen. Typisch für einen Intentionstremor ist die Provozierbarkeit durch Willkürbewegungen und die Zunahme der Amplitude bei Annäherung an das Ziel.

15.2.2 Untersuchung der Wirbelsäule

Die Untersuchung der Wirbelsäule sollte am entkleideten Patienten geschehen.

Inspektorisch wird von vorne, hinten und im sagittalen Profil die Rückenform (lokale Kyphose/Lordose oder Kombination) beurteilt und auf einen Schulterschief- oder Beckenschiefstand (durch simultane Palpation beidseits) geachtet. Zur Orientierung dienen die Dornfortsätze und die Verbindungslinie Hinterkopf zur Rima ani. Der

Schnittpunkt der Verbindungslinie der Beckenkämme ist häufig der 4. Lendenwirbelkörper. Auch auf Asymmetrien der Schulterblätter ist zu achten. Einseitige Hautfalten am Rücken sprechen für eine Skoliose, beidseitige Hautfalten für eine Osteoporose („Tannenbaumphänomen"). Der Rippenbuckel bei einer Skoliose wird vor allem beim Vorbeugetest deutlich.

Die paravertebrale Muskulatur wird palpiert (Verhärtungen?). Die gesamte Wirbelsäule wird von dorsal beklopft und die Beweglichkeit der Wirbelsäule durch die Zeichen nach Schober (10 cm kranial von Dornfortsatz des SWK 1) und Ott (30 cm kaudal vom Dornfortsatz des HWK 7) dokumentiert. Physiologisch ist eine Verlängerung der Strecke um min. 4 cm beim Vorbeugen. Der Finger-Boden-Abstand beträgt beim Gesunden häufig 0 cm.

Weitere Druckpunkte sind neben den Dornfortsätzen die Facettengelenke und das Iliosakralgelenk (ISG). Zur manchmal schwierigen Differenzierung zwischen einem ISG Syndrom und einem radikulären Schmerzsyndrom dienen klinische (Provokations-) Tests wie der FABER-Test, das Menell-Zeichen und der lokale Druckschmerz.

> In jedem Fall sind die sogenannten „red flags" abzufragen, da sie als Warnhinweise eine rasche Diagnostik und häufig einen dringenden Handlungsbedarf nach sich ziehen.

Warnhinweise („red flags") auf eine spezifische Ursache bei unklarem Rückenschmerz mit oft dringendem Handlungsbedarf:
- *Wirbelkörperfraktur*
  - adäquates Trauma (z. B. Sturz aus großer Höhe, Verkehrsunfall)
  - Bagatelltrauma (schweres Heben o. Ä.) bei älteren Patienten oder Patienten mit systemischer Kortikoidtherapie
- *Wirbelsäulentumor (Metastase)*
  - bekanntes Tumorleiden
  - B-Symptomatik (Gewichtsverlust, Nachtschweiß, Müdigkeit, Appetitverlust)
- *Spondylitis/Spondylodiszitis*
  - starker, bewegungs- und belastungsabhängiger Rückenschmerz
  - Risikogruppe (Substanzabusus, Diabetes, Tumorleiden, Steroidbehandlung)
  - Fieber, allgemeine Infektzeichen
  - bakterielle Infekte der letzten etwa 3 Monate
  - Punktionen an der Wirbelsäule oder Periduralkatheter in den letzten Wochen
- *Radikulo-/Myelopathien*
  - radikuläre, in ein Bein oder beide Beine ausstrahlende Schmerzen, einem Dermatom folgend
  - Kribbelparästhesien im Bereich der Schmerzausstrahlung
  - ggf. Verstärkung bei Husten, Niesen, Pressen
  - funktionell beeinträchtigende Lähmung (Kennmuskeln!)

– Kaudasyndrom: Gefühlsstörung perianal/perigenital, Urinverhalt, Inkontinenz in Verbindung mit ein- oder beidseitigen Lähmungen.

15.2.3 Untersuchung der Extremitäten

Die Untersuchung der Extremitäten umfasst die Motorik, die Sensibilität und die Reflexe der beiden oberen und unteren Extremitäten. Neben der neurologischen Symptomatik ist auch der Gefäßstatus (Pulse) der Extremität zu prüfen. Die Untersuchung ist aufgrund der häufigen Vorstellung von Patienten mit z. B. Bandscheibenvorfällen in der Notaufnahme von großer Bedeutung für den Alltag im neurochirurgischen Dienst.

Zur Untersuchung der Motorik gehört die Suche nach *Lähmungen*, die Prüfung des Muskeltonus, die Feststellung von Muskelatrophien und unwillkürlichen Bewegungen.

Die Beurteilung der Kraft erfolgt anhand der British-Medical-Research-Council-Skala (BMRC-Skala), die die Muskelkraft in Werte von 0 bis 5 einteilt. Ein Kraftgrad von 0 beschreibt die vollständige motorische Lähmung (Paralyse/Plegie), die Kraftgrade von 1–4 beschreiben eine unvollständige Lähmung (Parese) (Tab. 15.2). Diese Skala ist für sämtliche Muskelgruppen anzuwenden. Eine Prüfung der Kraft setzt dabei die Untersuchung gegen den Widerstand des Untersuchers voraus.

Bei einer zerebralen Läsion kann sich die Schwäche je nach Ort der Schädigung als Monoparese (einer Extremität), Paraparese (z. B. beide Beine), Hemiparese (Halbseitensymptomatik) oder Tetraparese (alle Extremitäten betroffen) präsentieren. Die unterschiedlichen Befunde bei zentraler oder peripherer Parese zeigt Tab. 15.3.

Zur Prüfung des *Muskeltonus* werden die Extremitäten passiv bewegt. Ein gesteigerter Muskeltonus (Ausfall des ersten Motoneurons) geht mit einer Spastik (federnder Widerstand bei passiver Streckung z. B. im Ellenbogen) oder einem Rigor (ständige Steifigkeit von Beugern und Streckern). Typisch für die Spastik ist ein Taschenmesserphänomen (plötzliches Nachlassen der Spannung bei max. Muskeldehnung), für den Rigor das Zahnradphänomen (ruckartiges Nachgeben des Widerstandes).

Tab. 15.2: Kraftgradeinteilung von Paresen (British Medical Research Council, 1943).

Paresegrad	Klinischer Befund
0	Keine Kontraktion
1	Minimale Kontraktion sichtbar, jedoch ohne resultierende Bewegung
2	Aktive Bewegung unter Ausschaltung der Schwerkraft
3	Aktive Bewegung gegen Schwerkraft
4	Aktive Bewegung gegen Widerstand
5	Volle Kraft

Tab. 15.3: Klinische Zeichen (älterer) zentraler und peripherer Paresen.

	Peripher	Zentral
Muskeltonus	schlaff	gesteigert (Spastik)
Muskeleigenreflexe	abgeschwächt oder erloschen	gesteigert ggf. mit Kloni und Verbreiterung der Reflexzonen
Pyramidenbahnzeichen (u. a. Babinski-Zeichen)	negativ	positiv

Zur Untersuchung von Atrophien ist die Untersuchung des entkleideten Patienten erforderlich. Der Befund sollte per Umfangsmessung und (bei Einverständnis des Patienten) per Fotodokumentation festgehalten werden. Bei Läsionen oder Kompressionssyndromen von peripheren Nerven können häufig umschriebene Muskelatrophien diagnostiziert werden. So finden sich z. B. eine Thenaratrophie (Daumenballen) beim Karpaltunnelsyndrom und eine Hypothenaratrophie beim Kubitaltunnelsyndrom. Auch neurologische Erkrankungen wie die amyotrophische Lateralsklerose sind als Ursachen möglich und müssen differentialdiagnostisch in Betracht gezogen werden.

Trendelenburg-Zeichen

Bei einer Parese der Mm. glutaeus medius et minimus führt ein Einbeinstand auf der Seite der Parese zum Absinken des Beckens auf der kontralateralen Seite. Neben einer iatrogenen Schädigung des N. glutaeus superior (z. B. durch eine intramuskuläre Injektion) führt eine L 5-Parese zum positiven Trendelenburg-Zeichen.

Reflexe

Ein Reflex ist ein unwillkürlich und regelhaft („automatisch") ablaufender Vorgang als physiologische Reaktion eines Erfolgsorgans auf einen adäquaten Reiz. Man unterscheidet zwischen Eigenreflexen (monosynaptisch) und Fremdreflexen (polysynaptisch).

Die Untersuchung der Reflexe erfordert anfangs Übung, da die Entspannung der zu untersuchenden Muskelgruppe für das erfolgreiche Auslösen des Reflexes (durch kräftiges Anschlagen der Sehne mit dem Reflexhammer) essentiell ist. Die Beurteilung der Reflexuntersuchung findet sowohl im Seitenvergleich, als auch im Vergleich der oberen zu den unteren Extremitäten (spinale Läsionen) statt. Zur Einschätzung des generellen Reflexniveaus dient der Masseterreflex (s. o.). Wenn die Reflexantwort an der unteren Extremität sehr gering ausgeprägt ist, empfiehlt sich der Jendrassik-Handgriff.

Ein Überblick über die Eigen- und Fremdreflexe geben Tab. 15.4 und Tab. 15.5.

Tab. 15.4: Übersicht über die Muskeleigenreflexe (Auswahl).

Bezeichnung (Synonyme)	segmentale Zuordnung (Nebensegment) peripherer Nerv	Auslösung (A) und Effekt (E)
Masseterreflex (Massetertemporalisreflex)	N. V_3 (N. trigeminus)	A: Bei leicht geöffnetem Mund und entspanntem Unterkiefer wird der Zeigefinger des Untersuchers quer unterhalb der Lippen auf den Unterkiefer gelegt. Schlag auf den Zeigefinger (d. h. indirekt auf den Unterkiefer) E: Mundschluss
Skapulohumeralreflex	C 4–C 6 N. suprascapularis N. axillaris	A: Schlag auf den medialen Rand der unteren Skapula E: Adduktion und Außenrotation des herabhängenden Arms
Biceps-brachii-Reflex (Bizepssehnenreflex, BSR)	C 5/C 6 N. musculocutaneus	A: bei leicht adduziertem Oberarm und angewinkeltem Unterarm Schlag auf die Sehne des M. biceps brachii E: Beugung im Ellenbogengelenk
Brachioradialisreflex (Supinatorreflex; Radiusperiosreflex, RPR)	C 5/C 6 N. radialis	A: Haltung des Arms wie bei der Prüfung des BSR; Schlag auf die radiale Kante des distalen Radius E: Beugung im Ellenbogengelenk
Triceps-brachii-Reflex (Trizepssehnenreflex, TSR)	C 6/C 7/C 8/(Th 1) N. radialis	A: Schlag auf die Sehne des M. triceps brachii oberhalb des Olecranons bei angewinkeltem Unter- und Oberarm E: Streckung im Ellenbogengelenk
Fingerbeugereflex (Trömner-Reflex, Knipsreflex, Kino-Reflex)	C 7/C 8/(Th 1) Nn. medianus und ulnaris	A: 1. Die zuverlässigste ist die von Wartenberg empfohlene Auslösungsart: Der Untersucher legt seinen Zeigefinger auf die locker und leicht angebeugten Finger des Patienten und schlägt mit dem Reflexhammer auf seinen Zeigefinger. 2. Bei Dorsalextension der Hand schlagen die Finger des Untersuchers schnell und kräftig auf die Fingerbeeren des Patienten (Trömner-Variante). 3. Bei Dorsalextension der Hand wird das Endglied des Mittel- und Zeigefingers des Patienten von unten flektiert, die Nägel der genannten Finger werden vom Daumen des Untersuchers nach volar durch eine schnelle Bewegung „geknipst" (Hoffman-Reflex, Knipsreflex). E: Beugung der Finger I-V

Tab. 15.4: (Fortsetzung) Übersicht über die Muskeleigenreflexe (Auswahl).

Bezeichnung (Synonyme)	segmentale Zuordnung (Nebensegment) peripherer Nerv	Auslösung (A) und Effekt (E)
Quadriceps-femoris-Reflex (Patellarsehnenreflex, PSR)	(L 2)/L 3/L 4 N. femoralis	A: Schlag auf die Sehne des M. quadriceps femoris unterhalb der Patella E: Streckung im Kniegelenk
Adduktorenreflex (ADR)	(L 2)/L 3 L 4 N. obturatorius	A: Schlag auf den Epicondylus medialis femoris E: Adduktion des Beins
Triceps-surae-Reflex (Achillessehnenreflex, ASR)	(L 5)/S 1/(S 2) N. tibialis	A: Schlag auf die Achillessehne bei abgewinkeltem Bein E: Plantarflexion des Fußes
Tibialis-posterior-Reflex	L 5	A: Schlag auf die Sehne des M. tibialis posterior hinter und leicht unterhalb des Malleolus medialis E: Supination des Fußes Beachte: schwellennah, deshalb nicht immer auslösbar; relevant ist die Seitendifferenz
Zehenbeugereflex (Rossolimo-Zeichen)	S 1/S 2 N. tibialis	A: Der Untersucher schlägt mit seinen Fingern auf die Zehenkuppen. E: Beugung der Zehen II-V

Tab. 15.5: Übersicht über physiologische Fremdreflexe.

Bezeichnung	segmentale Zuordnung	Auslösung (A) und Effekt (E)
Pupillenreflex	N. opticus	A: Belichtung des Auges E: Verengung der Pupille
Kornealreflex	N. trigeminus	A: Betupfen der Cornea mit Wattebausch E: Lidschluss
Würgereflex (Gaumenreflex)	N. glossopharyngeus N. vagus	A: Berühren der Rachenhinterwand mit Spatel E: Hochziehen des Gaumens, Kontraktion der Pharynxmuskulatur
Bauchhautreflex (BHR) (kutaner Bauchdeckenreflex, BDR)	Th 6–Th 12	A: kurzes Bestreichen der Bauchdecke mit spitzem Gegenstand E: Kontraktion der ipsilateralen Bauchmuskulatur
Kremasterreflex	L 2–L 3	A: Bestreichen der Oberschenkelinnenseite E: Hochziehen des ipsilateralen Hodens
Analreflex	S 3–S 5	A: Bestreichen der Dammhaut E: Kontraktion des M. sphincter ani externus

Die wichtigsten *Fremdreflexe* für den neurochirurgischen Alltag sind der Pupillen- und Kornealreflex (s. Untersuchung der Hirnnerven II und V), die Bauchhautreflexe und der Analreflex. Die Bauchhautreflexe dienen der Etageneingrenzung der Myelonschädigung z. B. bei einer Querschnittslähmung. Der Analreflex spielt vor allem bei dem Verdacht auf ein Kaudasyndrom eine Rolle. Hier dient er der initialen Diagnostik, aber auch der Verlaufskontrolle und sollte unbedingt durchgeführt und dokumentiert werden.

Pathologische Reflexe sind Fremdreflexe, die als Folge einer Läsion der zentralen motorischen Neurone auslösbar werden. Auch die spastische Tonuserhöhung und klonischen Reflexantworten sind Folgen einer solchen Läsion.

Die wichtigsten Reflexe sind:
- *Babinski-Zeichen:* das kräftige Bestreichen der lateralen Fußsohle (z. B. mit dem Reflexhammer) hat eine tonische Dorsalextension der Großzehe und eine Plantarflexion mit Spreizphänomen der Kleinzehen zur Folge.
- *Oppenheim-Zeichen:* kräftiges Bestreichen der Tibiavorderkante von proximal nach distal führt zur Reflexantwort des Babinski-Zeichens.
- *Gordon-Zeichen:* Kompression der Wade führt zur Reflexantwort des Babinski-Zeichens.

Kloni

Die Untersuchung von Kloni bezieht sich meist auf einen Patellarsehnen- oder Fußklonus. Die ruckartige Bewegung der Patella nach distal bzw. die ruckartige passive Dorsalextension des Fußes führt zu rhythmischen Zuckungen solange die Position gehalten wird. Ein bis zwei reflektorische Nachschläge z. B. des Fußes sind Zeichen eines sehr lebhaften Reflexniveaus und sind physiologisch. Unerschöpfliche Kloni hingegen treten bei Spastik mit Hyperreflexie auf und sind pathologisch.

Nervendehnungszeichen

Hierzu zählen die bereits im Teil der kraniellen Untersuchung genannten Zeichen nach Kernig, Brudzinski und der Meningismus.

Einen besonderen Stellenwert hat das *Zeichen nach Lasègue* (einschießender Schmerz in das ipsilaterale Bein bei passiver Anhebung des gestreckten Beines. Auch bei diesem Nervendehnungsschmerz ist die Ursache eine meningeale Reizung, jedoch besteht eine hohe Sensivität bei lumbosakralen Bandscheibenvorfällen. Wichtig ist, die dem Dermatom entsprechende Schmerzausstrahlung bei positivem Test. Eine provozierte Schmerzausstrahlung z. B. über den lateralen Oberschenkel bis lediglich zum Knie wird als „Pseudolasègue" bezeichnet. Das Zeichen nach Lasègue kann auch manchmal kontralateral positiv sein (Anheben des einen Beines führt zu einem positiven Dehnungszeichen auch im kontralateralen Bein). Häufige Ursache sind Raumforderungen im Spinalkanal, die diesen massiv einengen.

Zur Bestätigung des positiven Zeichens nach Lasègue kann das *Bragard-Gower-Zeichen* genutzt werden: Nach Erreichen der Schmerzgrenze im Lasègue-Test tritt nach leichter Absenkung des Beines und passiver Dorsalextension des Fußes ein erneuter Schmerz auf.

Sensibilität

Zur Untersuchung der Sensibilität besteht eine klassische Einteilung in die protopathische (Schmerz, Temperatur, grober Druck) und epikritische (Feinwahrnehmung von Druck und Vibration), sowie in Oberflächen- (Berührung, Schmerz, Temperatur) und Tiefensensibilität (Lagesinn, Vibrationsempfinden).

Sämtliche Qualitäten sind mit entsprechenden Hilfsmitteln zu untersuchen: Berührungsempfinden (seitengleiches Bestreichen), Schmerz- und Temperaturempfinden (z. B. durchgebrochener Mundspatel/Kanüle und kalter Reflexhammer/befüllte Röhrchen mit unterschiedlicher Wassertemperatur), Vibrationsempfinden (Stimmgabel auf knöchernen Vorsprüngen, z. B. Malleolus medialis) und Lageempfinden (passive Bewegung von z. B. Großzehe und Angabe des Patienten bei dem Gefühl einer Lageänderung).

Für die häufig im neurochirurgischen Alltag vorkommenden Krankheitsbilder mit sensiblen Störungen ist die Kenntnis der Dermatome (segmentale Innervation) und der peripheren Innervation unverzichtbar (Abb. 15.7).

Bei einem radikulären Syndrom sind neben der Dermatom-entsprechenden Schmerzausstrahlung (elektrisierend) häufig Parästhesien (z. B. Kribbeln, Ameisenlaufen) und Dysästhesien (quälende Missempfindungen) zu eruieren. Differentialdiagnostisch muss immer an eine Polyneuropathie oder eine periphere Nervenläsion gedacht werden.

Eine radikuläre Schmerzausstrahlung für die Nervenwurzeln L 5 und S 1 (im Volksmund häufig mit „Ischias" bezeichnet) wird Ischialgie genannt. In Verbund mit lumbalen Rückenschmerzen wird der Begriff der Lumboischialgie benutzt. Radikuläre Schmerzen für die Nervenwurzeln L 3 und L 4 werden strenggenommen als Femoralgie bezeichnet, im Alltag häufig jedoch unter dem Begriff Ischialgie geführt.

15.2.4 Untersuchung peripherer Nerven (Auswahl)

N. radialis

Der typische Untersuchungsbefund einer Läsion des N. radialis ist die „Fallhand" (Lähmung der Mm. extensor carpi radialis longus et brevis), begleitet von einem sensiblen Ausfall des radialen Handrückens (Dig. I-III bis zum Mittelgelenk). Auch die Supination ist eingeschränkt (M. supinator). Liegt die Läsion weiter proximal, kann auch eine Parese des M. triceps brachii vorliegen. Im Rahmen einer Humerusfraktur oder einer lokalen Druckschädigung kann sich eine „Parkbanklähmung" (Ausfall des Nervs distal der M. triceps-Versorgung) einstellen.

Ist nur der Ramus profundus von einer Kompression betroffen (z. B. an der Frohse-Arkade = sehnenförmiger Rand des M. supinator), so resultiert ein rein motorischer Ausfall vor allem der Fingerstrecker (Supinatorlogen-Syndrom). **Cave:** Fingerstre-

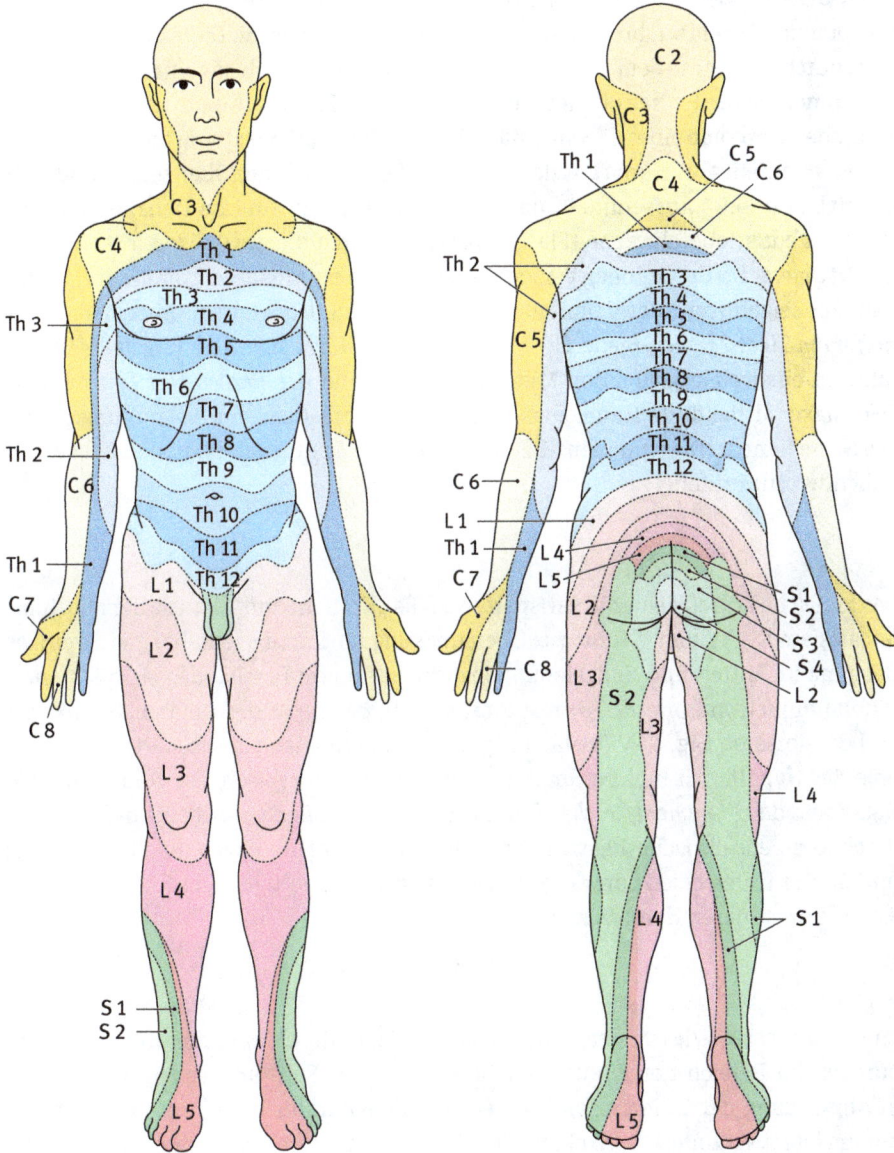

Abb. 15.7: Sensible Innervation der Haut (aus Waldeyer: Anatomie des Menschen. De Gruyter, 2012).

ckung der Endglieder durch die Mm. lumbricales (Dig. II und III durch N. medianus, Dig. IV und V durch den N. ulnaris versorgt).

N. medianus

Die häufigsten klinischen Manifestationen einer N. medianus Schädigung sind die „Schwurhand" bei proximaler Läsion, und das Karpaltunnelsyndrom (CTS) durch Kompression beim Durchtritt durch das Retinaculum flexorum. Die Schwurhand entsteht durch die Parese der Flexoren der Dig. I bis III mit sensiblem Ausfall der radialen Handinnenfläche der betroffenen Finger. Auch eine Thenaratrophie kann bestehen. Typische Symptome eines CTS sind nächtliche Kribbelpar- oder dysästhesien (Brachialgia paraethetica nocturna), welche sich im Verlauf auch tagsüber zeigen und sich anfänglich durch „Ausschütteln der Hand" bessern. Sensorische Defizite und eine Daumenabduktionsschwäche (Flaschenzeichen: durch die ungenügende Abduktion des Daumens bleibt bei dem Versuch eine Flasche zu greifen ein Freiraum an der Daumen-Zeigefinger-Interdigitalfalte) folgen. Hilfreich jedoch unspezifisch sind das *Hoffmann-Tinel-Zeichen* (generell: Perkussion des Nervs über der Engstelle/Läsion führt zu einer elektrisierenden Missempfindung) und der *Phalen-Test* (für min. 30 Sek. maximal flektierte Handgelenke führen zur Parästhesie im Versorgungsgebiet des N. medianus). Die Opponens-Bewegung und die Daumenabduktion sind klinisch unbedingt zur prüfen.

N. ulnaris

Das klinische Korrelat einer Ulnarisparese ist die „Krallenhand" (Parese der Mm. lumbricales am Dig IV und V führt zur Überstreckung im Grundgelenk bei gleichzeitiger Beugung im Mittel- und Endgelenk). Liegt die Läsion im Bereich des Sulcus ulnaris (Kubitaltunnelsyndrom, KUTS) resultiert eine Hypästhesie der ulnaren Handkante und der dorsalen Dig. III-V (distaler Dig. III ab Mittelphalanx ausgespart). Eine Atrophie des Hypothenar und im Spatium interosseum I ist typisch. Die Adduktion des Dig. V und das *Fromment-Zeichen* (das Festhalten eines flachen Gegenstandes ist nur durch kompensatorische Beugung der Endphalanx des Daumens möglich) sind zu prüfen. Der Unterschied zum Guyon-Logensyndrom besteht in einer fehlenden Hypästhesie am ulnaren Handrücken.

N. peroneus

Eine Kompression des N. peroneus communis (z. B. durch eine Fraktur oder Kompression im Bereich des Fibularköpfchens) führt zur Fuß- und Zehenheberparese. In Abgrenzung der Differenzialdiagnose des L 5 Syndroms besteht die Hypästhesie nur am lateralen Unterschenkel und Fußrücken. Zu unterscheiden sind Läsionen des N. peroneus superficialis (Innervation der Mm. fibulares longus et brevis zur Plantarflexion, Abduktion und Pronation des Fußes und sensible Versorgung des lateralen

Unterschenkels und weite Teile des Fußrückens) und des N. peroneus profundus (Dorsalextension des Fußes und sämtlicher Zehen, sensible Innervation des 1. Interdigitalraumes).

15.2.5 Wertung und Einordnung der Befunde

In den vorherigen Abschnitten wurde versucht, einen kompletten neurochirurgischen Untersuchungsgang zu dokumentieren. Die entscheidende neurochirurgische Fragestellung ist nun:

Weisen die Entwicklung der Beschwerden und die klinische Symptomatik auf einen (oder mehrere) Ort(e) im zentralen oder peripheren Nervensystem hin, an denen die Ursache für diese Störung liegen könnte?

Oder (bei vorliegender Diagnostik):

„Passt" das, was ich durch meine Untersuchung gefunden habe, zu den Ergebnissen der technischen Hilfsdiagnostik?

Bewusst wird hier das Wort Hilfsdiagnostik verwendet, denn:

> Technische Untersuchungen können in der Differentialdiagnostik sehr wertvoll sein. Sie stehen aber immer am Ende und nicht am Anfang des diagnostischen Prozesses.

Verkürzt gesagt: Passt der Befund der klinischen Untersuchung nicht zu denen der technischen Untersuchungen, wird weiter diagnostiziert, nicht operiert!

> Den Befund der klinischen Untersuchung physiologisch und anatomisch zuzuordnen, hieraus einen möglichen Störungsort und mögliche Störungsursachen abzuleiten, ist die Kunst der neurochirurgischen Untersuchung.

15.2.6 Neurologische Überwachung

Besonders bei frisch aufgenommenen Notfallpatienten (Schädelhirntrauma, spinales Trauma) sowie nach operativen Eingriffen ist auf ein mögliches neues neurologisches Defizit zu achten. Es empfiehlt sich, das Monitoring anhand vorgefertigter Untersuchungsbögen durchzuführen, was es den Ärzten und dem Pflegepersonal erlaubt, die Funktionen über den zeitlichen Verlauf zu dokumentieren. In Abb. 15.8 und Abb. 15.9 sind die an unserer Abteilung verwendeten dargestellt.

Abteilung für Neurochirurgie
Universitätsmedizin Rostock

Patientenaufkleber
- Name -

Überwachungsprotokoll Kopf; Datum:

	Uhrzeit											
Glasgow-Coma-Scale												
Augen öffnen												
spontan	4											
auf Anruf	3											
auf Schmerz	2											
keine Reaktion	1											
Sprache												
orientiert	5											
desorientiert	4											
Wortsalat	3											
Unverständliche Laute	2											
keine Reaktion	1											
Motorik der Extremitäten												
auf Aufforderung	6											
gezielte Abwehr	5											
ungezielte Abwehr	4											
Beugesynergismen	3											
Strecksynergismen	2											
keine Reaktion	1											
Summe												
Namenskürzel												
Blutdruck mm Hg												
Herzfrequenz min^{-1}												
Pupillen-reaktion rechts												
links												
Pupillen-weite rechts												
links												
Pupillen-größe rechts												
links												
Einfuhr ml												
Ausfuhr ml												

Pupillenreaktion spontan: +; verlangsamt: (+); keine: -; **Pupillengröße-Vergleich** gleich: =; größer / kleiner: > / <; **Pupillenweite** eng: **E**; mittel: **M**; weit: **W**; entrundet: **ER**

Abb. 15.8: Beispiel für einen Überwachungsbogen für kranielle Eingriffe.

Abteilung für Neurochirurgie
Universitätsmedizin Rostock

Patientenaufkleber
- Name -

Überwachungsprotokoll spinal; Datum:

Uhrzeit																								
Arm rechts																								
Beugen																								
Strecken																								
Faustschluss																								
Arm links																								
Beugen																								
Strecken																								
Faustschluss																								
Bein rechts																								
Im Knie strecken																								
Fuß anziehen																								
Fuß wegdrücken																								
Bein links																								
Im Knie strecken																								
Fuß anziehen																								
Fuß wegdrücken																								
Schmerz (VAS 0 – 10 Pkt)																								
Wasserlassen Spontan/Katheter ml:																								
Namenskürzel																								

2 = volle Kraft   1 = abgeschwächt   0 = nicht möglich   X = nicht möglich wegen Schmerz   SP = Spontanurin   K = Katheterurin

Abb. 15.9: Beispiel für einen Überwachungsbogen für spinale Eingriffe und nach spinalem Trauma.

16 Apparative Untersuchungen

Sönke Langner, Marc-André Weber

Für die korrekte Diagnose ist neben der klinischen Untersuchung die neuroradiologische Bildgebung häufig von entscheidender Bedeutung. Hierfür stehen eine Vielzahl von Untersuchungsmethoden zur Verfügung. Neben konventionellen Röntgenaufnahmen sind hierbei in der Neurochirurgie insbesondere die Computertomographie (CT) und die Magnetresonanztomographie (MRT) von entscheidender Bedeutung. Ebenso spielt die digitale Subtraktionsangiographie sowohl für die Diagnostik als auch die Therapie eine wichtige Rolle.

16.1 Computertomographie – Untersuchung und Befundung

Bei der Computertomographie (CT) handelt es sich, ebenso wie bei der Magnetresonanztomographie (MRT), um ein Schnittbildverfahren. Das bedeutet, dass primär axiale Bilder akquiriert werden, welche die überlagerungsfreie Darstellung der untersuchten Strukturen in der Schicht ermöglichen. Fügt man die axialen Schnittbilder zusammen, so erhält man dann eine Information über die dritte Ebene. Die CT ist damit die ideale Ergänzungsmethode zu der konventionellen Projektionsradiographie. Die CT ist besonders gut geeignet für die Darstellung knöcherner Strukturen, aber auch Weichteile können hochaufgelöst dargestellt werden.

16.1.1 Prinzip

Bei der CT liegt der Patient auf einem Tisch, der durch einen kurzen Tunnel, die sogenannte Gantry, fährt. In der Gantry dreht sich die Röntgenröhre um den Patienten und dieser wird aus unterschiedlichen Richtungen durchstrahlt. Die Strahlabschwächung wird durch einen Detektor detektiert. Dabei hängt die Abschwächung des Röntgenstrahls von den Absorptionseigenschaften des durchstrahlten Gewebes ab. Aus den Absorptionsprofilen wird dann durch mathematische Verfahren ein Bild berechnet (Kamalian, Lev und Gupta, 2016).

Üblicherweise sind alle heute verfügbaren CT-Geräte sogenannte Spiral-CT, bei denen sich die Röntgenröhre permanent dreht, während der Patient durch die Gantry fährt und so ein lückenloser Datensatz aufgenommen wird. Aus diesem werden dann die einzelnen axialen Bilder rekonstruiert. Moderne CT-Scanner erlauben damit eine Auflösung im Sub-Millimeter-Bereich (Fuchs et al., 2000).

Die Absorptionseigenschaften der einzelnen Gewebe werden bei der CT-Untersuchung in den Hounsfield-Einheiten (HE) als sog. Dichtewerte quantifiziert und als Graustufen dargestellt. Die Hounsfield-Skala reicht dabei von –1000 HE bis +3096 HE

https://doi.org/10.1515/9783110611304-016

und alle Gewebe verteilen sich auf dieser Skala. Unterer Fixpunkt ist dabei Luft mit –1000 HE. Hauptbezugspunkt ist Wasser mit 0 HE (Postma et al., 2012).

16.1.2 Untersuchungen

Absolute Kontraindikationen für eine CT-Untersuchung bestehen nicht. CT-Untersuchungen können nativ und kontrastmittelverstärkt erfolgen. CT-Kontrastmittel sind jodhaltige Kontrastmittel, welche nach intravasaler Gabe über die Niere wieder ausgeschieden werden. Daher ist vor Durchführung eines kontrastverstärkten CT-Untersuchungen auf eine intakte Nierenfunktion zu achten (Stacul et al., 2011). Im klinischen Alltag hat sich hierfür die glomeruläre Filtrationsrate (GFR) etabliert und das Serumkreatinin als Marker abgelöst. Ab einer GFR von < 30 ml/min/1.73m² sollte bei elektiven Untersuchungen eine Hydrierung erfolgen. Typische Anwendungen für die Kontrastmittelgabe sind kontrastverstärkte CT im Rahmen der Tumordiagnostik (Abb. 16.1a und b) oder die CT-Angiographie zur Diagnostik vaskulärer Prozesse (Abb. 16.1c). Das in den CT-Kontrastmitteln enthaltene Jod wird in der Schilddrüse eingelagert. Daher ist es bei einer positiven Anamnese bzw. klinischen Symptomen oder tastbarer Struma notwendig, eine Schilddrüsenüberfunktion auszuschließen. Aus diesem Grunde sollten bei entsprechenden Patienten vor Kontrastmittelgabe die Werte für TSH (Thyreoidea-stimulierendes Hormon) sowie fT 3 (freies Trijodthyronin) und fT 4 (freies Thyroxin) bestimmt werden. Bei Patienten mit einer Kontrastmittel-Allergie ist bei entsprechender Anamnese eine Prämedikation möglich, so dass trotz Allergie eine kontrastverstärkte CT-Untersuchung möglich ist. Bei Patienten mit einer Medikation mit dem oralen Antidiabetikum Metformin muss dieses bei eingeschränkter Nierenfunktion mit einer GFR < 60 ml/min/1.73m² für mindestens 48 Stunden vorher und nach der Untersuchung abgesetzt werden. Bei normaler Nierenfunktion ist nur eine Pause für 48 Stunden nach der Kontrastmittelgabe notwendig (Stacul et al., 2011).

Bei einer CT-Myelographie kann das Kontrastmittel im Rahmen einer Lumbalpunktion auch intrathekal gegeben werden (Abb. 16.1d). Hierdurch gelingt in der CT-Untersuchung die indirekte Darstellung der Nervenwurzeln, z. B. bei Verdacht auf einen Bandscheibenvorfall, eine spinale Enge oder eine traumatische Läsion von Nervenwurzeln. Sie wird heute in der Regel nur noch dann durchgeführt, wenn es Kontraindikationen für eine MRT-Untersuchung gibt. Eine weitere spezielle Untersuchungstechnik ist die CT-Perfusion (Yeung et al., 2015), welche im Rahmen der Schlaganfall- und Tumordiagnostik Verwendung findet. Hierbei werden während des An- und Abflutens des Kontrastmittels permanent CT-Bilder über den gesamten Zeitraum aufgenommen. Aus diesen Daten lassen sich dann farbige Parameterkarten berechnen, die eine Aussage zur Durchblutung des Gewebes ermöglichen.

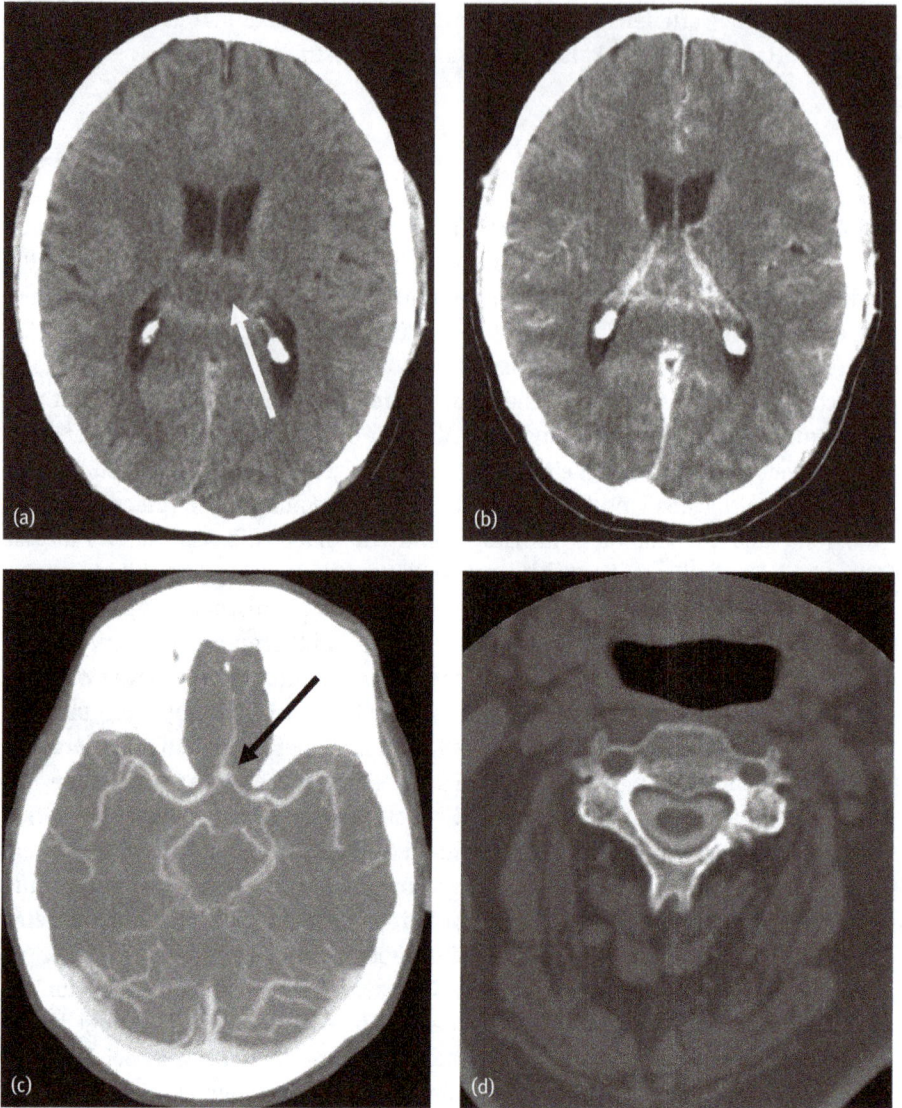

Abb. 16.1: CT-Bildgebung: (a) Natives CCT eines 32-jährigen Patienten mit Kopfschmerzen; Nachweis einer Raumforderung im Balken mit hyperdensem Rand (Pfeil), (b) Kontrastverstärktes CCT des Patienten aus (a) mit Nachweis einer inhomogenen Mehranreicherung. Histologisch gesichertes primäres ZNS-Lymphom, (c) MIP-Rekonstruktion einer CT-Angiographie der intrakraniellen Gefäße einer 43-jährigen Patientin mit SAB aufgrund eines Aneurysmas der Arteria communicans anterior (Pfeil), (d) CT-Myelographie eines 72-jährigen Patienten mit C 5-Syndrom rechts und Kontraindikationen für eine MRT-Untersuchung.

16.1.3 Nachverarbeitung

Würde man in einem CT-Bild die gesamte Hounsfield-Skala darstellen, so erhielte man ein sehr kontrastarmes Bild, da das menschliche Auge durchschnittlich nur ca. 40 (–100) Graustufen differenzieren kann. Daher ist es wichtig, für die Bildbetrachtung die Hounsfield-Skala einzugrenzen. Dies geschieht durch das sogenannten „Fenstern" der CT-Bilder. Hierbei wird ein bestimmer Bereich der Hounsfield-Skala definiert, auf den dann die differenzierbaren Grauwerte verteilt werden. Ein CT-Fenster wird durch ein Zentrum (C, center) und eine Spannbreite (W, width) beschrieben. Dabei erstreckt sich die Spannbreite jeweils zur Hälfte in die positiven und zur Hälfte in den negativen Bereich der Hounsfield-Skala. Aus einer CT-Untersuchung werden dann Rekonstruktionen mit den jeweiligen Fenstereinstellungen berechnet. Wichtige Fenstereinstellungen in der Neurochirurgie sind das sog. Weichteil- oder Gehirnfenster und das Knochenfenster (Abb. 16.2). Dabei richtet sich die zu betrachtende Fenstereinstellung nach der jeweiligen Fragestellung. So lassen sich knöcherne Veränderungen nur sicher im Knochenfenster beurteilen und Weichteilveränderungen nur im Weichteilfenster (Fishman et al., 2006).

Da bei einer CT-Untersuchung primär axiale Bilder erzeugt werden, müssen diese häufig nachverarbeitet werden, um einen Befund gut nachvollziehen zu können (Fishman et al., 2006). Die einfachste und häufigste Form der Nachverarbeitung ist die sog. multiplanare Rekonstruktion (MPR). Dabei werden die Daten der Spiral-CT-

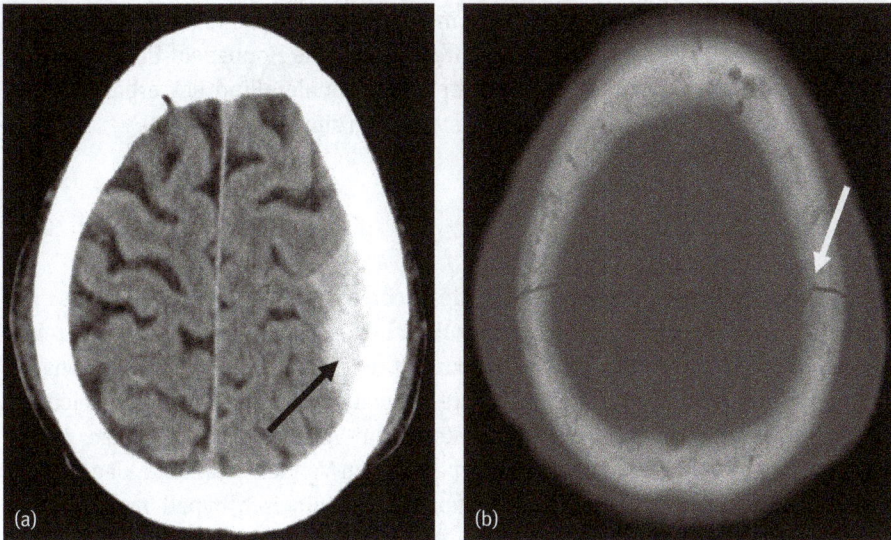

Abb. 16.2: Relevanz der Fenstereinstellungen für die Betrachtung von CCT-Bildern: (a) Natives CCT eines 32-jährigen Patienten nach Schlag auf den Kopf mit Nachweis eines epiduralen Hämatoms (Pfeil) im Weichteilfenster, (b) Die im Knochenfenster nachweisbare Fraktur (Pfeil) lässt sich im Weichteilfenster nicht abgrenzen.

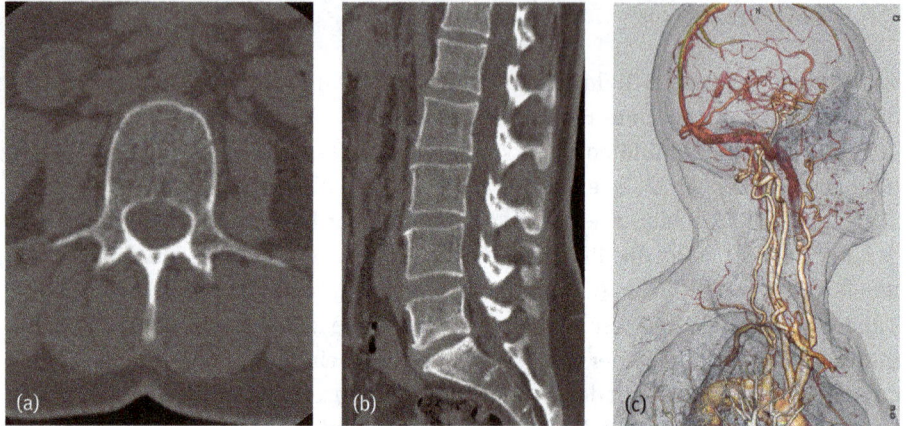

Abb. 16.3: Nachverarbeitungsmöglichkeiten in der CT: (a) Axiale CT-Schicht (Knochenfenster) der LWS eines 52-jährigen Patienten zum Ausschluss einer Fraktur von LWK 4, (b) Multiplanare Re-forma-tion in sagittaler Ebene der Untersuchung aus (a) ohne Hinweis auf eine Fraktur, (c) VRT-Rekonstruk-tion einer CT-Angiographie einer 56-jährigen Patientin zum Ausschluss eines Aneurysmas.

Untersuchung in einer beliebigen Ebene noch einmal nachrekonstruiert. Hierbei ist darauf zu achten, dass dünne Schichten mit einem dünnen Schichtabstand gewählt werden, um den Befund gut erkennen zu können (Abb. 16.3). Für intrakranielle Ge-fäße bietet sich die sog. Maximum Intensitäts Projektion (MIP) als Nachverarbeitung an (Abb. 16.1). Bei der sog. Volume Rendering Technique (VRT) handelt es sich um ein dreidimensionales Rekonstruktionsverfahren, bei der die Hounsfield-Einheiten farb-lich dargestellt werden und man einen dreidimensionalen Eindruck erhält. Dies ist insbesondere bei präoperativen Gefäßdarstellungen sinnvoll (Abb. 16.3).

16.1.4 Befundung

Mit den Hounsfield-Einheiten werden die Dichtewerte der einzelnen Gewebe be-schrieben. Wenn in einem CT-Bild eine Struktur heller im Vergleich ist, dann bezeich-net man dies als hyperdens. Ist eine Struktur dunkler, so wird dies als hypodens be-zeichnet. Strukturen, die die gleiche Dichte besitzen, werden als isodens bezeichnet.

Physiologischer Weise erscheint der Kortex im Vergleich zum Marklager hyper-dens. Ebenso sind die Stammganglien hyperdens im Vergleich zum Marklager sowie zur Capsula interna (Abb. 16.4). Der Liquor ist physiologisch hypodens sowohl zu Kortex als auch Marklager.

Da frisches Blut eine Dichte von ca. 60–80 HE hat, erscheinen akute Blutungen immer hyperdens sowohl zu Kortex als auch Marklager (Abb. 16.2). Ein perifokales Ödem geht mit einer vermehrten Wassereinlagerung einher. Da Wasser hypodens zum Gehirn ist, kommt es zu einer Dichteabnahme im Bereich eines Ödems (Abb. 16.1).

Durch intravasale Kontrastmittel kommt es zu einem Dichteanstieg in den Gefäßen, die sich dadurch gut hyperdens gegenüber dem Hirnparenchym oder einer Blutung abgrenzen lassen (Abb. 16.1).

> Bevor ein CT-Bild interpretiert wird, muss sichergestellt werden, dass es sich um die gewünschte Untersuchung des richtigen Patienten handelt. Neben einem Namen und Geburtsdatum zur sicheren Identifikation eines Patienten, müssen die Bilder mit einer eindeutigen Uhrzeit und einem eindeutigen Datum versehen sein, um eine zeitliche Zuordnung zu ermöglichen.

Bei einer Beurteilung eines kranialen CT ist es wichtig, auf eine Symmetrie der Dichte von Kortex und Marklager beider Hemisphären zu achten. Durch eine intrakranielle Raumforderung kann es zu einer Verlagerung des interventrikulären Septums aus der Mittellinie kommen. Weiterhin sollte dann auf eine transtentorielle Herniation des Temporallappens geachtet werden. Leitstruktur ist hierbei das Temporalhorn des Ventrikelsystems. Bei subtilen Raumforderungen ist auf eine Symmetrie der äußeren Liquorräume über den Hemisphären zu achten, der Kortex sollte der Kalotte immer anliegen (Abb. 16.4). Ebenso wie Marklager und Kortex sollte auch das Ventrikelsystem symmetrisch sein. Die Hinterhörner sind in der Regel schlitzförmig konfiguriert und die Temporalhörner nur klein abgrenzbar. Ein Missverhältnis zwischen inneren und äußeren Liquorräumen kann ein Hinweis auf eine Liquorzirkulationsstörung sein, ebenso eine asymmetrische Erweiterung eines Ventrikels.

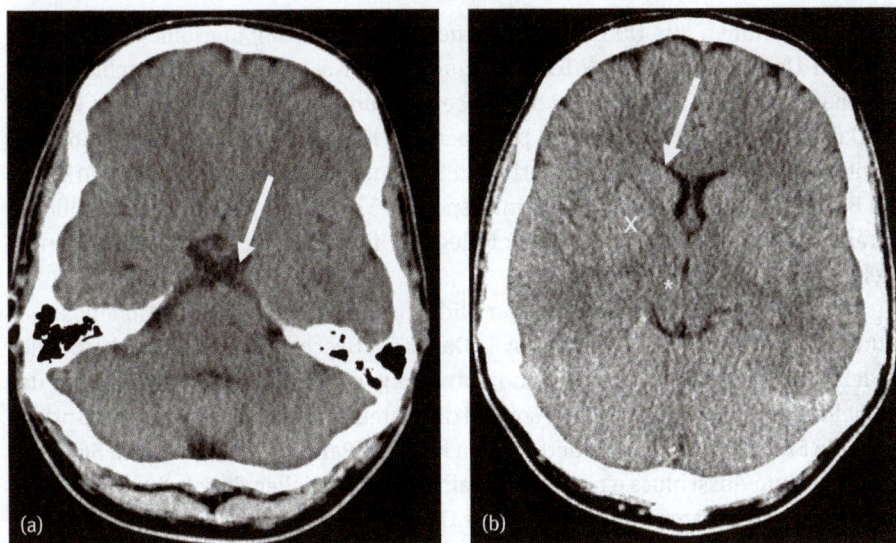

Abb. 16.4: CCT Normalbefund: (a) Unauffälliges natives CCT eines 42-jährigen Patienten. Der Liquor in den basalen Zisternen (Pfeil) ist hypodens zum Hirnparenchym, (b) Der Kortex ist hyperdens zum Marklager. Die Capsula interna ist hypodens im Vergleich zum Caput nuclei caudati (Pfeil), dem Linsenkern (x) und dem Thalamus (*).

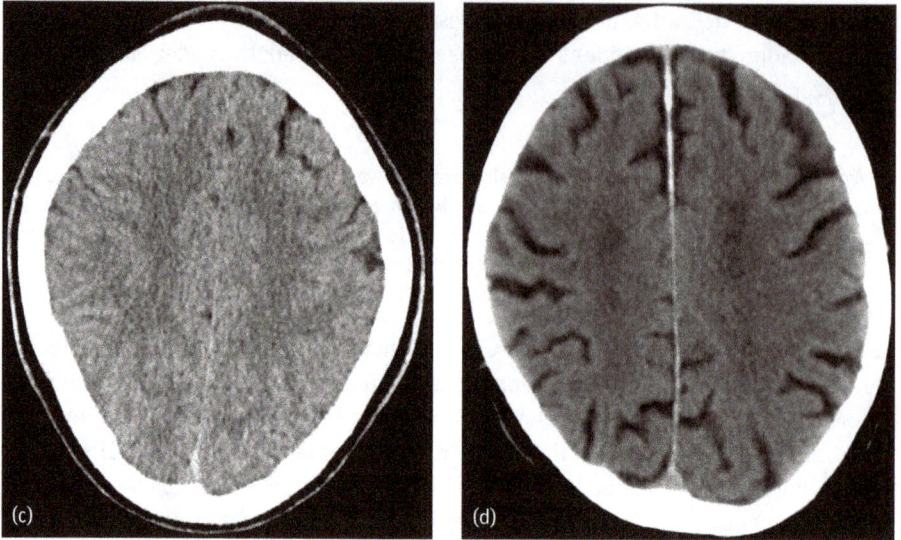

Abb. 16.4: Fortsetzung. CCT Normalbefund: (c) Physiologisch schlanke äußere Liquor-räume über den Hemisphären eines jungen Patienten im Vergleich zu dem CCT eines 82-jährigen Patienten (d). Der Kortex reicht jedoch in beiden Fällen bis an die Kalotte heran.

16.1.5 Indikationen – Anmeldung von Untersuchungen

Hauptindikationen zur Durchführung einer kranialen Computertomographie oder einer CT-Untersuchung der Wirbelsäule sind der Nachweis bzw. Ausschluss von Traumafolgen oder Tumoren, entzündlicher Veränderungen und vaskulärer Prozesse. Dabei gilt es zu beachten, dass postoperative Kontrollen nach der Operation von Hirntumoren primär mittels MRT erfolgen sollten. Weiterhin ist die CT der MRT für die Beurteilung des Myelons sowie intraspinaler Veränderungen und entzündlicher Veränderungen an der Wirbelsäule unterlegen. Hierfür sollte primär eine MRT angemeldet werden.

Für eine korrekte Interpretation der Bildbefunde ist eine relevante Anamnese mit aktuellen klinischen Beschwerden sowie Dauer der Beschwerden von entscheidender Bedeutung. Weiterhin ist es zwingend notwendig, eine gezielte Fragestellung in der Anmeldung zu formulieren, damit sowohl die Untersuchung korrekt durchgeführt als auch die Bilder richtig interpretiert werden können (Parak, Kortesniemi und Schindera, 2016). Zum Ausschluss eines Tumors, einer intrakraniellen Entzündung sowie zur Beurteilung vaskulärer Prozesse ist in der CT die intravenöse Gabe eines jodhaltigen Kontrastmittels zwingend notwendig und die o. g. Laborwerte müssen der Anmeldung beigefügt werden.

Um unnötige Untersuchungen zu vermeiden, sollte im Zweifelsfall vor einer Untersuchung mit der Neuroradiologie Rücksprache gehalten werden. Darüber hinaus bedeutet eine CT-Untersuchung eine Strahlenexposition für den Patienten, weshalb der untersuchte Bereich möglichst klein gehalten werden sollte (Parak, Kortesniemi und Schindera, 2016)..

16.1.6 Verhalten im CT

Während der CT-Untersuchung darf sich aus Gründen des Strahlenschutzes außer dem Patienten niemand im Untersuchungsraum befinden. Bei Patienten, die mit Arztbegleitung zur CT-Untersuchung kommen, z. B. akute Notfälle, Intensivpatienten, erhöht es die Akzeptanz bei den MTRA, wenn man bei dem Umlagern der Patienten hilft.

16.2 Magnetresonanztomographie – Untersuchung und Befundung

Bei der Magnetresonanztomographie (MRT) handelt es sich, ebenso wie bei der CT, um ein Schnittbildverfahren. Im Gegensatz zur CT verfügt die MRT über einen exzellenten Weichteilkontrast. MR-Untersuchungen können sowohl nativ als auch kontrastmittelverstärkt durchgeführt werden. Die MRT erlaubt, im Gegensatz zur CT, auch die Durchführung funktioneller Untersuchungstechniken, die eine Aussage über die reine Anatomie hinaus ermöglichen.

16.2.1 Prinzip

Für eine MRT-Untersuchung liegt der Patient in einem großen supra-leitenden Magneten. Im klinischen Alltag werden für die Bildgebung üblicherweise Feldstärken von 1,5 und 3 Tesla (T) verwendet. Durch das Magnetfeld werden die Protonen im Körper in einen energetisch günstigen Zustand ausgerichtet und dann durch eine von außen eingestrahlte Radiowelle angeregt. Dabei senden Protonen ein Signal aus. Dieses Signal wird von einer Antenne, der sog. Spule, aufgefangen und dann durch ein aufwendiges mathematisches Verfahren in ein Bild umgewandelt. Je nach Fragestellung werden unterschiedliche Spulenkonfigurationen, z. B. helmartig für die Bildgebung des Kopfes, verwendet.

Die in der klinischen Routine verwendete MR-Bildgebung beruht auf dem Signal der Wasserstoffprotonen, die zahlenmäßig am stärksten im Körper vorhandenen Protonen.

Während bei der CT-Bildgebung Dichtewerte in den Graustufen dargestellt werden, entsprechen die Graustufen bei der MR-Bildgebung Signalintensitäten aus den jeweiligen Geweben. Anders als in der CT können in der Magnetresonanztomographie die Untersuchungsebenen während einer Untersuchung frei definiert werden.

16.2.2 Untersuchung

Für eine MR-Untersuchung bestehen absolute und relative Kontraindikationen. Eine absolute Kontraindikation ist das Vorhandensein von Implantaten, welche nicht MR-kompatibel sind. Hierbei handelt es sich vor allem um Herzschrittmacher, Neurostimulatoren und implantierbare Medikamentenpumpen (Korutz et al., 2017). Andere Implantate, wie z. B. Koronarstents oder ein Fixateur interne, sind in der Regel MR-kompatibel. Da es jedoch auch eine zunehmende Anzahl von MR-kompatiblen Herzschrittmachern gibt, empfiehlt es sich, bei Patienten mit einem Implantat vor der MR-Untersuchung Rücksprache mit der Radiologie zu halten, um eine Patientengefährdung auszuschließen, unnötige Anmeldungen zu vermeiden oder weitere notwendige Vorbereitungen, wie z. B. kardiologisches Konsil bei Herzschrittmacher-Patienten, zu koordinieren. Eine relative Kontraindikation ist Platzangst.

MR-Untersuchungen können nativ und kontrastmittelverstärkt durchgeführt werden. In der MRT basieren die Kontrastmittel auf Gadolinium-Verbindungen. Gadoliniumhaltige Kontrastmittel werden überwiegend renal ausgeschieden. Um Nebenwirkungen zu vermeiden, sollten diese Kontrastmittel bei einer eingeschränkten Nierenfunktion mit einer GFR < 30 ml/min/1.73m^2 nicht mehr verwendet werden. In der aktuellen Literatur ist die Diskussion um intrakranielle Signalveränderungen nach der wiederholten intravenösen Administration von bestimmten gadoliniumhaltigen Kontrastmitteln aufgekommen. Aktuell gibt es keinen Hinweis für eine klinische Relevanz dieser Veränderungen und die entsprechenden Kontrastmittel wurden vom Markt genommen (Runge, 2017).

Diffusionsbildgebung

Die MRT ist das einzige bildgebende Verfahren, welches die Diffusion von Wasser *in vivo* durch die sog. Diffusionsbildgebung (DWI, Diffusion Weighted Imaging) darstellen kann. Hierbei lässt sich die Diffusion auch quantifizieren. Ursprünglich fand die DWI Anwendung in der Schlaganfalldiagnostik. Sie kann aber auch sehr gut für die Beurteilung und Differentialdiagnostik von Tumoren, Abszessen oder postoperativer Veränderungen verwendet werden (Abb. 16.5) (Laun et al., 2011).

Diffusionstensorbildgebung

Bei der Diffusionstensorbildgebung (DTI, Diffusion Tensor Imaging) handelt es sich um eine Weiterentwicklung der DWI, die es erlaubt, die Nervenfasern (sog. Fibertracking) darzustellen (Abb. 16.5) (Mori und Zhang, 2006).

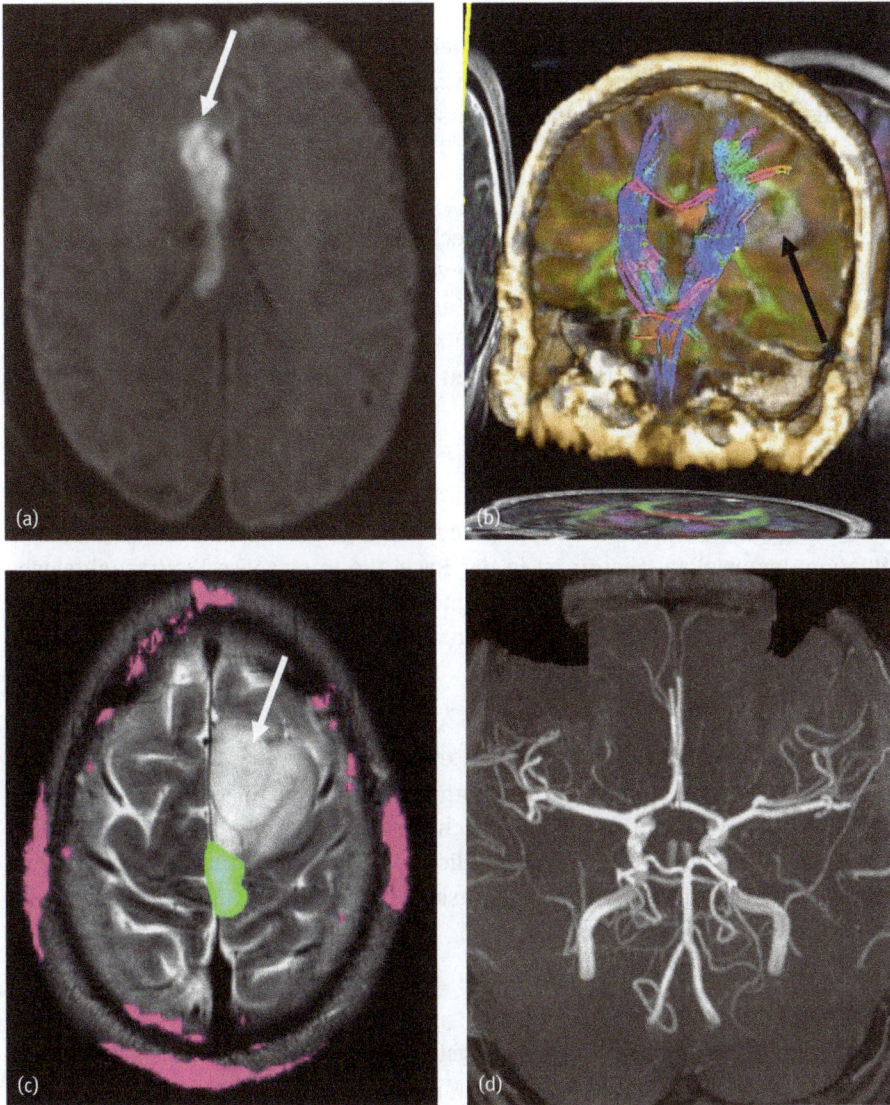

Abb. 16.5: MR-Untersuchungstechniken: (a) Diffusionsgewichtete Aufnahme einer 56-jährigen Patientin mit einem Anterior-Infarkt rechts (Pfeil), (b) DTI mit Fibertracking des Balkens (rot) und der Pyramidenbahn (blau) eines 72-jährigen Patienten mit Glioblastom (Pfeil), (c) Funktionelle MRT für das motorische Areal des rechten Fußes (grün) eines 27-jährigen Patienten mit ei-nem links fronta-len Tumors (Pfeil; Histologie: Astrozytom WHO° II), (d) TOF-Angiographie der intrakraniellen Gefäße einer 46-jährigen Patientin zum Ausschluss eines intrakraniellen Aneurysmas.

Funktionelle Bildgebung

In der MRT ist es möglich, mittels funktioneller MRT (fMRT) die Aktivierung bestimmter Hirnareale darzustellen. So lassen sich z. B. bestimmte motorische Areale oder die Lateralisation der Sprache präoperativ darstellen (Abb. 16.5) (Buchbinder, 2016).

Spektroskopie

Die MR-Spektroskopie erlaubt es, Stoffwechselprozesse im Gehirn darzustellen, indem bestimmte Metabolite nachgewiesen werden können. Typische Metabolite sind N-Acetyl-Aspartat (NAA) als neuronaler Marker, Cholin (Cho) als Marker für den Zellumsatz und Kreatinin (Crea) als Marker für den Stoffwechsel. Die MR-Spektroskopie kann genutzt werden, um Hirntumoren zu graduieren oder von entzündlichen Veränderungen zu differenzieren.

MR-Perfusion

Die MR-Perfusion (PWI, Perfusion Weighted Imaging) erlaubt es, die Durchblutungssituation darzustellen. Hierfür ist in der Regel die intravenöse Kontrastmittelgabe notwendig. Die PWI kann zur Tumordiagnostik oder zur Differentialdiagnostik von Tumorrezidiven gegenüber Therapiefolgen verwendet werden.

MR-Angiographie

In der MRT ist es möglich, Angiographien kontrastmittel-verstärkt (CE-MRA, Contrast Enhanced MR Angiography) oder kontrastmittelfrei als sog. time of flight (TOF)-MRA durchzuführen. Während die CE-MRA auch die Durchführung dynamischer Studien ermöglicht, weist die TOF-MRA eine deutlich höhere Ortsauflösung auf und hat sich insbesondere für die Nachsorge endovaskulär behandelter Aneurysmen etabliert (Abb. 16.5).

Suszeptibilitäts-gewichtete Bildgebung

Hierbei handelt es sich um Untersuchungstechniken, die besonders sensitiv für den Nachweis von Blutabbauprodukten bzw. Mikroblutungen sind, z. B. bei posttraumatischen Veränderungen oder innerhalb eines Tumors (Halefoglu und Yousem, 2018).

16.2.3 Nachverarbeitung

Aktuelle MR-Systeme akquirieren in der Regel dreidimensionale Datensätze. Diese können dann wie bei CT-Untersuchungen mittels MPR in jeder beliebigen Raumebene rekonstruiert werden. Für die Nachverarbeitung von MR-Angiographien bieten sich die MIP-Rekonstruktionen an. Die Nachverarbeitung von DTI-Datensätzen kann entweder mit einer speziellen Software in der Radiologie erfolgen oder durch ein modernes Neuronavigationssystem.

Befundung

Da in der MRT die Graustufen Signalintensitäten entsprechen, werden Strukturen, in Analogie zu der Bezeichnung in der CT (s.o.) als hyperintens, hypointens sowie isointens bezeichnet. Die Bildeindrücke werden in der MRT durch unterschiedliche Wichtungen bedingt. Die beiden Hauptkontraste sind T1- (T1w) und T2-(T2w) gewichtete Aufnahmen.

Orientierend lässt sich sagen, dass Flüssigkeiten in T1w Aufnahmen hypo- und in T2w Aufnahmen hyperintens erscheinen. Die graue Substanz erscheint in T1w hypointens im Vergleich zur weißen Substanz. In T2w ist dies genau umgekehrt, hier erscheint die graue Substanz hyperintens im Vergleich zum Marklager (Abb. 16.6). Das Vorgehen zur Beurteilung einer kranialen MRT ist analog zu der Beurteilung einer kranialen CT-Untersuchung. Da Pathologien in der Regel mit einem Ödem einhergehen, lassen sie sich besser in T2w Aufnahmen abgrenzen, da hier das Ödem zu einer Signalsteigerung führt. Demgegenüber lässt sich die Anatomie besonders gut in T1w Aufnahmen abgrenzen (Abb. 16.7).

Eine besondere Untersuchungstechnik sind sog. FLAIR (Fluid Attenuation Inversion Recovery)-Aufnahmen, bei der durch eine spezielle Anregung des Gewebes das

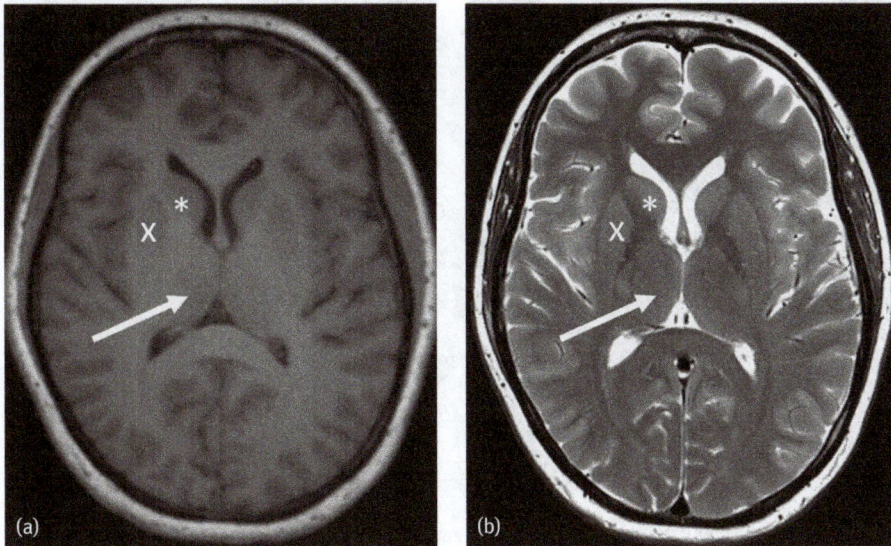

Abb. 16.6: MRT Normalbefund; Aufnahme einer 42-jährigen Patientin auf Höhe der Stammganglien: (a) Axiale T1w Aufnahme; der Liquor ist hypointens. Der Kortex erscheint ebenso wie Caput nu-clei caudati (*), Putamen (x) und Thalamus (Pfeil) hypointens zum Marklager (b) Axiale T2w Aufnahme. Hier erscheinen die Strukturen hyperintens zum Marklager.

Signal von freiem Wasser, z. B. im Liquor, unterdrückt wird und sich dadurch Pathologien besser abgrenzen lassen (Abb. 16.7).

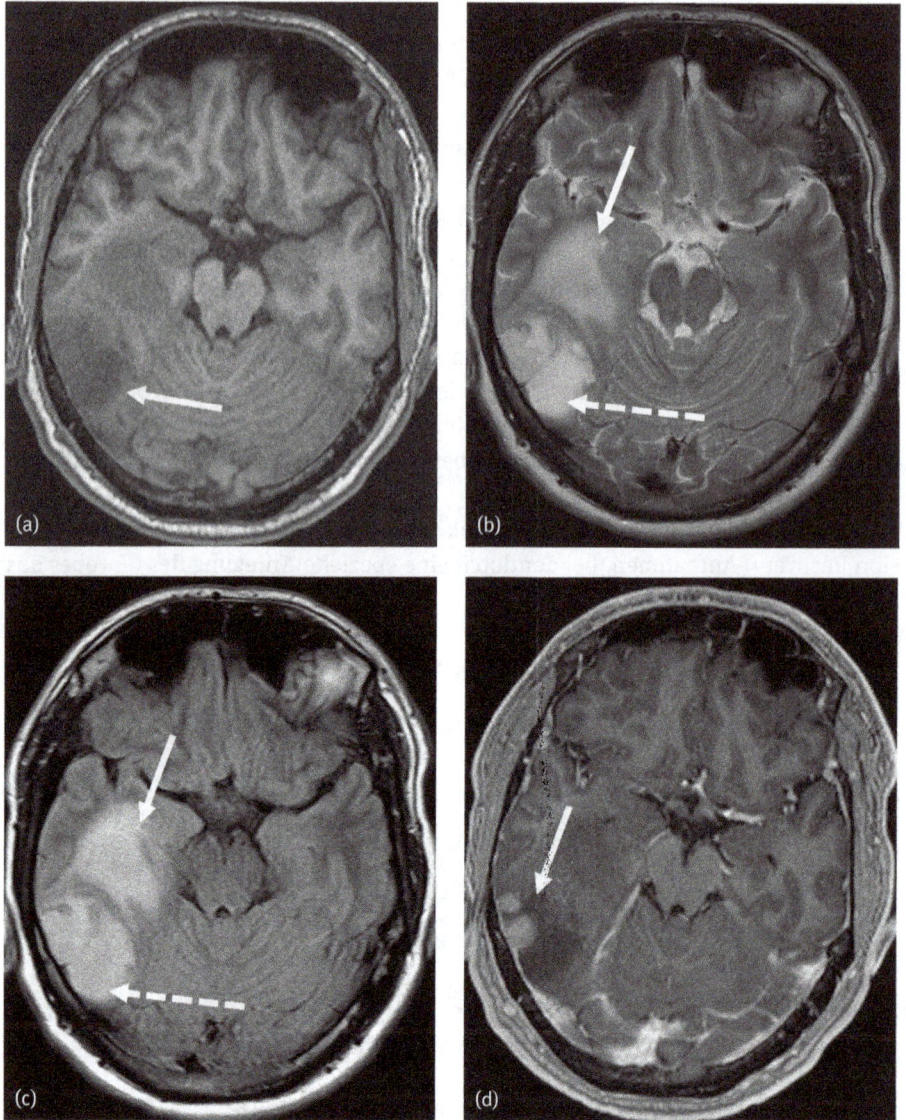

Abb. 16.7: 33-jähriger Patient mit einem rechts temporalen Tumor: (a) In den nativen T 1w Aufnahmen ist der Tumor (Pfeil) nur schwer abgrenzbar, (b) In den T 2w Aufnahmen imponiert der Tumor (gestrichelter Pfeil) hyperintens, ebenso das umgebende perifokale Ödem (Pfeil), (c) In den FLAIR-Aufnahmen sind Tumor (gestrichelter Pfeil) und Ödem (Pfeil) ebenfalls hyperintens, lassen sich aber besser gegen die Umgebung abgrenzen, (d) In den kontrastverstärkten T 1w Aufnahmen Nachweis von zwei (Pfeil) Kontrastmittel-aufnehmenden Tumorknoten.

Kontrastmittel in der MRT führen zu einer Signalsteigerung in T 1w. Das bedeutet, dass kontrastmittelaufnehmende Strukturen in T 1w hyperintens nach Kontrastmittelgabe erscheinen (Abb. 16.7).

Die Bildgebung intrakranieller Blutungen ist deutlich komplexer als in der CT, da das Signal von Blut nicht nur von der verwendeten Sequenz (T 1w oder T 2w), sondern auch von dem Alter der Blutung abhängig ist. Demgegenüber lassen sich Subarachnoidalblutungen in der MRT in den FLAIR-Aufnahmen besonders gut abgrenzen, da hier der Liquor dann hyperintens erscheint (Fiebach, Steiner und Neumann-Haefelin, 2009).

16.2.4 Indikationen – Anmeldung von Untersuchungen

Hauptindikation für die Durchführung einer kranialen MRT ist der Ausschluss bzw. Nachweis eines intrakraniellen Tumors und dessen Differentialdiagnostik. Dabei weist die MRT gegenüber der CT eine höhere Sensitivität und Spezifität auf, wobei zu beachten ist, dass in manchen Fällen beide Untersuchungstechniken komplementär sind. Eine weitere Domäne der MR-Bildgebung ist die Beurteilung entzündlicher Prozesse. Die häufigste Indikation zur MR-Bildgebung der Wirbelsäule ist der Bandscheibenvorfall. Weitere wichtige Indikationen sind entzündliche Prozesse sowie alle Erkrankungen des Myelons, da dieses sich in allen anderen Untersuchungstechniken nicht beurteilen lässt.

Für die korrekte Durchführung einer MR-Untersuchung sind sowohl relevante klinische Angaben sowie eine gezielte Fragestellung notwendig. Dies ist noch wichtiger als bei der CT-Untersuchung, da bei der MR-Untersuchung nicht nur die jeweils korrekte Untersuchungsebene eingelegt, sondern auch die richtige Sequenz gewählt werden müssen.

Für die Diagnostik entzündlicher und tumoröser Veränderungen ist die intravenöse Gabe eines Kontrastmittels obligat. Hierfür sollte in der Anmeldung ein aktueller GFR-Wert notiert werden.

16.2.5 Verhalten im MRT

Das MRT steht in einer Hochfeld-Kabine, die den Magneten gegen elektromagnetische Felder von außen abschirmt. Da es sich um einen supraleitenden, heliumgekühlten Magneten handelt, ist der Magnet des MRT immer in Betrieb. Das bedeutet, dass man die Hochfeld-Kabine nicht ohne Rücksprache mit den MTRA betreten sollte. Beim Betreten der Hochfeld-Kabine ist darauf zu achten, dass alle metallischen Gegenstände abgelegt sind, da diese ansonsten von dem Magneten angezogen werden und den Patienten verletzen oder das MRT beschädigen können. Ebenso müssen Uhren und Mobiltelefone abgelegt werden, da diese durch das Magnetfeld zerstört werden.

16.3 Zerebrale und spinale Angiographie – Untersuchung und Befundung

Bei der Angiographie handelt es sich nicht nur um ein diagnostisches Verfahren, sondern es besteht auch die Möglichkeit der endovaskulären interventionellen Therapie. Eine Angiographie wird heute üblicherweise als digitale Subtraktionsangiographie (DSA) durchgeführt.

16.3.1 Prinzip

Bei der DSA handelt es sich um ein invasives Untersuchungsverfahren, bei dem das Kontrastmittel über einen Katheter direkt intraarteriell gespritzt wird. Da es sich um eine röntgenbasierte Technik handelt, werden für die DSA jodhaltige Kontrastmittel verwendet. Bei der DSA wird zunächst ein Leerbild aufgenommen, die sog. Maske, welche dann durch den Computer von allen weiteren Bildern subtrahiert wird, so dass man nur die mit Kontrastmittel gefüllten Gefäße sieht (Abb. 16.8).

16.3.2 Untersuchung

Bei der DSA wird in der sog. Seldinger-Technik eine Schleuse in eine Arterie eingelegt. Üblicherweise wird hierfür ein transfemoraler Zugang über die Arteria femoralis communis oder in seltenen Fällen ein transbrachialer Zugang über die Arteria brachialis gewählt. Über diese Schleuse kann dann ein Katheter eingebracht werden, welcher mit Hilfe eines Führungsdrahtes unter Durchleuchtungskontrolle bis in das Zielgefäß navigiert wird. Dabei richtet sich die Wahl des Katheters und Drahtes nach dem zu untersuchenden Gefäß. Für die Sondierung sehr dünner zerebraler oder spinaler Gefäße stehen sog. Mikrokatheter und -drähte zur Verfügung. Nach Abschluss der Untersuchung wird die Schleuse entfernt und der Zugang entweder mit Hilfe eines Druckverbandes oder Nahtsystems verschlossen. Je nach Punktionsort, Art des Verschlusses und Gewohnheiten im Krankenhaus schließt sich an die Untersuchung eine unterschiedliche lange Bettruhe an.

16.3.3 Befundung

In der Neuroradiologie erfolgen die Untersuchungen üblicherweise an einer sogenannten biplanaren Angiographie, bei der während einer Kontrastmittelgabe gleichzeitig Aufnahmen im anterior-posterioren Strahlengang und im lateralen Strahlengang (Abb. 16.8) aufgenommen werden. Zur Befundung dienen bei der DSA die subtrahierten Aufnahmen. Dabei müssen in einem Einzelbild die Gefäße verfolgt und

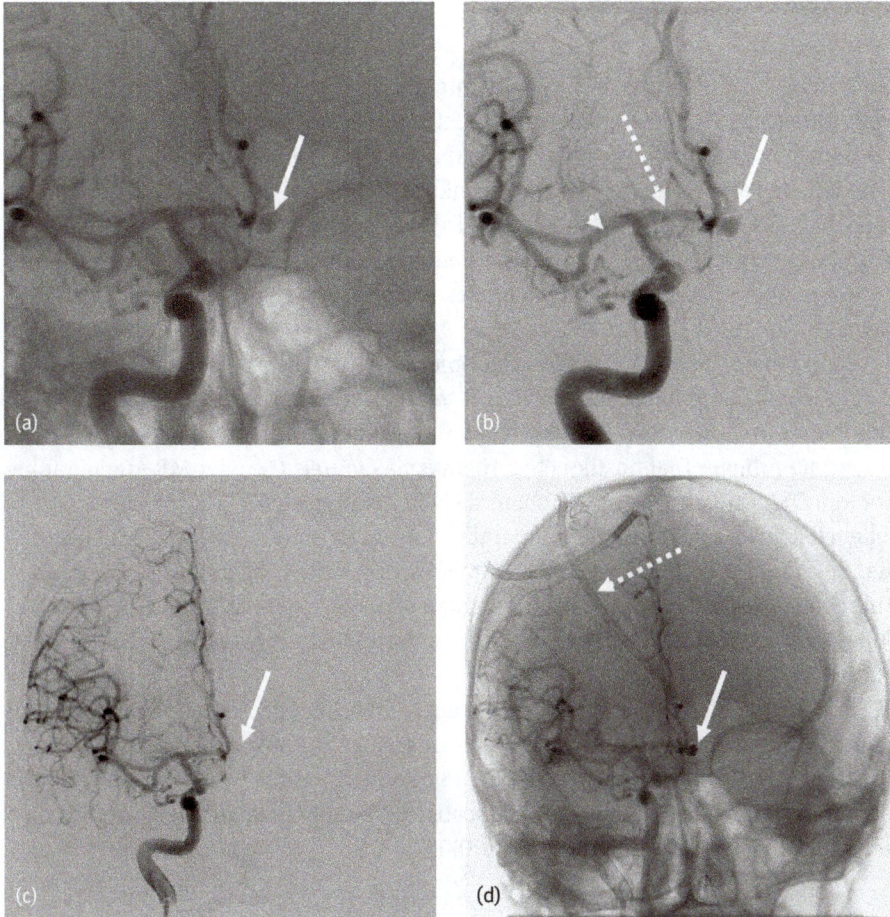

Abb. 16.8: Digitale Subtraktionsangiographie und Coil-Embolisation: (a) Unsubtrahiertes DSA-Bild eines 47-jährigen Patienten mit rupturiertem Aneurysmas der Arteria communicans anterior (Pfeil), (b) Die Anatomie lässt sich in den subtrahierten Bildern deutlich besser abgrenzen; Pfeil = Aneurysma; gestrichelter Pfeil = Arteria cerebri anterior; Pfeilspitze = Arteria cerebri media, (c) Subtrahiertes Angiographie-Bild der postinterventionellen Kontrolle. Das Aneurysma (Pfeil) ist nicht mehr nachweisbar, (d) In den unsubtrahierten Bildern ist das Coil-Paket im Aneurysma (Pfeil) gut abgrenzbar. Gestrichelter Pfeil = einliegende externe Ventrikel-drainage bei begleitendem Hydrozephalus.

auf pathologische Kaliberschwankungen oder ein Aneurysma (Abb. 16.8) hin beurteilt werden. Dieses imponiert als kontrastmittelgefüllte Gefäßaussackung. Die ganze Aufnahmeserie wird betrachtet, um eine Aussage über die Hämodynamik, z. B. bei intrakraniellen Fisteln, zu erhalten.

16.3.4 Indikationen – Anmeldung von Untersuchungen

Auch bei der Angiographie sind relevante aktuelle klinische Angaben sowie eine exakte Fragestellung für die korrekte Durchführung der Untersuchung notwendig. Da bei der Angiographie jodhaltige Kontrastmittel intraarteriell injiziert werden, müssen aktuelle Laborwerte für die Nierenfunktion (GFR) und die Schilddrüsenfunktion (TSH, fT 3, fT 4) vorliegen. Da es sich um ein invasives Verfahren handelt, sollten auch aktuelle Gerinnungswerte vorliegen. Thrombozytenfunktionshemmer müssen in der Regel vor einer Angiographie nicht abgesetzt werden, der Quick-Wert sollte über 50 % liegen.

Indikationen für eine Angiographie sind der Nachweis bzw. Ausschluss einer intrakraniellen Gefäßmißbildung, wie z. B. eine arterio-venöse Malformation (AVM), eine durale AV-Fistel (dAVF), oder eines intrakraniellen Aneurysmas. In der Regel erfolgt die primäre Diagnostik eines Aneurysmas mittels CT- oder MR-Angiographie und die DSA erfolgt dann im Rahmen der interventionellen Therapie (s. u.). Nur in seltenen komplexen Fällen ist präoperativ eine diagnostische Angiographie notwendig. Eine weitere Indikation für die Durchführung einer DSA ist der Nachweis bzw. Ausschluss von hämodynamisch relevanten Vasospasmen bei Patienten mit einer Subarachnoidalblutung. Auch hier besteht neben der Diagnostik die Möglichkeit der Intervention.

Patienten müssen vor einer Angiographie über mögliche Komplikationen aufgeklärt werden, auch wenn das Risiko hierfür gering ist (Kaufmann et al., 2007). Hierzu zählen neben einem Hämatom an der Punktionsstelle das Risiko einer Dissektion oder eines Schlaganfalls. Für eine diagnostische Angiographie müssen die Patienten nicht nüchtern sein (Kaufmann et al., 2007).

16.3.5 Verhalten in der Angiographie

Da für eine Angiographie mit Röntgenstrahlen durchleuchtet wird, darf der Angiographie-Raum während einer Untersuchung nur mit Bleischutz betreten werden. Man sollte beachten, dass ein Angiographie-Raum vergleichbar mit einem OP ist, so dass auch Mundschutz und OP-Haube getragen werden müssen.

16.4 Prinzipien neurointerventioneller Verfahren

Mit immer verbesserten Materialien haben sich heute neurointerventionelle Verfahren im klinischen Alltag etabliert. Dabei kann zwischen rekanalisierenden und verschließenden Verfahren unterschieden werden. Im Gegensatz zur diagnostischen Angiographie erfolgen alle intrakraniellen Interventionen in Vollnarkose.

Bei rekanalisierenden Verfahren wird ein eingeengtes oder verschlossenes Gefäß wiedereröffnet. Dies kann mittels einer sog. Angioplastie mit einem Ballon geschehen (z. B. bei der Therapie von Vasospasmen) oder durch einen Stent (z. B. bei einer Carotis-Stenose oder einer Stenose der intrakraniellen Gefäße). Dabei ist zu beachten, dass ein Stent dauerhaft im Patienten verbleibt und eine permanente Therapie mit Thrombozytenfunktionshemmern notwendig ist, um thrombembolische Komplikationen zu vermeiden.

Bei verschließenden Verfahren kann zwischen verschiedenen Methoden unterschieden werden. Intrakraniell werden dabei am häufigsten sog. Flüssigembolisate (z. B. zur Behandlung von intrakraniellen AV-Fisteln oder -Malformationen) verwendet oder sog. Coils, welche insbesondere zur Aneurysmatherapie verwendet werden. Bei Coils handelt es sich um feine Platinspiralen, die über einen Mikrokatheter in ein Aneurysma eingebracht werden. Dort induzieren sie dann eine Thrombusbildung und dadurch im weiteren Verlauf einen Verschluss des Aneurysmas (Abb. 16.8). Die endovaskuläre Aneurysmatherapie ist mittlerweile für bestimmte Aneurysmalokalisationen ein etabliertes Therapieverfahren (Shivashankar et al., 2013).

Eine besondere Stentform stellen die sog. Flow diverter dar, ein neues Therapieverfahren zur Behandlung von Aneurysmen. Hierbei handelt es sich um Stents, die sehr engmaschig hergestellt sind und dadurch den Blutstrom am Aneurysma vorbeilenken können.

16.5 Intraoperative Röntgenuntersuchungen

Für die exakte Höhenlokalisation z. B. bei einer Bandscheiben-Operation oder für das Überprüfen der korrekten Lage von Implantaten ist es notwendig, intraoperativ Röntgenaufnahmen anzufertigen (Steinmetz et al., 2009). Diese werden in der Regel mit einem sog. C-Bogen angefertigt, einem mobilen Röntgengerät.

Strahlenschutz

Der Strahlenschutz im OP betrifft zum einen den Patienten und zum anderen das medizinische Personal. Dabei gilt das ALARA-Prinzip (As Low As Reasonably Achievable), also die Strahlenexposition so gering wie möglich halten und möglichst wenige Röntgenaufnahmen anfertigen. Der C-Bogen muss für die Aufnahmen so positioniert werden, dass das obere und untere Ende des zu untersuchenden Gebietes vollständig erfasst werden.

Um im OP Röntgen zu können, müssen alle Anwesenden im OP, außer dem Patienten, eine Bleischutzweste tragen. Sollte das nicht der Fall sein, dann müssen sie den Raum verlassen. Für das medizinische Personal gilt das sog. Abstands-Quadrat-Gesetz. Das bedeutet, dass sich bei doppeltem Abstand zur Röntgenröhre die Strahlenexposition um ein Viertel reduziert, weshalb man, wenn möglich, sich weit von der Röntgenröhre entfernen sollte.

Auch bei intraoperativen Röntgenaufnahmen ist es, wie bei allen Röntgenaufnahmen, wichtig, einzublenden. Hierdurch werden die Streustrahlen reduziert. Dadurch erhöht sich nicht nur die Bildqualität, sondern die Strahlenexposition der Patienten wird reduziert. Ebenso ist auch auf den Strahlenschutz des Untersuchers zu achten. Daher sollten z. B. die Hände des Untersuchers aus dem Strahlengang genommen werden. Weiterhin sollte der Detektor bzw. Bildverstärker (BV) möglichst dicht an dem Patienten bzw. der Röntgenröhre platziert werden, um geometrische Verzerrungen und eine Reduktion der Bildqualität durch Streustrahlen zu verhindern.

Die Strahlenexposition ist bei Durchleuchtungsbildern ebenfalls deutlich geringer als bei einem „richtigen" Röntgenbild. Daher sollten, wenn möglich, Durchleuchtungsbilder zur Dokumentation gespeichert werden. Dabei ist darauf zu achten, dass eine gepulste Durchleuchtung verwendet wird und die Pulsrate so niedrig wie möglich gehalten wird.

Teil III: IM OPERATIONSSAAL

17 Instrumentarium

Jürgen Piek

Neurochirurgische Instrumente sind so alt wie die Neurochirurgie selbst. Anfangs waren es lediglich zugeschlagene Flintsteine (übrigens blitzscharf und nach dem Abschlagen steril, wie archäologische Studien zeigten!), die unseren steinzeitlichen Vorfahren zur Verfügung standen. Mit den Jahrhunderten und der zunehmenden Komplexität der Eingriffe wurde das neurochirurgische Instrumentarium immer komplexer und für den Anfänger unübersichtlich, so dass es zweckmäßig erschien, ein kurzes Kapitel zur Instrumentenkunde diesem Buch beizufügen.

Die genaue Kenntnis neurochirurgischer Instrumente ist für das Gelingen eines neurochirurgischen Eingriffs, gerade in Notfallsituationen, unabdingbar. Grundlegendes findet sich in den nachfolgenden Abschnitten, die man mit dem Kapitel 19 „Verhalten im OP" gemeinsam lesen sollte.

17.1 Organisation des Instrumentariums

Neurochirurgische Instrumente lassen sich nach der Reihenfolge ihrer Verwendung zunächst grob in zwei Gruppen einteilen: Instrumente für den Zugang zum Operationsgebiet und den Verschluss desselben sowie Instrumente für den Haupteingriff. Diese befinden sich auf speziellen Instrumentencontainern (oft auch „Sieb" genannt), entweder getrennt oder gemeinsam (im Alltag werden die Begriffe „Instrumentencontainer" und „Instrumentensieb" oder „Sieb" oft synonym verwendet). Für jede Eingriffsart existieren also verschiedene Instrumentencontainer, auf denen die Instrumente auf Metallsieben o. Ä. nach einer einheitlichen Packliste und Packordnung standardisiert vor Beschädigungen geschützt gelagert sind. Durch die einheitliche Anordnung der Instrumente auf dem Sieb ist gewährleistet, dass jeder Operateur und jede OP-Pflegekraft im Notfall immer *das* auf dem Sieb findet, was benötigt wird. Zusammensetzung der Einzelsiebe und Packordnung werden von der Leitung der Klinik und des OPs bestimmt.

Diese Container werden nach Aufbereiten der Instrumente in der Sterilisationsabteilung („Steri") zum OP verbracht und dort gelagert. Die Anzahl der Siebe für die jeweiligen Eingriffe richtet sich nach der Eingriffshäufigkeit und der Zeit, die für Aufbereitung und Sterilisation benötigt wird und einer Reserve für Notfälle. Jedes Sieb wird mit einer Plombe versehen, die es eindeutig als sterilisiert kennzeichnet und die vor Verwendung des Siebes entfernt werden muss.

> OP-Container, die nicht eindeutig als steril verplombt sind, dürfen für einen Eingriff nicht mehr verwendet werden und sind vor der nächsten Benutzung erneut zu sterilisieren!

https://doi.org/10.1515/9783110611304-017

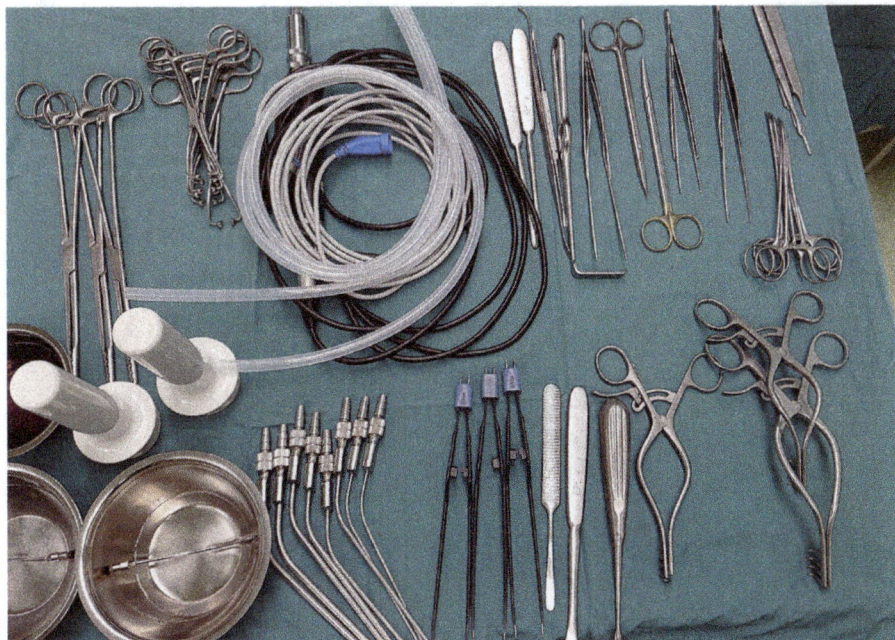

Abb. 17.1: Ausschnitt aus neurochirurgischem Instrumententisch mit verschiedenen Instrumenten zur Trepanation (Zugang und Verschluss).

Vor Beginn des Eingriffs werden die Siebe vom unsterilen OP-Springer angereicht und von der sterilen instrumentierenden Pflegekraft auf steril bezogenen Instrumententischen sinnvoll angeordnet (Abb. 17.1). Auch diese Anordnung der Instrumente erfolgt einheitlich, um z. B. bei Notfällen oder Wechsel der Pflegekraft Instrumente verwechselungssicher vorzufinden und anreichen zu können. Nach Gebrauch werden die Instrumente von der Pflegekraft auf ihre Funktionsfähigkeit und Vollzähligkeit kontrolliert und zurück zur Sterilisation gegeben.

Für einfachere Eingriffe benötigt man lediglich ein Sieb, auf dem sich die Instrumente für Zugang, Verschluss und Haupteingriff befinden. Für komplexere Eingriffe werden oft mehrere Siebe und Instrumententische benötigt (Beispiel: spezielle Implantatsiebe für komplexe Eingriffe an der Wirbelsäule mit Stabilisierung). Auf den Gebrauch der Instrumente und das Verhalten am OP-Tisch wird in Kap. 19 eingegangen.

17.2 Instrumentengruppen und -bezeichnungen

In den Instrumentencontainern für Zugang und Verschluss (z. B. Schädelsieb, Bohrlochsieb, Nervensieb, Rückensieb) finden wir zumeist klassische chirurgische Instrumente, wie sie auch in anderen Fächern verwendet werden (z. B. Scheren, Pinzetten,

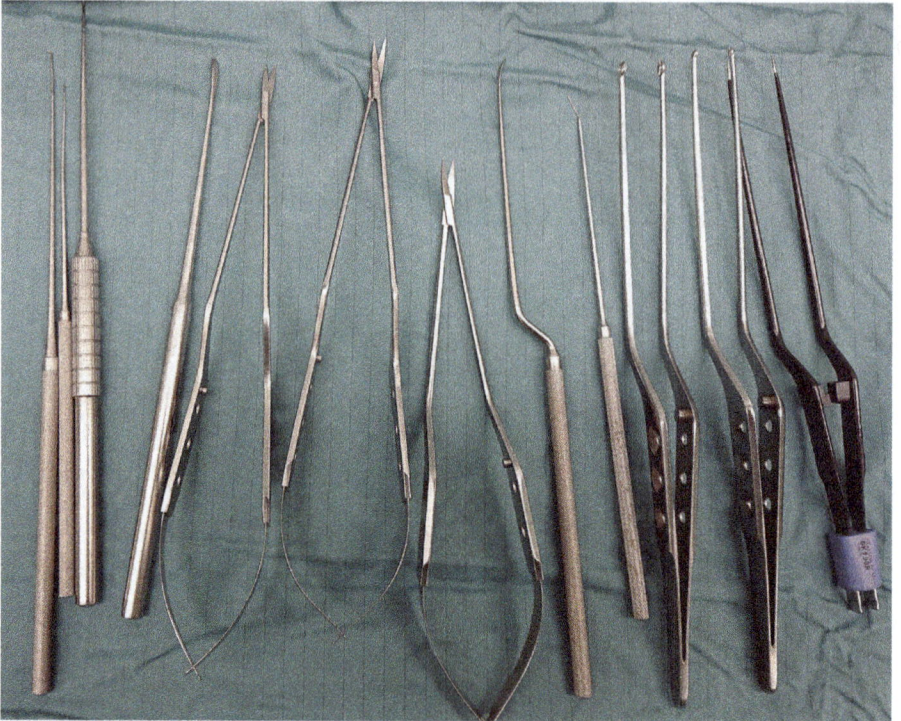

Abb. 17.2: Ausschnitt aus neurochirurgischem Instrumententisch mit verschiedenen Mikroinstrumenten.

Sperrer, Wundhaken, Nadelhalter). Diese sind durch einige neurochirurgische Spezialinstrumente (z. B. Skalpklemmen) ergänzt.

Für die mikrochirurgische Phase spinaler und kranieller Eingriffe wie auch für Eingriffe an peripheren Nerven gibt es spezielle Mikroinstrumente (Abb. 17.2). Diese sind praktisch Miniaturausgaben „großer" chirurgischer Instrumente und am Handstück oft abgewinkelt, um einen ungestörten Blick des Operateurs unter dem Mikroskop zu ermöglichen. Oft haben sie eine matte Oberfläche zur Vermeidung von Lichtreflektionen unter dem Mikroskop. Diese Mikroinstrumente sind Präzisionswerkzeuge, besonders empfindlich in der Handhabung, in der Herstellung aufwändig und in der Anschaffung sehr teuer. Ein entsprechend schonender Umgang mit ihnen ist daher Selbstverständlichkeit.

(Neuro-)Chirurgische Instrumente sind mit großer Sorgfalt und schonend zu behandeln, da sie sehr empfindlich sind und ihre Reparatur/Neuanschaffung extrem teuer ist!

Jedes auf dem Sieb befindliche Instrument sollte Assistent und Operateur bekannt sein und eindeutig benannt werden können! Aus diesem Grunde sollte man sich das neurochirurgische Instrumentarium frühzeitig von erfahrenen Operateuren oder Instrumentier-Pflegekräften „in einer ruhigen Stunde" gründlich erklären lassen und sich die Namen einprägen. An einigen Kliniken werden hierzu entsprechende Kurse für Anfänger angeboten.

Die Nomenklatur wird für Anfänger dadurch erschwert, dass – einer (der Verfasser meint: guten) Tradition folgend – zahlreiche Instrumente nach ihren Erfindern bzw. Erstanwendern benannt sind (z. B. Langenbeck-Haken, Kocher-Klemme, Dandy-Klemme, Cushing-Nadel).

17.3 Nadeln und Nahtmaterial

Auch (neuro-)chirurgisches Nahtmaterial ist eine „Wissenschaft für sich" und bereitet dem Anfänger oft Probleme. Der Art des Nahtmaterials nach unterscheidet man zunächst organische (Catgut, Seide, Zwirn) von nicht-organischen oder synthetischen Fäden. Verwendet werden in der Neurochirurgie fast ausschließlich synthetische Fäden, die resorbierbar oder nicht-resorbierbar sind. Diese Fäden sind entweder monofil (bestehen also aus einem einzigen Fadenstrang) oder geflochten (mit und ohne Beschichtung). Die Stärke der Fäden wird im Europäischen Arzneibuch metrisch in Schritten von 1/10 mm angegeben. Ein Faden der Stärke 1,5 ist also 0,15 mm dick. Daneben findet sich noch die amerikanische Einteilung USP mit Stärken von 11-0 bis 5, jedoch ohne direkten Zusammenhang zwischen Einheit und Fadendurchmesser. Die Webseiten der verschiedenen Hersteller von medizinischem Nahtmaterial geben hier genauere Auskunft, ebenso das OP-Personal der eigenen Klinik, über die gebräuchlichen Nahtmaterialien.

Chirurgische Nadeln gibt es in verschiedenen Längen, Größen und Krümmungen mit verschieden ausgeformten Spitzen. Eine genaue Darstellung würde den Rahmen des Buches sprengen. Auch hier wird auf die Webseiten der verschiedenen Hersteller und das OP-Personal der eigenen Klinik verwiesen. Eine für den Anfänger wichtige Unterscheidung ist, dass sämtliche Fäden entweder in das Ende der Nadel eingearbeitet erhältlich sind (atraumatisches Nahtmaterial = Nadel mit Faden armiert) oder als Einzelfaden von der Instrumentierkraft in Nadeln mit Öhr eingespannt werden, die sich in einer sogenannten „Nadeldose" auf dem Sieb befinden.

18 Operationsmikroskop

Jürgen Piek

Der überwiegende Teil neurochirurgischer Eingriffe wird unter Zuhilfenahme eines Operationsmikroskops (häufigste Hersteller in Deutschland: Zeiss, Leica, Möller-Wedel) durchgeführt (Abb. 18.1). Dieses ermöglicht dem Operateur, den mikrochirurgischen Teil eines Eingriffs unter optimaler Belichtung und Vergrößerung durchzuführen. Hierzu verfügt es über viele Ein- und Verstellmöglichkeiten, um es an die Bedürfnisse des Operateurs und die spezielle Operationssituation anzugleichen. Im Prinzip handelt es sich um Auflichtmikroskope, welche entweder fahrbar an einem Stativ oder deckengebunden über dem Operationsfeld angebracht sind. Die Ausleuchtung des OP-Feldes erfolgt durch Xenonlampen, welche nach einer festgelegten Stundenzahl zu wechseln sind. Die Mikroskope verfügen über bis zu drei Okulare zum

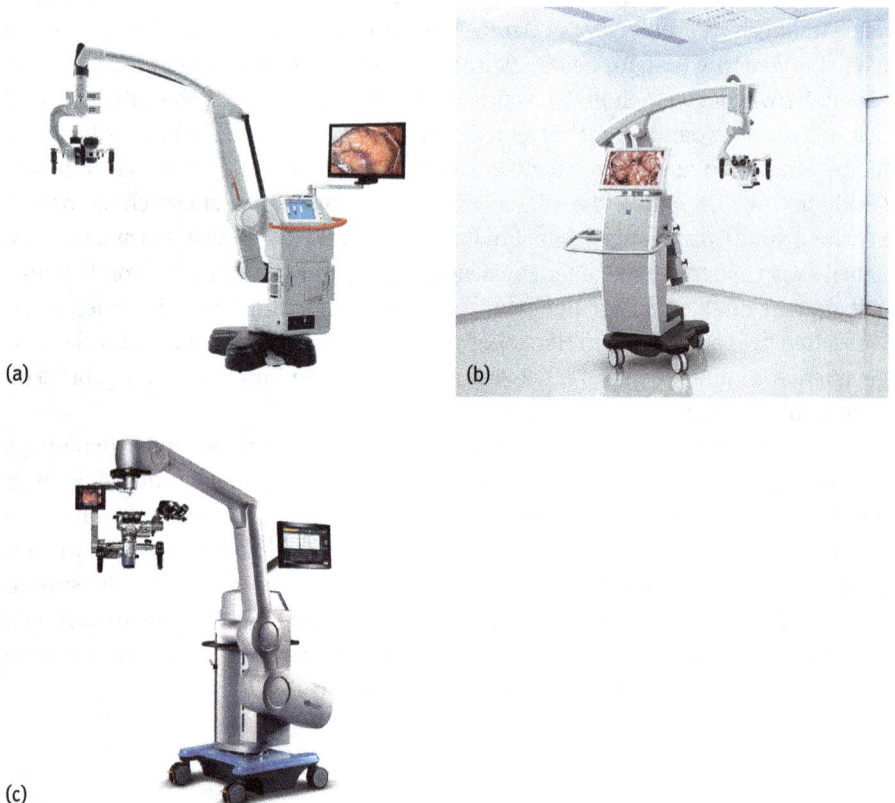

(a)

(b)

(c)

Abb. 18.1: Beispiele häufiger Operationsmikroskope in der Neurochirurgie (a) Leica M720 OH5 (Quelle: LEICA Microsystems) (b) OPMI Pentero 900 (Quelle: ZEISS) (c) Haag-Streit HS 5-1000 (Quelle: Haag-Streit-Surgical GmbH).

https://doi.org/10.1515/9783110611304-018

Einblick für Operateur und Assistent. An ihnen kann man u. a. den Augenabstand der Betrachter und die Dioptrienzahl einstellen. Der Mikroskopkörper ist unsteril und wird vor dem mikrochirurgischen Teil des Eingriffs von der OP-Schwester/dem OP-Pfleger mit einer sterilen Hülle (Drape) bezogen. Zuvor muss das Mikroskop jedoch für den jeweiligen Eingriff eingerichtet werden:

Vor dem Eingriff sollten die Okulare in die jeweilige Position (spinale Eingriffe: zumeist gegenüber, kranielle Eingriffe zumeist rechts oder links vom Operateur) gebracht und das Mikroskop ausbalanciert werden. Zusätzlich verfügen die meisten Mikroskope über sogenannte „Pre-Sets", das heißt vordefinierte und gespeicherte Einstellungen des Mikroskops und Belegung der Handgriffe für die jeweiligen Operateure. Ausbalancieren und Auswahl der Pre-Sets vor der OP werden oft durch Assistenten vorgenommen. Die Grundfunktionen des Mikroskops sollten deshalb beherrscht werden.

Der Operateur kann dann das „schwerelos" schwebende Mikroskop während der Operation führen und verstellen. Während des Eingriffs kann er über Schalter an Handgriffen oder einen Fußschalter das OP-Bild für seine Bedürfnisse einstellen.

Achtung: oft muss die Position des Mikroskops während der OP verändert werden. Nette Operateure kündigen dies vor dem Verstellen der Mikroskop-Position an. Dies ist aber gerade in kniffligen Operationssituationen nicht immer der Fall. Deshalb sollte man immer auf eine plötzliche Änderung der Mikroskop-Position gefasst sein, um Augenverletzungen zu vermeiden!

Zu jedem Operationsmikroskop gibt es Handbücher, in denen die Funktionen der Geräte beschrieben sind (einfach mal den Gerätebeauftragten der Klinik danach fragen, ggf. auch Download von den Seiten der Hersteller, wenn nicht optimalerweise eine Einführung in die Bedienung erfolgt ist!).

Das Assistieren eines Eingriffs am Mikroskop ist für den Anfänger oft schwierig, da man nur indirekt und in hoher Vergrößerung sieht, was man tut. Eine gute Idee ist es deshalb auch, sich in die Bedienung einzuarbeiten, indem man außerhalb des OP-Betriebs am unsterilen Mikroskop übt.

Moderne OP-Mikroskope sind hochkomplexe (und sehr teure!) elektro-optische Geräte, welche schonend zu behandeln sind (Vorsicht beim Standortwechsel und Ausbalancieren!!!).

Zusätzlich zu den zuvor beschriebenen Grundeinstellungen des Mikroskops verfügen moderne Operationsmikroskope über weitere Ausstattungsmerkmale, die das Operieren bei bestimmten Eingriffen erleichtern:

Mit Hilfe fluoreszierender Substanzen können Tumoren und Gefäße während der Operation besser sichtbar gemacht werden. Die zugehörige Lichtfarbe kann der Operateur bei Bedarf in das Okular einblenden.

- **5-ALA,** oder 5-Aminolävulinsäure ist eine Vorstufe des Häms, reichert sich in den Zellen maligner Hirntumoren an und wird dort zu dem rot fluoreszierenden Protoporphyrin IX umgesetzt. Wird es vom Patienten vor der Operation getrunken, kann man so unter blauem Licht, das während der Operation im OP-Mikroskop zugeschaltet wird, diese fluoreszierenden Zellen besser sichtbar machen und so höhere komplette Resektionsraten bei malignen Hirntumoren erreichen. 5-ALA findet auch in der photodynamischen Behandlung von aktinischen Keratosen Verwendung.

> Patienten, denen für eine Hirntumoroperation 5-ALA verabreicht wurde, dürfen für 24 Stunden keiner starken Lichtquelle (helles Sonnenlicht, OP-Beleuchtung) ausgesetzt werden, da es sonst zu Hautschäden kommen kann.

- **ICG** oder Indocyaningrün ist eine Substanz, die in der Medizin vielfach zur Perfusionsmessung verschiedener Organe verwendet wird, da es unter Infrarotlicht fluoresziert. Es wird injiziert und in der Neurochirurgie zur Sichtbarmachung von Gefäßen im Rahmen der Aneurysmachirurgie verwendet.

Je nach Ausstattung lassen sich auch radiologische Bilder oder solche der Navigation in das Okular des Operateurs einblenden. Außerdem ist es bei fast allen Mikroskopen möglich, eine digitale Dokumentation intraoperativer Fotos oder Videos vorzunehmen.

19 Verhalten im OP

Jürgen Piek

Gerade als Anfänger wird man sich im neurochirurgischen Operationssaal verloren vorkommen. Der Eingriff selbst ist wenn, dann allenfalls theoretisch bekannt. Für die verwendeten Instrumente gilt das Gleiche. Selbst die am Eingriff Beteiligten aus Anästhesie, Pflege und vielleicht sogar aus der eigenen Klinik kennt man nicht oder kaum. Alles gleicht einem riesigen Durcheinander und scheint doch einem geregelten Ablauf zu folgen, nur welchem?

Die nachfolgenden Seiten sollen in dieses initiale Chaos vielleicht etwas Struktur bringen und beim Eingewöhnen helfen.

Zuvor jedoch einige Selbstverständlichkeiten, die das Zusammenleben im OP erleichtern:

Ist man am nächsten Morgen zu einem Eingriff eingeteilt, sollte man ausgeruht und konzentriert in den OP gehen! Also: keine Feiern bis in die Morgenstunden und ein gutes Frühstück, damit man bei einem längeren Eingriff nicht plötzlich von der Hypoglykämie übermannt wird! Alkohol am Vortage ist ohnehin tabu. Apropos Tabu: in einem OP sind viele Menschen auf engstem Raum über lange Zeit zusammen körperlich tätig. Es erleichtert dieses Zusammenleben erheblich, wenn man frisch geduscht und ohne die oralen Hinterlassenschaften einer mediterranen Mahlzeit an den OP-Tisch tritt. Neigt man zu starkem Schwitzen, sollte man ein geruchsneutrales Deo benutzen.

19.1 Ablauf eines Eingriffs

Jeder (neuro-)chirurgische Eingriff gliedert sich in verschiedene Phasen, nämlich der
- der Vorbereitungsphase,
- der eigentlichen Operation mit
  - der Eröffnungs- oder Zugangsphase (meist makrochirurgisch, d. h. ohne OP-Mikroskop) durchgeführt,
  - dem Hauptteil des Eingriffs (in der Neurochirurgie oft der mikrochirurgische Teil),
  - der Phase des Wundverschlusses (wieder makrochirurgisch),
- der Nachbereitungsphase.

Vor dem eigentlichen Eingriff wird der zu operierende Patient seitens der Anästhesie in Narkose versetzt. Je nach Eingriffsschwere ist dies unterschiedlich aufwendig. Periphere Venenzugänge werden gelegt, die Narkose eingeleitet, ein Beatmungstubus gelegt, bei längeren Eingriffen auch eine arterielle Kanüle, Magensonde und ein Blasenkatheter. Die verschiedenen Monitoringsysteme werden am Patienten befestigt. Meist geschieht die anästhesiologische Versorgung außerhalb des eigentlichen OPs, und

https://doi.org/10.1515/9783110611304-019

der so vorbereitete Patient wird dann „verkabelt" in den Saal gefahren. Parallel hierzu wird im OP-Saal durch Instrumentierschwester/-pfleger und „Springer" das benötigte Instrumentarium ausgepackt und auf sterilen Instrumententischen angeordnet.

19.2 Verhalten während des Eingriffs

Nun beginnt die *Vorbereitungsphase*. Bereits einige Minuten vor, allerspätestens aber zu dieser sollten die Operateure im Saal anwesend sein. Sie helfen beim Umlagern des Patienten auf den Tisch. Hierbei ist darauf zu achten, dass man nicht die mühevoll gelegten Zugänge wieder beim Umlagern entfernt, aber auch, dass man beim Herumlaufen im OP nicht versehentlich mit den bereits sterilen Instrumententischen in Berührung kommt (Faustregel: 1 m Abstand!). Die Art der Lagerung ist normalerweise auf der OP-Meldung (Rückenlage, Bauchlage, Seitenlage, sitzende Position oder ähnlich) angegeben. Bei der Lagerung handelt es sich um einen sehr komplexen Prozess, der korrekt ausgeführt den Eingriff sehr erleichtert, bei schlechter Lagerung aber auch deutlich erschweren bis unmöglich machen kann. Deshalb sollte sie nur von Erfahrenen (natürlich unter Assistenz des Anfängers) durchgeführt werden. Mit zunehmender Erfahrung wird man dann später selbst zunächst einfache und auch komplexe Lagerungen vornehmen. Auf Einzelheiten der verschiedenen Lagerungen wird in Kap. 20 und Kap. 21 eingegangen. Das OP-Mikroskop wird vorbereitet (Kap. 18), der Patient ggf. rasiert und für die Lagerung in die Schädelklemme eingespannt, danach – falls erforderlich – erfolgt die Referenzierung in der Neuronavigation. Bei manchen spinalen Eingriffen mit intraoperativer Durchleuchtung wird auch jetzt ein Durchleuchtungsbogen (C-Bogen) so am Patienten platziert, dass er später steril mit abgedeckt und während der OP verwendet werden kann. Analoges gilt für andere Hilfsgeräte wie z. B. intraoperatives Monitoring oder Endoskopie. Anschließend waschen sich die Operateure außerhalb des OP-Saals, betreten diesen wieder und werden von der OP-Schwester/dem OP-Pfleger steril eingekleidet. Bis zum sterilen Abdecken des Patienten sollte man jetzt mit vor dem Bauch gefalteten Händen etwas entfernt vom OP-Tisch verharren, bis man aufgefordert wird, an den Tisch zu treten oder mitzuhelfen!

Das OP-Feld wird mit Desinfektionslösung (auf Klemme mit Tupfer oder Kompresse) abgewaschen, was je nach Klinik das Pflegepersonal, der Assistent oder der Operateur selbst vornimmt. Hierbei ist darauf zu achten, dass man immer kreisförmig von innen nach außen wäscht, um keine Keime von außen auf das Innere des OP-Feldes zu übertragen. Ferner ist darauf zu achten, dass das Desinfektionsmittel nicht in Hautfalten des Patienten läuft (Gefahr von Hautläsionen!) oder bei manchen kraniellen Eingriffen „im Ohr steht". Ist der Patient steril abgewaschen und das Desinfektionsmittel abgetrocknet, wird das OP-Feld mit sterilen Tüchern umklebt, so dass es als einziges frei bleibt. Bis zu diesem Umkleben muss man peinlichst darauf achten, keine unsterilen Teile des Patienten oder des OP-Tisches durch Hand oder Kleidung zu berühren. Dies erfordert einen kompletten Wechsel der sterilen Kleidung nach einem neuen Waschvorgang.

Bemerkt man, dass man mit seinen Handschuhen oder der sterilen OP-Kleidung unsterile Teile im OP berührt hat, ist dieses im Sinne der Infektionsvermeidung dem instrumentierenden Pflegepersonal sofort mitzuteilen.

Nun beginnt der *Hauptteil des Eingriffes* mit dem Anschluss z. B. von Saugern oder bipolarer Koagulation, wobei man bei entsprechender Erfahrung helfend eingreifen kann. Instrumentier-Pflegekraft und Operateur nehmen ihre Plätze ein, dem Assistenten wird sein Platz zugewiesen. Auf die einzelnen OP-Schritte soll an dieser Stelle nicht eingegangen werden, da sie von Eingriff zu Eingriff sehr variieren.

Einige *grundlegende Verhaltensmaßregeln* sollte man jedoch kennen und strikt befolgen:
- Verantwortlich für den Ablauf des Eingriffes ist der Operateur, verantwortlich für u. a. die Sterilität am Tisch, das Anreichen der Instrumente, die Zählkontrolle von Watten, Kompressen und Tupfern und die Vollständigkeit des Instrumentariums ist die Instrumentier-Pflegekraft. Deren Anordnungen ist unbedingt und sofort Folge zu leisten!
- Ein Operationssaal ist kein Debattierclub und das Operieren keine basisdemokratische Veranstaltung! Man kann (und sollte) sich mit den Beteiligten vor und nach dem Eingriff sachlich austauschen, während der Operation aber unterbleiben Diskussionen, und Gespräche sind auf das fachlich Notwendige zu begrenzen. Manche Operateure sehen dies etwas „lockerer", das muss man aber im Laufe der Zeit selbst herausfinden. Unbenommen davon sind natürlich notwendige Hinweise auf sachliche Fehler („falsche Seite", „falscher Patient") oder Fehlfunktionen („Schere stumpf"). Man tut also gut daran, sich anfangs etwa zurückzuhalten und nur bei unbedingter Notwendigkeit in den Gesprächsablauf einzugreifen (oder wie unsere chirurgischen Vorfahren zu sagen pflegten: „Haken halten, Schnauze halten"!).
- Benötigt man ein Instrument zum Assistieren, sagt man dies kurz an („chirurgische Pinzette bitte"). Jedes Instrument ist nach Gebrauch der Instrumentierkraft sofort zurückzureichen. Auf dem Patienten sollten keine Instrumentendepots angelegt werden. Fällt ein Instrument zu Boden, sollte man dies sofort ansagen und es vorsichtig mit dem Fuß zum Springer schieben, damit der es aufnimmt und entsorgt. Heruntergefallene Watten sind ebenfalls zu melden, damit man später bei der Zählkontrolle nicht unnötig suchen muss.
- Bemerkt man während der OP, dass ein Handschuh ein Loch aufweist, ist dies ebenfalls sofort anzusagen, damit er im Sinne der Sterilität rasch gewechselt werden kann.
- Beim Anreichen und der Entgegennahme von Instrumenten muss man unbedingt vermeiden, dass man das Sichtfeld des Operateurs kreuzt oder ihn gar berührt. Dies stört nicht nur den Operateur, sondern kann für den Patienten ebenfalls üble Folgen haben. Besonders kritisch ist hierfür die mikrochirurgische Phase, hier

kann ein versehentliches Berühren der Hand des Operateurs für den Patienten den Tod bedeuten! Ebenso ist peinlich darauf zu achten, dass man nicht versehentlich an den Tisch stößt – mit den gleichen Folgen!

- Instrumente sollten der Schwester grundsätzlich mit der stumpfen Seite zuerst und mit der Klinge zur handabgewandten Seite angereicht werden, um Verletzungen zu vermeiden, Analoges gilt für die Entgegennahme.
- Jedes Instrument sollte nur für *den* Zweck benutzt werden, für den es auch gedacht ist. „Missbraucht" man ein Instrument, kann man es ruinieren, was bei einem mikrochirurgischen Instrument oder einer guten Stanze schon einmal einen vierstelligen Eurobetrag an Verlust bedeuten kann.
- Tabuthema „menschliche Bedürfnisse": kann passieren, tut es aber deutlich seltener, als man anfangs befürchtet! Wenn es doch einmal sein muss: bitte nicht plötzlich in der kritischsten Phase der OP unvermittelt vom Tisch abtreten, sondern sich vorausschauend melden und dann abtreten, wenn es den Ablauf am wenigsten behindert!
- Es ist nicht ungewöhnlich und keine Schande oder ein Zeichen von Schwäche, wenn jemandem während eines Eingriffs übel wird, man gar befürchtet, zu kollabieren. Dies ist auch erfahrenen Operateuren schon widerfahren, und jeder hat hierfür Verständnis. In einem solchen Fall sollte man sich unbedingt sofort bei den geringsten Anzeichen melden und ggf. vom Tisch abtreten! Keinesfalls sollte man versuchen, dennoch „durchzuhalten"!!! (Der Fall einer ungeschützt kollabierenden Studentin mit den Folgen eines schweren Schädelhirntraumas im eigenen Hause sollte als Warnung dienen).
- Sollte man sich bereits vor dem Eingriff nicht wohl fühlen, sollte man dies ansagen und um Vertretung bitten!

Nach Zählkontrolle des Verbandsmaterials und der Überprüfung der Instrumente auf Vollständigkeit erfolgt der Wundverschluss, das Verbinden und der Anschluss der Drainagen.

Die *Nachbereitungsphase* läuft in umgekehrter Reihenfolge wie die Vorbereitungsphase. Der Patient wird nach Entfernen der Abdeckung ggf. aus der Schädelklemme genommen, Drainagen ggf. angeschlossen und der Patient umgelagert. Bei intrakraniellen Eingriffen sollte man es sich zur Angewohnheit machen, die Pupillen des Patienten zu kontrollieren (und zu dokumentieren!). Drainagen sind noch über kürzere Zeit zu beobachten (ungewöhnlich große Drainagemengen?), ein OP-Protokoll ist auszufüllen und mit den Handlungsanweisungen für die nachbetreuenden Einheiten zu versehen.

Eine gute und selbstverständliche Angewohnheit ist es, wenn man sich beim Umlagern beteiligt bzw. Hilfe anbietet, bei den Beteiligten bedankt und sich verabschiedet sowie im Umkleideraum die OP-Kleidung und die OP-Schuhe sachgerecht entsorgt (und nicht auf dem Boden verstreut hinterlässt!).

20 Grundlagen der kraniellen Neurochirurgie

Thomas Kriesen

20.1 Grundlagen

20.1.1 Vorbemerkungen

Vom Lesen dieses Buches bis zur ersten selbstständigen Kraniotomie ist es ein weiter Weg, erst recht bis zum eigenständigen Operieren komplexer Pathologien. Dennoch sollte man sich angewöhnen, vom ersten Bohrloch an bestimmten fixen Abläufen zu folgen, die nachfolgend dargestellt sind. Dies gilt besonders für Notfallsituationen, welche besonders komplikations- und verwechselungsreich sind.

> Die meisten Fehler und Verwechselungen sind vermeidbar, wenn man von Beginn seiner operativen Tätigkeit an bestimmten fixen Abläufen folgt und dies für die Zukunft beibehält.

Ein kranieller neurochirurgischer Eingriff gliedert sich in folgende Abschnitte:
- Vorbereitungsphase
- Lagerung
- Zugang (Trepanation)
- intrakranieller Teil des Eingriffs (oft mikrochirurgisch)
- Verschluss
- Postoperative Phase

Je nach Ausbildungsfortschritt werden vom Anfänger Teile eines betreffenden Eingriffs übernommen. Aber auch für den Anfänger ist es sinnvoll, die grundlegenden Schritte neurochirurgischer Eingriffe zu kennen, um als Assistent oder Beobachter dem Eingriff sinnvoll folgen zu können.

20.1.2 Grundsätzliches

Jeden Patienten, den man operiert, sollte man gut kennen. Dabei sollte man sich im Vorfeld den Patienten persönlich anschauen, die Anamnese mit den erhobenen Befunden abgleichen und idealerweise die Aufklärung für den operativen Eingriff selbst vornehmen. Die Bildgebung des Patienten sollte man ebenfalls selbst gesehen haben (Zuordnung der Untersuchung zu dem Patienten; Datum der Untersuchung und Zuordnung zum Eingriff) und sich auch die Frage stellen: Kann man die Indikation zur Operation nachvollziehen? Direkt vor dem operativen Eingriff sollten noch einmal geprüft werden: Aufklärung, Laborwerte, Gerinnung, Bildgebung.

https://doi.org/10.1515/9783110611304-020

Dabei sollten folgende Fragen *präoperativ* beantwortet werden:
- Ist die Aufklärung vorhanden?
- Sind die Laborwerte in Ordnung?
- Ist die Blutgerinnungssituation normal (Antikoagulation und Thrombozyten-aggregationshemmung)?
- Ist die geplante Prozedur unmissverständlich?
- Ist die Bildgebung vollständig und aktuell?
- Sind alle Materialien oder/und Implantate für die Operation in genügendem Umfang vorhanden?
- Sind die Materialien und die OP-Siebe steril?
- Funktionieren alle technischen Geräte, die für die Operation benötigt werden (z. B. Mikroskop, Neuronavigation)?

Weiterhin ist es empfehlenswert, rechtzeitig im Operationssaal zu erscheinen und bereits im Vorfeld der Anästhesieeinleitung den Eingriff mit den Kollegen der Anästhesie und den OP-Schwestern abzusprechen und auf wichtige Dinge im OP-Verlauf hinzuweisen. Dazu zählen unter anderem:
- eventuelle Allergien (Pflaster, Jod: wichtig für Abwaschen und Abkleben des Situs),
- erwarteter Blutverlust,
- gewünschter Blutdruck,
- erwartete OP Dauer,
- Lagerung des Patienten,
- intraoperatives Monitorring,
- Art, Lage und Richtung des Tubus,
- Antibiotikaprophylaxe,
- postoperativer Verbleib des Patienten.

Die Kontrolle all dieser Parameter in Form eines „Team-Time-Out" sollte obligat sein. *Postoperativ* sind zu dokumentieren:
- OP-Ablauf: Was habe ich gemacht?
- Was soll noch im unmittelbaren postoperativen Verlauf erfolgen (Schmerzmittel, weitere Diagnostik, Besonderheiten in der Überwachung)?

Insbesondere bei der postoperativen Schmerzmedikation ist auf Allergien zu achten.

20.1.3 Lagerung

Es sollte immer druckstellenfrei gelagert werden. Insbesondere die Ellbogen müssen, um den Nervus ulnaris zu schonen, frei sein.

Der Patientenkopf sollte zum Chirurgen gelagert werden. Das OP Gebiet stellt, wenn möglich, immer den höchsten Punkt dar, da so ein besserer venöser Abfluss realisiert wird. Auch bei Drehung des Kopfes auf den venösen Abfluss der Jugularvenen achten und eine Überstreckung der Halswirbelsäule vermeiden. Als zusätzliche Hilfsmittel dient zum Beispiel ein gepolstertes Keilkissen. Auch eine mögliche spätere Spatel-Retraktion sollte beachtet werden – hier kann die Schwerkraft oft zusätzlich ausgenutzt werden. Vor der Haarrasur erfolgt die Markierung der Haaransatzlinien. Die Schädelklemme ist immer auf festen Sitz zu prüfen und dabei darauf zu achten, dass die Zahnräder der Halterung jeweils fest in sich greifen und dass keine Dornen der Halterung in der unbehaarten Kopfhaut oder in den dünnen Anteilen der Schädeldecke platziert werden. Die Haarrasur erfolgt mit elektrischem Rasierer, da Nassrasierer oft kleine Mikroläsionen an der Hautoberfläche verursachen und dadurch das Infektionsrisiko erhöhen.

20.1.4 Landmarken

Der zu öffnende Teil der Schädeldecke wird anatomisch mittels sogenannter Landmarken, also markanter Punkte an der Oberfläche festgelegt. Dies sollte immer erfolgen, auch wenn für den Eingriff neuronavigatorische Verfahren benutzt werden (Überprüfung der Navigation auf Plausibilität).

Radiologisch

Oft kann man durch die Kombination der axialen, sagittalen und koronaren Schnittbilder den Zugang zu den verschiedenen intrazerebralen Pathologien verbessern. Gleichzeitig hilft dies bei der dreidimensionalen Orientierung. Dabei ist es wichtig zu wissen, in welcher Ebene die axiale Schnittführung erfolgt ist. Hier bietet sich beispielsweise der Blick auf den CT-Scout an, um die entsprechende Ebene für sich virtuell zu rekonstruieren. Gute Orientierungsmöglichkeiten sind weiterhin das Ohrläppchen, die Nase und Nasenspitze sowie das Inion. Meist ist die CT-Ebene gekippt, um die Augenlinsen zu schonen – während die MRT-Ebenen häufig nicht gekippt sind, so dass die Orientierung an der Verbindungslinie zwischen Inion und Rhinion möglich ist.

Anatomisch

- Inion = die so genannte Protuberantia occipitalis externa ist häufig gute tastbar und insbesondere für okzipitale Zugänge hilfreich
- Nasion = der „tiefste" Punkt des Nasenrückens und die Verbindungsstelle von Os nasale und Os frontale
- Rhinion = Nasenspitze

- Mastoidfortsatz = oft gut tastbar hilft er bei temporalen und retromastoidalen Zugängen
- Glabella = der Knochenvorsprung oberhalb der Augen dient insbesondere zum Ausmessen der Stirnhöhlen, um diese bei der frontalen Kraniotomie zu schonen
- Gehörgang = der Meatus ist oft in der CT und MRT abgebildet und hilft bei der Planung temporaler Kraniotomien

Die Schädelnähte sind oft durch die Haut tastbar und helfen bei der Orientierung an der Hautoberfläche. Die Kranznaht ist meist zwischen 7 und 12 cm von der Glabella nach dorsal hin entfernt. Auch die Linea temporalis ist oft tastbar und hilft dabei, den Temporalmuskel in seiner Ausdehnung zu erfassen.
- Vertex = der höchste Punkt des Schädelknochens; dieser kann ebenfalls gut zur Orientierung dienen

20.1.5 Hautschnitt

Auch für die Planung des Hautschnittes ist mitunter die Neuronavigation bereits sinnvoll. Der Hautschnitt sollte mit einem wasserfesten Stift oder Permanent-Marker angezeichnet werden. Spitze Winkel werden beim Hautschnitt vermieden – gerade und leicht gebogene Hauschnitte sind am besten. Eine eventuelle Re-Operation oder mögliche Erweiterung des Eingriffs sollte in die Planung bereits mit einbezogen werden. Kein Hautschnitt sollte in die unbehaarte Kopfhaut erfolgen. Bei U–förmigen Inzisionen überschreitet die Länge nicht die Breite (Blutversorgung des Hautlappens). Idealerweise erfolgt der Hautschnitt mit senkrecht zur Hautoberfläche gerichtetem Messer direkt bis auf den Knochen (Nur Mut!). Bei temporalen Hautinzisionen wird allerdings der Muskel zunächst geschont. Das Wissen um die Lokalisation der Temporalarterie ist von Vorteil. Kopfhautklammern (z. B. Skalpclips, Kölner Klammern) vermindern den Blutverlust. Bei Einsatz der bipolaren Koagulation zur Blutstillung sollten Zerstörungen der oberflächlichen Kutis vermieden werden, um das Wundheilungsrisiko nicht zu unnötig erhöhen. Wird der Muskel vom Schädelknochen abgeschoben, sollte möglichst auf die bipolare Koagulation verzichtet werden, um die Muskeldurchblutung nicht zu gefährden. Mit dem Raspatorium wird die Galea vom Schädelknochen abgeschoben. Dies sollte aber nur im Kraniotomiegebiet erfolgen und nicht unnötig ausgedehnt werden. Retraktoren und Sperrer halten das OP Gebiet offen. Hierbei sollte man auf die Schonung der Kutis und Subkutis achten und angefeuchtete Kompressen als Polsterung nutzen. Hautlappen sind zum Schutz vor Austrocknung ebenfalls in feuchte Kompressen einzuwickeln.

20.1.6 Kraniotomie und Kraniektomie

Die Bohrlöcher sollten, wenn möglich, unter dem Muskel und senkrecht zur Oberfläche angelegt werden. Oft reicht ein einzelnes Bohrloch aus. Sollte sich nach dem ersten Bohrloch bereits eine adhärente Dura zeigen, ist die Durchführung eines zweiten oder dritten Bohrloches sinnvoll. Muss man über einen Sinus hinaus trepanieren, beispielsweise dem Sinus sagittalis, sollten die Bohrlöcher direkt neben dem Sinus, unter Umständen in multipler Anzahl, erfolgen. Oft hilft die Erweiterung mit der Stanze, um eine Verletzung des Sinus zu vermeiden. Bei temporalen Kraniotomien ist meist, je nach Lokalisation der Pathologie, eine osteoklastische Erweiterung zur Tempobasis erforderlich.

Das Kraniotom ist etwas nach hinten zu kippen, um die Dura mit dem Kraniotomie-Schuh von dem Knochen abzuschieben. Man sollte dabei nicht direkt unter dem Hautschnitt kraniotomieren und mit konstanter Geschwindigkeit und konstanter Kraft arbeiten. Die Größe der Kraniotomie sollte der zu operierenden Pathologie angepasst werden. Kraniotomien direkt über dem Sinus sind zu vermeiden. In der Nähe solch potentieller Gefahrenstellen, wie einem Sinus oder der A. meningea media, sollte zuletzt kraniotomiert werden.

Mit dem Elevatorium wird der Knochendeckel dann vorsichtig abgehoben und mit dem Dissektor die Dura vom Knochen gelöst. Begonnen wird dabei immer entfernt von möglichen Gefahrenstellen (z. B. Sinus). Blutungen aus dem knöchernen Kraniotomierand können mit Knochenwachs abgedichtet werden. Die bipolare Koagulation ist hier meist unterlegen. Diese ist allerdings sinnvoll bei möglichen oberflächlichen duralen Gefäßen. Hier sollte bereits die Stärke der bipolaren Koagulation reduziert werden.

Periphere Durahochnähte am knöchernen Kraniotomierand reduzieren das Auftreten postoperativer epiduraler Hämatome. Das zirkuläre Umlegen von feuchten Watten um den Kraniotomierand vermindert das Einfließen von Blut aus dem umliegenden Gewebe und erleichtert so das weitere Arbeiten.

20.1.7 Duraeröffnung

Die Duraeröffnung nach dem obligatorischen Handschuhwechsel wird entfernt von potentiell gefährlichen Strukturen, wie einem Hirnsinus, ausgeführt. Die Stielung der Dura erfolgt zur Basis beziehungsweise zum nächstgelegenen größeren Sinus oder zu den großen ableitenden Venen. Die Duraeröffnung wird mit einem speziellen Duramesser ausgeführt. Die Duraöffnungen können bogenförmig als auch X-oder Y-förmig erfolgen. Mit dem Dissektor kann unter der Dura nach eventuellen Anhaftungen gesucht werden. Durch das Vorschieben einer angefeuchteten kleinen Hirnwatte können Verletzungen kortikaler Gefäße auf der Hirnoberfläche vermieden werden. Wichtig ist es, genug Abstand zum Kraniotomierand für den späteren Duraverschluss zu belassen (etwa 3–4 mm). Auch die Dura wird nach erfolgter Öffnung mit angefeuchteten Watten vor Austrocknung geschützt.

20.1.8 Kortikotomie

Eine Kortikotomie erfolgt nie direkt in einem Sulcus oder sollte einen Sulcus überschreiten. Idealerweise wird sie direkt über der Läsion ausgeführt und mittels bipolarer Koagulation durchgeführt. Allerdings kann ein Sulcus auch zum Erreichen tief gelegener Strukturen nützlich sein, indem man erst an dessen Boden die Kortikotomie durchführt und damit den Weg durch gesundes Hirngewebe so kurz wie möglich gestaltet. Durch kleinere, selbsthaltende Hirnspatel wird die Kortikotomie offengehalten. Auch hier kann durch Einsatz der Neuronavigation der direkte Zugang zur Läsion erleichtert und die Manipulation am und im gesunden Hirngewebe minimiert werden.

20.1.9 Basale Zugänge

Bei basalen Zugängen zur Schädelbasis müssen nach der Kraniotomie oft Teile des Knochens abgefräst werden (Beispiel: Keilbeinflügel beim pterionalen Zugang) und es werden nach der Duraeröffnung zunächst die liquorgefüllten Räume eröffnet (Beispiel: Fissura Sylvii beim pterionalen Zugang), um eine Relaxation des Gehirns zu erreichen und mit möglichst wenig Retraktion des Gehirns zu den Strukturen der Schädelbasis zu gelangen.

20.1.10 Troubleshooting

Akzidentelle Eröffnung der Stirnhöhlen oder Mastoidzellen: z. B. Abkleben mit Klebevlies. Oft ist auch eine Rekonstruktion mit Teilresektion der Mukosa sinnvoll. Eventuell einen Galea-Periost-Lappen einschwenken.

Liquorleckage: Abkleben mit klebbarem Vlies, teilweise ist auch die Unterstützung mit Muskelgewebe und Fibrinkleber ratsam. Die Re-Insertion des Knochendeckels vermindert das postoperative Auftreten von Liquorfisteln. Eventuell einen Galea-Periost-Lappen einschwenken oder als freies Transplantat einnähen.

Sinus- oder Venenverletzung: oft reicht schon die Kompression mit Zellulose oder angefeuchteten Hirnwatten aus, um die Blutung zum Stillstand zu bringen. Nur im Ausnahmefall sollten ableitende Venen mittels bipolarer Koagulation oder Sinusnaht verschlossen werden.

20.1.11 Auswahl einiger Standardzugänge

20.1.11.1 Frontaler und frontolateraler Zugang

Je nach avisierter Pathologie variiert die Größe der Kraniotomie. Es kann eine Vielzahl von verschiedenen Indikationen für diesen Zugang geben. Prozesse im Bereich der Schädelbasis (z. B. traumatische Liquorfisteln), Tumoren der Olfaktoriusregion oder auch Prozesse in der Sellaregion und im gesamten Frontallappen können erreicht werden.

Lagerung

Der Patient ist in die Schädelhalterung eingespannt und in Rückenlage gelagert. Dabei ist der Kopf etwas zur Gegenseite gedreht. Der Doppeldorn sollte auf der gegenüberliegenden Seite, der Einzeldorn auf der ipsilateralen Seite fixiert werden. Den Kopf nie zu stark inklinieren (behinderter venöser Abfluss), sondern eher das Rückenteil mit anheben. Das Ausmessen der maximalen kranialen Ausdehnung der Stirnhöhlen ist für die Kraniotomie und Schonung der Stirnhöhle hilfreich. Auch die Schwerkraft als mögliches Hilfsmittel bedenken – der Frontallappen fällt bei gerader Rückenlagerung häufig zurück.

Hautschnitt

Die Haaransatzlinie markieren. Der Hautschnitt ist in der Regel gebogen mit Beginn präaurikulär auf dem Tragus bis nach frontal auf der ipsi- oder kontralateralen Seite. Hierbei darauf achten, dass der Hautschnitt nie in die Stirn geführt wird und der N. fazialis geschont wird. Bei größeren frontalen oder bifrontalen Kraniotomien kann auch ein Bügelschnitt von Tragus zu Tragus erfolgen. Oftmals werden Kopfschwarten- und Dandyklemmen in Kombination mit einem oder zwei Retraktorhaken verwendet, selten reicht ein Sperrer. Die Arteria temporalis sollte geschont werden.

Bohrloch und Kraniotomie

Das Bohrloch erfolgt in der Regel lateral unter dem Muskelansatz. Der Abstand zum Sinus sagittalis superior sollte über 1 cm betragen. Bei sinus-überschreitenden Kraniotomien sollten weitere Bohrlöcher neben dem Sinus erfolgen. Oft wird ein freier Deckel ausgesägt. Setzen von Durahochnähten zum Verschließen des Epiduralraumes.

Duraeröffnung

Die Duraeröffnung erfolgt in der Regel fensterförmig mit Stielung zum Sinus nach medial hin. Hirnspatel können bei der intra- und extraduralen Präparation hilfreich sein, sollten allerdings mit Vorsicht verwendet werden, da der Druck auf die Hirnoberfläche nicht zu unterschätzen ist.

Wundverschluss

Fortlaufende Duranaht. Bei inadäquatem Duraverschluss sind Liquorfisteln relativ häufig. Reinsertion des Knochendeckels. Die Einlage einer Redondrainage vermindert das Auftreten postoperativer Hämatome. Hautnaht oder Klammerung der Haut.

20.1.11.2 Pterionaler und temporaler Zugang

Dieser ebenfalls häufige Zugang bietet Zugang zum Keilbeinflügel, Aneurysmen des vorderen und teilweise des hinteren Stromgebietes sowie zu Teilen der Orbita. Tumoren über und hinter der Sella und des Chiasmas inklusive einiger Teile des N. opticus können ebenso, wie Prozesse der anterioren Pons und des Clivus erreicht werden. Der temporale Zugang ermöglicht den Zugang zu temporalen Prozessen sowie zu Clivus-Tumoren.

Lagerung

Rückenlage mit Unterpolsterung der ipsilateralen Schulter und Kopf in der Schädelhalterung fixiert. Der Doppeldorn ist dabei am Hinterkopf, der Einzeldorn sollte dabei frontal, aber nicht in der Stirn, platziert werden. Der Kopf wird zur Gegenseite gedreht, um den Temporalpol zum höchsten Punkt zu machen. Dabei aber auf den venösen Abfluss der Halsvenen achten!

Hautschnitt

Die Inzision kann gerade oder bogenförmig nach frontal hin erfolgen. Die Schonung der Temporalarterie sollte angestrebt werden. Der Temporalmuskel sollte bei der Hautinzision möglichst geschont werden. Anders bei der notfallmäßigen temporalen Kraniotomie: hier kann, um Zeit zu sparen, die Hautinzision direkt bis auf den Knochen erfolgen – bei allerdings erhöhtem Blutverlust.

Bohrloch und Kraniotomie

Das Bohrloch erfolgt temporobasal unter dem Muskel oder beim pterionalen Zugang am frontozygomatischen Punkt. Es kann auch ein zweites temporo-basales Bohrloch erfolgen, da die Kraniotomie anatomiebedingt am Keilbeinflügel oft schwierig ist. Aussägen eines Knochendeckels. Der Knochendeckel wird bei diesen Zugängen oft gestielt was zum leichteren Einwachsen des Deckels verhilft. Wenn nötig, erfolgt nach temporobasal hin meist die osteoklastische Kraniektomie mittels Lüer. Setzen von Durahochnähten zum Verschließen des Epiduralraumes.

Duraeröffnung

Nach basal gestielt. Oft fensterförmig. Die Venen der Sylvischen Fissur sollten selbstverständlich geschont werden.

Wundverschluss

Fortlaufende Duranaht. Reinsertion des Knochendeckels. Die Einlage einer Redondrainage vermindert das Auftreten postoperativer Hämatome. Hautnaht oder Klammerung der Haut.

20.1.11.3 Subokzipitaler Zugang

Der subokzipitale Zugang bietet Zugriff zu nahezu allen Pathologien im Kleinhirn inklusive Blutungen und Infarkten.

Lagerung

Zur Orientierung hilft das Inion, welches oft gut tastbar ist. Dieses und der mutmaßliche Verlauf des Sinus sollten angezeichnet werden. Die Lagerung erfolgt in Concord-Position auf dem Bauch. Auch hierbei sollte man auf den venösen Abfluss achten und den Oberkörper erhöhen. Der Kopf ist etwas inkliniert und wird in die Schädelhalterung eingespannt. Dabei sollte darauf geachtet werden, dass die Halterung über die Nase gekippt werden kann, um eine richtige Fixierung der Halterung zu gewährleisten.

Hautschnitt

Der Hautschnitt kann entweder mittig oder transmuskulär, direkt über der Läsion beziehungsweise Kraniotomie, erfolgen. In Notfallsituationen ist der Einsatz der monopolaren Koagulation empfehlenswert. Der mittige Hautschnitt verspricht etwas weniger Blutverlust – man ist aber in der Lateralität eingeschränkt.

Bohrloch und Kraniotomie

In der Regel reicht ein paramedianes Bohrloch aus – kann aber durch weitere ergänzt werden. Dies erleichtert dann oft die Kraniotomie. Zum Sinus sigmoideus sollte ein Abstand von 2 cm eingehalten werden. Alternativ ist auch die Kraniektomie mit der Stanze eine sichere Vorgehensweise, um Verletzungen der Sinus zu vermeiden.

Duraeröffnung

Erfolgt Y-förmig und wird zum Sinus transversus hin gestielt. Durahochnähte erleichtern bei den häufigen Blutungen die Übersicht.

Wundverschluss

Der Duraverschluss ist suboccipital oft schwierig, ebenso die Blutstillung. Hier erfolgt oft eine Duraplastik mit klebbarem Material oder einer Kombination aus Muskel und Fibrinkleber. Die Muskulatur sollte zur Reduktion von Durafisteln wasserdicht genäht werden. Auf eine Redondrainage kann häufig verzichtet werden.

20.2 Stereotaktische Operationen

20.2.1 Allgemeines

Mit Hilfe der Stereotaxie ist es möglich, im Gehirn gezielt Punkte oder Regionen millimetergenau anzusteuern. 1895 wurde die stereotaktische Vorgehensweise erstmals beschrieben und der Begriff Stereotaxie als solches 1908 erstmals verwendet. Unterschieden wird dabei in *anatomisch-morphologische* und *funktionelle* Stereotaxie. Bei der Stereotaxie wird mittels eines Zielgerätes ein präoperativ in einem dreidimensionalen Raum definiertes intraspinales oder intrakranielles Ziel entlang einer Trajektorie angegangen. Voraussetzung ist die Visualisierung der Zielstruktur in hochauflösender 3D-Bildgebung (CT oder MRT). Zuvor wird dem Patienten ein Stereotaxierahmen mit zugehörigen Markierungspunkten (Localizer) angelegt, so dass ein dreidimensionales Koordinatensystem um Kopf oder Wirbelsäule entsteht, in welchem man die Koordinaten der Zielstrukturen genau definieren kann. Es ist ein minimal-invasives Verfahren. Neben der zuvor beschrieben rahmengestützten Stereotaxie ist auch eine rahmenlose Stereotaxie, welche lediglich die Neuronavigation benötigt, möglich. In der Regel wird in beiden Fällen die zu operierende Läsion nicht freigelegt.

Vorteile sind neben dem minimal-invasivem Vorgehen der entsprechend kleine Zugang, damit weniger Manipulationen am Gehirn, kürzere OP-Zeiten und geringer Blutverlust. Der Eingriff kann meist in Lokalanästhesie durchgeführt werden.

Hauptindikationen in der Neurochirurgie sind die stereotaktische Probeentnahme aus einem Zielgebiet zur Diagnosestellung und die funktionelle Neurochirurgie (siehe Kap. 32). Nachteil bei einer stereotaktischen Probeentnahme ist, dass nur wenig Probenmaterial aus dem Zielgebiet entnommen werden kann (üblicherweise 3–6 reiskorngroße Stückchen). Eine Diagnose kann dennoch in 97 % gestellt werden. Weiterere Nachteile gegenüber offenen Eingriffen sind, dass man im Falle einer Blutungskomplikation nicht sofort reagieren kann sowie der hohe technische Aufwand. Chirurgische Komplikationen wie beispielsweise Wundheilungsstörungen, Infektionen (Risiko < 0,5 %), Blutungen (Risiko < 1 %) und Liquorfisteln (Risiko < 0,2 %) treten insgesamt deutlich seltener auf als bei vergleichbar größeren, offenen Kraniotomien. Das Verfahren ist insgesamt sehr sicher, die eingriffsbezogene Letalität liegt bei etwa 1:500 Eingriffe.

20.2.2 Indikationen

Die *anatomisch-morphologische* Stereotaxie umfasst die stereotaktische Biopsie kleinerer oder tief gelegener Pathologien zur Probengewinnung und zur histologischen (Hirntumorbiopsie) und mikrobiologischen Untersuchung. Hierbei werden vorwiegend Tumoren biopsiert, die offen nur sehr risikoreich zu biopsieren sind oder primär inoperable Tumoren, bei denen man eine histologische Sicherung zur anschließenden Radio- oder Chemotherapie benötigt. Weitere Indikation ist die Punktion zystischer Strukturen im Gehirn wie z. B. Hirnabszessen zur Spülung und ggf. Drainage. Die Stereotaxie kann außerdem endoskopische Eingriffe und offene Kraniotomien „führen" sowie kleinste radioaktive Materialien (Seeds) zur interstitiellen und intrakavitären Brachytherapie in ausgewählte zerebrale Neoplasmen platzieren. Die Radiochirurgie benutzt die Prinzipien der stereotaktischen Chirurgie zur konvergenten Bestrahlungstherapie von vaskulären und neoplastischen Läsionen.

In der *funktionellen* Stereotaxie werden beispielsweise Elektroden zur Tiefen Hirnstimulation bei Bewegungsstörungen wie Tremor, Dystonie oder des idiopathischen Parkinsonsyndroms eingebracht (s. Kap. 32). Ebenfalls können therapierefraktäre Zwangserkrankungen, das Tourette-Syndrom oder bestimmte Formen chronifizierter Schmerzen und Epilepsien auf diese Art behandelt werden.

20.2.3 Vorgehen

Es erfolgt die Darstellung der Zielstrukturen mittels präoperativer Bildgebung – meist durch eine dünnschichtige (kontrastmittelverstärkte) CT. Der, dem Stereotaxierahmen zugehörige Localizer hilft bei der Konvertierung der Patientenanatomie in die Zielkoordinaten. Am Planungsrechner kann wie mit der Neuronavigaton die bild- und navigationsgesteuerte, also rahmenlose, beziehungsweise computerassistierte Berechnung des Zugangsweges, der Distanz bis zum Zielort sowie die Bestimmung der Abstände und Lage umliegender Strukturen erfolgen. Der Zugang in der Operation erfolgt meist durch Bohrlochtrepanation. Das Zielgerät wird intraoperativ am Stereotaxierahmen (rahmengestützt) oder an der Schädelklemme (rahmenlos) befestigt und führt in der Operation die jeweiligen Instrumente entlang der zuvor geplanten Trajektorie. Die Abb. 20.1 zeigt das Beispiel einer stereotaktischen Biopsie.

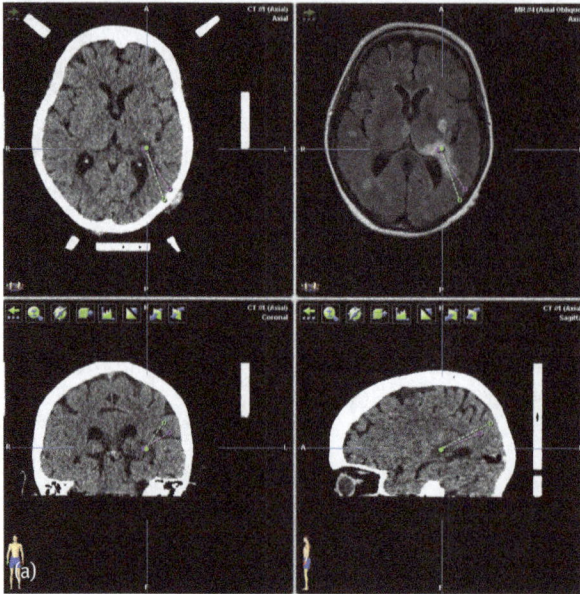

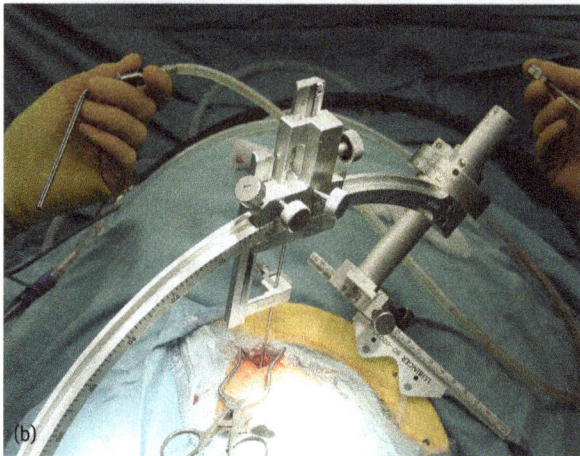

Abb. 20.1: Stereotaktische Probeentnahme aus einem links occipitalen Hirntumor (histologisch: Glioblastom) (a) Planung von Ziel und zwei möglichen Zugangswegen (grün und lila) (b) intraoperative Ansicht von stereotaktischem Zielrahmen und Biopsienadel im Bohrloch.

20.3 Neuronavigation

Unter Neuronavigation, auch rahmenlose Stereotaxie genannt, versteht man ein Verfahren, bei dem die Operationsplanung und -kontrolle mit Hilfe prä- und intraoperativer Bilddaten (CT, MRT, Ultraschall) erfolgt und das mittlerweile zum unverzichtbaren Hilfsmittel in der Neurochirurgie geworden ist. Vereinfacht gesagt, gleicht man präoperativ gewonnene Bildgebungs-Datensätze von Schädel und Gehirn mit Hilfe von mechanischer Verbindung und Infrarotortung sowie magnetischer Positionsbestimmung mit der Lage des Patienten im Operationssaal ab und kann sich so mittels infrarotgestützter Zeigegeräte (Pointer) oder dem Mikroskop am Schädel und Gehirn des Patienten orientieren.

20.3.1 Allgemeines

Die Entwicklung der Neuronavigation begann ab ca. 1990 mit den neu geschaffenen technischen Voraussetzungen vor allem der Bildgebung (CT, MRT) und den Möglichkeiten, die hier gewonnenen Daten ausreichend schnell im Computer zu verarbeiten und zur Verfügung zu stellen. Sie sollte je nach Philosophie der Entwickler eine Hilfestellung für den Neurochirurgen darstellen und in erster Linie für die Operations- und Zugangsplanung verwendet werden. Die intraoperative Neuronavigation ist sowohl für Gehirn als auch für die Wirbelsäule verfügbar. Sämtliche Bilder aus intraoperativem Ultraschall, Computertomographie (CT), PET-CT und Magnetresonanztomographie (MRT) können dazu überlagert, fusioniert und der Navigation in „Echtzeit" zur Verfügung gestellt werden. Aus diesen dreidimensionalen Bilddatensätzen kann der Operateur vor der Operation die individuellen Strukturen genau studieren. Intraoperativ können wichtige Hirnbereiche wie Sprach-, Seh- und Bewegungszentren sicherer geschont und unbeabsichtigte Verletzungen von Blutgefäßen reduziert werden. Zudem verkleinert sie teilweise den Hautschnitt, ermöglicht kleinere Kraniotomien und vermindert so mitunter die Retraktion, die Manipulation am Gehirn sowie den Blutverlust. Unter Umständen können sogar OP-Zeiten verkürzt werden. Die Integration ins OP-Mikroskop ist ebenso möglich. Damit kann die Neuronavigation die zuvor geübte rein anatomische Orientierung an Landmarken weitgehend ersetzen, muss aber als technisches Verfahren immer wieder auf ihre Plausibilität mit der anatomischen Realität abgeglichen werden.

> Die Neuronavigation ist zwar ein wesentliches Hilfsmittel in der Neurochirurgie, sie ersetzt aber nicht die Notwendigkeit des Wissens der grundlegenden intra- und extrakraniellen Anatomie!

Durch den entstehenden BrainShift (Verlagerung des Gehirns nach Duraeröffnung und Liquorverlust) verliert die Neuronavigation an Genauigkeit und sollte deshalb immer mit einer gewissen Vorsicht verwendet werden. Der BrainShift kann durch intraoperative Bildgebung (z. B. dem Ultraschall) teilweise ausgeglichen werden. Zudem bestehen bei allen Berechnungen technisch bedingte Ungenauigkeiten mit einer Standardabweichung von 2 bis 4 mm, derer man sich immer bewusst sein sollte. Die Anschaffungskosten sind relativ hoch. Teilweise entstehen für die Patienten zusätzliche Strahlenbelastungen bei Anfertigung eines Navigationsplanungs-CCT, was ebenfalls zu berücksichtigen ist. Aus diesem Grunde sollte sie unserer Meinung nach nicht immer, sondern nur dort verwendet werden, wo ihre Anwendung sichere Vorteile verspricht.

20.3.2 Indikationen

– Raumforderungen in eloquenten Arealen (z. B. Sprachregion, Zentren der Bewegungssteuerung),
– kleinere und tief gelegene Läsionen,
– komplexe Zugänge,
– Zugangsanomalien.

20.3.3 Vorgehen

Man benötigt eine präoperative Planungs-Bildgebung (z. B. CTund/oder MRT), idealerweise als Volumendatensatz in dünner Schichtdicke. Die Planung erfolgt an einer Computer-Planungskonsole, auf der auch die Fusion der einzelnen Bildgebungen erfolgt. Im OP-Saal wird direkt präoperativ mittels Infrarotregistrierung oder Fiducialregistrierung die „wirkliche" Patientenanatomie mit der Planungsbildgebung fusioniert (Abb. 20.2). Eine Überprüfung der Registrierung an sicheren Landmarken ist obligat.

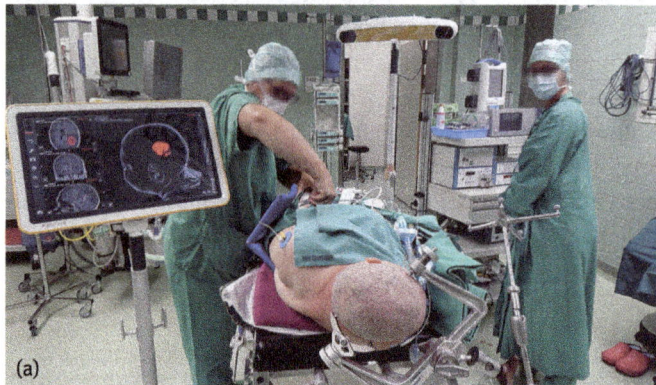

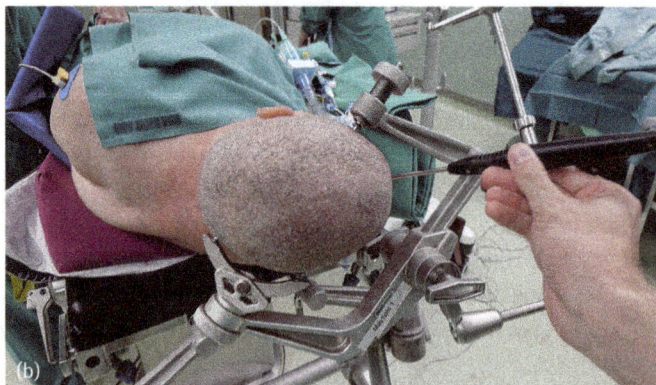

Abb. 20.2: (a) Aufbau der Neuronavigation im neurochirurgischen OP, (b) Referenzierung des Patienten mit dem Pointer.

20.4 Endoskopische Eingriffe

Neuroendoskopische Operationsverfahren haben in der Neurochirurgie seit den 1990er Jahren mit der Verbesserung und Miniaturisierung der optischen Systeme eine weite Verbreitung gefunden. Man unterscheidet hierbei rein endoskopische und endoskopisch assistierte Eingriffe. Verwendet werden fast ausschließlich starre Endoskope mit geringem Durchmesser. Im Gegensatz zur z. B. Abdominalchirurgie, wo Endoskop und OP-Instrumente über mehrere Ports eingeführt werden, wird in der Neurochirurgie lediglich ein Endoskop verwendet, in dessen Inneren sich neben der eigentlichen Optik und der Beleuchtung weitere offene Kanäle befinden (für die Aufnahme auswechselbarer Instrumente, Spülung und Abfluss).

Neben der kranialen Endoskopie kommen auch spinal sowie für die chirurgische Behandlung von Nervenkompressionssyndromen Endoskope zur Anwendung.

Klassische Indikationen für die kraniale Neuroendoskopie sind:
– Behandlung von Liquorzirkulationsstörungen (z. B. Hydrozephalus occlusus, arachnoidale Zysten),
– Operation intraventrikulärer Raumforderungen (Probeentnahme oder Exzision),
– endoskopische Entfernung spontaner intrazerebraler Blutungen,
– Punktions- und Spülbehandlung von Hirnabszessen,
  in absteigender Häufigkeit.

Die rein endoskopische Operation von Tumoren der Hypophyse oder anderer Prozesse der Schädelbasis befindet sich in der dynamischen Entwicklung. Ob sie sich als Standardverfahren durchsetzen und die offenen Operationen komplett ablösen werden, muss abgewartet werden.

Die Führung des Endoskops geschieht entweder freihändig oder mit Hilfe semirigider Halterungen, um eine versehentliche Schädigung vitaler Nachbarstrukturen zu vermeiden. Durchführung und auch Assistenz neuroendoskopischer Eingriffe sind Fortgeschrittenen vorbehalten. Dennoch sollte sich der Anfänger derartige eindrückliche und auch ästhetisch ansprechende Operationen als Zuschauer nicht entgehen lassen. Eine gute Kenntnis vor allem der Ventrikelanatomie ist dabei unerlässlich, um dem Eingriff auch gedanklich folgen zu können.

Bei der häufigsten Indikation, der sogenannten Drittventrikulostomie, auch Ventrikulozisternostomie genannt, wird ein Hydrozephalus occlusus durch eine Raumforderung im oder unterhalb des Aquädukts dadurch beseitigt, dass man durch Eröffnung des Bodens des 3. Ventrikels eine Verbindung zur Zisterna interpeduncularis herstellt und so einen Umgehungskreislauf für den aufgestauten Liquor schafft. Hierzu wird über ein Bohrloch am Kocher-Punkt der Seitenventrikel anpunktiert und mit dem Endoskop das Foramen Monroi passiert (Orientierung am Plexus, der V. thalamostriata und der V. septi pellucidi). Danach kann man am Boden des 3. Ventrikels die Corpora mamillaria identifizieren. Der Boden des 3. Ventrikels wird nun mit einer dünnen Koagulationselektrode koaguliert, mit einem dünnen Ballonkatheter perfo-

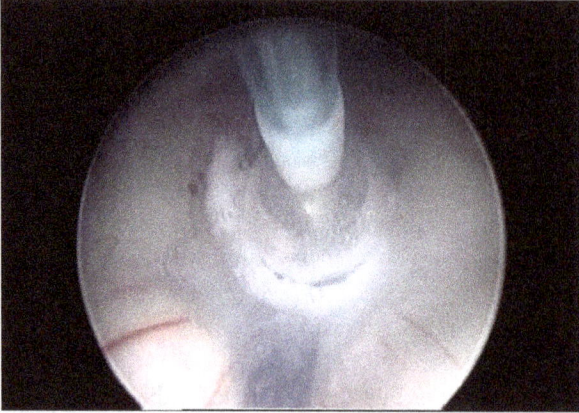

Abb. 20.3: Typisches endo-skopisches Bild einer Dritt-ventrikulostomie: Blick auf den Boden des 3. Ventrikels mit dem Ballonkatheter (zur Weitung der Stomieöffnung aufgeblasen) vor den Corpora mamillaria (links und rechts am Bildunterrand).

riert. Anschließend wird dieser vorsichtig aufgeblasen, um die entstandene Öffnung zu dilatieren. Abb. 20.3 zeigt den entsprechenden OP-Situs. Anschließend erfolgt nach Kontrolle der Blutstillung das vorsichtige Zurückziehen des Endoskops und der Verschluss des Zugangs in üblicher Weise.

Vorteil des Verfahrens ist, dass die Patienten anschließend keinen ventrikulo-pe-ritonealen Shunt benötigen (Vermeiden von Shuntkomplikationen) und der Eingriff in erfahrenen Händen kürzer als eine Shuntanlage ist. Außerdem wird im Gegensatz zum Shunt die Liquorpassage unter physiologischen Drücken hergestellt. Die Rate ernster Komplikationen liegt im unteren einstelligen Prozentbereich, Todesfälle sind eine extreme Ausnahme. Man kann weiter davon ausgehen, dass es sich in nahezu 90 % der Fälle um eine definitive Behandlung handelt, d. h. die Liquorpassage dau-ernd offen bleibt. Neben der klinischen Symptomatik kann man dies bildgebend auch in sogenannten flussgewichteten MRT-Sequenzen nachweisen.

21 Grundlagen der spinalen Neurochirurgie

Augusto Eduardo Corestein

Unter dem Begriff „Spinale Neurochirurgie" sollen all jene Eingriffe an HWS, BWS und LWS verstanden werden, die zur Behandlung von Fehlbildungen, Tumoren, Verletzungen, Blutungen und Entzündungen durchgeführt werden. Einzelheiten zu den jeweiligen Erkrankungen und deren operativer Behandlung werden in den Kap. 33, Kap. 34, Kap. 35, Kap. 36, Kap. 37 und Kap. 38 abgehandelt. Eine umfassende Darstellung würde den Umfang mehrerer OP-Lehrbücher erfordern. Um dem Anfänger jedoch zumindest eine grobe Orientierung zu ermöglichen, sollen zunächst die prä- und postoperative Vorbereitungsphase sowie die Grundzüge der zwei häufigsten Eingriffe an Halswirbelsäule und Lendenwirbelsäule kurz dargestellt werden.

21.1 Präoperative Phase

Mit dem Einschleusen des Patienten bzw. vor Beginn der Operation sollte anhand einer Checkliste kontrolliert werden:
1. Identität des Patienten,
2. vorhandene Aufklärung seitens Neurochirurgie und Anästhesie,
3. eindeutiges Benennen und Markieren der zu operierenden Höhe und Seite sowie des geplanten Eingriffs,
4. ggf. Bereitstellung ausreichender Anzahl von Konserven mit Blut/Blutbestandteilen,
5. aktuelle Laborwerte,
6. Vollständigkeit der radiologischen Diagnostik,
7. ggf. Vorhandensein spezieller Instrumentarien/Materialien für die OP,
8. Vorhandensein spezieller OP-Tische (fahrbar, durchleuchtungsfähig) und Lagerungshilfsmittel,
9. Vorhandensein eines C-Bogens zur prä- oder intraoperativen Durchleuchtung.

> Mit der Anmeldung eines Patienten zur Operation und noch einmal beim Einschleusen in den OP sollte jedem an der OP Beteiligten klar sein, inwieweit bei der Anästhesieeinleitung oder beim Umlagern Vorsichtsmaßnahmen bedingt durch die Stabilität der Wirbelsäule zu beachten sind.

So kann zum Beispiel bei der Intubation oder beim Lagern eine instabile Fraktur dislozieren und ein schweres Defizit verursachen. Bei einem engen Spinalkanal der Halswirbelsäule kann eine zu starke Anteflexion ebenfalls zu erheblichen neurologischen Schäden führen.

Im Vorfeld der Operation sollten auf der Station ggf. Abführmaßnahmen (wichtig für ventrale Zugänge zur Lendenwirbelsäule) erfolgt sein. Außerdem ist das OP-Gebiet

https://doi.org/10.1515/9783110611304-021

auf etwaige Hautveränderungen (Furunkel o. Ä.) zu kontrollieren. Die Rasur des OP-Gebietes sollte frühestens unmittelbar vor dem Einschleusen des Patienten erfolgen (nicht scharf, sondern mit Clipper o. Ä.!).

21.2 Lagerungsphase

Bei der Vorbereitung des OP-Saals für den Eingriff ist sehr wichtig, dass die Positionen aller medizinischen Geräte (z. B. Mikroskop, C-Bogen, Anästhesieampel, Navigation, Sauger) sowie die Positionen von Operateur, Assistent, OP-Pflegekraft und Anästhesiepersonal in den Aufbau einkalkuliert werden und einem vorgegebenen Standard folgen, um Störungen im OP-Ablauf zu vermeiden. Hierzu existieren in den meisten Kliniken Skizzen oder Fotos des jeweiligen Aufbaus, die diese Standards wiedergeben. Da diese erheblich von den jeweiligen baulichen und technischen Gegebenheiten abhängen, lassen sie sich im Rahmen dieses Buches nicht darstellen.

> Die räumliche Anordnung von Personal und medizinischen Geräten („Aufbau") sowie die Lagerung des Patienten für einen spinalen Eingriff folgt vorgegebenen Standards, um den ungestörten Ablauf des Eingriffs zu gewährleisten. Der Anfänger sollte über diese Standards informiert sein.

Für jeden Eingriff existiert eine bestimmte Lagerung, welche im Allgemeinen bereits mit der Anmeldung zur Operation bekannt ist. Diese spezifische Lagerung sollte minutiös von den beteiligten Fächern Chirurgie/Anästhesie durchgeführt und kontrolliert werden. Sie optimiert den Zugang zum OP-Gebiet und verhindert druckbedingte Komplikationen.

21.2.1 Bauchlagerung

Die Bauchlagerung ist eine der häufigsten Lagerungen für dorsale Zugänge zur Wirbelsäule. Nach Einleiten der Narkose wird der Patient aus der Rückenlage mit mindestens 4 Helfern umgelagert. Hierbei ist besonders auf Sicherung der Tubusposition und der verschiedenen Zugänge zu achten!

Das Gesicht wird weich, ohne Druck auf die Augen auszuüben und den Tubus abzuknicken, gepolstert gelagert. Die Unterpolsterung von Thorax und Becken ist so durchzuführen, dass das Abdomen frei „durchhängt". Hierdurch werden der Druck in den spinalen epiduralen Venen und die Blutungsneigung vermindert. Durch Teilentlordosierung des Rückens wird der Zugang zum lumbalen Spinalkanal erleichtert.

Bei dorsalen Zugängen zur HWS wird manchmal der Kopf in einer Schädelklemme eingespannt. Die Arme können entweder an den Körper angelegt („Concord Position") oder nach vorne seitlich abgewinkelt neben den Kopf gelagert werden. Auf

Vermeidung von Druckläsionen (N. ulnaris am Ellenbogen!) ist zu achten. Unter die Knie und die Sprunggelenke werden ebenfalls weiche Rollen oder Kissen platziert, um den Kontakt von Patella und Zehen mit dem OP-Tisch zu verhindern.

Manche Kliniken bevorzugen für viele Eingriffe (insbesondere für die OP lumbaler Bandscheibenvorfälle) auch die sogenannte „Häschen"- oder „Knie-Hock-Lagerung".

21.2.2 Rückenlagerung

Die Rückenlage wird vorwiegend für ventrale Zugänge zur Halswirbelsäule und in modifizierter Form (mit abgespreizten und angewinkelten Beinen) für Zugänge zur Lendenwirbelsäule und Os sacrum angewandt. Entscheidend ist die orthograde Ausrichtung der Wirbelsäule, um die anatomische Orientierung an der Mittellinie zu erleichtern. Die HWS befindet sich normalerweise in Neutralnullstellung, bei manchen Halswirbelsäuleneingriffen ist der Kopf auch leicht hyperextendiert. Er liegt entweder einem Kopfpolster oder in einer Schädelklemme. Die Arme befinden sich am Körper angelegt oder ausgelagert auf Armschalen in einem Winkel von 90° zum Körper. Unter die Knie und Sprunggelenke werden Polsterungskissen gelegt, um den Kontakt mit den Tisch zu vermeiden und eine anatomische Stellung der Gelenke zu erreichen.

21.2.3 Seitenlage

Die Seitenlage findet vor allem für transthorakale Zugänge Verwendung. Bei solchen ist es oft erforderlich, dass während der Operation eine sogenannte Ein-Lungen-Beatmung erfolgt, um den Zugang zur Brustwirbelsäule zu erleichtern. Dies ist im Vorfeld mit der Anästhesie abzusprechen (Doppellumen-Tubus erforderlich!).

Vor dem Umlagern werden bei allen Eingriffen die Bulbi mit einer Salbe bedeckt und die Lider mit einem speziellen Augenpflaster verschlossen gesichert.

21.2.4 Nach der Lagerung

Nach Umlagern des Patienten erfolgt die Höhenmarkierung der zu operierenden Etagen unter Durchleuchtung. Danach erfolgt der eigentliche Teil des Eingriffs.

Im Rahmen dieses Buches sollen exemplarisch zwei häufige und wichtige spinale Eingriffe besprochen werden, nämlich die mikrochirurgische zervikale Diskektomie mit anschließender Fusion über einen ventralen Zugang sowie die lumbale mikrochirurgische Diskektomie von dorsal. Der ventrale Zugang zur Halswirbelsäule wird hierbei so oder abgewandelt auch zur ventralen Versorgung von Frakturen, Behandlung von Wirbelkörpertumoren und der Spondylodiszitis der Halswirbelsäule durchgeführt. Der dorsale Zugang zur mikrochirurgischen Diskektomie an der Lendenwirbelsäule findet zur ein- oder beidseitigen Dekompression einer lumbalen Spinalkanalstenose Anwendung.

21.3 Mikrochirurgische, ventrale Diskektomie

Ablauf des Eingriffs

Der Zugang erfolgt in Rückenlage des Patienten (Abb. 21.1a). Nach Desinfektion und sterilem Abdecken des Operationsfeldes erfolgt die Markierung des geplanten Hautschnittes unter seitlicher Röntgenkontrolle entsprechend der zu operierenden Höhe mit der anatomischen Orientierung an Zungenbein und Kehlkopf, üblicherweise auf der rechten Seite. Die Schnittführung ist transversal, beginnend in der Mittellinie, den natürlichen Hautlinien folgend bis etwa zum Vorderrand des M. sternocleidomastoideus (Abb. 21.1b). Das Platysma und die obere Halsfaszie werden durchtrennt. Stumpf kann man dann entlang der Verschiebeschichten am Hals zur Vorderseite der Wirbelsäule präparieren. Hierbei kommen (von oben in die Tiefe) M. sternocleidomastoideus und M. omohyoideus sowie die großen Halsgefäße (A. carotis communis, V. jugularis interna) nach außen und die sternothyroidale und sternohyoidale Muskulatur sowie Ösophagus und Trachea nach innen zu liegen. Ein Quersperrer wird eingesetzt, anschließend die hintere Halsfaszie eröffnet. Anschließend Einsetzen eines Gegensperrers. Hierbei orientiert man sich an dem M. longus colli beidseits als laterale Begrenzung zur Identifikation der Mittellinie. Dieser Gegensperrer wird auf Pins gesetzt, die zuvor in die benachbarten Wirbelkörper eingedreht wurden (Abb. 21.1c). So wird ein Aufspreizen des Zwischenwirbelraums ermöglicht (Abb. 21.1d). Anschließend erfolgt das mikrochirurgische Ausräumen der Halsbandscheibe sowie ggf. das Abtragen von Retrospondylophyten (Abb. 21.1e). Der Ersatz der Bandscheibe erfolgt dann mittels spezieller Cages (Abb. 21.1f), Eigenknochen oder durch eine Bandscheibenprothese (je nach Indikation). Cages oder Eigenknochen werden je nach Situation ggf. mittels einer zusätzlichen ventralen Platte (Abb. 21.1g) gesichert. Sind mehrere Etagen betroffen, kann der Eingriff analog auf diese ausgedehnt werden. Nach Blutstillung und ggf. Anlage einer Redondrainage wird die Wunde mehrschichtig durch Naht verschlossen.

Verlaufskomplikationen, die auch der Anfänger kennen sollte

Neurologische Komplikationen sind selten, dennoch ist jeder Patient nach dem Eingriff neurologisch zu kontrollieren. Bei Auffälligkeiten sollte ein erfahrener Arzt (möglichst der Operateur) hinzugezogen werden, der dann ggf. eine Kontroll-Bildgebung veranlasst. Relativ häufig sind *Nackenschmerzen* und eine leichte Schwellung im Halsbereich. Sie können mit Analgetika und lokaler Kühlung behandelt werden. Eine *Heiserkeit* deutet auf eine Läsion des N. laryngeus recurrens hin (Stimmbandlähmung) und tritt mit etwa 1,5 % Häufigkeit auf. Gefürchtet, wenn auch sehr selten, ist die *postoperative Blutung in die Halsweichteile*, erkennbar an einer lokalen

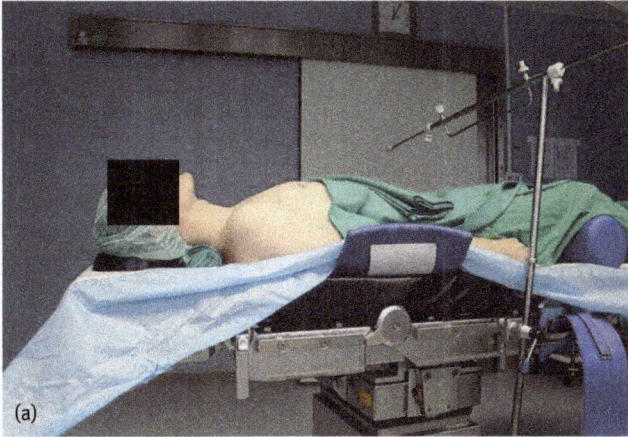

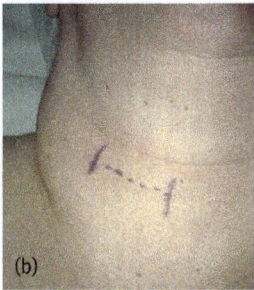

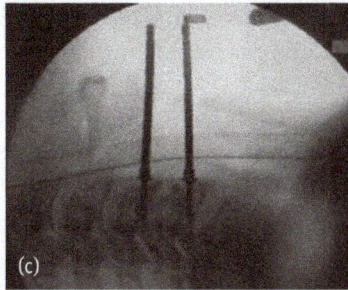

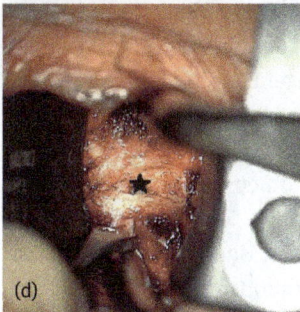

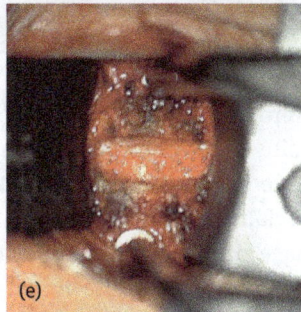

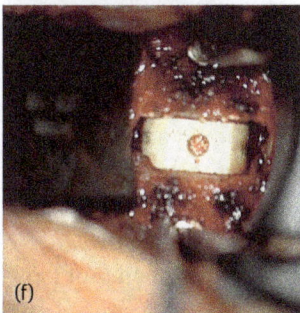

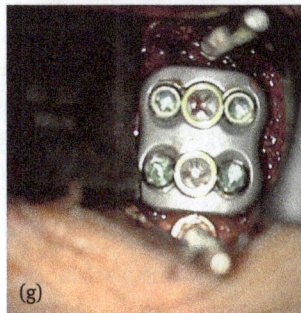

Abb. 21.1: Darstellung der einzelnen Schritte der ventralen mikrochirurgischen Disektomie an der Halswirbelsäule mit anschließender Fusion (OP nach Cloward). (a) Rückenlagerung des Patienten, (b) Anzeichnen des Hautschnittes nach röntgenologischer Höhenmarkierung, (c) Seitliche Durchleuchtung zur Platzierung der Wirbelkörperpins für den Gegensperrer, (d) Darstellung des Bandscheibenfaches (Stern), (e) Zustand nach mikrochirurgischem Ausräumen des Faches, (f) Bandscheibenersatz durch Kunststoff-Cage, (g) Sicherung des Cage mit ventraler Platte. Einzelheiten zum Eingriff und zur Lagerung siehe Text.

Schwellung verbunden mit Luftnot. Hier ist sofortiges Handeln erforderlich, um den drohenden Erstickungstod des Patienten zu verhindern.

> Zeigt ein Patient nach einem Eingriff an der ventralen Halswirbelsäule Zeichen von Luftnot und einer lokalen Schwellung/Unterblutung, ist sofort ein Anästhesist zur Sicherung der Luftwege hinzuziehen. In Extremsituationen muss die Wunde unverzüglich – notfalls auch unter unsterilen Bedingungen – eröffnet und die Nachblutung digital ausgeräumt werden!

Auf *Infektionen* wird in Kap. 7 eingegangen.

21.4 Mikrochirurgische, lumbale Diskektomie

Der Eingriff dient zur Entfernung eines lumbalen Bandscheibenvorfalls. Der Zugang erfolgt in Bauchlage (Abb. 21.2a) des Patienten. Zunächst erfolgt die Markierung des zu operierenden Wirbelsäulenabschnittes unter Röntgenkontrolle (Abb. 21.2b und c). Nach Desinfektion und sterilem Abdecken des Operationsfeldes erfolgt dann der geplante Hautschnitt in der angezeichneten Höhe als 2-3 cm langer Längsschnitt (Abb. 21.2d) direkt in oder etwas neben der Mittellinie. Das subkutane Fettgewebe wird bis auf die Faszie durchtrennt. Auf der zu operierenden Seite erfolgen dann das Durchtrennen der Rückenfaszie und das Abtrennen der paravertebralen Muskulatur von Dorn und Bogen. Abermalige Röntgenkontrolle, ob man sich in der richtigen Höhe befindet. Nun wird ein kleiner Sperrer eingesetzt, der die Muskulatur beiseite hält. An dieser Stelle kommt spätestens das OP-Mikroskop zum Einsatz. Das gelbe Band (ligamentum flavum) wird vorsichtig eröffnet, abgehende Nervenwurzel und Dura des Thekalsackes werden identifiziert. Anschließend werden eventuelle freie Bandscheibensequester mit verschiedenen Instrumenten mobilisiert und geborgen, danach erfolgt in unterschiedlichem Umfang das Ausräumen des Bandscheibenfaches (Abb. 21.2e). Nach sorgfältiger Blutstillung, vor allem an den epiduralen Venen, wird ggf. eine Redondrainage eingelegt und getrennt aus der Haut herausgeführt. Danach wird die Wunde in Schichten verschlossen und verbunden. Anschließend Umlagern des Patienten.

Verlaufskomplikationen, die auch der Anfänger kennen sollte
Neurologische Komplikationen sind selten, dennoch ist jeder Patient nach dem Eingriff zu kontrollieren. Bei neurologischer Verschlechterung sollte ein erfahrener Arzt, möglichst der Operateur, hinzugezogen werden, der dann ggf. eine Kontroll-Bildgebung veranlasst. Lokale Schmerzen werden mit peripheren Analgetika bekämpft. Erhöhter Aufmerksamkeit bedürfen erneut oder verstärkt auftretende *radikuläre Beschwerden*, die auf ein Rezidiv oder eine Nachblutung hindeuten können. Auf I*nfektionen* wird in Kap. 7 eingegangen.

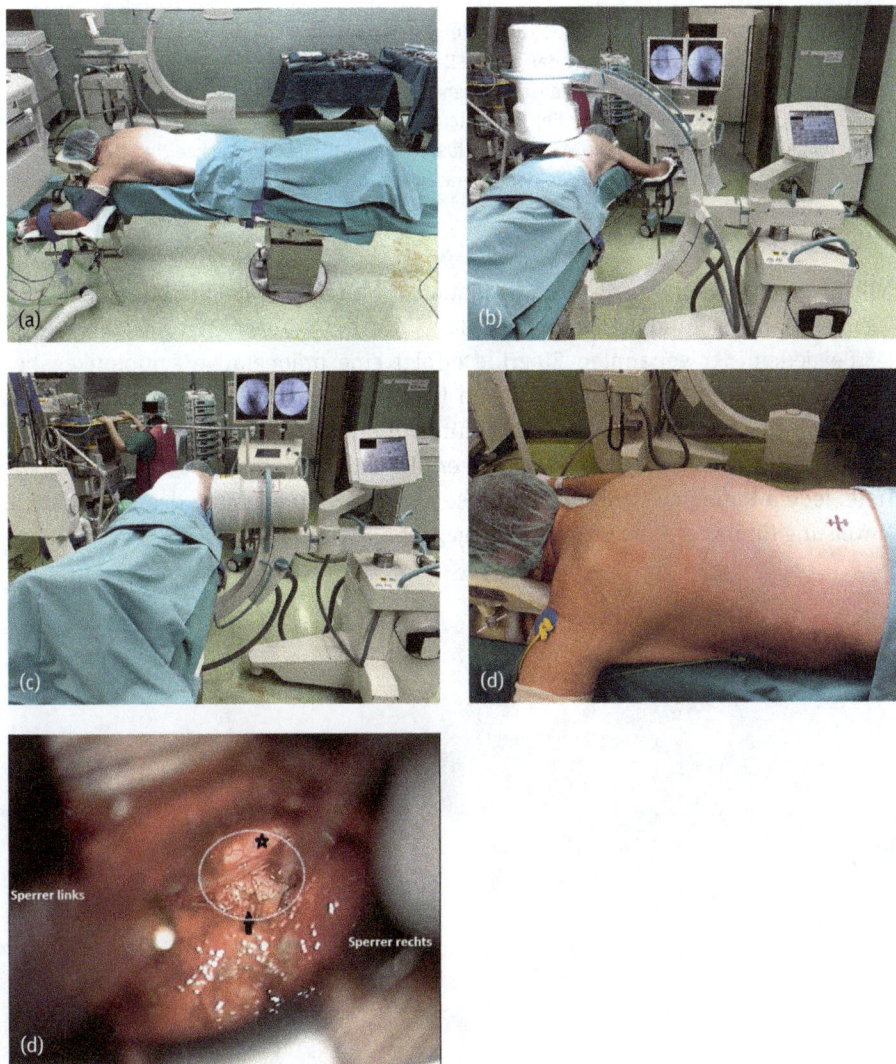

Abb. 21.2: Darstellung der einzelnen Schritte der mikrochirurgischen Entfernung eines lumbalen Band-scheibenvorfalls über Flavektomie. (a) Bauchlagerung des Patienten, (b) Röntgenologische Höhenmarkierung in a. p. Durchleuchtung, (c) Röntgenologische Höhenmarkierung in seitlicher Durchleuchtung, (d) Markierter Hautschnitt, (e) Intraoperativer Situs. Einzelheiten zum Eingriff und zur Lagerung siehe Text.

Mit einer Häufigkeit von etwa 1:6000–8000 Eingriffen kann es durch ventrale Perforation des Bandscheibenfaches zur Verletzung der großen Bauchgefäße kommen. Diagnostisch hinweisend sind tiefsitzende Rücken- oder Flankenschmerzen verbunden mit den klinischen Zeichen des Blutungsschocks (Hypotonie, Bradykardie). Auch hier ist sofortiges Handeln gefordert (unverzügliche Volumengabe, Blutkonserven für Massentransfusion kreuzen lassen, gleichzeitige Benachrichtigung des Reanimationsteams sowie des Operateurs und chirurgischer Kollegen zur Gefäßversorgung).

Selbst bei sofortigem Erkennen und adäquatem Handeln ist die Sterblichkeit dieser Komplikation hoch und beträgt über 80 %.

Bei jedem der genannten Eingriffe erfolgt eine präoperative Antibiotikagabe. Postoperativ wird eine Zählkontrolle von Instrumenten, Tupfen, Watten und Kompressen durch das OP-Personal durchgeführt. Hierauf muss ärztlicherseits geachtet werden. Die Rücklagerung des Patienten erfolgt unter Beteiligung der operierenden Ärzte. Jedem Patienten wird üblicherweise eine Kurzbeschreibung des Eingriffs mit Anweisung für das weitere Prozedere mitgegeben.

22 Grundlagen der Chirurgie von Liquorzirkulationsstörungen

Sascha Herrmann

Im folgenden Kapitel werden gängige operative Eingriffe am Liquorsystem dargestellt. Ausgewählte Krankheitsbilder, deren Symptomatik und Diagnostik werden im Kap. 24 behandelt. Auf die externe Ventrikeldrainage wird im Kap. 8 eingegangen.

22.1 Allgemeine Grundlagen

Eingriffe mit Implantation von Shuntsystemen oder Fremdmaterial im Bereich des Ventrikelsystems haben ein besonders hohes Infektionsrisiko, dies besonders bei Neugeborenen und Kleinkindern. Zahlreiche Studien haben sich mit Strategien zur Senkung des Infektionsrisikos beschäftigt. Hieraus lassen sich folgende Hinweise ableiten:

Die Eingriffe sollten stets an erster Position des operativen Tagesprogramms stattfinden. Mit zunehmender Operationsdauer steigt das Infektionsrisiko, sodass vorab sämtliche Operationsschritte genau geplant, durchdacht und ggf. besprochen und alle benötigten Materialen bereitgestellt werden sollten. Weiterhin ist das an der Operation beteiligte Personal darauf hinzuweisen, den Saal während der Operation möglichst nicht zu verlassen und die Türen geschlossen zu halten. Die Zugänge zum Operationssaal sollten mit dem Hinweis einer laufenden Liquorshuntoperation gekennzeichnet werden. Die Zahl der am Eingriff Beteiligten sollte möglichst gering gehalten werden; unnötiges Reden ist zu unterlassen. Eine Antibiotikaprophylaxe ist bei allen u. g. Eingriffen 30 Minuten vor dem Schnitt zu empfehlen. Sämtliche Fremdmaterialien sollten erst unmittelbar vor der Implantation aus der sterilen Umverpackung entnommen und ggf. in einer Antibiotikalösung aufbewahrt werden. Vor Entpacken und Implantation sollten ein Handschuhwechsel aller Beteiligten erfolgen. Da oftmals mehrere Hautinzisionen gesetzt werden, sind vorübergehend inaktive Wunden mit Desinfektionslösung durchtränkten Kompressen zu versehen. Während der Implantation sollte das Shuntsystem durch sterile Kompressen u. a. vor Hautkontakt geschützt werden.

22.2 Ventrikulo-peritonealer Shunt (VP-Shunt)

Indikationen: Zu den häufigen Indikationen zählen der Hydrocephalus malresorptivus, der Normaldruckhydrozephalus und der Hydrocephalus occlusus, wenn eine Ventrikulozisternostomie nicht möglich ist.

https://doi.org/10.1515/9783110611304-022

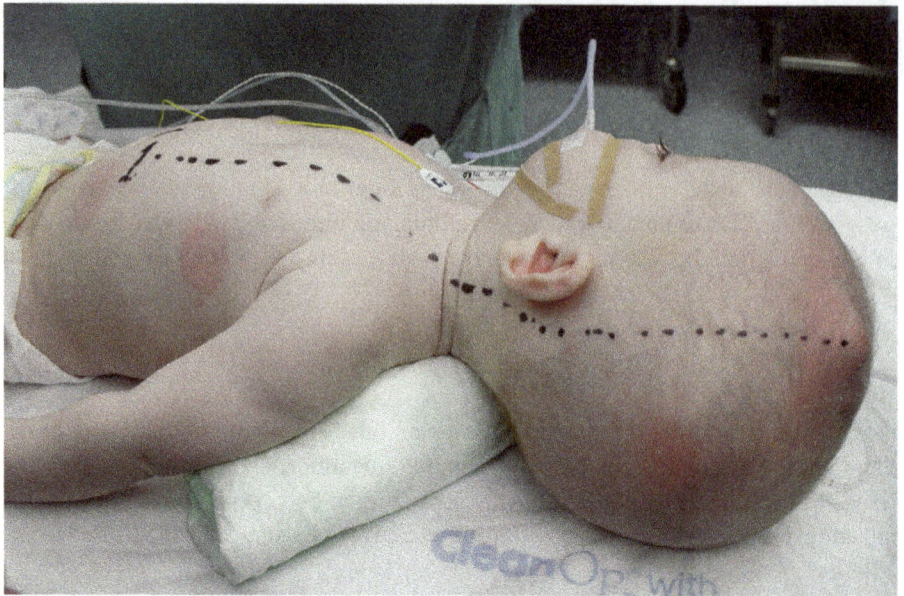

Abb. 22.1: Angezeichneter Shuntverlauf bei einem Säugling zur Anlage eines VP-Shunts.

Zugangsplanung: Der Ventrikelkatheter wird über ein Bohrloch in typischer Weise auf der nichtdominanten Hemisphäre platziert. Die Ableitung nach intraperitoneal erfolgt im Regelfall gleichseitig.

Vorbereitungen und Lagerung: Die Operation erfolgt in Rückenlage, der Kopf wird leicht angehoben. Hals, Thorax und Abdomen bilden eine Ebene. Über dem geplanten Shuntverlauf werden eine Rasur und mehrfache Hautdesinfektionen vorgenommen, Hautinzisionen und Shuntverlauf werden angezeichnet (Abb. 22.1).

Prinzipieller Operationsablauf:

- Leicht gebogener oder gerader Hautschnitt, Weichteilsperrer;
- Setzen des Bohrlochs, punktförmige Koagulation und Inzision der Dura, Kortikotomie mit der Bipolaren, Einlage einer feuchten Watte/Kompresse;
- horizontaler Bauchschnitt im ipsilateralen oberen Quadranten nahe dem Bauchnabel, Durchtrennen von Subkutis, vorderer Rektusscheide, Muskulatur (stumpf in Faserrichtung), Fassen der hinteren Rektusscheide mit Kocher-Klemmen, Inzision mit der Schere, Fassen und Eröffnen des Peritoneums parietale, Anlage der späteren Naht zum Fixieren des Peritonealkatheters am Peritoneum, mittels Dissektor Prüfen der ungehinderten Passage;
- Handschuhwechsel, Entpacken, Vorbereitung und Funktionsprüfung des Shuntsystems;

– Formen eine Tasche für das Ventil, Tunnelierung von kaudal über Entlastungs-
  schnitte (bspw. retroaurikulär) nach kranial, Durchzug des ableitenden Katheters;
– Vorschub des Ventrikelkatheters mit dem Mandrin in das Vorderhorn des Seitenventrikels;
– Rückzug des Mandrins, Abklemmen des Katheters, Verbinden des gesamten Systems
– Überprüfen des Liquorflusses durch Pumpen am Ventil;
– Versenken des Peritonealkatheters nach intraperitoneal, Fixieren des Katheters
  und Verschluss des Peritoneums durch vorgelegte Naht;
– Wundverschluss, Pflasterverband.

Vor- und Nachteile: Mit der Shuntimplantation wird eine definitive Therapie des Hydrozephalus erreicht. Die dauerhafte Notwendigkeit zur Ableitung muss im Einzelfall
jedoch nicht bestehen. Besondere Risiken stellen Shuntfehlfunktionen (bspw. Über-
und Unterdrainage), -obstruktion und -infektionen dar.

22.3 Ventrikuloatrialer Shunt (VA-Shunt)

Indikationen: Im Falle einer indizierten dauerhaften Liquorableitung und gleichzeitig
bestehender Kontraindikationen zur Anlage eines ventrikulo-peritonealen Shuntes
(bspw. intraabdominelle Infektionen und Adhäsionen) kann die Anlage eines VA-
Shunts erwogen werden. Kontraindikationen für das Verfahren sind u. a. Herzrhyth-
musstörungen oder strukturelle Herzerkrankungen.
  Zugangsplanung: In der a. p. Röntgenaufnahme des Thorax wird der Abstand
zwischen Klavikula und Einmündung der oberen Hohlvene in den rechten Vorhof gemessen. Die Platzierung des Ventrikelkatheters erfolgt über ein Bohrloch. Das Ventil
sollte 1,5 bis 2,0 cm vom Bohrloch entfernt sein, um Revisionen über einen Schnitt
möglich zu machen.
  Lagerung und Vorbereitungen: Der Kopf wird um 90° gedreht. Der Hals wird durch
Unterpolsterung leicht angehoben. Mittels Ultraschall wird die V. jugularis interna
lokalisiert und der geplante Schnitt etwa 4 cm supraklavikulär angezeichnet.
  prinzipieller Operationsablauf:
– gebogener Hautschnitt okzipital, Weichteilsperrer, Setzen des Bohrloches, Koagulation und Inzision der Dura, Kortikotomie, zervikale Inzision, scharfe Durchtrennung des Platysmas
– Formen einer Tasche für das Ventil, Tunnelierung und Durchzug des ableitenden
  Katheters
– Platzieren des Ventrikelkatheters und Verbinden des Systems
– exakte Rückkürzung des ableitenden Katheters, direkte Punktion der V. jugularis
  in Seldinger-Technik, Dilatation, Einbringen des Katheters;

– alternativ: Aufsuchen der vena facialis, provisorisches Unterbinden ober- und unterhalb der geplanten Venenöffnung, Schlitzen der Vene, Vorführen des Katheters. Nach röntgenologischer Lagekontrolle definitives Unterbinden des Gefäßes
– Wundverschluss, Pflasterverband

22.4 Ommaya-/Rickham-Reservoir

Definition: Durch eine direkte Verbindung zum Liquorsystem entsteht eine subgaleal gelegene, liquorgefüllte Kammer, die zur Applikation von Medikamenten oder intermittierenden Punktionen genutzt werden kann.

Indikationen: Am häufigsten wird es zur intrathekalen Chemotherapie verwendet. Beim posthämorrhagischen Hydrozephalus des Frühgeborenen kann eine Reservoiranlage zur intermittierenden Punktion vor ggf. späterer dauerhafter Liquorableitung angezeigt sein. In seltenen Fällen kann die Anlage zur intermittierenden Punktion von Tumorzysten o. Ä. indiziert sein (Abb. 22.2).

Lagerung und Vorbereitungen: Die Punktion des Vorderhorns des Seitenventrikels erfolgt analog zur Anlage eines Shunts über ein frontales Bohrloch auf der nicht dominanten Hemisphäre, ansonsten erfolgt die Bohrlochtrepanation (stereotaktisch geführt) dort, wo der kürzeste Weg zur abzuleitenden Zyste besteht. Eine Anlage des Reservoirs am Hinterkopf sollte jedoch vermieden werden (Gefahr der Druckläsion). Es erfolgen Hautrasur, Desinfektion und Anzeichnen des Hautschnittes.

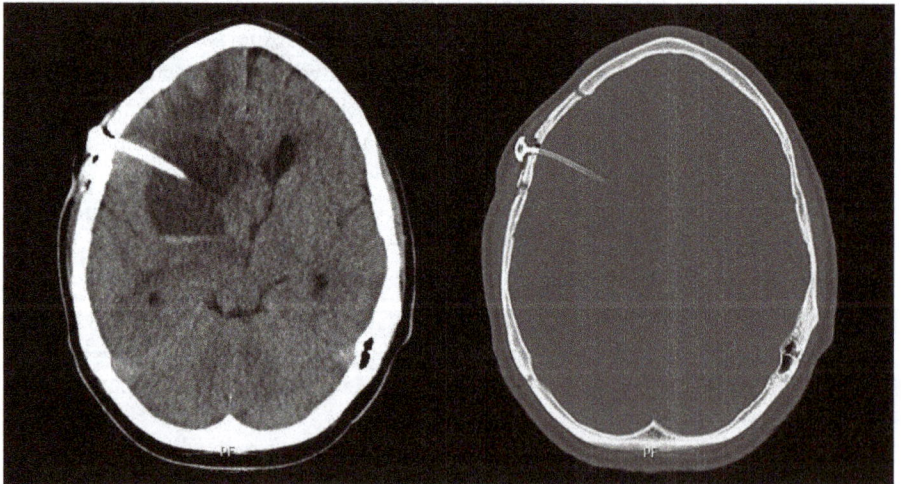

Abb. 22.2: CT-Darstellung eines Rickham-Reservoirs zur intermittierenden Punktion eines Tumorzyste (zystisches Astrozytom) – links in Weichteildarstellung, rechts im Knochenfenster, in dem das Ventil selbst gut zur Darstellung kommt.

Prinzipieller Operationsablauf:
– Gebogene Hautinzision, Formen einer Tasche unter dem Hautlappen, Weichteil-
   sperrer;
– Setzen des Bohrlochs, Koagulation und Inzision der Dura, Kortikotomie;
– Implantation des Reservoirs, ggf. Annaht desselben an die Galea, Probepunktion;
– Wundverschluss, Pflasterverband.

22.5 Ventrikulozisternostomie

Indikationen: Die Ventrikulozisternostomie (s. auch Kapitel 20) ist die am häufigsten
durchgeführte endoskopische Operation zur Behandlung des Hydrozephalus. Die
Hauptindikation ist der Hydrocephalus occlusus aufgrund einer Aquäduktstenose
oder Verlegung der Abflusswege aus dem vierten Ventrikel. Ziel der Operation ist die
Schaffung einer Verbindung zwischen inneren und äußeren Liquorräumen.

Zugangsplanung: Hilfreich erweist sich eine sagittale MR-Serie, mit Hilfe derer
Seite und relative Position des Bohrloches zur Koronarnaht für die optimale Trajektorie durch das Foramen Monroi festgelegt werden. In der axialen Serie wird die Lokalisation der A. basilaris in Bezug auf den Clivus betrachtet. Grundsätzlich wird der
Zugang über die nichtdominante Hemisphäre bevorzugt.

Vorbereitungen und Lagerung: Noch vor der Einleitung sollten die technischen
Geräte eingerichtet und auf ihre einwandfreie Funktion überprüft werden. Der Moni-
tor wird so platziert, dass eine durchgängig ungehinderte Sicht erfolgen kann. Ggf.
zusätzlich benötigte Materialien (bspw. zur Implantation eines VP-Shuntes) sollten
bereitgehalten werden. Die Operation erfolgt in Rückenlage. Bei rahmenloser stereotaktischer Zugangsplanung sollte der Kopf in einer Schädelklemme gehalten werden.
Der Oberkörper wird leicht angehoben, der Kopf leicht inkliniert. Es erfolgt die Kopfhautrasur nach ggf. stattgefundener Zugangslokalisation.

Prinzipieller Operationsablauf:
– Prüfen und Einstellen des Endoskops: sichtbare Schäden, seitenkorrektes, feh-
   lerfreies, scharfes Monitorbild, Weißabgleich, Einstellung der Flussrate für die
   Spülung (10 – 20 ml/min), Durchgängigkeit des Arbeitskanals, Prüfen des Fogar-
   ty-Katheters;
– Hautschnitt, Weichteilsperrer, Blutstillung, Abschieben des Periosts;
– Überprüfen der Trajektorie, Setzen des Bohrlochs, Koagulation und Inzision der
   Dura, Kortikotomie, Einführen des Endoskops in den Seitenventrikel;
– Orientierung durch Identifikation von Plexus choroideus, Foramen Monroi, Sep-
   tum pellucidum, Fornix, thalamostriatale und septale Venen;
– über das Foramen Monroi Vordringen in den dritten Ventrikel;
– Identifikation u. a. von Corpora mammilaria, Recessus infundibula;
– Perforation der Lamina terminalis durch Koagulation, Ballondilatation der Sto-
   mie;

- Inspektion der Stomie auf das Vorhandensein einer Liliequist-Membran, ggf. Eröffnung;
- während des vorsichtigen Rückzugs des Endoskops Kontrolle auf aktive Blutung;
- Wundverschluss und Pflasterverband.

Vor- und Nachteile: Das Verfahren kommt ohne die Implantation von Fremdmaterialien und damit verbundenen Langzeitkomplikationen aus und bietet intraoperativ die Möglichkeit der Inspektion und Biopsie pathologischer Strukturen. Das Verfahren bietet sich nicht bei allen Hydrozephalusformen an. Die Durchgängigkeit der Stomie ist intraoperativ teilweise schwer beurteilbar. Ein sekundärer Verschluss der Stomie ist möglich.

Teil IV: **KRANIELLE NEUROCHIRURGIE**

23 Kraniale Fehlbildungen

Steffen Sola

Die Vielzahl unterschiedlicher Fehlbildungen des Gehirns würde den Umfang dieses Buches sprengen. Eingegangen wird daher nur auf folgende, im neurochirurgischen Alltag häufige Erkrankungen.

23.1 Zephalozelen

Als Zephalozelen werden Defekte von Schädelknochen und Dura bezeichnet, die zur Verlagerung von intrakraniellem Gewebe nach außen führen. Sie können an verschiedenen Stellen des Schädels lokalisiert und unterschiedlich groß sein. Lokalisiert sind sie meist in der Mittellinie bzw. mittelliniennahe. Zu unterscheiden sind Meningozelen und Meningoenzephalozelen, die zumeist nicht funktionelle Hirnanteile enthalten. Häufig sind okzipitale und frontobasale Zelen (Abb. 23.1 und Abb. 23.2), die auch oft mit Gesichtsschädelfehlbildungen assoziiert sind.

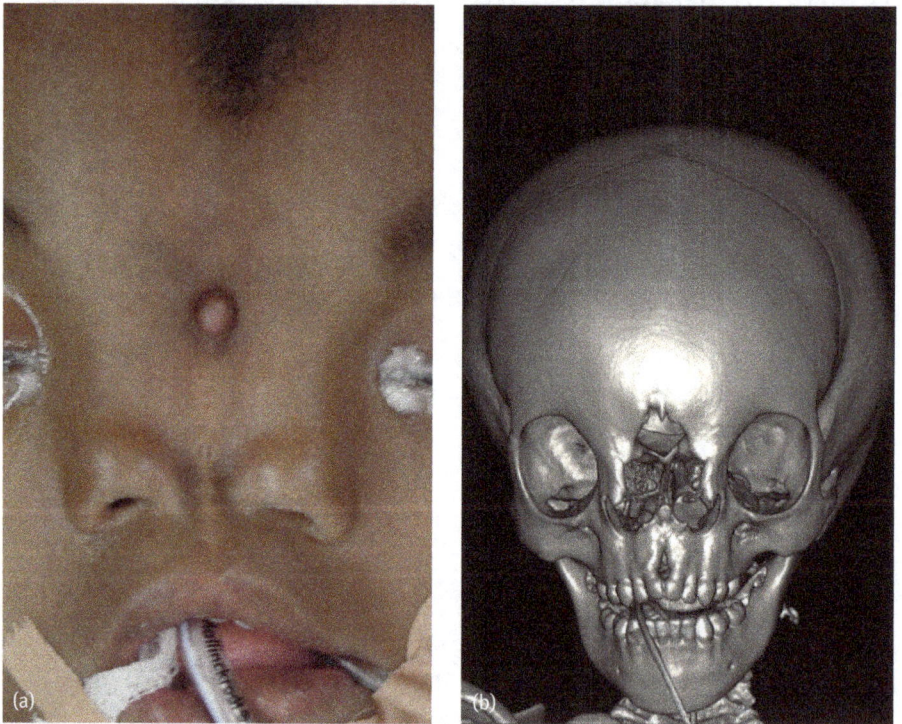

Abb. 23.1: Komplexe fronto-nasale Spaltfehlbildung mit fronto-nasaler Enzephalozele (a) klinische (b) im 3-D-CT, das hier zur OP-Planung bei kranio-fazialer Rekonstruktion erforderlich war.

https://doi.org/10.1515/9783110611304-023

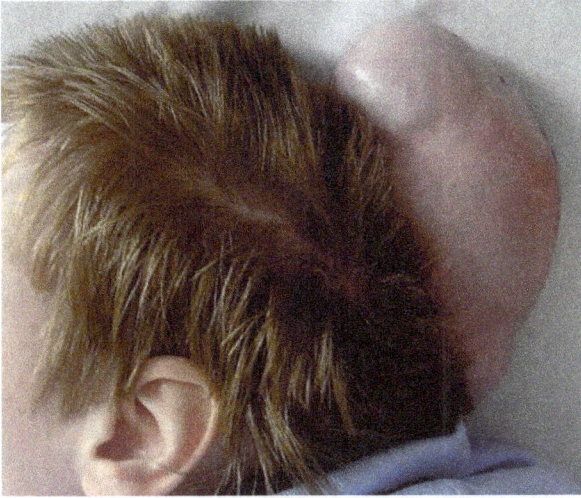

Abb. 23.2: Klinisches Beispiel einer großen okzipitalen Enzephalozele.

Zephalozelen werden operativ behandelt. Das nach extrakraniell verlagerte Gewebe wird abgetragen. Dura und Knochen werden plastisch rekonstruiert.

23.2 Chiari-Malformationen

Die Erstbeschreibung erfolgte in den 1890er Jahren durch Hans Chiari (1851–1916), einem österreichischen Pathologieprofessor in Prag.

23.2.1 Chiari-Malformation Typ I

Ätiologie und Pathologie
Die Chiari-I-Malformation ist als Tiefstand der Kleinhirntonsillen unterhalb des Foramen magnum definiert. Der Hirnstamm ist normal ausgebildet. Ein Hydrozephalus findet sich begleitend bei <10 % der Patienten. Die hintere Schädelgrube und die Cisterna magna sind klein. Oft besteht eine Assoziation mit knöchernen Fehlbildungen des kraniozervikalen Übergangs wie Klippel-Feil-Syndrom, Atlasassimilation oder basilärer Impression. Vermutlich kann es durch die Enge im Foramen magnum rezidivierend zur Kompression des Hirnstamms oder zu pathologischen Liquorpulsationen kommen. In 50–75 % der Fälle kommt es zur Ausbildung einer zervikalen Syringomyelie (Abb. 23.3).

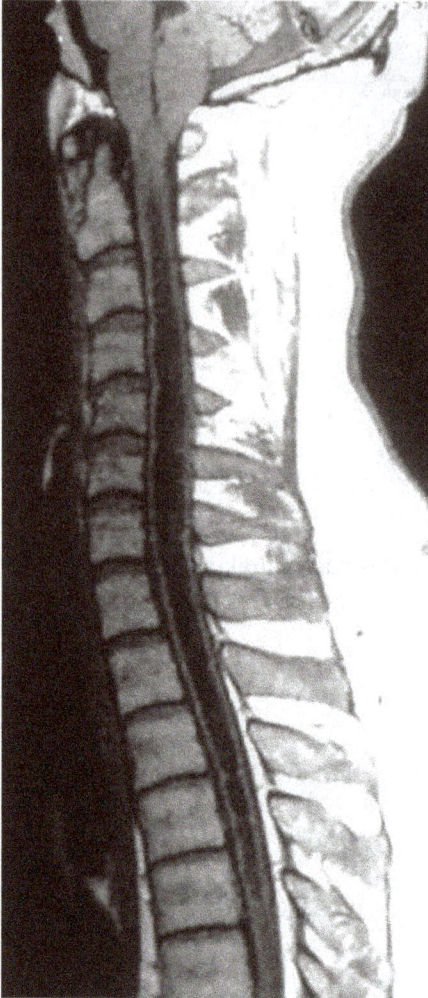

Abb. 23.3: MRT-Darstellung einer Chiari-Malformation Typ I: Die Zisterna magna ist aufgebraucht, die Kleinhirntonsillen sind bis in Höhe des Atlasbogens in den Spinalkanal verlagert und es besteht eine Syrinxbildung bis in das thorakale Myelon.

Klinische Symptomatik

Anfangs stehen Nacken-Kopfschmerzen im Vordergrund. Es können sich verschiedene Symptome einer Hirnstamm- und Kleinhirnkompression oder einer spinalen Funktionsstörung entwickeln wie zum Beispiel Schluck-, Atem- und Gleichgewichtsstörungen, Dysästhesien und ein Opisthotonus.

Diagnostik

Das MRT gibt ausreichend genauen Aufschluss über Tonsillenverlagerung, Syringomyelie und Anatomie der hinteren Schädelgrube. Durch dynamische Fluss-Sequenzen können die Liquorpulsationen dargestellt werden, was auch für die Kontrolle des

OP-Erfolgs sinnvoll ist. Nur bei assoziierten knöchernen Anomalien ist ein zusätzliches CT indiziert.

Therapie

Asymptomatische Patienten ohne größere Syrinx können zunächst beobachtet werden. Ansonsten ist eine operative Dekompression der hinteren Schädelgrube indiziert, deren Ziel auch die Schaffung einer Cisterna magna und die Wiederherstellung der physiologischen Liquorpulsationen ist. Die Syringomyelie wird sich nach erfolgreicher Dekompression auch ohne direktes Angehen zurückbilden. Die Dekompression erfolgt über eine ca. 3 cm große Kraniektomie, die den Rand des Foramen magnum einschließt. Bei jüngeren Kindern mit geringer Ausprägung der Erkrankung kann die knöcherne Dekompression in Einzelfällen ausreichen. Ansonsten wird die Dura eröffnet. Die Liquorwege werden durch Lösen von arachnoidalen Verwachsungen oder Resektion der Kleinhirntonsillen und ggf. durch eine Duraerweiterungsplastik wiederhergestellt.

Sollte ein Hydrozephalus vorliegen, ist dieser ebenfalls zu behandeln (z. B. endoskopische Ventrikulostomie).

Prognose

Die Symptomatik bessert sich in Regel gut. Bei länger bestehender Schwäche oder Gangstörungen kommt es allerdings nicht immer zu einer kompletten Erholung, so dass bei Beschwerden eine frühzeitige Operation durchgeführt werden sollte.

23.2.2 Chiari-Malformation Typ II

Ätiologie und Pathologie

Die Chiari-II-Malformation ist mit Myelomeningozelen assoziiert. Dabei besteht eine Dysplasie aller Strukturen der hinteren Schädelgrube. Das Tentorium steht steil mit Lokalisation des Confluens sinuum am Foramen magnum. Anteile von Kleinhirn, Vermis und Medulla sind in den Spinalkanal verlagert (Abb. 23.4). Eine Syringomyelie kann entstehen, wobei ein ähnlicher Mechanismus wie bei Typ I angenommen wird. Über 90 % der Patienten mit Myelomeningocele leiden zusätzlich an der Chiari-II-Malformation. Die Erkrankung ist auf diese Patientengruppe beschränkt. Die Ausprägung der Fehlbildung ist individuell sehr unterschiedlich. Nur bei ca. 15 % der Kinder wird schon bei Geburt ein Hydrozephalus diagnostiziert, aber über 80 % der Kinder entwickeln dann in den ersten Wochen nach Geburt einen solchen.

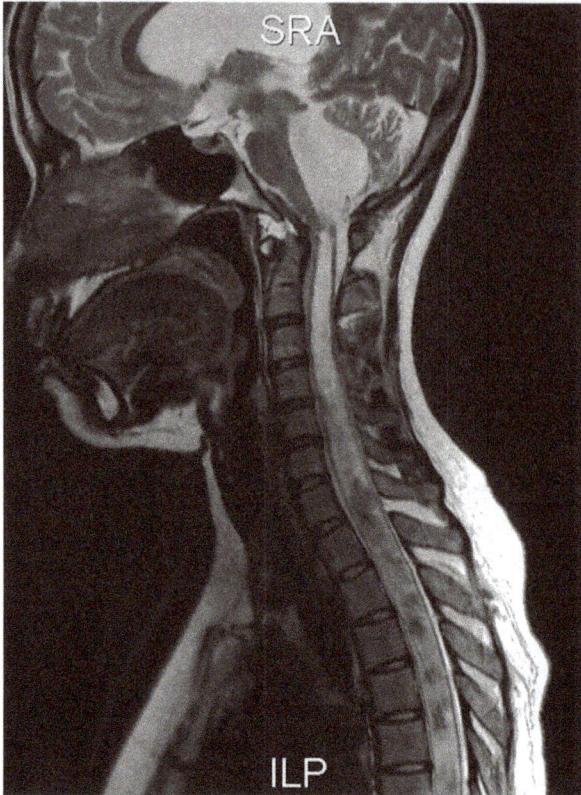

Abb. 23.4: MRT-Darstellung einer Chiari-Malformation Typ II: Es besteht eine Dysplasie des kraniozer-vikalen Übergangs mit Knickbildung der Medulla, Hydrozephalus, Verlagerung von Hirnstamm- und Kleinhirnanteilen in den Spinalkanal sowie einer ausgedehnten Syrinxbildung, die sich über die gesamte Medulla erstreckt.

Klinische Symptomatik

Typ II wird deutlich früher als Typ I symptomatisch. Oft bestehen bereits im Säuglingsalter Schluck- und Atemstörungen oder ein Opisthotonus. Es können alle Symptome eines unbehandelten Hydrozephalus auftreten (s. Kap. 24) sowie einer Hirnstamm-, Kleinhirn- oder Rückenmarksfehlfunktion wie Singultus, Spastik, Ataxie, Nystagmus und Skoliose.

Therapie

Eine Behandlung des Hydrozephalus in erster Linie durch einen ventrikulo-peritonealen Shunt ist notwendig. Bei bereits vorhandenem Shunt muss dieser zunächst überprüft werden. Weitere Maßnahmen am kraniozervikalen Übergang sind bei suffizienter Shuntfunktion fast nie indiziert. Dekompressionen sind anders als bei Typ I aufgrund der anatomischen Situation bei geringen Erfolgsaussichten sehr risikoreich.

23.3 Kraniosynostosen

Krankheitsbild

Eine Kraniosynostose ist der vorzeitige Verschluss einer oder mehrerer Knochennähte des kindlichen knöchernen Schädels. Normalerweise verschließen sich die Schädelnähte erst im jungen Erwachsenenalter (Ausnahme Frontalnaht). Bei vorzeitigem Verschluss einer Knochennaht des Schädeldaches (sogenannte prämature Kraniosynostose) wird das Knochenwachstum, das von diesen Nähten ausgeht, gestört und es kommt zu meist typischen Verformungen des Schädels, u. U. auch zu einer Verengung des Schädelinnenraumes (Kraniostenose) mit Erhöhung des Schädelinnendruckes und im schlimmsten Falle zu einer Beeinträchtigung der Hirnentwicklung. Die wesentliche formgebende Entwicklung des Neurokraniums findet zwischen der frühen Gestationsphase und der Vollendung des 1. Lebensjahres statt. Entsprechend sind die meisten knöchernen Schädelfehlbildungen schon kurz nach der Geburt erkennbar. Schädeldeformitäten aufgrund von Kraniosynostosen wurden bereits seit der Antike, z. B. durch Hippokrates beschrieben.

Ätiologie

Die Ätiologie der Kraniosynostosen ist heterogen und wahrscheinlich multifaktoriell. Zum einen sind sie Bestandteil von syndromalen Erkrankungen (*syndromale Kraniosynostosen*) wie dem Apert-Syndrom, dem Pfeiffer-Syndrom und dem Crouzon-Syndrom, zum anderen können kongenitale Infektionen, Strahlenexposition oder chemische Noxen (Alkohol, Phenytoin) während der Frühschwangerschaft Kraniosynostosen begünstigen. Bei *nicht-syndromalen Kraniosynostosen* ist meist nur eine Naht betroffen, an der das Schädelwachstum gestört ist. Kompensiert wird dies durch vermehrtes Wachstum an den anderen Nähten. Dabei entstehen spezifische Schädeldeformitäten. Bei Synostose der Sagittalnaht ist dies der Kahnschädel (Scaphocephalus, Dolichocephalus), der Koronarnaht beidseits der Turmschädel (Turricephalus, Brachycephalus), der Koronarnaht oder Lambdanaht einseitig der vordere und hintere Plagiocephalus und der Sutura metopica der Trigonocephalus (Abb. 23.6a). Echte Synostosen der Lambdanaht sind selten, zumeist handelt es sich um eine lagerungsbedingte einseitige Abflachung und Deformierung des Hinterkopfes.

Epidemiologie

Die Inzidenz von Kraniosynostosen wird mit 0,25–0,6 auf 1000 Geburten angegeben. Vorwiegend sind einzelne Schädelnähte betroffen. Davon entfallen 50–60 % auf die Sagittalnaht, 20–30 % auf die Koronarnaht, 4–10 % auf die Sutura metopica und 2 % auf die Lambdanaht. Weniger als 5 % entfallen auf syndromale Patienten, bei denen oft multiple Nähte beteiligt sind (Abb. 23.5).

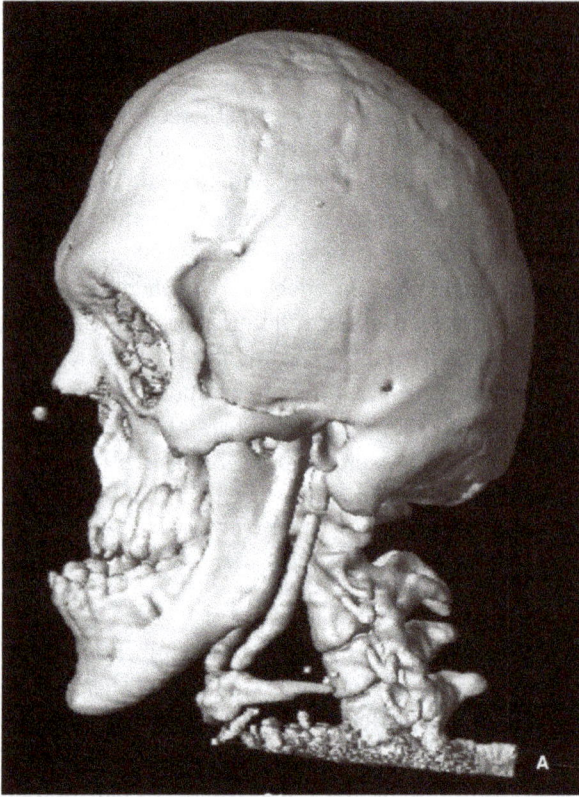

Abb. 23.5: Computertomographische Schädelrekonstruktion bei einem Patienten mit Crouzonsyndrom. Es bestehen eine globale Synostose der Schädelnähte mit Turmschädel sowie eine typische Fehlentwicklung des Mittelgesichts (maxilläre Retrognathie).

Diagnostik

Die Erkrankung ist eine Blickdiagnose. Der vorzeitige Nahtverschluss kann in der Schädelsonographie gut nachgewiesen werden. Schädelaufnahmen erübrigen sich daher. Computertomographisch kann die Deformität ebenfalls anschaulich dargestellt werden. Ein therapeutischer Nutzen resultiert daraus nicht, so dass ein CT aufgrund der Strahlenbelastung obsolet ist! Begleitende Hirnfehlbildungen können im MRT sichtbar gemacht werden.

Behandlung

Ziel der therapeutischen Überlegungen ist es, dem Kind eine normale Entwicklung zu ermöglichen. Bei der Therapie stehen daher funktionelle und psychosoziale Aspekte im Vordergrund. Bestehende milde neurokognitive Defizite können durch eine Operation nicht beseitigt bzw. verhindert werden.

Beim hinteren Plagiocephalus oder bei gering ausgeprägter Deformität kann eine konservative Therapie durch Lagerung, Manualtherapie und Anpassung eines Helms versucht werden. Die Mehrzahl der nicht syndromalen Kraniosynostosen wird aus kosmetischer und psychosozialer Indikation operiert (Abb. 23.6). Es handelt sich je-

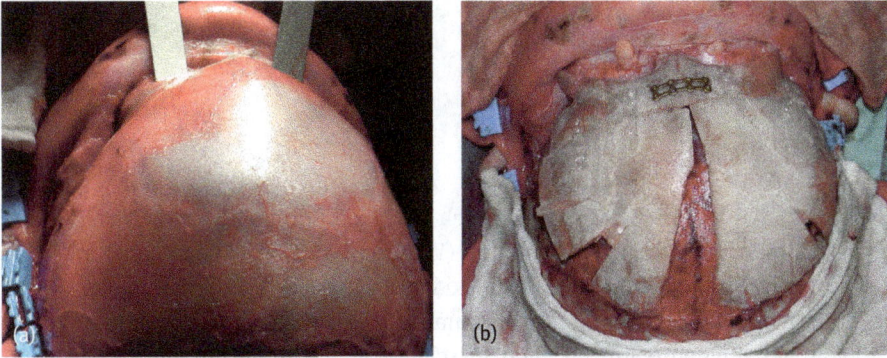

Abb. 23.6: Intraoperative Situation bei Korrektur einer Synostose der Sutura metopica. Diese führt zum Trigonocephalus (a). Vorwiegend aus psychosozialer und kosmetischer Indikation erfolgt die operative Korrektur durch eine Kraniotomie mit Neumodellierung der Stirnpartie sowie des Orbitarandes (b).

doch um teils aufwändige Eingriffe mit erheblichem OP- und Transfusionsrisiko, was bei Indikationsstellung und Aufklärung zu berücksichtigen ist. Dabei ist abzuwägen, dass die Korrektur bei jüngeren Kindern besser gelingt gegenüber dem geringeren OP- und Transfusionsrisiko bei älteren. Zumeist wird zwischen dem 4. und dem 12. Lebensmonat operiert. Bei syndromalen Formen muss aufgrund der Kraniostenose oft frühzeitig dekomprimiert werden. Zudem sind meist auch aufwändige Rekonstruktionen von Orbita und Mittelgesicht erforderlich. Das operative Vorgehen ist fast immer interdisziplinär (MKG, NCH, ggf. HNO).

24 Liquorzirkulationsstörungen

Maryam U. S. Sherman

24.1 Definition

Hydrozephalus ist ein Zustand, der durch eine übernormale Ansammlung von Liquor und eine Erweiterung der inneren (Ventrikel) Liquorräume des Gehirns oder der äußeren (Subarachnoidalraum) mit oder ohne erhöhten intrakraniellen Druck gekennzeichnet ist. Es handelt sich also um ein Missverhältnis zwischen Liquor- und Hirnvolumen. Im neurochirurgischen Sprachgebrauch wird die Bezeichnung „Hydrozephalus" im Allgemeinen nur für jene Zustände verwendet, bei denen die *aktive* Zunahme der Liquorräume auch mit einer pathologischen Druckerhöhung verbunden ist. Dieser Volumenzunahme liegt dann eine Liquorzirkulationsstörung zugrunde, die zumeist durch eine Abfluss-bzw. Resorptionsbehinderung und selten durch eine Überproduktion des Liquors verursacht ist.

Auch eine Hirnatrophie (teilweise als natürlicher Alterungsvorgang des Gehirns, teils durch äußere Einflüsse verursacht) führt zu einer *nicht-aktiven* Volumenvermehrung des Liquors. In diesen Fällen handelt es sich jedoch nicht um einen druckaktiven Prozess, man spricht auch von einem „Hydrozephalus e vacuo".

24.2 Anatomie und Physiologie

Die normale Ventrikelanatomie ist in Kap. 42 dargestellt. Wie zuvor dargestellt, variiert die Weite des Ventrikelsystems individuell sehr stark. Für Frauen beträgt das normale Ventrikelvolumen etwa 20 ml, für Männer 26 ml, nimmt jedoch mit dem Alter kontinuierlich zu.

Der Liquor wird hauptsächlich von Epithelzellen des Plexus choroideus produziert. Die Gesamtmenge des Liquor cerebrospinalis beträgt beim Erwachsenen circa 120 ml (90–150 ml) und wird mit einer Rate von 450–500 ml/Tag produziert. Von der Gesamtliquormenge entfallen etwa 20–26 ml auf die Seitenventrikel, etwa 5 ml auf den 3. und 4. und den Aquaeductus mesencephali, der Rest auf den Subarachnoidalraum und den Spinalkanal. Beim Kleinkind beträgt die Gesamtliquormenge etwa 80–120 ml, beim Säugling etwa 40–60 ml. Die Syntheserate des Liquors ist konstant und beträgt 0,3–0,4 ml/min, entsprechend etwa 20 ml/Stunde (500 ml/Tag), sodass der Liquor innerhalb von 24 Stunden vier- bis fünfmal ausgetauscht wird. Der in den Ventrikeln produzierte Liquor fließt über die Foramina Monroi in Richtung 3. und 4. Ventrikel, passiert die Foramina Luschkae und das Foramen Magendii und wird durch Arachnoidalvilli der zerebralen Sinus und in den Wurzeltaschen der Hirn- und Spinalnerven resorbiert.

https://doi.org/10.1515/9783110611304-024

Der normale *intrakranielle Druck* beträgt in Ruhe 5–15 mmHg und schwankt atem- und pulsabhängig. Der Druck kann jedoch physiologisch beim Husten und Pressen auf bis zu 120 mmHg ansteigen.

24.3 Klassifikation und Ätiologie

Die Einteilung des Hydrozephalus kann nach einer Vielzahl möglicher Faktoren und Ursachen vorgenommen werden; klinisch und praktisch wichtig sind folgende Unterscheidungen:
- *Zeitpunkt des Auftretens* (fetal, infantil, adult; kongenital, erworben),
- *Lokalisation* (intraventrikulär, extraventrikulär),
- *Pathomechanismus* (obstruktiv, hypersekretorisch; kommunizierend, nicht-kommunizierend),
- *Dynamik* (akut, chronisch).

24.3.1 Kongenitaler Hydrozephalus

Mögliche Ursachen eines kongenitalen Hydrozephalus sind:
- Fehlbildungen des Gehirns (u. a. Chiari-Malformationen, Dandy-Walker-Malformation),
- Posthämorrhagischer Hydrozephalus,
- Aquaeduktstenose.

24.3.2 Nichtkommunizierender Hydrozephalus

Von einem nicht-kommunizierenden oder obstruktivem Hydrozephalus spricht man, wenn *eine Blockade* der Liquorzirkulation zu einer Ventrikelerweiterung mit erhöhtem Hirndruck führt.

Mögliche Ursachen sind:
- Tumoren und nichtneoplastische Raumforderungen (u. a. Hirntumoren vor allem mit mittelliniennaher Lokalisation, Kolloidzysten des III. Ventrikels, Aneurysmen, Angiome, Zysten),
- leptomeningeale Entzündungen (z. B. bakterielle und tuberkulöse Meningitis, Sarkoidose, Parasitosen),
- Blutungen mit Kompression der liquorableitenden Wege,
- kongenitale Malformationen.

24.3.3 Kommunizierender Hydrozephalus

Von einem nicht-obstruktivem Hydrozephalus spricht man, wenn es *keine Blockade* im Verlauf des Liquorflusses gibt, der Liquor aber entweder unzureichend resorbiert (Hydrocephalus aresorptivus, häufig) oder überschießend produziert (Hydrocephalus hypersecretorius, selten) wird.

Mögliche Ursachen eines nicht-obstruktiven Hydrozephalus sind:
- Meningitis,
- Subarachnoidalblutung und/oder intraventrikuläre Blutung,
- Meningeosis carcinomatosa,
- Plexustumoren.

Eine Sonderform des kommunizierenden Hydrozephalus ist der sogenannte Normaldruckhydrozephalus des älteren Menschen. Auf die Symptome und die Diagnostik wird am Schluss des Kapitels getrennt eingegangen.

24.4 Symptome

Da bei kleinen Kindern und Säuglingen die Schädelnähte noch nicht verschlossen sind, unterscheidet sich das die klinische Symptomatik von denen Erwachsener.

24.4.1 Symptome bei Säuglingen und Kleinkindern

- Vorwölbung der Fontanelle,
- Zunahme des Kopfumfangs,
- Aufweitung der Schädelnähte,
- ständiger Blick nach unten („Sonnenuntergangsphänomen"),
- Berührungsempfindlichkeit, Nackensteifigkeit,
- schrilles Schreien,
- Entwicklungsverzögerungen.

24.4.2 Symptome bei älteren Kindern, Jugendlichen und Erwachsenen

- Kopfschmerzen,
- Übelkeit, Erbrechen (in der Regel morgens nach dem Aufstehen),
- Schwindelgefühle, Gleichgewichtsstörungen, schwankendes Gangbild,
- Konzentrationsstörungen, Leistungsabfall,
- Verschlechterung der Handschrift,
- Drang zum Gähnen, Schläfrigkeit, Antriebslosigkeit,

- Krampfanfall oder veränderte Anfallshäufigkeit,
- Sehstörungen (Stauungspapillen, Doppelbilder, Erblindung),
- Später: Bewusstseinsverlust, Koma, Pupillenstörung, Herz-Kreislaufversagen.

Klinisch entscheidend ist die Frage, ob es sich um einen chronischen oder einen akuten Hydrozephalus mit dringendem Handlungsbedarf handelt.

24.5 Diagnostik

Prinzipiell lässt sich ein Hydrozephalus sowohl mittels CT als auch durch ein MRT darstellen. Im Notfall sollte dem CT, ansonsten dem MRT der Vorzug gegeben werden.

24.5.1 Computertomografie

Typische Zeichen des Hydrozephalus sind:
- Erweiterung des Ventrikelsystems,
- ballonierter 3. Ventrikel,
- sichtbare Erweiterung der Temporalhörner der Seitenventrikel >2 mm,
- *Evans-Index* unter 30 % (zum Nachweis der Ventrikelerweiterung berechnet sich aus der Distanz beider Vorderhornspitzen zum maximalen bitemporalem Durchmesser der Schädelkalotte),
- fehlende kortikale Rindenzeichnung (besonders häufig beim Hydrocephalus occlusus),
- frontal betonte periventrikuläre Dichteminderungen („Druckkappen").

Beim Verschlusshydrozephalus lassen sich zum Beispiel Tumoren nach Kontrastmittelgabe lokalisieren.

24.5.2 Magnetresonanztomografie

Erforderlich sind T1- und T2-gewichtete Aufnahmen sowie FLAIR-Sequenzen in transversaler und sagittaler Aufnahme, ggf. KM-verstärkt. Die Liquordynamik lässt sich besonders gut in flussgewichteten Sequenzen nachweisen (Liquorfluss erscheint stark hypointens).

Neben den verschiedenen Raumforderungen lassen sich Aquäduktstenosen ausschließlich im MRT nachweisen. Typisch für die Druckerhöhung im 3. Ventrikel ist die Auswölbung des Ventrikelbodens nach kaudal. Die Lokalisation eines etwaigen

Univentrikulär   Biventrikulär   Triventrikulär

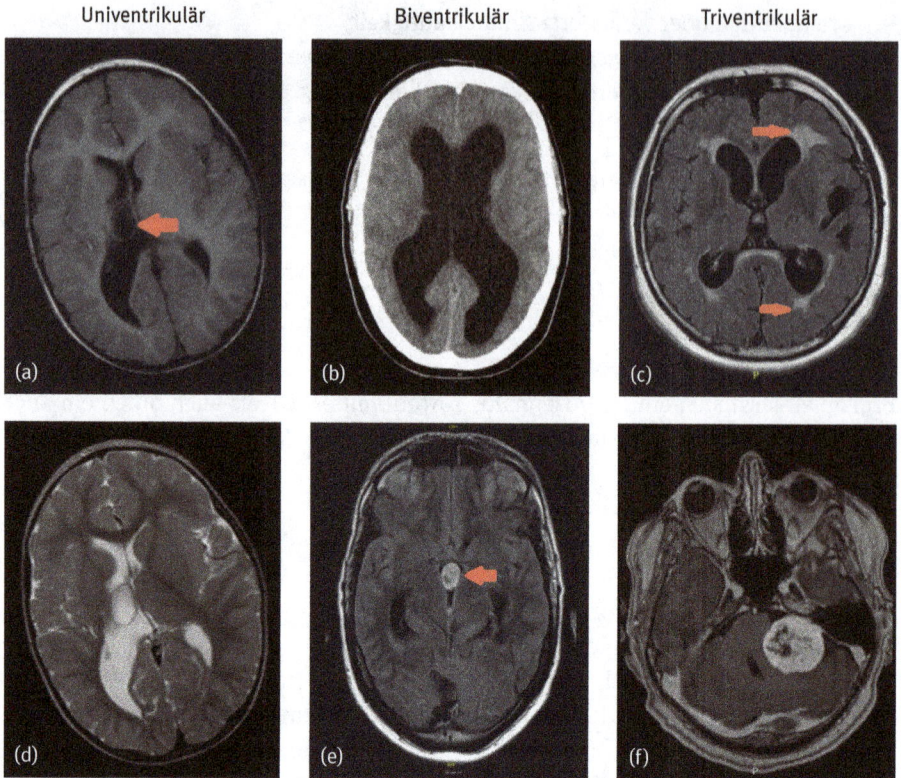

Abb. 24.1: Verschiedene Formen des Hydrozephalus occlusus in der kraniellen Bildgebung. (a) Univentrikulärer Hydrozephalus infolge einer Zyste (Pfeil) im rechten Seitenventrikel, die den Abfluss aus dem Foramen Monroi behindert und zu einem Liquoraufstau im rechten Seitenventrikel führt. (b) Massiver biventrikulärer Hydrozephalus im Nativ-CT. Beachte hier auch den Aufbrauch der kortikalen Hirnfurchung. Ursächlich ist eine Kolloidzyste im 3. Ventrikel (Pfeil auf zugehörigem MRT-Bild). (c) deutlicher triventrikulärer Hydrozephalus verursacht durch ein großes Vestibularisschwannom in der hinteren Schädelgrube, das den 4. Ventrikel komprimiert. Beachte hier die periventrikulären Auf-hellungszonen (Pfeile) als Zeichen des chronischen Hydrozephalus!

Verschlusses lässt sich in beiden Untersuchungen durch die Verteilung des Hydro-zephalus vermuten (uni-, bi- und triventrikulärer Hydrozephalus (Abb. 24.1).

Cave

Bei Patienten mit verstellbaren Shuntsystemen kann es durch das Magnetfeld des MRT in man-chen Fällen zum unbeabsichtigten Verstellen der Druckstufe des Shuntsystems kommen! Daher ist die eingestellte Druckstufe bei diesen Patienten nach einem MRT unbedingt zu kontrollieren.

24.5.3 Ultraschall

Bereits ab der 18.–20. Gestationswoche ist ein mutmaßlicher Hydrozephalus auch im Ultraschall bis zum Verschluss der offenen Fontanellen im Kleinkindalter möglich.

24.5.4 Nativ-Röntgenaufnahmen

Nativ-Röntgenaufnahmen zeigen klassischerweise bei chronischem Hydrozephalus einen sogenannten Wolkenschädel, sind aber zum Hydrozephalusnachweis nicht mehr indiziert. Wichtig sind sie zur Darstellung des Shuntverlaufs bei Verdacht auf Shuntdysfunktion.

24.6 Therapie

Ein unbehandelter Hydrozephalus führt bei nicht geschlossenen Schädelnähten zur Zunahme des Kopfumfangs mit zum Teil abstruser Zunahme der Kopfgröße im Endstadium, ein klinisches Bild, das heute praktisch nicht mehr gesehen wird. Beim Erwachsenen kommt es beim chronischen Hydrozephalus entweder zu schweren Funktionsdefiziten, der akute Okklusivhydrozephalus führt unbehandelt zum Koma, letztlich zum Hirntod durch Einklemmung.

Wirksame *Medikamente*, die die Liquorproduktion *langfristig* wirksam beeinflussen, gibt es bis heute nicht.

Es besteht prinzipiell drei Möglichkeiten der *operativen Therapie:*

1. *Externe Ventrikeldrainage:* kommt nur als vorübergehende Behandlungsmethode bei akutem Hydrozephalus insbesondere als Folge von Einblutungen in das Hirnwassersystem zur Anwendung.
2. *Endoskopische Ventrikulostomie (ETV):* Es wird mit Hilfe eines Endoskops und eines Ballonkatheters der Boden des III. Ventrikels eröffnet, um einen Umgehungskreislauf für den Liquor innerhalb des Ventrikelsystems zu schaffen. Klassische Indikation ist der Verschlusshydrozephalus.
3. *Implantation eines Shunt-Systems:* Das Shuntsystem besteht aus einem Katheter, der in das Ventrikelsystem eingeführt wird. Dieser wird mit einem Ventil verbunden, das den Liquorfluss reguliert und den Liquor über einen weiteren, distal angeschlossenen Katheter in eine Körperhöhle (meist Bauchraum) drainiert. Dieses Verfahren findet Anwendung bei allen Formen des kommunizierenden Hydrozephalus wie auch (klinikabhängig) beim Okklusivhydrozephalus (Abb. 24.2).

Einzelheiten der operativen Behandlung sind in Kap. 22 dargestellt. Auf die Vielzahl unterschiedlicher Shuntsysteme und die Diagnostik von Shuntfunktionsstörungen soll im Rahmen dieses Buches nicht eingegangen werden.

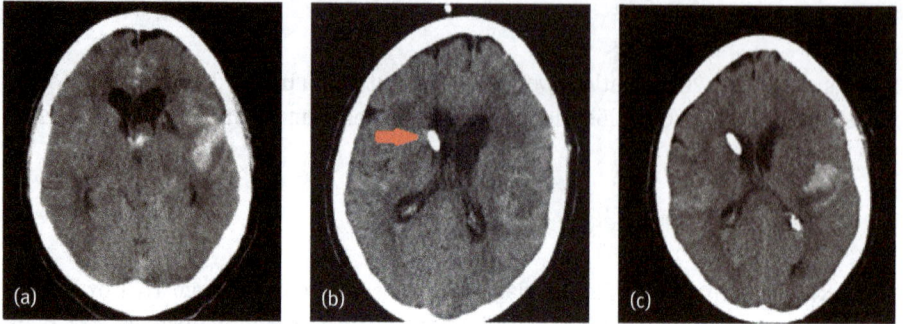

Abb. 24.2: CCT-Verlaufuntersuchung zur Entwicklung und Behandlung eines Hydrozephalus are-sorptivus nach Subarachnoidalblutung (links 4 Tage, Mitte 7 Tage, rechts 10 Tage nach Blutung). Der Shunt im Vorderhorn des rechten Seitenventrikels (Pfeil) ist klar erkennbar, ebenfalls die deutliche Abnahme der zuvor erweiterten Ventrikel im Verlauf.

24.7 Normaldruckhydrozephalus (NPH)

Beim Normaldruckhydrozephalus handelt es sich um eine Sonderform des kommunizierenden Hydrozephalus im höheren Lebensalter. Seine Pathogenese ist letztlich noch nicht geklärt. Die Symptomatik wird nach ihrem Erstbeschreiber als Hakim-Trias benannt und besteht aus:

- Gangunsicherheit (kleinschrittig, breitbasig)
- Demenz und Wesensveränderungen (Vergesslichkeit, Verlangsamung, verstärkte Reizbarkeit)
- Harninkontinenz.

Das CT- bzw. MRT-Bild gleicht dem anderer Formen des kommunizierenden Hydrozephalus. Die klinische und bildgebende Abgrenzung zur Altersdemenz und anderen Demenzformen ist schwierig, weshalb oft auf invasive Verfahren zurückgegriffen werden muss. Hierzu gehören:

- Langzeithirndruckmessung
- Infusionstest: intrakranielle Druckmessung mit lumbaler Flüssigkeitsinfusion oder Bolusinjektion und Berechnung liquordynamischer Kenngrößen (Compliance, Resistance, Liquorproduktionsrate)
- TAP-Test: Lumbalpunktion, Ablassen von 30–50 ml Liquor, die eventuelle Verbesserung (Vergleich vor und nach Liquordrainage) von Gangbild und Konzentration wird anhand standardisierter Testverfahren gemessen.

25 Subarachnoidalblutung, Aneurysmen

Svorad Trnovec

25.1 Definition

Eine Subarachnoidalblutung (SAB) ist eine Blutung zwischen der Hirnoberfläche und der Arachnoidea in den liquorgefüllten Subarachnoidalraum. Mögliche Ursachen sind ein Trauma und die dadurch verursachte Ruptur eines kleineren kortikalen Gefäßes (traumatische SAB) oder die Ruptur eines Aneurysmas der Hirnbasisarterien, gelegentlich auch eine einfache spontane Ruptur einer Hirnarterie.

Unter einem Aneurysma versteht man die Vorwölbung oder Ausbuchtung der Gefäßwand von Arterien. Im Gegensatz zu den arteriosklerotischen Aneurysmen z. B. der Bauchaorta handelt es sich bei zerebralen Aneurysmen um angeborene Gefäßwandschwächen (muskuläre Wandschicht), welche im Laufe des Lebens an Größe zunehmen und letztlich durch Ruptur zur Subarachnoidalblutung führen können. Nachfolgend soll ausschließlich diese spontane Subarachnoidalblutung eines Hirnarterienaneurysmas behandelt werden.

25.2 Epidemiologie

Die Ruptur eines Aneurysmas der Hirnbasisarterien ist die häufigste Ursache spontaner Subarachnoidalblutungen. Obwohl Studien zeigen, dass etwa 1–3 % der Bevölkerung ein zerebrales Aneurysma haben, beträgt die Häufigkeit spontaner Subarachnoidalblutungen nur etwa 5–10/100.000 Einwohner pro Jahr. Sie ist innerhalb verschiedener Länder unterschiedlich. Spontane Subarachnoidalblutungen treten am häufigsten im mittleren Lebensalter (40. bis 60. Lebensjahr) aus völligem Wohlbefinden heraus auf, wobei Frauen bevorzugt betroffen sind.

Die Aneurysmen sind vorwiegend an den Teilungsstellen der Hirngefäße lokalisiert (A. comm. anteriror, A. cerebri media an der Aufteilungsstelle, A. carotis interna am Abgang der A. comm. posterior, A. basilaris am Basilariskopf). Besonders häufig finden sich zerebrale Aneurysmen bei Patienten mit polizystischer Nierenerkrankungen sowie im Gefolge verschiedener Bindegewebserkrankungen (z. B. Ehlers-Danlos Syndrom). Meist handelt es sich um singuläre Aneurysmen, multiple Aneurysmen kommen vor.

Ätiologie

Die Ursache spontaner, nicht traumatischer Subarachnoidalblutungen ist zumeist die Ruptur eines Aneurysmas der Hirnarterien (ca. 70 %). Weit seltener kommen zerebrale Angiome (ca. 5 %) oder andere zerebrale Gefäßerkrankungen (ca. 10 %), Störungen

https://doi.org/10.1515/9783110611304-025

der Blutgerinnung, ein entgleister Hypertonus oder Kokainkonsum als Blutungsursache in Betracht. Im neurochirurgischen Krankengut sind insbesondere die aneurysmatisch bedingten Subarachnoidalblutungen von Interesse.

25.3 Klinisches Bild

Klassisch sind folgende Symptome:
- akut einsetzender Vernichtungskopfschmerz im Nacken-Hinterkopf-Bereich,
- ausgeprägte Nackensteifigkeit (meningealer Reiz des ausgetretenen Blutes),
- Übelkeit,
- Erbrechen,
- Lichtscheu,
- leichte Temperaturerhöhung in den Tagen nach der Blutung.

Bei ca. 14–40 % der Patienten kann eine begleitende Glaskörperblutung auftreten (Terson-Syndrom), was eine Visusstörung zur Folge haben kann. Fokale neurologische Zeichen wie z. B. Paresen, Sprachstörungen finden sich bei der unkomplizierten Subarachnoidalblutung nicht. Treten sie auf, ist dies fast immer ein Zeichen für eine begleitende intrazerebrale Blutung. Der Liquor ist bei der Lumbalpunktion blutig tingiert und enthält bei der Untersuchung Erytrozytenfragmente, was zum Nachweis einer stattgehabten SAB dient.

Der *Schweregrad der Blutung* wird u. a. nach der Tiefe der Bewusstseinsstörung klassifiziert. Gebräuchlich sind die Klassifikation nach Hunt und Hess (Tab. 25.1) wie auch die der WFNS (Tab. 25.2). Der Schweregrad bestimmt entscheidend die Prognose der Patienten, teilweise auch die weitere Behandlung.

Ein *Hydrozephalus* wird in etwa 15–20 % aller Patienten mit Subarachnoidalblutungen beobachtet. Er tritt entweder akut innerhalb der ersten Stunden nach der Blu-

Tab. 25.1: Klassifikation der klinischen Schwere der spontanen Subarachnoidalblutung (nach Hunt und Hess, 1968).

Grad	Klinischer Befund
1	Asymptomatisch oder leichte Kopfschmerzen und Meningismus
2	Mäßige bis schwere Kopfschmerzen, deutlicher Meningismus, ggf. Hirnnervenausfälle
3	Benommen, verwirrt und/oder leichte neurologische Defizite
4	Stupor, mäßige bis schwere Halbseitenlähmung, beginnende Strecksynergismen
5	Moribunder Patient

Anmerkung: 1974 wurden seitens des Erstautors noch die zusätzlichen Kategorien **0** (nicht rupturiertes Aneurysma) und **1a** (neurologische Ausfälle ohne Meningismus oder Kopfschmerz) hinzugefügt.

Tab. 25.2: Klassifikation der klinischen Schwere der spontanen Subarachnoidalblutung (nach der WFNS).

Grad	Klinischer Befund
1	GCS 15
2	GCS 13–14 (ohne fokale ZNS-Zeichen)
3	GCS 13–14 (mit fokalen ZNS-Zeichen)
4	GCS 7–12 (mit oder ohne fokale ZNS-Zeichen)
5	GCS 3–6 (mit oder ohne fokale ZNS-Zeichen)

tung auf (z. B. Okklusivhydrozephalus bei intraventrikulärer Blutung) oder verzögert (meist Hydrozephalus aresorptivus, s. Kap. 24).

25.4 Diagnostik

Bei jedem Patienten mit einer akuten klinischen Symptomatik, die auf eine SAB hinweist, sollte ein zerebrales CT zum Ausschluss einer Subarachnoidalblutung durchgeführt werden.

In ihm lassen sich mehr als 90 % aller SABs nachweisen (Abb. 25.1). Zur Klassifikation der Blutungsschwere im CT wird häufig die Fisher-Skala verwendet (Tab. 25.3), die

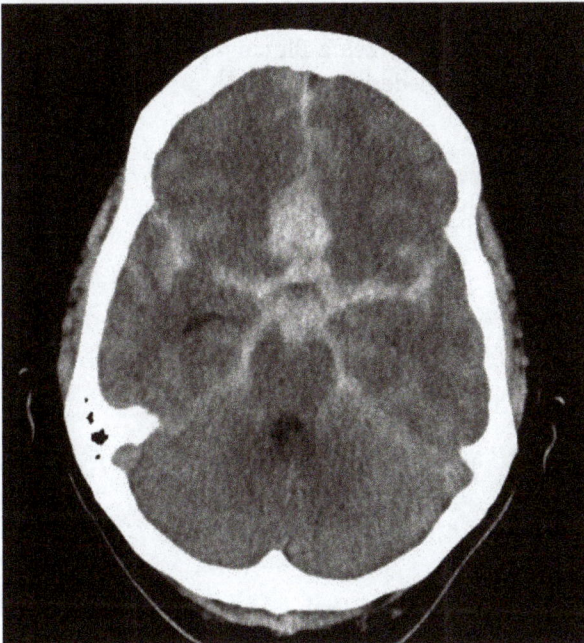

Abb. 25.1: Nativ CCT mit massiver Subarachnoidalblutung und Tamponade aller basalen Zisternen. Die Blutung ist im vorderen Mittelspalt betont (Hinweis auf dort gelegenes Aneurysma als Blutungsursache).

Tab. 25.3: Computertomographische Klassifikation der Schwere einer Subarachnoidalblutung (nach Fisher et al., 1980).

Grad	Klinischer Befund
I	Kein Blut im Subarachnoidalraum
II	Diffuse oder vertikale Schicht des subarachnoidalen Blutes mit einer Dicke von unter einem Millimeter
III	Lokaler Clot oder eine vertikale Schicht mit einer Blutungsdicke > 1 mm
IV	Vorwiegend intrazerebrale oder intraventrikuläre Blutung mit keiner bzw. nur dünner Subarachnoidalblutung

auch eine prognostische Aussage in Hinblick auf einen möglichen Vasospasmus hat. Ist das CT negativ und besteht klinisch dennoch der Verdacht auf eine Subarachnoidalblutung, ist eine LP indiziert. Bei länger zurückliegenden Blutungen lassen sich in ihm Blutabbauprodukte nachweisen, auch bei negativem CT.

Ist eine akute Subarachnoidalblutung nachgewiesen, sollte so früh wie möglich versucht werden, ein Aneurysma als mögliche Blutungsquelle zu identifizieren, um dies zu behandeln und einer Rezidivblutung vorzubeugen.

Dafür stehen die klassische digitale Subtraktionsangiographie (DSA), die CT- (Abb. 25.2) oder auch die MRT-Angiographie (Abb. 25.3) zur Verfügung. Findet man bei der ersten gefäßdarstellenden Bildgebung keine Blutungsquelle (Aneurysma, AVM ...), ist diese in einem Zeitintervall zu wiederholen.

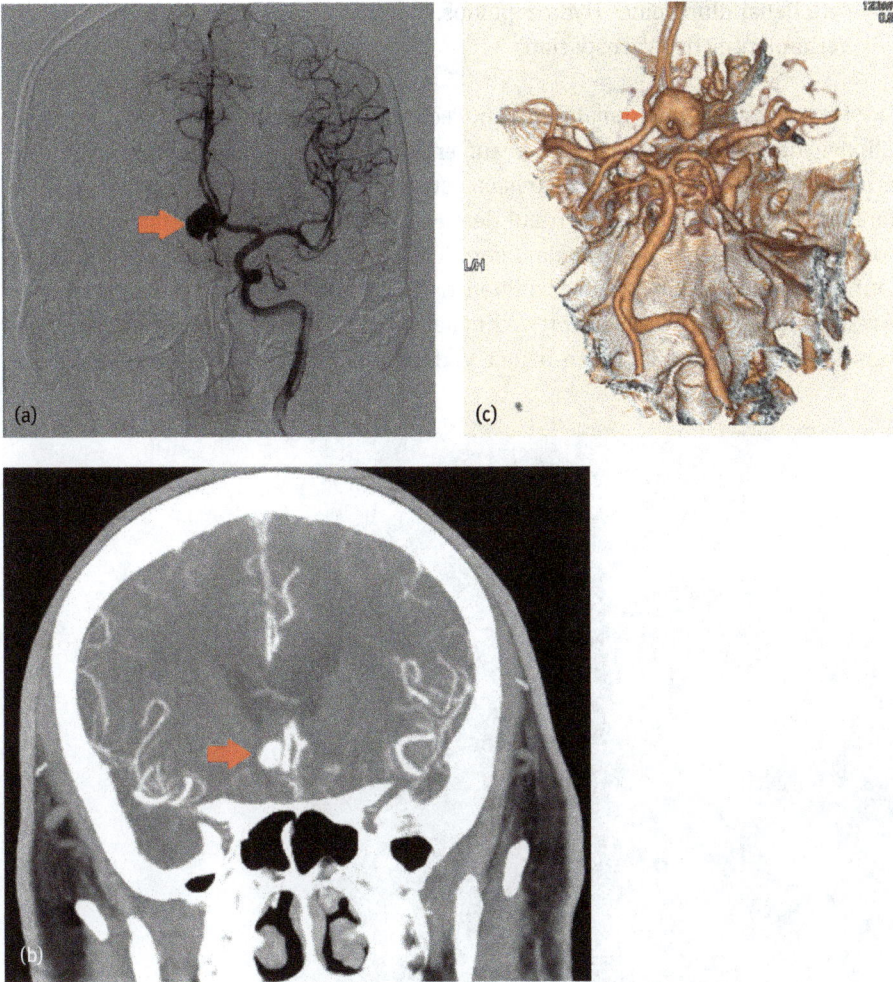

Abb. 25.2: Großes Aneurysma der a. comm. anterior (a) in der DSA (b) in der CT-Angio in konventioneller und (c) der 3-D-Darstellung (jeweils mit Pfeil markiert).

25.5 Therapie

Patienten mit einer frischen **SAB** sollten auf einer Intensivstation aufgenommen und behandelt werden.

Die Behandlung von Subarachnoidalblutungen aus einem Hirnarterienaneurysma hat dort folgende Ziele:
-   Verhinderung der Rezidivblutung durch Nachweis und Verschluss der Blutungsquelle (Aneurysma) zu einem möglichst günstigen Zeitpunkt,

–   evtl. Behandlung eines Hydrozephalus,
–   Verhinderung des Vasospasmus.

Der *Verschluss des Aneurysmas* wird entweder operativ, also offen chirurgisch durch Clippen desselben (Abb. 25.4) oder auf endovaskulärem Weg (Coilling, Abb. 25.5) erreicht. Beim Clippen des Aneurysmas sucht man sich mikrochirurgisch die Gefäßfehlbildung auf und platziert auf dem Hals derselben eine oder mehrere kleine, wäscheklammerähnliche Titanklammern (Clips), die das Aneurysma aus dem Kreislauf ausschalten. Beim endovaskulären Coiling werden winzige Platinspiralen im Aneurysma platziert, die sich dort als Knäuel auffalten und das Aneurysma von innen verschließen. Die Indikationen beider Verfahren sollen im Rahmen dieses Buches

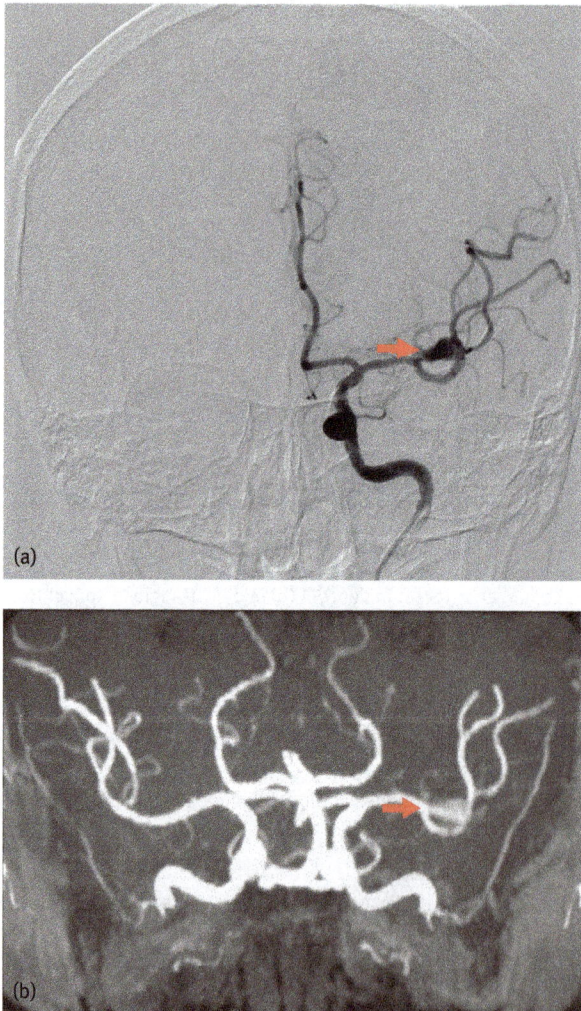

(a)

(b)

Abb. 25.3: Großes Aneurysma der a. cerebri media links (a) in der DSA (b) in der MRT-Angio (jeweils mit Pfeil markiert).

nicht besprochen werden. Konservativ-intensivmedizinische Therapie, operative und endovaskuläre Verfahren müssen sinnvoll ineinandergreifen, um für den jeweiligen Fall ein optimales Ergebnis zu erreichen.

Hinsichtlich des günstigsten Zeitpunktes für einen Verschluss des Aneurysmas hat sich aufgrund von Untersuchungen an großen Patientenserien mittlerweile die Strategie der sogenannten Frühoperation bzw. des frühen Coilings durchgesetzt, um eine frühe Rezidivblutung zu verhindern (Behandlung innerhalb der ersten 48 Stunden). Für eine Früh*operation* kommen insbesondere Patienten in Betracht, die sich in einem guten neurologischen Zustand befinden (Hunt und Hess Grad I-III). Patienten mit raumfordernden intrazerebralen Blutungen als Folge eines Aneurysmas müssen selbstverständlich notfallmäßig sofort operiert werden.

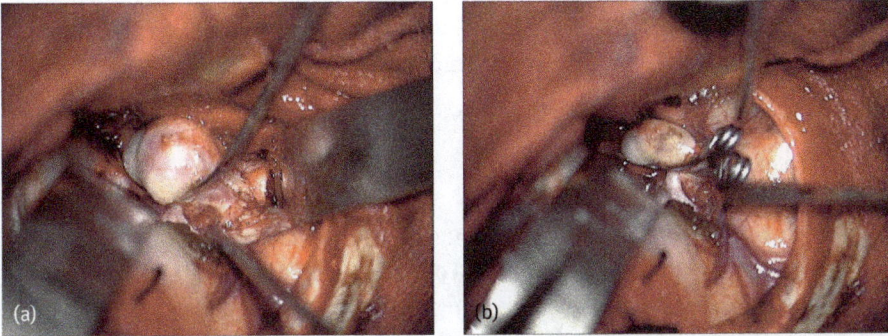

Abb. 25.4: Operative Versorgung eines großen Aneurysmas der a. cerebri media rechts – Sicht des Operateurs im Mikroskop (a) nach weitgehender Darstellung des Aneurysmas und der Nachbargefäße (b) nach Ausschaltung durch zwei Gefäßclips und Koagulation des Aneurysmas.

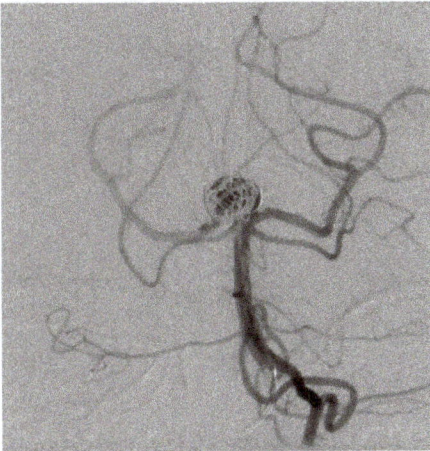

Abb. 25.5: Versorgung eines großen Basilariskopfaneurysmas im angiographischen Bild während des Coilings. Deutlich sind die aufgerollten Coils im Aneurysma zu erkennen.

Ein akuter *Hydrozephalus* wird durch Anlage einer externen Ventrikeldrainage behandelt. Über diese kann auch auf der Intensivstation Hirndruck gemessen und ggf. Liquor drainiert werden.

Ein *Vasospasmus* wird bei 1/3–2/3 der Patienten beobachtet (u. a. abhängig von der Menge des ausgetretenen Blutes – Bedeutung der Fisher Skala). Er setzt nach etwa 4–7 Tagen ein und hat als Ursache, dass Abbauprodukte des ausgetretenen Blutes an den Hirngefäßen spasmogen wirken, wodurch es zur Engstellung des Gefäßes bis hin zu Hirninfarkten kommen kann.

> Neben der Rezidivblutung und dem Hydrozephalus sind der zerebrale Vasospasmus Hauptursache für die hohe Sterblichkeit und Morbidität nach einer SAB.

Klinisch erkennt man ihn an der sekundären neurologischen Verschlechterung der Patienten. In der transkraniellen Dopplersonographie lässt sich im betroffenen Gefäßgebiet eine Flussbeschleunigung nachweisen. Die Prophylaxe bzw. Behandlung erfolgt durch orale Gabe von Nimodipin, einem Kalziumantagonisten.

25.6 Prognose

Die Prognose der spontanen Subarachnoidalblutung ist trotz obiger Behandlung ausgesprochen schlecht: etwa 1/3 der Betroffenen verstirbt vor der Krankenhausaufnahme oder kurze Zeit später, ein weiteres Drittel erleidet schwere bleibende neurologische Defizite. Wichtigste prognostische Faktoren sind der initiale Schweregrad der Blutung bzw. der hierdurch hervorgerufene klinische Zustand des Patienten und das Auftreten zerebraler Infarkte durch den verzögerten Vasospasmus. Die Hälfte der überlebenden Patienten behält blutungs- oder spasmusbedingte neurologische Defizite.

26 Spontane intrazerebrale Blutung

Svorad Trnovec

26.1 Definition

Eine spontane intrazerebrale Blutung ist eine Blutung in das Hirnparenchym, ohne vorangegangenes Trauma, am häufigsten aus einer rupturierten Hirnarterie.

26.2 Epidemiologie

Erkrankungen des zerebrovaskulären Systems stellen in Deutschland eine der häufigsten Todesursachen dar. Etwa 85 % dieser Erkrankungen entfallen auf ischämische Infarkte, 15 % auf spontane intrazerebrale Blutungen.

26.3 Ätiologie

Der überwiegende Anteil spontaner intrakranieller Blutungen wird durch eine hypertone Vaskulopathie, am häufigsten eine zerebrale Amyloidangiopathie, mit anschließender Gefäßruptur verursacht. Seltenere Ursachen sind angeborene oder erworbene Störungen der Blutgerinnung, ferner Blutungen aus intrakraniellen Gefäßmissbildungen und Hirntumoren. Etwa 2/3 der hypertonen intrakraniellen Blutungen liegen im Bereich der Stammganglien und der Capsula interna; der Thalamus ist zu etwa 10 % und der Hirnstamm zu etwa 5 % betroffen. Die restlichen Blutungen entfallen auf das Kleinhirn und die Großhirnhemisphären.

26.4 Klinische Symptomatik

Das klinische Bild ist abhängig von der Lokalisation und dem Ausmaß der Blutung. Die Blutung selbst zerstört den entsprechenden Teil des Parenchyms. Das hat eine sofortige Funktionsstörung zur Folge. Typisch ist eine plötzliche, schlagartig (Schlaganfall) auftretende neurologische Symptomatik, die lokalisationsabhängig zu neurologischen Ausfällen wie z. B. Hemiparese/Hemiplegie, Fazialisparese, Bewusstseinsstörung, Aphasie, Kopfschmerz, Koordinationsstörungen führen kann.

> Leitsymptom der spontanen intrazerebralen Blutung ist die plötzlich auftretende Bewusstseinsstörung in Verbindung mit lokalisationsabhängigen neurologischen Ausfällen.

https://doi.org/10.1515/9783110611304-026

26.5 Diagnostik

Die Diagnostik bei obiger Befundkonstellation hat unmittelbar und so rasch wie möglich zu erfolgen („Time is brain"). Sie hat zur Aufgabe, zuerst zwischen einem ischämischen Insult und einer Blutung zu differenzieren. In Fall der Blutung gilt es, Größe, Lokalisation und raumfordernden Effekt der Blutung darzustellen. Die Computertomographie ist die Methode der ersten Wahl. Die CT kann unter Umständen auch erste Hinweise auf die Blutungsursache ergeben. Ergibt sich im CT bereits der Verdacht auf eine Gefäßmissbildung, kann nach KM-Gabe eine Suchdiagnostik durch entsprechende Gefäßdarstellungen (3-D-CT-Angiographie) erfolgen.

Die Anamnese ergibt weitere Hinweise auf eine vorbestehende Hypertonie oder Behandlung mit Antikoagulanzien. Sind diese beiden Ursachen für die Entstehung der Blutung ausgeschlossen, so ist mittels Kontrolle der Gerinnungsparameter eine Blutgerinnungsstörung anderer Genese (zum Beispiel durch Leukämien oder Lebererkrankungen) auszuschließen. Erbringt auch dies ein negatives Ergebnis, hat die angiographische oder MRT Abklärung mit der Verdachtsdiagnose einer Blutung aus einer Gefäßmissbildung oder einem Tumor zu erfolgen, vor allem, wenn es sich um eine sogenannte atypische Blutung (d. h. außerhalb der Stammganglien gelegene) Blutung handelt. Die erforderliche Diagnostik lässt sich wie folgt zusammenfassen.

Diagnostisches Vorgehen bei Verdacht auf spontane intrazerebrale Blutung:
– gezielte Anamnese mit Hinblick auf Vorerkrankungen und Risikofaktoren,
– Medikamentenanamnese (ASS, Antikoagulantien),
– neurologische Untersuchung,
– akute CT-Diagnostik (nativ) ggf. ergänzt durch angiographische Verfahren,
– labordiagnostische Suchtests nach Blutgerinnungsstörungen,
– ggf. Eruieren des mutmaßlichen Willens (Patientenverfügung).

26.6 Behandlung

Patienten mit einer spontanen intrazerebralen Blutung werden üblicherweise auf einer Intensivstation oder einer Stroke Unit behandelt. Ziel der Therapie ist, die sekundäre Schädigung des Hirnparenchyms zu minimieren. Entschließt man sich nicht zur primären Operation der Blutung, wird eine allgemeine leitliniengerechte Intensivbehandlung durchgeführt. Da diese meist nicht auf der neurochirurgischen Station durchgeführt wird, wird auf die entsprechenden Leitlinien der jeweiligen Fachgesellschaften (DGN, DSG, DGNI) verwiesen. Auch bei nicht operierten Patienten ist auf die Möglichkeit der sekundären Vergrößerung einer spontanen Blutung (etwa 30 % innerhalb der ersten 12 Stunden) sowie auf die Entwicklung eines Hydrozephalus (insbesondere nach Ventrikeleinbruch) zu achten und entsprechende Kontrolluntersuchungen (klinisch und CT) durchzuführen. Nach Stabilisierung des Zustandes ist eine Frührehabilitation für die Patienten sehr wichtig.

In der Frühphase nach einer spontanen intrazerebralen Blutung erleiden etwa 1/3 aller Patienten eine sekundäre Vergrößerung ihrer Blutung.

26.7 Operative Behandlung

Die Indikationen zur operativen Behandlung variieren und werden in den letzten Jahren aufgrund verschiedener Studien eher zurückhaltend gesehen. Allgemein akzeptierte Indikationen sind raumfordernde intrakranielle Blutungen (>3 cm Durchmesser bzw. >20–30 cm³ Volumen) der Hirnlappen ohne Stammganglienbeteiligung, ferner solche Blutungen, welche zwar nicht primär raumfordernd wirken, unter konservativer Behandlung jedoch eine klinische Verschlechterung des Patienten erkennen lassen (Abb. 26.1). Großzügiger ist die Indikation zur Operation spontaner Blutungen in die Kleinhirnhemisphären, vor allem wenn der Hirnstamm nicht betroffen ist und die Blutung zu einem Hydrozephalus geführt hat (Abb. 26.2).

Abgesehen von diesen formalen Kriterien ist – falls realisierbar – (da es sich sehr häufig auch um ältere Patienten mit einer Vielzahl an internistischen Begleiterkrankungen handelt), vor operativen oder intensivmedizinischen Maßnahmen der mutmaßliche Willen des Patienten („Patientenverfügung") zu eruieren.

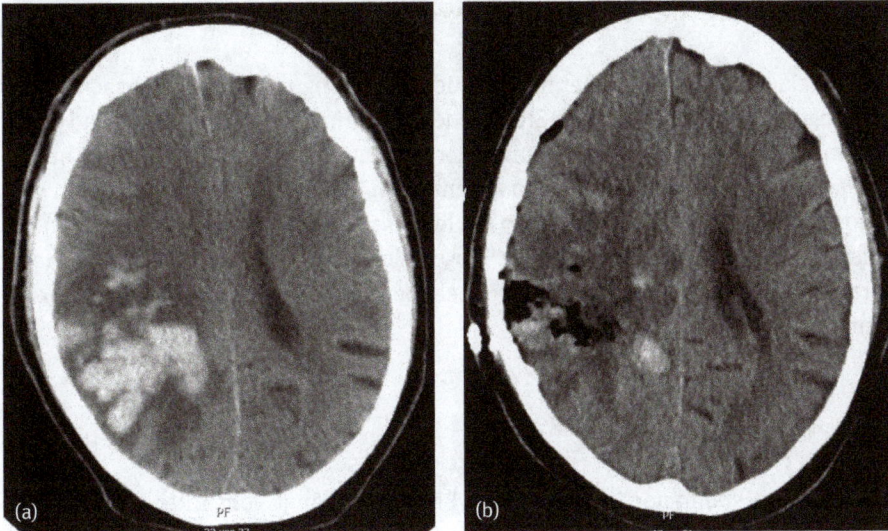

Abb. 26.1: (a) Große intrazerebrale Blutung in die rechte Hemisphäre mit raumfordernder Wirkung (b) Zustand nach Operation der Blutung.

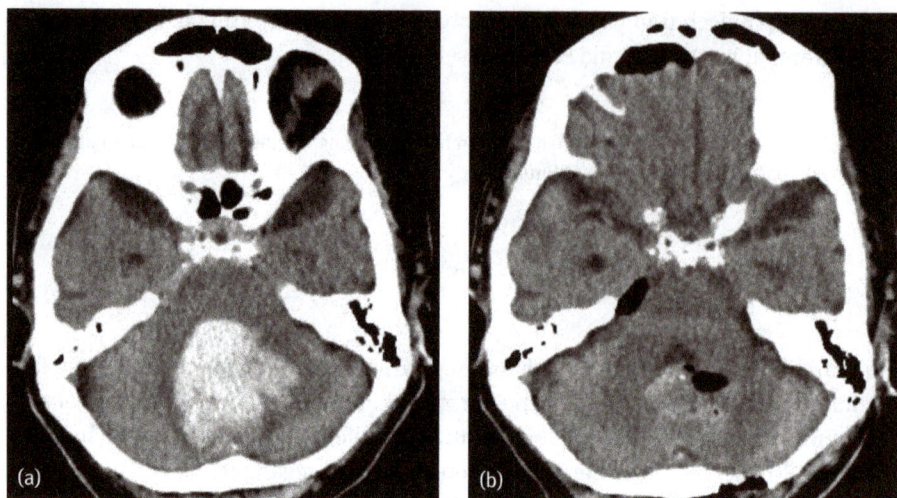

Abb. 26.2: (a) Kleinhirnblutung mit Kompression von Hirnstamm und Hydrocephalus occlusus durch Tamponade des VI. Ventrikels, (b) Zustand nach Operation der Blutung

Die operative Behandlung erfolgt entweder als Ausräumen der Blutung über eine Kraniotomie unter mikrochirurgischen Bedingungen oder endoskopisch. Unabhängig davon muss u. U. ein begleitender Hydrozephalus durch externe Liquordrainage oder endoskopisch behandelt werden.

26.8 Besonderheiten bei Blutungen durch Gerinnungsstörungen

Vor der akuten Operation einer intrakraniellen Blutung unbekannter Ursache muss eine angeborene oder erworbene Störung der Blutgerinnung anamnestisch und durch Kontrolle der spezifischen Laborparameter (minimal: Quick, PTT, PTZ, Thrombozyten) ausgeschlossen werden. Lassen Anamnese („Bluterpass") oder Labordaten eine Blutgerinnungsstörung vermuten, so sollte diese vor dem geplanten Eingriff durch entsprechende Antagonisierung oder Substitution von Gerinnungsfaktoren nach Absprache mit einem Blutgerinnungslabor behoben werden, auch wenn es sich um eine dringliche OP-Indikation handelt.

26.9 Prognose

Die Prognose spontaner intrakranieller Blutungen hängt vom Alter und vom klinischen Zustand des Patienten sowie von der Größe und Lokalisation der Blutung ab. Je älter der Patient, je mittelliniennäher die Blutung und je schlechter der klinische Zustand des Patienten, umso ungünstiger ist die Prognose.

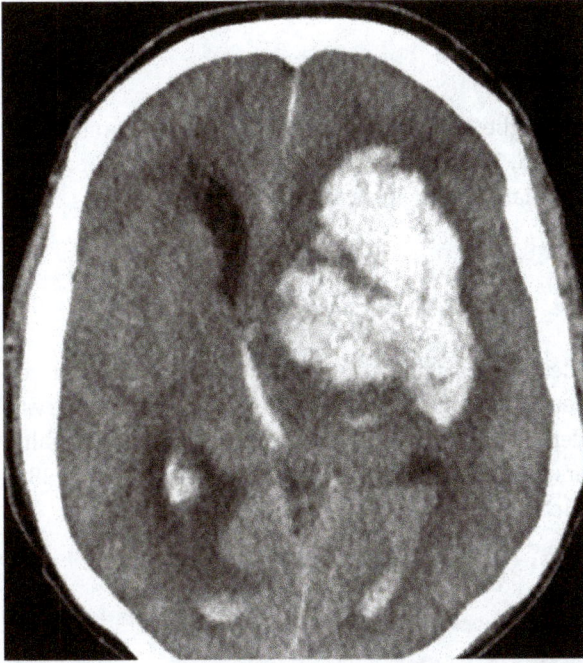

Abb. 26.3: Große ICB der linken Hemisphäre mit Beteiligung der Stammganglien sowie von Mittelhirn und Hirnstamm (hier nicht abgebildet) Thalamus, mit Ventrikeleinbruch und massiver Mittellinienverlagerung und letztlich infauster Prognose.

Eine nahezu infauste Prognose haben primäre Hirnstammblutungen. Sie werden nur in Einzelfällen mit schweren Defizit überlebt (Abb. 26.3).

27 Arteriovenöse Malformationen

Steffen Sola

Gefäßfehlbildungen des Gehirns gliedern sich in arteriovenöse Malformationen (AVM), durale arteriovenöse Fisteln, Kavernome, venöse Anomalien (developmental venous anomalies, DVA) und kapilläre Teleangiektasien.

27.1 Epidemiologie

Die Literaturangaben zur Epidemiologie sind sehr unterschiedlich. Man geht von einer Prävalenz der AVMs von etwa 0,2 % aus. AVMs sind die häufigste zerebrale vaskuläre Malformation. Sie werden häufig im Jugend- und jüngeren Erwachsenenalter symptomatisch. In dieser Altersgruppe sind sie für 2 % der Schlaganfälle und 38 % der Hirnblutungen verantwortlich.

27.2 Ätiologie

AVMs sind vorwiegend angeboren. Sie entstehen durch eine fehlerhafte Ausbildung des Kapillarsystems, so dass es zu Kurzschlüssen zwischen Arterien und Venen im Hirnparenchym kommt. In Einzelfällen ist jedoch auch eine de novo Entstehung beschrieben. Eine genetische Prädisposition ist selten, kommt aber zum Beispiel bei der hereditären hämorrhagischen Teleangiektasie (Morbus Osler-Rendu-Weber) vor.

27.3 Klinische Symptomatik

40–90 % der Patienten mit einer zerebralen AVM sind asymptomatisch. Symptome, die zur Diagnose führen, sind Blutungen (30–70 %), Krampfanfälle (15–35 %), Kopfschmerzen (15 %) oder fokale neurologische Defizite (10 %), die z. B. durch eine Hypoperfusion, das sogenannte Steal-Phänomen, hervorgerufen werden. Das jährliche Blutungsrisiko wird auf 2–4 % geschätzt. Nach einem vorangehenden Blutungsereignis wird das Risiko einer erneuten Blutung deutlich höher angegeben mit 9 % im ersten Monat oder 15 % im ersten Jahr.

https://doi.org/10.1515/9783110611304-027

27.4 Radiologische Diagnostik

Das CT kann Blutungen, die vorwiegend im Parenchym lokalisiert sind, und Verkalkungen (25–30 %) gut nachweisen. Im MRT (Abb. 27.1) lassen sich Größe und Lokalisation der AVM gut darstellen. Die dilatierten Venen werden als sogenannte flow-void Signale dargestellt. Zur exakten Klassifikation und Therapieplanung ist eine zerebrale Angiographie (Abb. 27.2) erforderlich, die eine anatomische und funktionelle Darstellung der zuführenden Arterien und der venösen Drainage erlaubt. Trotz hoher Sensitivität kann nach Blutungen die Angiographie auch negativ sein und muss später wiederholt werden.

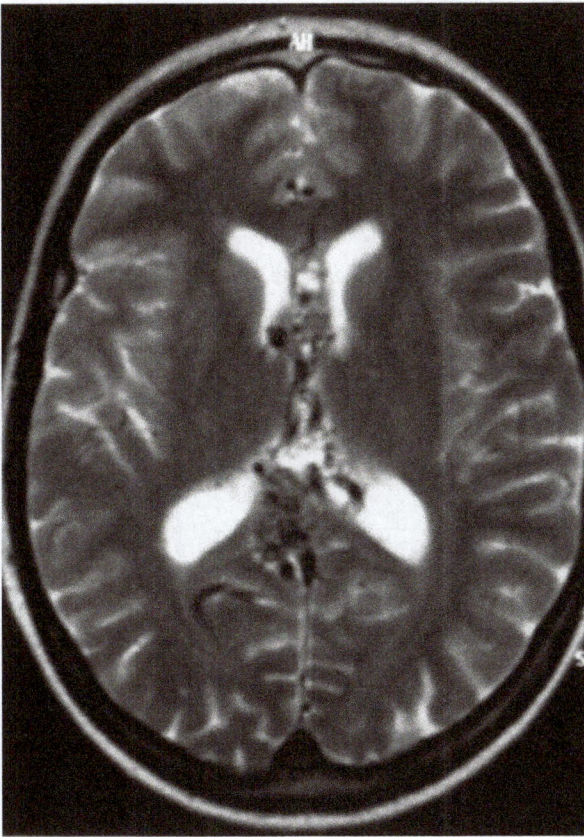

Abb. 27.1: Im T 2-gewichteten MRT stellt sich die schnell fließende venöse Drainage der AVM als flow-void-Phänomen dar. Die Drainage erfolgt über die dilatierten inneren Hirnvenen.

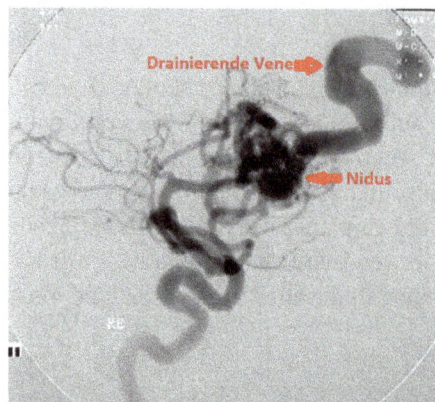

Abb. 27.2: Die digitale Subtraktionsangiographie zeigt bereits in der arteriellen Phase den knäuelarti-gen Nidus der AVM und eine Füllung der dicken drainierenden Vene.

27.5 Klassifikation

Zur Abschätzung des operativen Risikos wurde von Spetzler und Martin folgende Klassifikation entwickelt (Tab. 27.1). Der Grad der AVM ergibt sich aus der Punktsumme (1 minimal – 5 maximal):

Tab. 27.1: Klassifizierungssystem zerebraler AVMs nach Spetzler und Martin.

Größe der AVM	Punkte
klein (< 3 cm)	1
mittel (3–6 cm)	2
groß (> 6 cm)	3
Lokalisation der AVM	
nicht eloquente Hirnregion	0
eloquente Hirnregion	1
Venöse Drainage	
nur oberflächlich	0
Beteiligung innerer Hirnvenen	1

27.6 Therapie

Die Indikation zur Behandlung ergibt sich aus der vorliegenden Symptomatik und dem Blutungsrisiko im Verhältnis zu Lebenserwartung zum Therapierisiko. Therapieoptionen sind die mikroneurochirurgische Entfernung, die endovaskuläre Embolisation, die radiochirurgische Therapie oder kombinierte Verfahren.

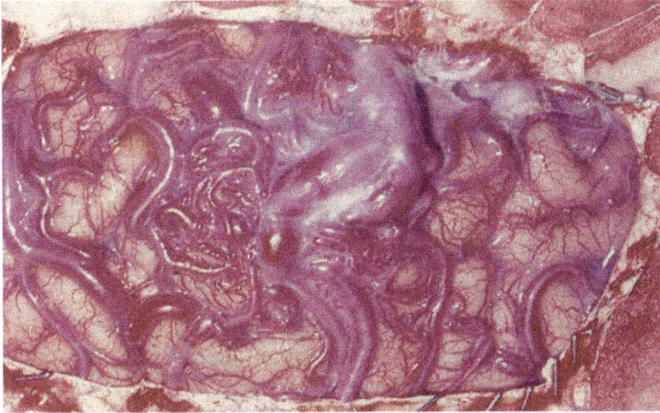

Abb. 27.3: Nach der Duraeröffnung zeigt sich die oberflächliche Drainage der AVM. Die kortikalen Venen sind arterialisiert und massiv dilatiert.

Bei der Operation (Abb. 27.3) wird der Nidus der AVM spiralartig aus der gliösen Grenzschicht zum Parenchym herauspräpariert. Zunächst müssen alle arteriellen Zuflüsse verschlossen werden, bevor dann die venöse Drainage unterbunden und der Nidus entfernt werden kann. Sollte es vorzeitig zur Verletzung von Nidus oder Venen kommen, resultiert dies in massiven intraoperativen Blutungen mit oft katastrophalem OP-Ergebnis.

Endovaskuläre Verfahren können den Blutfluss durch die AVM durch Embolisation zuführender Arterien verringern. Eine komplette Ausschaltung gelingt selten, da kleinlumige Zuflüsse technisch nicht erreichbar sind. Oft sind mehrere Folgeembolisationen notwendig. Embolisationen sind Hochrisikoeingriffe mit einem Blutungs- und Ischämierisiko über 10 %. Dennoch kann es gerade bei großen komplexen AVMs sinnvoll sein, präoperative Embolisationen durchzuführen, um die Operabilität zu verbessern und das intraoperative Blutungsrisiko zu verringern.

Bei der radiochirurgischen Therapie erfolgt eine stereotaktische Bestrahlung des Nidus mit einem Linearbeschleuniger oder dem Gamma-Knife. Ziel ist eine komplette Obliteration. Dies gelingt bei kleinen AVMs ohne neue neurologische Defizite zu etwa 90 %. Je größer der Nidus ist, um so höher müsste die Strahlendosis gewählt werden. Gleichzeitig steigt das Risiko von Strahlenschäden und sinkt die Erfolgsquote, so dass die Strahlentherapie nur für kleine AVMs unter 3 cm in Betracht kommt. Das Blutungsrisiko sinkt erst nach kompletter Obliteration, so dass diese Therapie erst nach 2–4 Jahren wirksam wird.

28 Kavernome

Steffen Sola

28.1 Ätiologie und Pathologie

Kavernome bestehen aus mit Endothel ausgekleideten dilatierten vaskulären Hohlräumen ohne dazwischenliegendes Parenchym. Im Inneren findet sich ein gemischtes Bild aus langsam fließendem Blut, thrombosierten Anteilen und Kalzifizierungen. Die Entstehung ist nicht eindeutig geklärt. Es gibt familiäre Formen mit einem autosomal-dominanten Erbgang. Zumeist wird eine kongenitale Entstehung angenommen. Es sind aber auch de novo Entstehungen z. B. im Zusammenhang mit einer Strahlentherapie dokumentiert. Es gibt starke Hinweise auf eine häufige Assoziation mit venösen Malformationen (developmental venous anomaly / DVA), die durch lokal erhöhten Venendruck zur Ausbildung von Kavernomen führen könnten. Kavernome können einzeln, aber auch multipel im Gehirn, aber auch (wesentlich seltener) spinal auftreten.

28.2 Epidemiologie

Die Prävalenz zerebraler Kavernome wird mit 0,2–0,9 % angegeben. Kavernome machen 5–10 % der zerebrovaskulären Malformationen aus. Häufig werden sie zwischen dem 10. und 40. Lebensjahr symptomatisch.

28.3 Klinisches Bild

Zumeist sind Kavernome asymptomatisch. Je nach Lokalisation und Größe können sie Ursache von Krampfanfällen sein. Akute Blutungen machen 8–37 % der Erstsymptome aus. Blutungen sind dabei vorwiegend lokal intraparenchymatös begrenzt. Subarachnoidal- oder Ventrikelblutungen sind selten. Die klinische Ausprägung ist aufgrund des nicht arteriellen Charakters vergleichsweise gering mit Kopfschmerzen oder Krampfanfällen. Schwere neurologische Ausfälle treten zumeist nur bei ungünstiger Lokalisation z. B. im Bereich von Hirnstamm oder Pyramidenbahn auf. Das Blutungsrisiko wird mit jährlich 0,7–4,2 % angegeben. Dabei bestehen bei Berücksichtigung der klinischen Symptomatik deutliche Unterschiede. Zufallsbefunde weisen ein sehr geringes Blutungsrisiko mit jährlich ca. 0,33 % auf. Dagegen wird das Nachblutungsrisiko im 1. Jahr mit 18–20 % und im 2. Jahr mit 9–13 % angegeben. Auch für Patienten mit Krampfanfällen oder fokalen neurologischen Defiziten besteht ein erhöhtes Blutungsrisiko mit 4–10 % jährlich.

https://doi.org/10.1515/9783110611304-028

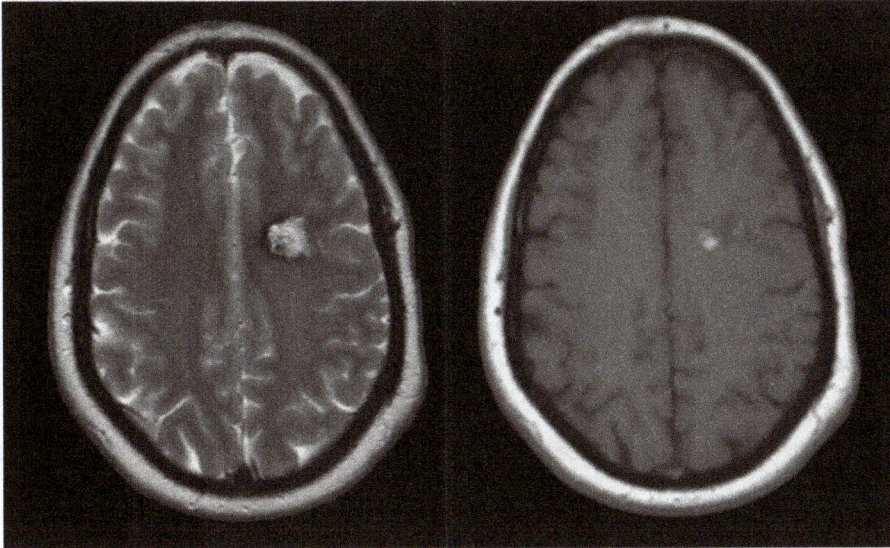

Abb. 28.1: Darstellung eines links fronto-parietalen Kavernoms im MRT in der T 2-Wichtung (links) und der T 1-Wichtung (rechts).

28.4 Diagnostik

Computertomographisch sind nur 30–50 % der Kavernome sichtbar. Das MRT hat die höchste Sensitivität und ist das diagnostische Mittel der Wahl. In ihm stellen sich Kavernome gut umschrieben dar. Zentral findet sich oft eine heterogene netzartige Struktur mit einem umgebenden Hämosiderinsaum (Abb. 28.1). Angiographisch sind sie zumeist nicht darstellbar. Insbesondere bei multiplen Läsionen sollten eine genetische Beratung sowie ein MRT bei näheren Verwandten erwogen werden.

28.5 Behandlung

Die Indikation zur Therapie ist von Symptomatik und Lokalisation abhängig. Kleine inzidentelle Kavernome können durch MRT- Untersuchungen in größeren Abständen kontrolliert werden. Eine eindeutige OP-Indikation besteht hier nur bei nachgewiesenem Größenwachstum. Symptomatische Kavernome werden mikroneurochirurgisch entfernt (Abb. 28.2a und b), falls die Lokalisation dies zulässt. Im Einzelfall muss das OP-Risiko bei Lokalisation z. B. in Hirnstamm oder Basalganglien gegenüber dem möglichen Spontanverlauf abgewogen werden. Die Wirksamkeit einer radiochirurgischen Therapie ist nicht belegt.

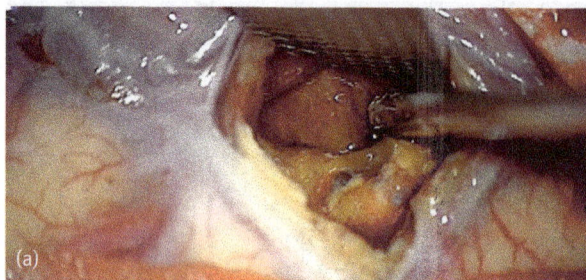

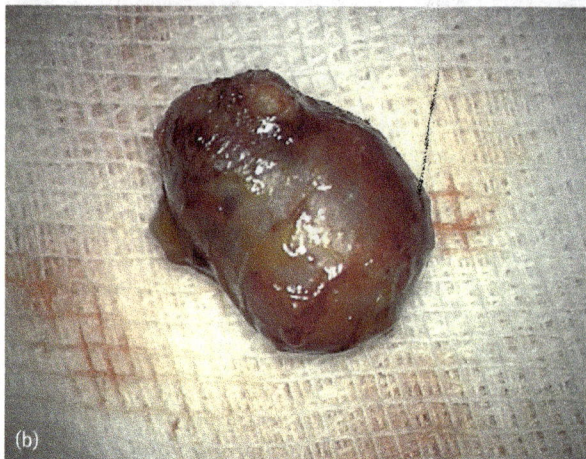

Abb. 28.2: (a) Intraoperatives Bild einer Kavernomoperation: Kavernome sind bei der mikrochirurgischen Präparation gut umschrieben von der Umgebung abgrenzbar. (b) Operationspräparat zu (a)

29 Intrakranielle Tumoren

Christian Henker

29.1 Einführung

Die sonst gültige TNM-Klassifikation maligner Tumoren ist im Gehirn nicht gültig, da diese normalerweise nicht außerhalb des ZNS Metastasen ausbilden. Entsprechend wurde ein eigenes Klassifikationssystem etabliert, welches gut- und bösartige Tumoren einschließt und deren Wachstum und Prognose vorhersagt, die WHO-Klassifikation [1] . Diese stellt für jede Tumorentität gewisse Kriterien auf, um histologisch einen Tumor in den jeweiligen Grad einordnen zu können. Durch die zunehmende Einbeziehung genetischer Faktoren und Merkmale wurden diese Diagnosekriterien immer weiter angepasst und verändert, zuletzt 2016. In der nachfolgenden Tabelle (Tab. 29.1) ist eine typische Graduierung von astrozytären Tumoren dargestellt:

Tab. 29.1: WHO-Graduierung der Astrozytome anhand histologischer Merkmale.

WHO-Grad		Merkmale	Beispiele
I	low-grade	Pleomorphie der Tumorzellen, keine erhöhte Proliferation.	Pilozytisches Astrozytom
II		Mäßig hohe Zelldichte bei geringer Kernpleomorphie	Diffuses Astrozytom
III	high-grade	Gesteigerte Zellularität, Mitosen nachweisbar, diffuse Infiltration des Hirns, keine Nekrosen.	Anaplastisches Astrozytom
IV		Hohe Zellularität, Endothel-proliferationen, Nekrosen.	Glioblastom

Die Graduierung des Tumors kann unter Umständen darüber entscheiden, ob eine adjuvante Radio- oder Chemotherapie notwendig ist. Geläufig sind auch weitere Einteilungen der Tumoren anhand ihrer Ursprungsgewebe, wie etwa das Neuroepithel als Ausgang der Astrozytome. Eine generelle Unterscheidung aufgrund des radiologischen Erscheinungsbildes wird ebenfalls getroffen, nämlich ob der Tumor innerhalb des Hirnparenchyms liegt (intraaxial) oder außerhalb (extraaxial).

Hirntumoren können durch vier verschiedene Mechanismen raumfordernd und damit symptomatisch werden:

1. Größenwachstum des Tumors selbst
2. Einblutung in den Tumor (selten)
3. Verschluss liquorableitender Wege (Lokalisation Mittellinie oder hintere Schädelgrube)
4. Perifokales Tumorödem.

https://doi.org/10.1515/9783110611304-029

Zur zügigen Reduktion des Ödems werden fast immer Glukokortikoide (Dexamethason) gegeben. Diese sollten nicht bei Verdacht auf ein primäres ZNS-Lymphom gegeben werden, da dieses unter der somit begonnenen Therapie einschmilzt und unter Umständen in den gewonnenen Präparaten nicht mehr nachweisbar ist.

> Bei Tumoren mit einem erheblichen Begleitödem ist die Gabe von Dexamethason indiziert. Besteht jedoch der Verdacht auf ein ZNS-Lymphom, ist Dexamethason kontraindiziert.

29.2 Meningeome

Meningeome machen im neurochirurgischen Krankengut etwa 20–30 % aller intrakraniellen Tumoren aus. Sie sind meistens benigne, wachsen also verdrängend und nicht infiltrierend und können deshalb operativ prinzipiell kurativ behandelt werden.

29.2.1 Epidemiologie

Etwa 5 von 100.000 Einwohnern erkranken pro Jahr neu an einem Meningeom. Betroffen ist vorwiegend das mittlere und höhere Lebensalter (ab etwa 45 Jahre). Frauen sind deutlich häufiger betroffen als Männer (Verhältnis etwa 3:2).

29.2.2 Ätiologie und Pathologie

Die Tumoren wachsen aus arachnoidalen Deckzellen, welche zum einen an der Dura mater, zum anderen aber auch am Ventrikelsystem vorkommen. Makroskopisch handelt es sich um meist derbe, prall elastische Tumoren, die der Dura anliegend und verdrängend in Richtung Hirngewebe wachsen. Entsprechend ihres Ursprungs und ihrer Lage führen sie zu unterschiedlichen Symptomen, sind operativ mit unterschiedlichem Schwierigkeitsgrad zu behandeln und werden deshalb unterschiedlich benannt (Tab. 29.2).

Meningeome treten meist sporadisch auf. Gehäuft findet man sie nach einer Bestrahlungsbehandlung des Gehirns im frühen Kindesalter wegen anderer Erkrankungen (maligne Hirntumoren, hämatologische Erkrankungen) sowie bei der Neurofibromatose Typ II. Etwa 10 % aller Patienten haben multiple Meningeome. Je nach feingeweblichem Bild unterscheidet man:
- Meningeom Grad I – gutartig,
- Meningeom Grad II – atypisches Meningeom (schnelleres Wachstum, gehäuft Rezidive),

Tab. 29.2: Klinische Symptomatik intrakranieller Meningeome nach Lokalisation.

Lokalisation	Häufige und typische klinische Befunde
Konvexität	Paresen, Sprachstörungen, fokale oder fokal eingeleitete Anfälle (abhängig von genauem Sitz)
Olfaktoriusrinne	Hyp- oder Anosmie, psychische Veränderungen – Frontalhirnsyndrom, Visusstörungen
Planum sphenoidale	Visusstörungen
Medialer Keilbeinflügel	Visusstörungen, Augenmotilitätsstörungen
Orbita	Lokales Druckgefühl, retrobulbäre Schmerzen, Visusstörungen, Exophthalmus, Augenmotilitätsstörungen
Parasagittal/Falx	Fokale Anfälle, kontralaterale beinbetonte Parese oder Sensibilitätsstörung, bei okzipitalem Sitz auch Gesichtsfeldausfälle
Petroclival (mediales Felsenbein, Clivus)	Gangstörungen, Ausfälle der Hirnnerven V, VI, (VII, VIII)
Ventrikel	Kopfschmerz, Übelkeit, Erbrechen durch Liquorzirkulationsstörung

– Meningeom Grad III – anaplastisches Meningeom (bösartiges, infiltratives Wachstum, Neigung zur extrakraniellen Metastasierung).

Die meisten Meningeome lassen sich histologisch dem WHO-Grad I zuordnen (90–95 %); WHO-Grad II Tumoren findet man in etwa 5–8 % der Fälle; etwa 1–2 % aller Meningeome sind anaplastisch. Oft findet man bei Meningeomen Verkalkungen innerhalb des Tumors sowie eine Hyperostose an ihrer Ansatzstelle.

29.2.3 Klinisches Bild

Das klinische Bild ist abhängig von der Lokalisation (Tab. 29.2) und der Größe des Tumors. Aufgrund ihres langsamen Wachstums können sich tumorspezifische Symptome oft über Jahre langsam entwickeln, ohne dass sie vom Patienten oder von Angehörigen wahrgenommen werden. Befindet sich der Tumor an einer wenig eloquenten Lokalisation, hat er oft eine enorme Größe erreicht, bevor Symptome allgemein gesteigerten Hirndrucks (Kopfschmerz, Übelkeit, Erbrechen) oder eine deutliche fokale Symptomatik wie eine Parese dann zur bildgebenden Abklärung führen. Ein klassisches Beispiel sind Olfaktoriusrinnenmeningeome, welche initial zu einer schleichenden (und deshalb nicht bemerkten) Riechstörung führen, bevor dann oft nach Jahren eine deutliche hirnorganische Wesensänderung oder Visusstörungen zur weiteren Abklärung führen. Derartige Tumoren können so Durchmesser von 5–10 cm erreichen und über 150 g wiegen! Nicht selten werden Meningeome als Zufallsbefund im Rahmen der CT- oder MRT-Abklärung nicht tumorspezifischer Beschwerden entdeckt.

29.2.4 Diagnostik

Im *CT* findet man eine homogen KM-aufnehmende, meist rundliche oder knollig erscheinende Raumforderung. Verkalkungen innerhalb des Tumors oder eine Hyperostose lassen sich gut im Knochenfenster des CT erkennen. Selten findet man ein rein
intraossäres Wachstum (sogenanntes Meningeom en plaque), welches besonders
häufig an Keilbeinflügel und lateraler Orbitawand vorkommt. Stärker vaskularisierte
Tumoren neigen zu einer ausgeprägten Ödembildung. Einige Tumoren können nahezu völlig verkalkt sein, dann fehlt das Ödem oft.

Im *MRT* (Abb. 29.1) stellen Meningeome sich in der nativen T1-Sequenz iso- bis
hyperintens dar, ebenso in der T2-Wichtung. Auch hier findet sich eine starke, homo-

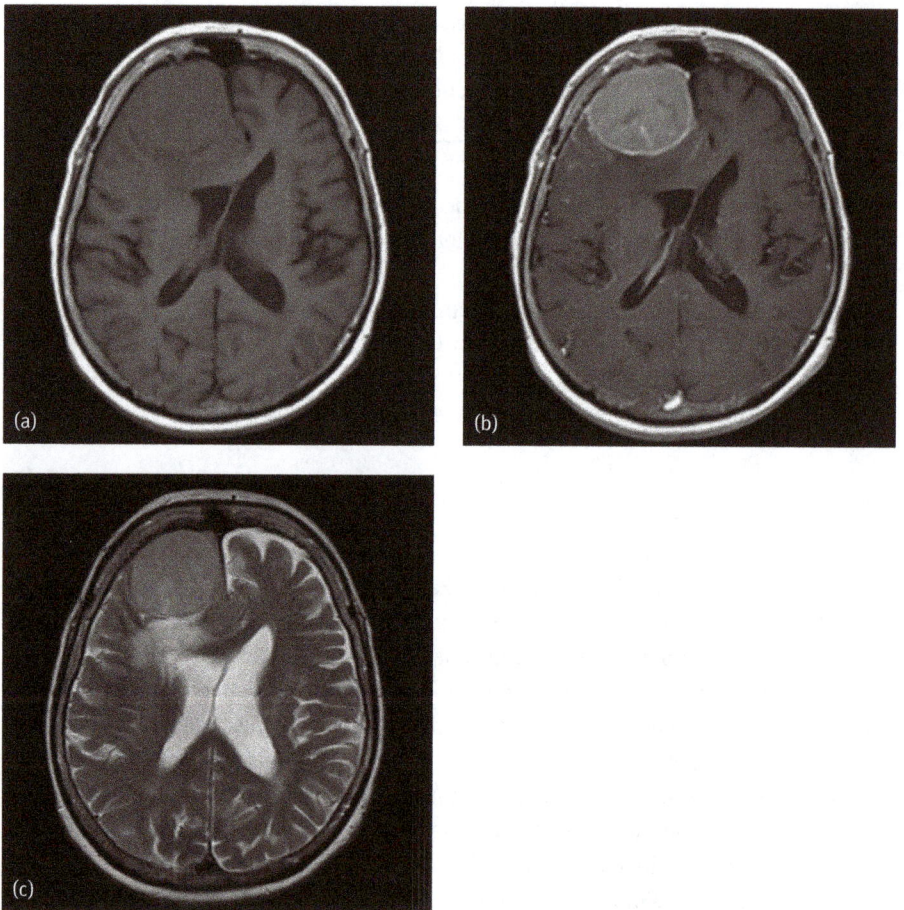

Abb. 29.1: Typisches MRT eines großen rechts frontalen Meningeoms (a) T1-Wichtung, nativ (b)
T1-Wichtung mit KM (c) T2-Wichtung.

gene KM-Anreicherung, oft mit Ausläufern in die benachbarte Dura (etwa 60 % der Fälle), was als *„dural tail"* bezeichnet wird.

Durch *CT- oder MRT-Angiographie* lassen sich die Lagebeziehungen der benachbarten Gefäße zum Tumor verdeutlichen, was wichtig für die Operationsplanung und die Einschätzung des operativen Risikos ist. Besonders wichtig ist dies bei Meningeomen in der Nähe der Hirnsinus (Durchgängigkeit derselben) oder zu den basalen Hirngefäßen (a. carotis interna, a. basilaris). Eine diagnostische *DSA* ist angesichts der ausgereiften CT- und MRT-Techniken zur Abklärung nur selten erforderlich. Einige Kliniken führen sie zur präoperativen Embolisation stark vaskularisierter, großer Meningeome durch.

29.2.5 Behandlung

Symptomatische Meningeome bedürfen der Behandlung. Bei akzeptablem Risiko ist die Operation Methode der Wahl. Wenn möglich, sollte die tumortragende Ansatzstelle mit Dura entfernt werden. Oft ist dies technisch nicht möglich, so dass man sich mit der Koagulation der Ansatzstelle begnügen muss. Das Ausmaß der Resektion korreliert mit der lokalen Rezidivhäufigkeit und wird nach Simpson graduiert (Tab. 29.3). Ist bei Meningeomen z. B. der Schädelbasis eine komplette Resektion nicht oder nur unter hohen Risiken möglich, wird man sich mit einer so weit wie möglichen Verkleinerung des Tumors begnügen und den Tumorrest entweder beobachten oder radiotherapeutisch (stereotaktische Konvergenzbestrahlung, Cyberknife, Gamma-Knife) nachbehandeln. Eine Chemotherapie ist nur bei Grad III-Tumoren indiziert.

Bei *asymptomatischen Meningeomen* müssen Nutzen und Risiko der operativen Behandlung gegen den zu erwartenden Spontanverlauf abgegrenzt und das Vorgehen mit dem Patienten dahingehend besprochen werden. Für ein rasches Tumorwachstum sprechen eine starke KM-Aufnahme und ein ausgeprägtes perifokales Ödem, für ein eher langsames Wachstum starke Verkalkungen und geringe Ödemneigung. Oft entscheidet man sich dann zur bildgebenden Kontrolle unter Beobachtung des klinischen Verlaufs in 6- oder 12-Monats-Abständen (*„wait and see"*).

Tab. 29.3: Klassifikation des Resektionsausmaßes (nach Simpson, 1957).

Grad nach Simpson	Resektionsausmaß
I	Komplette Resektion von Tumor und tumortragender Dura
II	Komplette Resektion des Tumors und Koagulation der Ansatzstelle
III	Komplette Resektion des Tumors ohne Durakoagulation
IV	Tumorteilresektion
V	Nur Dekompression mit oder ohne Biopsie

Operierte Tumoren werden bildgebend über mindestens 10 Jahre nachkontrolliert. Der zeitliche Abstand beträgt 6–12 Monate initial, später in größeren Abständen und ist u. a. vom histologischen Grad und vom Ausmaß der Resektion abhängig.

29.2.6 Prognose

Die Prognose der Patienten ist ausgesprochen günstig. Bei komplett resezierten Grad I-Tumoren liegt die 5-Jahres-Überlebensrate über 90 %. Weit medial gelegene Schädelbasismeningeome wie auch Falxmeningeome mit Ummauerung der vaskulären Nachbarstrukturen oder der Hirnnerven haben bei ihrer Entfernung jedoch eine erhebliche Morbidität und eine nicht geringe Sterblichkeit. Oft kann jedoch selbst bei Belassen größerer Tumorreste während der Operation für den Patienten ein langjähriges Überleben bei guter Lebensqualität erreicht und der Spontanverlauf günstig beeinflusst werden.

29.3 Low-grade Gliome

In die Gruppe der low-grade Gliome werden Tumoren der Gliazellen zusammengefasst, welche den WHO-Graden I und II entsprechen. Bei Erwachsenen gibt es praktisch keine Grad I-Tumoren, entsprechend werden nachfolgend die häufigen low-grade Oligodendrogliome und Astrozytome näher beschrieben.

29.3.1 Epidemiologie

Niedrigmaligne Astrozytome (WHO II) machen nur etwa 10–20 % aller Astrozytome aus mit einer jährlichen Inzidenz von 1,4–1,8 pro 100.000 Einwohnern. Das mittlere Erkrankungsalter liegt zwischen der 3. und 4. Lebensdekade, Frauen und Männer sind in etwa gleichhäufig betroffen.

Oligodendrogliome, welche auch maligne entarten können (WHO Grad III), treten noch seltener auf (4–8 % aller Gliome), Männer sind mit einem Verhältnis von 3:2 häufiger betroffen als Frauen. Das typische Erkrankungsalter ist etwas später als bei den niedriggradigen Astrozytomen (30.–60. Lebensjahr).

29.3.2 Ätiologie und Pathologie

Low-grade Astrozytome sind gut differenzierte, zeigen entsprechend wenig Mitosefiguren und in mehr als 50 % können Mutationen im p53-Tumorsuppressorgen nachgewiesen werden. Die Tumoren sind vor allem supratentoriell lokalisiert (2/3 der

Fälle), allerdings finden sich ein hoher Anteil an Hirnstammgliomen unter den infratentoriell lokalisierten Astrozytomen.

Pathognomonisch für ein Oligodendrogliom sind Kalzifikationen, die sowohl histologisch als auch radiologisch nachweisbar sind. Entsprechend den aktuell geltenden WHO-Kriterien [1], ist für die Diagnosesicherung der Nachweis eines kombinierten Verlustes (*„loss of heterozygosity"*, LOH) auf dem kurzen Arm von Chromosom 1 (1p) und auf dem langen Arm von Chromosom 19 (19q) erforderlich (LOH 1p19q).

29.3.3 Klinisches Bild

Typischerweise fallen low-grade Astrozytome durch Krampfanfälle auf (bis 80 % der Fälle), gefolgt von allgemeinen Hirndruckzeichen wie Cephalgien und Übelkeit, seltener kommt es zu neurologischen Defiziten (ca. 20 %). Auch die Oligodendrogliome fallen zumeist durch Krampfanfälle auf, die Inzidenz hierfür liegt bei etwa 50 %.

29.3.4 Diagnostik

In der kraniellen MRT zeigen sich die low-grade Astrozytome als homogene Raumforderungen, iso- oder hypointens in der T1-Wichtung und deutlich hyperintens in der T2-Wichtung (Abb. 29.2). Typischerweise zeigen diese Tumoren keine KM-Aufnahme, da die Bluthirnschranke noch erhalten ist. In 20 % der Fälle sind auch Verkalkungen in der Bildgebung nachweisbar.

Oligodendrogliome zeigen deutlich häufiger Verkalkungen in der Bildgebung (bis zu 50 %), flaue KM-Aufnahmen sind möglich und können ein Hinweis auf eine maligne Transformation der Tumoren sein (WHO Grad III). Beiden Tumoren gemein ist, dass typischerweise kein perifokales Ödem durch das langsame Wachstum besteht.

Zur besseren präoperativen Planung und Charakterisierung ist, vor allem bei zunächst bioptischer Sicherung der Raumforderung, eine FET-PET-Untersuchung anzuraten; hierbei können metabolisch aktivere Tumoranteile dargestellt werden (Abb. 29.3).

29.3.5 Behandlung

Eine Komplettresektion sollte bei diesen Tumoren immer angestrebt werden, da das Resttumorvolumen mit der Rezidivrate korreliert und maligne Entartungen möglich sind. Eine bioptische Sicherung insbesondere von metabolisch aktiven Tumoranteilen ist oftmals zur Klassifizierung der Tumoren und entsprechender Anpassung des OP-Ziels sinnvoll. Rezidive oder progrediente Resttumoranteile können adjuvant bestrahlt werden, wobei die Oligodendrogliome schlecht auf eine Strahlentherapie ansprechen. Dafür reagieren sie sehr sensibel auf Nitroseharnstoffe (Carmustin), weshalb eine adjuvante Chemotherapie immer bei diesen Tumoren erfolgen sollte.

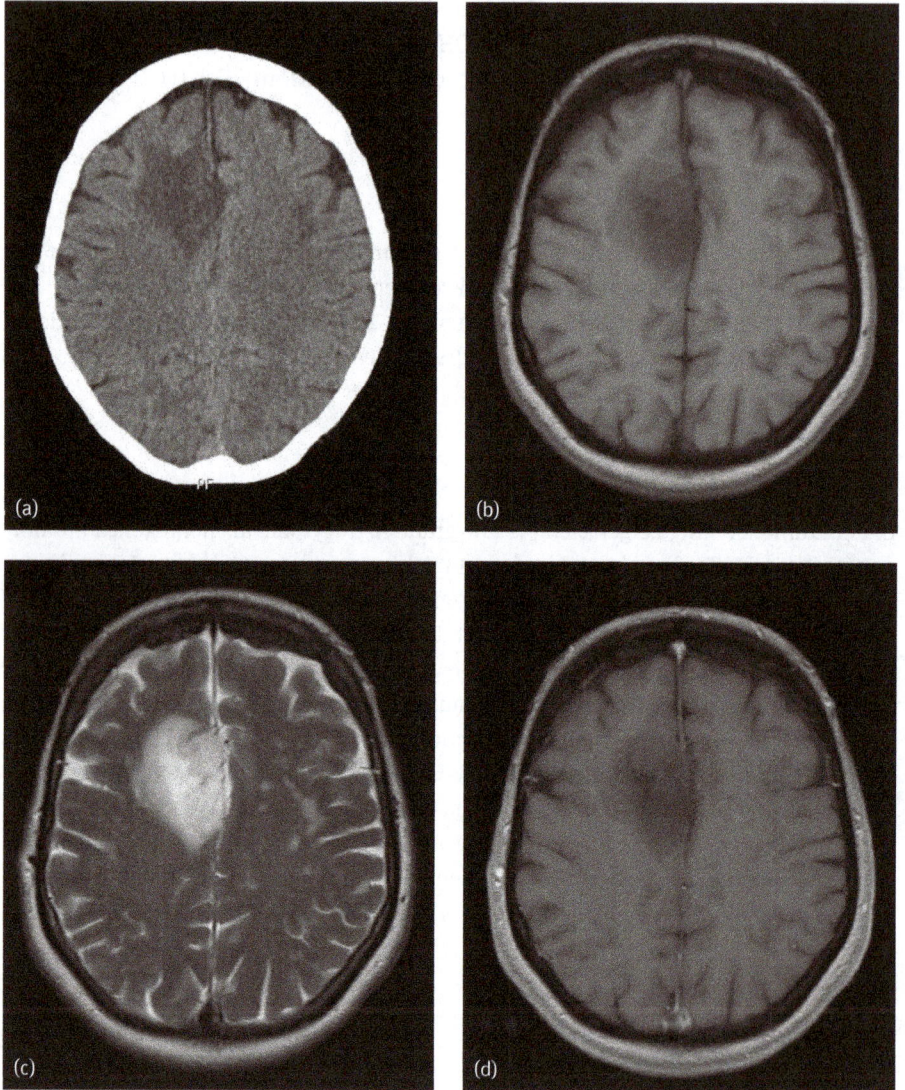

Abb. 29.2: Low-Grade Oligodendrogliom (a) im Nativ-CCT (b) im T 1-MRT nativ (c) mit T 2-MRT nativ (d) im T 1-MRT mit KM.

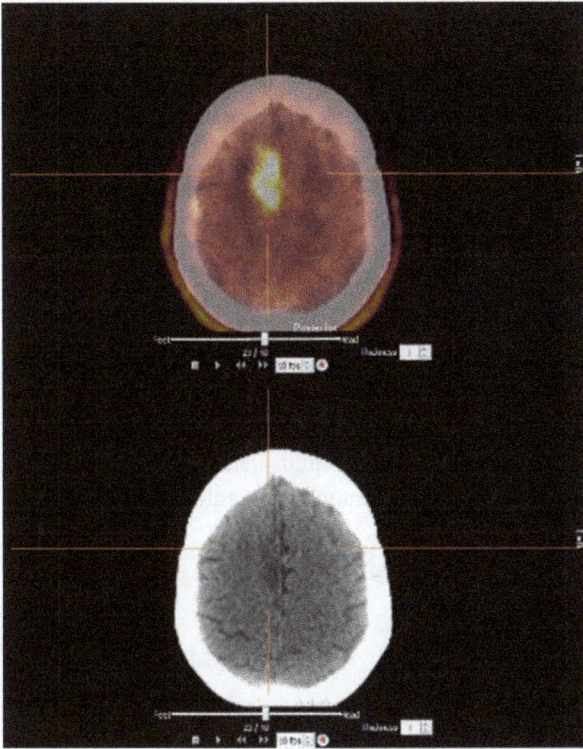

Abb. 29.3: PET-CT zu diesem Fall mit Darstellung der metabolisch aktiven Tumorteile.

29.3.6 Prognose

Bei den low-grade Astrozytomen liegt die 5-Jahres-Überlebensrate bei 70 % nach einer Resektion, allerdings zeigen viele Tumoren ein lokales Rezidiv, 60 % eine sekundäre Malignisierung. Das mediane Überleben bei den low-grade Oligodendrogliomen liegt dagegen bei über 10 Jahren. Die initial aufgetretenen Krampfanfälle verschwinden zumeist nach einer Resektion vollständig.

29.4 High-grade Gliome

Zu den high-grade Gliomen gehören die WHO-Grade III und IV, ein astrozytärer Grad IV-Tumor wird als Glioblastom bezeichnet. Zur Diagnossesicherung eines primären, also *de novo* entstandenen Glioblastoms, wird eine Punktmutation im IDH-Gen ausgeschlossen („IDH-Wildtyp"). Sekundäre Glioblastome, also malignisierte anaplastische Astrozytome weisen typischerweise Punktmutationen im IDH-Gen auf. Da die therapeutischen Vorgehensweisen nahezu identisch sind und anaplastische Astrozytome seltener vorkommen, werden nachfolgend und stellvertretend nur die Glioblastome weiter ausgeführt.

29.4.1 Epidemiologie

Die Inzidenz des Glioblastom ist zwar insgesamt mit 10 pro 100.000 Einwohnern weltweit gering, allerdings macht es mehr als 50 % aller Astrozytome aus und stellt 15 % aller intrakraniellen Tumoren dar. Männer sind fast doppelt so häufig betroffen wie Frauen, das typische Erkrankungsalter liegt zwischen der 4. und 7. Lebensdekade.

29.4.2 Ätiologie und Pathologie

Das typische Erscheinungsmuster, sowohl histologisch als auch radiologisch, ist bunt, weshalb der histologische Begriff des „Glioblastoma multiforme" (GBM) früher verwendet wurde. Es zeigen sich eingeschmolzene/nekrotische Areale neben stark proliferierenden Tumoranteilen, teilweise zystisch durchsetzt, eingeblutet und hypervaskularisiert. Fast 95 % dieser Tumoren kommen supratentoriell vor, multiple Läsionen sind möglich.

29.4.3 Klinisches Bild

Aufgrund des raschen Wachstums ist die klinische Anamnese dieser Patienten oft sehr kurz und Ausfälle bestehen zumeist erst seit wenigen Wochen. Typischerweise treten Cephalgien und Wesensveränderungen, oft in Kombination mit neurologischen Ausfällen auf. Krampfanfälle sind seltener initiale Symptome (circa 30 %).

29.4.4 Diagnostik

Typischerweise zeigen Glioblastome eine girlandenförmige KM-Aufnahme in der T 1-Wichtung mit hypointenser zentraler Nekrose. Umgebend zeigt sich ein deutliches perifokales Ödem in der T 2- und FLAIR-Sequenz (Abb. 29.4).

29.4.5 Behandlung

Aufgrund des typischen Aussehens sind Biopsien zur Diagnosesicherung oftmals nicht notwendig und eine primäre Resektion wird angestrebt. Hierbei ist eine Komplettresektion anzustreben, da hier, wie bei den niedriggradigeren Tumoren auch, der Tumorrest mit der Rezidivrate und dem Überleben korreliert. Zur besseren Resektion wird die intraoperative Darstellung des Tumors durch 5-Aminolävulinsäure (5-ALA) genutzt: metabolisch aktive Tumoranteile wandeln dieses, welches präoperativ vom Patienten oral eingenommen wird, um und unter einem speziellen Filter im Mikro-

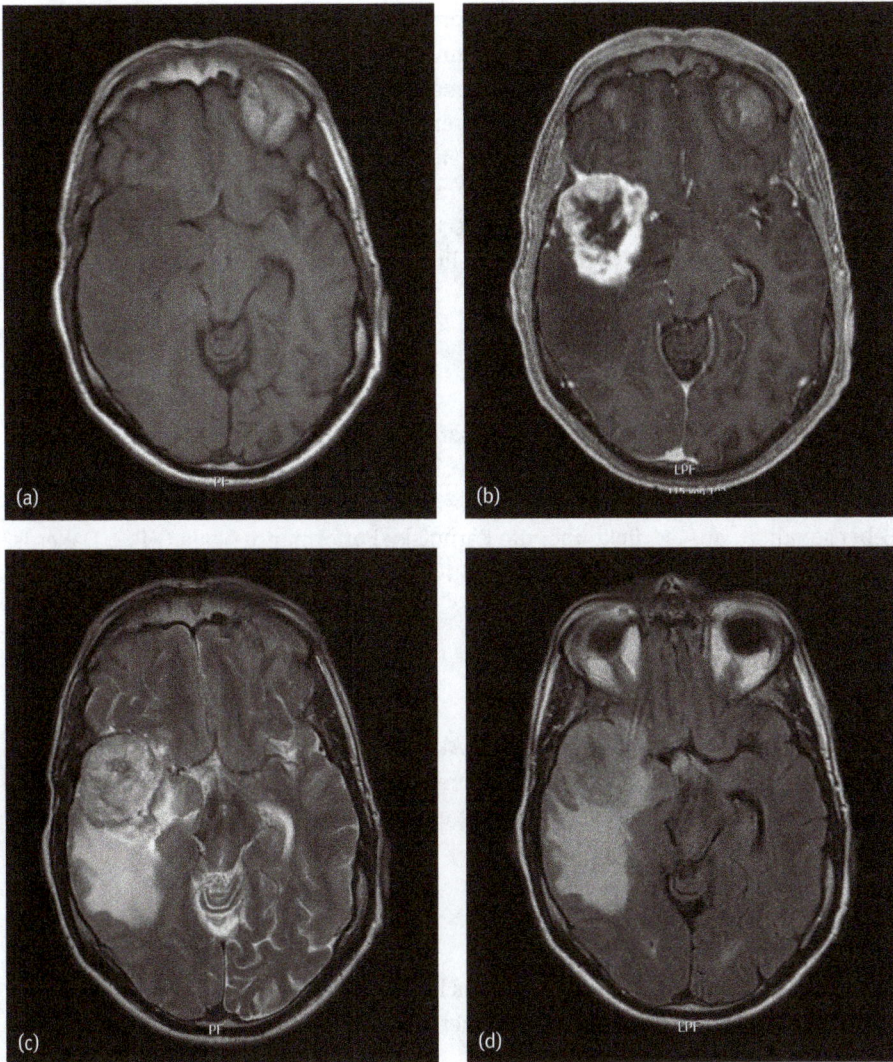

Abb. 29.4: Typische Darstellung eines rechts temporalen High-Grade-Glioms WHO IV im MRT
(a) T1-Wichtung nativ (b) T1-Wichtung mit KM (c) und (d) verschiedene T2-Wichtungen nativ.

skop erscheint der Tumor rötlich fluoreszierend. Ist der Tumor in eloquente Areale bereits eingewachsen oder überquert die Mittellinie (sogenannte Balken- oder Schmetterlingsgliome), so erscheint oftmals eine alleinige Biopsie zur Diagnosesicherung sinnvoll. Das Glioblastom muss als eine Art Systemerkrankung des Gehirns begriffen werden, da Tumorzellen bereits viel weiter in das Gehirn eingewachsen sind, als wir mit der derzeitigen Bildgebung darstellen können – eine funktionserhaltende Resektion ist anzustreben, eine Heilung ist aber nicht chirurgisch möglich.

Adjuvant schließt sich immer eine kombinierte Radio- und Chemotherapie mittels Temozolomid an, gemäß des sogenannten Stupp-Schemas. Das Ansprechen der Patienten auf die Chemotherapie ist abhängig vom Methylierungsgrad der Promotorregion eines DNA-Reparaturgens: ist der entsprechende Abschnitt des *MGMT*-Gens methyliert, wird diese Transferase weniger exprimiert und kann DNA-Schäden, hervorgerufen durch alkylierende Chemotherapeutika wie Temozolomid, nicht im gleichen Maße reparieren – die Wirkung des Chemotherapeutikums ist verstärkt, und Patienten mit einem methylierten *MGMT*-Promotor leben deutlich länger.

29.4.6 Prognose

Das mittlere Überleben von Glioblastompatienten ist stark reduziert mit 14 bis 16 Monaten nach Diagnosestellung und nach vollständiger Ausschöpfung aller therapeutischen Maßnahmen. Wichtigste Prognosefaktoren sind das Patientenalter und die Lebensqualität, ausgedrückt über die Karnofsky-Performance-Skala (KPS). Daher ist immer eine funktionserhaltende Resektion anzustreben.

29.5 Vestibularisschwannome

Das Vestibularisschwannom, oder auch Akustikusneurinom (AKN) genannt, macht zwar nur 10 % aller intrakraniellen Tumoren aus, es ist aber für 80 % aller Tumoren im Bereich des Kleinhirnbrückenwinkels verantwortlich.

29.5.1 Epidemiologie

Die Inzidenz des Vestibularisschwannoms beträgt 1:100.000 Einwohner, Frauen sind fast doppelt so häufig betroffen wie Männer. Das typische Erkrankungsalter liegt zwischen dem 50. und 60. Lebensjahr.

29.5.2 Ätiologie und Pathologie

Die Prädilektionsstelle für diese Tumoren liegt auf Höhe des Porus accusticus internus: die (Obersteiner-Redlich-) Übergangszone zwischen den zentralen und peripheren Myelinbildner, den Oligodendrozyten und den Schwann Zellen. Der Tumor geht zumeist von den Schwann Zellen des vestibulären Anteils des N. vestibulocochlearis aus und ist in 95 % unilateral zu finden – eine bilaterale Manifestation ist fast immer mit einer Neurofibromatose Typ 2 assoziiert. Histologisch sind diese Tumoren immer benigne (WHO Grad I).

29.5.3 Klinisches Bild

Die typische Symptomtrias dieser Tumoren besteht aus einer einseitigen und progredienten Hörminderung (95–98 %), einem hochfrequenten Tinnitus (65 %) und Gleichgewichtsstörungen (60 %). Bei großen Tumoren können Ausfälle der benachbarten Hirnnerven (N. facialis und N. trigeminus) hinzukommen. Extrem große Tumoren können durch Kompression des 4. Ventrikels zum Hydrozephalus occlusus führen.

29.5.4 Diagnostik

Aufgrund ihrer hohen Sensitivität ist die kontrastmittelverstärkte MRT das Diagnostikum der Wahl. Der Tumor reichert homogen und deutlich Kontrastmittel an und sieht durch das Wachstum aus dem Porus heraus in den Liquorraum einer gefüllten Eistüte (englisch: *„ice on a cone"*) ähnlich (Abb. 29.5). In der CT wird, bedingt durch das langsame Wachstum des gutartigen Tumors, die knöcherne Aufweitung des Porus sichtbar.

29.5.5 Behandlung

Primär ist den Patienten die operative Entfernung des Tumors anzuraten, kleine Tumoren können auch primär einer hochdosierten Strahlentherapie (Radiochirurgie) zugeführt werden mit vergleichbaren Komplikationsraten. Chirurgisch erfolgt die

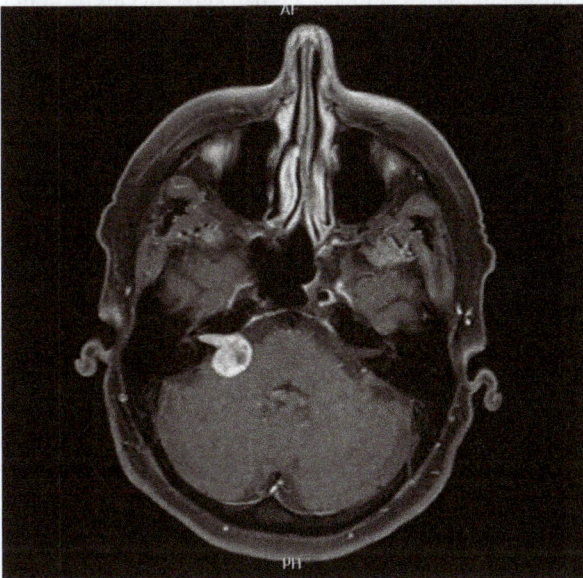

Abb. 29.5: Typisches Bild eines größeren Vestibularisschwannoms im rechten Kleinhirn-Brücken-Winkel (T 1-gewichtetes MRT mit KM). Die typische Konfuguration („ice on a cone") ist gut erkennbar.

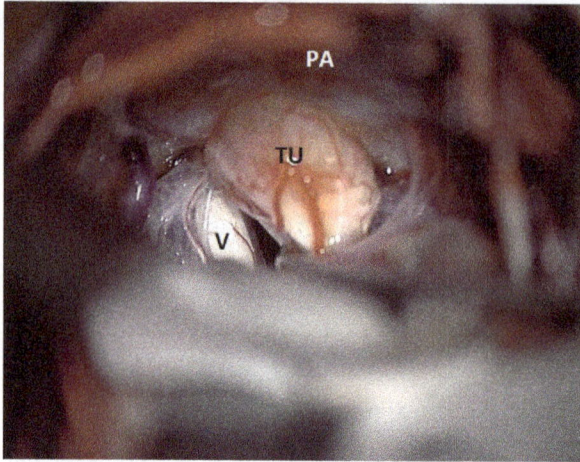

Abb. 29.6: Intraoperativer Situs bei OP eines Vestibularis-schwannoms über einen retromastoidalen Zugang (PA = porus acusticus internus; Tumor = Tumor; V = N. trigeminus).

Resektion über einen kleinen retromastoidalen Zugang (Abb. 29.6) und unter Monitoring der angrenzenden Hirnnerven. Bei funktionell vollständigem Hörverlust kann auch ein translabyrinthärer Zugang gewählt werden. Bei kleinen Tumoren mit bereits deutlich bestehender Hörminderung kann auch ein abwartendes Verhalten gewählt werden unter regelmäßigen MRT-Kontrollen.

29.5.6 Prognose

Da es sich um einen gutartigen Tumor handelt, hat dieser zumeist keinen Einfluss auf die Mortalität der Patienten. Häufig kommt es jedoch zu einer Verschlechterung der Hörleistung durch die OP. Eine weitere Komplikation ist eine Fazialisparese durch die enge Lagebeziehung im Porus; diese kann nur transient postoperativ auftreten, unter Umständen auch permanent vorhanden sein. Die Häufigkeit des Auftretens dieser Komplikation ist neben der Erfahrung des Operateurs vor allem von der Größe des Tumors abhängig.

Tab. 29.4: House-Brackmann-Skala zur Einschätzung der Schwere einer peripheren Fazialislähmung (House und Brackmann, 1985).

Grad	Beschreibung
I	Normale Funktion
II	geringe Schwäche unter Bewegung
III	Augenschluss asymmetrisch, aber noch möglich, Stirnrunzeln möglich
IV	Fehlendes Stirnrunzeln, unvollständiger Lidschluss
V	Asymmetrie in Ruhe, geringe Lidbewegung
VI	vollständige Lähmung/Plegie

Die klinische Einschätzung der peripheren Fazialisschwäche erfolgt anhand der House-Brackmann-Skala (Tab. 29.4). Tritt eines solche auf, ist auf den Schutz des betroffenen Auges zu achten (Salbe, Uhrglasverband), um die Cornea vor dem Austrocknen zu bewahren.

29.6 Intrakranielle Metastasen

Metastasen sind eine wichtige Differentialdiagnose beim Auftreten multipler intrakranieller Herde, sie machen insgesamt mehr als 60 % aller Hirntumoren aus. Circa 15–30 % aller Karzinome werden innerhalb ihres Krankheitsverlaufes auch intrakranielle Metastasen ausbilden. In 10 % aller intrakranieller Metastenbefunde lässt sich kein extrakranieller Primarius finden, man spricht von einem CUP-Syndrom (*„cancer of unknown primary"*). Die Diagnose eines bereits ins ZNS metastasierten Tumors wird in 50 % durch das Auftreten der Metastase und somit durch den Neurochirurgen gestellt.

29.6.1 Epidemiologie

Die Inzidenz intrakranieller Metastasen beträgt etwa 10 von 100.000 Einwohnern mit einer insgesamt steigenden Tendenz aufgrund der besseren Versorgung der Patienten und einer somit gesteigerten Lebenserwartung. Insgesamt sind mehr Männer als Frauen betroffen, bedingt durch das häufige Auftreten von Bronchialkarzinomen als Primarius, das typische Erkrankungsalter liegt zwischen dem 50. und 60. Lebensjahr.

29.6.2 Ätiologie und Pathologie

Intrakranielle Metastasen liegen zumeist im Hirnparenchym (etwa 75 %), die häufigste Lokalisation ist innerhalb der Grenze zwischen grauer und weißer Substanz und am Schnittpunkt zwischen Temporal-, Parietal- und Okzipitalllappen. Weniger als 30 % der intrakraniellen Metastasen treten solitär auf; im Falle einer einzelnen Läsion liegt diese in 16 % innerhalb einer Kleinhirnhemisphäre. Seltener wachsen Metastasen entlang der Meningen, welches vor allem beim Mamma-Ca vorkommt („Meningeosis carcinomatosa"). Der häufigste Primarius einer intrakraniellen Metastase ist das Bronchial-Ca, gefolgt vom Brustkrebs und dem malignen Melanom (Tab. 29.5).

Tab. 29.5: Häufigkeitsverteilung intrakranieller Metastasen anhand des Primarius.

Primarius	Häufigkeit (%)
Bronchial-Ca	~ 50
Mamma-Ca	~ 20
Malignes Melanom	~ 10
Nierenzell-Ca	~ 5
Colon-Ca	~ 5

29.6.3 Klinisches Bild

Die klinische Symptomatik ist stark abhängig von der Anzahl, Größe und Verteilung der Metastase. Eine meningeale Beteiligung verursacht häufig stärkste Cephalgien, große Kleinhirnmetastasen könne sowohl Koordinationsstörungen und Schwindelsymptomatik, als auch (infolge einer Liquorzirkulationsstörung durch Kompression/Verlegung des vierten Ventrikels) zu einer Hirndrucksymptomatik führen.

29.6.4 Diagnostik

Werden zerebrale Metastasen aufgrund ihrer klinischen Symptomatik auffällig, so umfasst die Diagnostik zunächst eine kranielle MRT-Untersuchung, insbesondere da in der CCT viele kleinere Metastasen nicht entdeckt werden können. In der kontrastmittelverstärkten T1-Sequenz zeigt das Bild einer ringförmigen Anreichung mit zentraler (hyointenser) Nekrose, kleine Metastasen können als punktförmige KM-Aufnahme imponieren. Ein begleitendes Ödem ist zumeist deutlich ausgeprägt und in den FLAIR-Sequenz als umgebende Hyperintensität zu erkennen (Abb. 29.7).

Ist bisher kein Primarius bekannt, so schließt sich ein komplettes Staging des Patienten an, typischerweise mittels CT des Thorax und Abdomens, einer gynäkologischen Untersuchung bei Frauen und einer dermatologischen Begutachtung. Weitere Untersuchungen können sich anschließen bei bis zu diesem Zeitpunkt negativen Staginguntersuchung, beziehungsweise nach Erhalt eines histologischen Ergebnisses nach einer Biopsie/OP (Abb. 29.8).

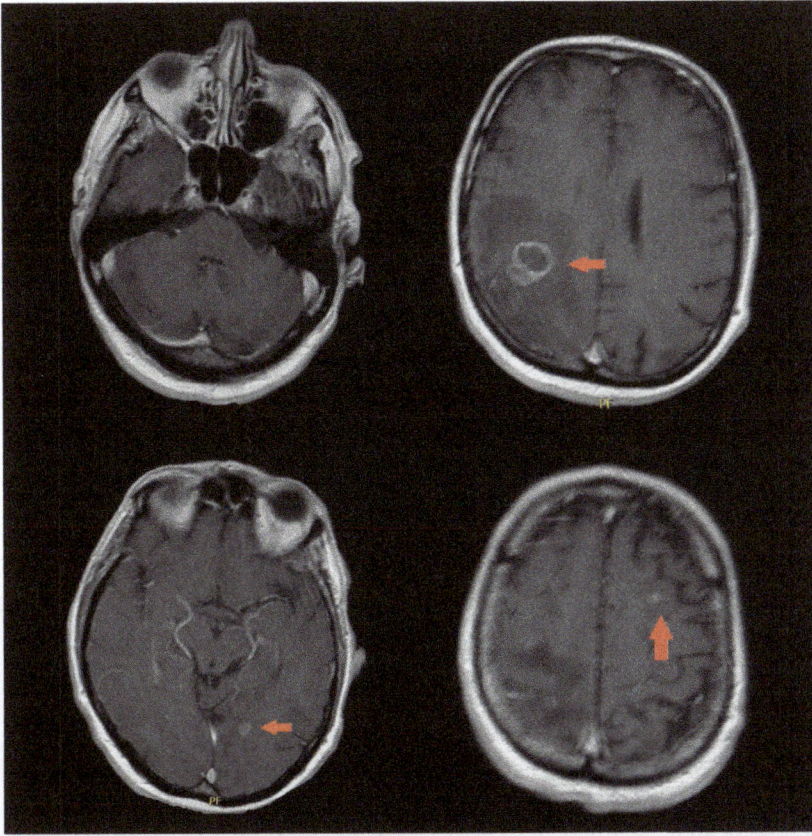

Abb. 29.7: Nachweis multipler intrakranieller Metastasen (Pfeile) im kontrastverstärkten MRT (T1-gewichtet).

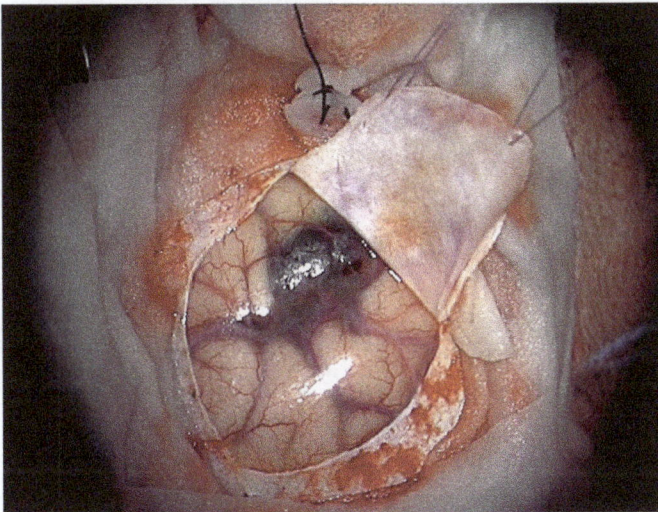

Abb. 29.8: Intraoperativer Befund eines Melanom-Metastase.

29.6.5 Behandlung

Die Therapie richtet sich stark nach der Anzahl der intra- und extrakraniellen Metastasen, dem Verteilungsmuster und der mutmaßlichen Prognose des Primärtumors. Prinzipiell sollte immer eine histologische Sicherung der intrakraniellen Herde erfolgen. Einzelne Herde können zumeist gut komplett reseziert werden, vor allem, wenn sie eine klinische Symptomatik hervorrufen, sollte dies erwogen werden. Dieses Vorgehen kann auch bei multiplen Läsionen gewählt werden, wobei nur die das Umgebungsgewebe stark komprimierenden Metastasen entfernt werden. Anschließend erfolgt eine adjuvante Ganzhirnbestrahlung, einzelne Läsionen werden zusätzlich noch stereotaktisch bestrahlt. Eine begleitende Chemotherapie oder Resektion des Primarius/weiterer extrakranieller Metastasen muss ebenso interdisziplinär im Rahmen einer Tumorkonferenz evaluiert und geplant werden.

Bei der *Meningeosis carcinomatosa* des Mamma-CA muss oft eine intrathekale Chemotherapie erfolgen. Hierfür wird ein Ventrikelkatheter, verbunden mit einem Punktionsreservoir, implantiert, um den Patientinnen die häufigen Lumbalpunktionen zu ersparen und die Chemotherapeutika besser über das Ventrikelsystem zirkulieren zu lassen.

29.6.6 Prognose

Die Prognose ist stark abhängig vom Primarius, etwaig vorhandener weiterer Metastasen, dem klinischen Zustand des Patienten und der bereits erfolgen Therapie. Gemittelt auf alle Patienten liegt die 50 %-Überlebensrate im Bereich von 4 Monaten.

30 Kranielle Entzündungen

Jürgen Piek

30.1 Epidemiologie

Intrakranielle Entzündungen sind in Industrieländern selten, in weniger entwickelten Ländern aufgrund der dort oft unzureichend behandelten extrakraniellen infektiösen Herde recht häufige Erkrankungen. Man unterscheidet je nach Lokalisation epidurale Abszesse, subdurales Empyem und den Hirnabszess. Auch der subgaleale Abszess soll an dieser Stelle kurz erwähnt werden.

30.2 Ätiologie

Infektionen des Gehirns entstehen auf drei verschiedenen Wegen:
- Fortgeleitet (Sinusitis, Otitis, Mastoiditis)
- Hämatogen (z. B. Endokarditis, Bronchiektasen, diabetische Gangrän)
- Inokuliert (posttraumatisch, postoperativ)

Aus diesem Grunde muss neben der eigentlichen neurochirurgischen Behandlung stets auch die Suche und Behandlung eines eventuellen Ausgangsherdes des Entzündungsgeschehens parallel zur Behandlung der intrakraniellen Infektion erfolgen. Die Ausbreitung einer derartigen Infektion wird oft durch Grunderkrankungen begünstigt, welche das Immunsystem beeinträchtigen (z. B. Diabetes, Malignome, HIV-Infektion, Alkoholismus).

Epidurale Abszesse und subdurale Empyeme sind umschriebene Eiteransammlungen im Epi- bzw. Subduralraum, während ein Hirnabszess aus einer umschriebenen Entzündung des Gehirns (Cerebritis) entsteht, die sich im Laufe der Entzündung abkapselt und erst dann mit einer Verzögerung von zwei bis drei Wochen eine eigentliche Abszessmembran ausbildet (Frühabszess), welche sich nachfolgend immer mehr verfestigt (Spätabszess). Oft handelt es sich um aerob-anaerobe Mischinfektionen, was bei der antibiotischen Behandlung berücksichtigt werden muss.

30.3 Klinisches Bild

Subgalealer Abszess

Führend sind die Symptome der lokalisierten Infektion: Rötung („*rubor*"); Schwellung („*tumor*"); Schmerz („*dolor*"); Überwärmung („*calor*"). Die subgaleale Schwellung ist bei Druck oft fluktuierend. Neurologische Herdzeichen findet man bei isolierten subgalealen Abszessen nicht.

https://doi.org/10.1515/9783110611304-030

Epiduraler Abszess

Epidurale Abszesse entwickeln sich meist als fortgeleitete Infektion (Sinusitis) oder inokuliert (OP, verschmutzte Wunde). Klinisch führend sind die Symptome einer fieberhaften Raumforderung kombiniert mit neurologischen Herdzeichen.

Subdurales Empyem

Subdurale Empyeme verlaufen ebenfalls fast immer als hochfieberhaftes Krankheitsbild, welches sich innerhalb von Stunden dramatisch entwickeln kann. Die betroffenen Patienten sind fast immer bewusstseinsgetrübt bis komatös und zeigen neurologische Herdzeichen wie eine Hemiparese. Dies unterscheidet sie von einer unkomplizierten bakteriellen Meningitis. Ein Meningismus ist fast immer vorhanden. Krampfanfälle, oft fokal eingeleitet sind nahezu obligat (> 80 % der Fälle). In den meisten Fällen ist eine Sinusitis frontalis oder eine Mastoiditis Ausgangsherd der fortgeleiteten Infektion (lokaler Klopfschmerz über Stirnhöhle oder Mastoid!). Inokulierte oder hämatogene Infektionen sind deutlich seltener.

Hirnabszess

Hirnabszesse kommen sowohl fortgeleitet, hämatogen als auch postoperativ/posttraumatisch vor. Sie imponieren klinisch in den meisten Fällen wie eine tumoröse Raumforderung (neurologische Symptomatik entsprechend ihrer Lokalisation, häufig: temporal, frontal, Kleinhirn), Infektzeichen fehlen oft, ebenso wie ein Meningismus. Dementsprechend sind die entzündungsspezifischen Laborparameter (BSG, CRP, Leukozyten) fast immer normal bis leicht erhöht.

30.4 Diagnostik

Bei intrakraniellen Infektionen handelt es sich um Notfälle, die unverzüglich zu diagnostizieren (Tab. 30.1) und behandeln sind, da ansonsten eine weitere Ausbreitung der Infektionen, oft innerhalb von Stunden droht.

Anamnestische Besonderheiten:
– Risikofaktoren
  – Diabetes
  – Malignome
  – HIV-Infektion
  – Alkoholismus
  – immunsupprimierende Behandlung etc.

- Infektionen der letzten 3 Monate
  - Sinusitis
  - Otitis/Mastoiditis
  - Zahninfektionen
  - schlecht heilende Wunden
  - Andere
- Operationen im Kopfbereich
  - Neurochirurgisch
  - Nebenhöhlen
  - Zahnextraktionen
- Episoden von Schüttelfrost/Fieber

Klinische Untersuchung

Man achte insbesondere auf:
- Lokalbefund an Kopf, Nebenhöhlen, Zähnen
- Herzbefund (Klappenbesiedlung bei Endokarditis)
- Infektionen der Körperoberfläche (Wunden, diabetische Gangrän, paVK, chron. venöse Insuffizienz)

Labordiagnostik

- im Hinblick auf die Diagnose der Infektion ausreichend: BSG, CRP, Leukozytenzahl
- zusätzlich ggf. übliches präoperatives Labor, Funktionsparameter für Leber und Niere (wg. antibiotischer Behandlung), Gerinnung
- 3 Blutkulturen in Serie, falls hämatogene Infektion vermutet
- Überflüssig: Procalcitonin (weniger sensitiv als CRP und teurer!)

> Eine Lumbalpunktion ist wegen Unergiebigkeit (subgalealer und epiduraler Abszess) oder Einklemmungsgefahr streng kontrainidiziert.

Radiologische Diagnostik

- im Notfall ausreichend: CCT (nativ + KM)
- optimal und wünschenswert: kranielles MRT (T 1- und T 2-gewichtet nativ und mit KM, DWI-Sequenzen zur Differentialdiagnose anderer zystischer Raumforderungen).

Typische Befunde eines *subduralen Empyems* sind in Abb. 30.1 dargestellt. Je nach Stadium kommt der *Hirnabszess* im CCT oder cMRT unterschiedlich zur Darstellung: In der Frühphase findet man eine unscharf begrenzte Hypodensität ohne oder mit geringer unregelmäßiger KM-Anreicherung, in späteren Phasen eine Hypodensität

Tab. 30.1: Klinische Symptomatik und typische Konstellation verschiedener Laborbefunde bei intrakraniellen Infektionen.

	Subgalealer Abszess	Epiduraler Abszess	Subdurales Empyem	Hirnabszess
Fieber	(+)	++	+++	∅
Meningismus	∅	∅	+++	∅
Klopfschmerz Mastoid, Sinus	∅	(+) falls fortgeleitet	++ falls fortgeleitet	∅
Neurol. Herdzeichen	∅	++	++	++
Krampfanfälle	∅	(+)	+++	++
BSG, CRP, Leukozyten	++	++	+++	∅

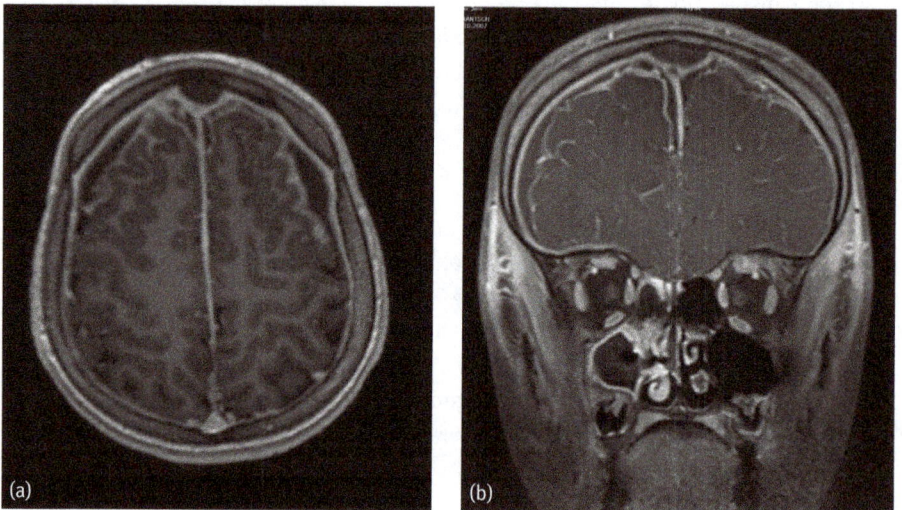

(a) (b)

Abb. 30.1: Typischer Befund eines subduralen Empyems im kraniellen MRT (T 1-Wichtung mit KM) in transversaler (a) und koronarer (b) Schnittführung. Das Empyem dehnt sich über beide Hemisphären bis in den rechten Mittelspalt aus (sogenanntes Falxempyem). Klinisch handelte es sich um die Komplikation einer Sinusitis frontalis bei einem 10-jährigen Kind (Erreger: Streptokokken).

mit ringförmiger KM-Anreicherung. Die Abgrenzung gegenüber anderen, ähnlichen Raumforderungen (nekrotische Metastase, Glioblastom) ist im CCT schwierig, gelingt aber oft mit DWI-Sequenzen im cMRT. Beweisend für einen Hirnabszess ist der Nachweis von Luft innerhalb der Raumforderung (Anaerobier, E. coli). Ein typischer MRT-Befund ist in Abb. 30.2 dargestellt.

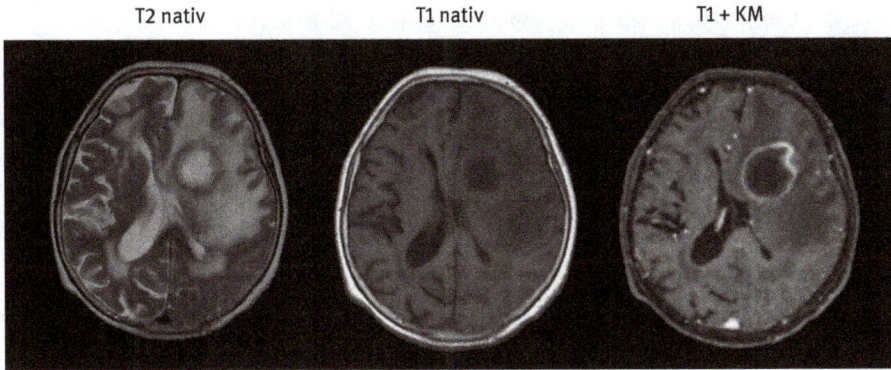

Abb. 30.2: Typischer Befund eines Hirnabszesses links tief frontal im kraniellen MRT in verschiedenen Wichtungen. Man beachte das ausgeprägte perifokale Ödem!

30.5 Behandlung

Die Behandlung ist fast immer *operativ* im Sinne eines Notfalleingriffs. Subgaleale Abszesse werden durch Inzision, Spülung und Drainage, die übrigen Entitäten fast immer durch Bohrlochtrepanation(en), Punktion (freihändig oder stereotaktisch), Spülung und befundabhängig Drainage behandelt. Gleichzeitig wird Material zur bakteriologischen Untersuchung entnommen. Bei fortgeleiteten Infektionen sollte der Primärherd (z. B. Sinusitis) gleichzeitig operativ saniert werden.

> Die antibiotische Behandlung darf erst nach Sicherung des Erregers durch intraoperativen Abstrich und/oder Abnahme der Blutkulturen erfolgen, um den Erregernachweis nicht zu erschweren.

Antibiotische Behandlung
Der Beginn erfolgt mit einer Dreierkombination von im gramnegativen und grampositiven Bereich wirksamen Substanzen (Tab. 30.2) und wird nach Erhalt des mikrobiologischen Ergebnisses angeglichen. Befundabhängig (Symptomatik, CCT oder cMRT) muss die antibiotische Behandlung über längere Zeit durchgeführt werden (Minimum: 2–3 Wochen).

Weitere medikamentöse Therapie
Bei ausgeprägtem Hirnödem wird Dexamethason verabreicht (3 × 4–8 mg i. v.). Die meisten Kliniken führen außerdem beim Hirnabszess und Subduralempyem eine antikonvulsive Prophylaxe durch, bis das Krankheitsbild ausgeheilt ist.

Tab. 30.2: Empirische antibiotische Therapie bei Hirnabszess und subduralem Empyem (Dosisangabe für normalgewichtige Erwachsene ohne Einschränkung der Nieren- oder Leberfunktion).

Außerhalb des Krankenhauses erworben	Posttraumatisch oder im Krankenhaus erworben
Cefotaxim 3 × 2–4 g i. v. oder Ceftriaxon 2 × 2 g i. v.	Vancomycin 2 × 1 g * i.v.
Metronidazol 3 x 500 mg i. v.	Cefotaxim 3 × 2–4 g i. v. oder Ceftriaxon 2 x 2 g i. v.
Staphylokokken-Antibiotikum (Vancomycin 2 × 1 g * i.v., Rifampicin 1 x 0,6 g i. v., Flucloxacillin 4 × 2–3 g i. v., Fosfomycin 3 × 5 g i. v., Linezolid 2 × 0,6 g i. v.)	Metronidazol 3 x 500 mg i. v.
	oder
	Vancomycin 2 × 1 g * i. v.
	Meropenem 3 × 2 g i. v.

* Spiegelkontrollen erforderlich

30.6 Prognose

Die Prognose ist vom klinischen Befund abhängig. Subgaleale und epidurale Abszesse heilen meist folgenlos aus. Die Letalität von Hirnabszess und subduralem Empyem liegt um die 10 %, bei komatösen und septischen Patienten deutlich höher.

31 Schädelhirntrauma (SHT)

31.1 Allgemeines, Einteilung, Epidemiologie, Erstuntersuchung

Jürgen Piek

31.1.1 Epidemiologie

Etwa 330 Patienten/100.000 Einwohner/Jahr werden in Deutschland wegen einer Schädel-Hirn-Verletzung stationär behandelt, in etwa 92 % der Fälle handelt es sich um ein leichtes (siehe später) Schädelhirntrauma. Betroffen sind alle Altersgruppen, wobei (Klein-)Kinder oft Opfer von Stürzen, Misshandlungen und Unfällen werden; bei jüngeren Patienten führen vorwiegend Unfälle zu Kopfverletzungen, hier dominiert das männliche Geschlecht mit einem Verhältnis von 3:1. Alte Menschen wiederum werden oft Opfer von Stürzen.

31.1.2 Klassifikation und Einteilung

Die gebräuchlichsten Einteilungen des SHT basieren auf der Schwere des erlittenen Traumas oder den pathologisch-anatomischen Verletzungsfolgen.

Zur Beurteilung der Schwere des erlittenen Traumas wird im Allgemeinen die Glasgow-Koma-Skala (GCS, s. Tab. 31.1) verwendet. Bei ihr werden drei Grundfunktionen des Bewusstseins (Augenöffnen, motorische und verbale Reaktion) untersucht. Die motorische Reaktion wird hierbei als beste motorische Reaktion (also z. B. der nicht gelähmten Seite) dokumentiert. Als geeigneter Reiz zur Prüfung der Augenöffnung kann man z. B. mit den Knöcheln auf dem Brustbein des Patienten reiben. Die motorische Reaktion nicht wacher Patienten kann z. B. durch Kneifen an den Innenseiten der Arme geprüft werden. Je nach Klinik sind aber auch andere Reize gebräuchlich. Das Ergebnis wird meistens als Gesamtpunktzahl dokumentiert (Beispiel: „GCS = A + M + V = 4 + 6 + 5 = 15 Punkte"). Erreicht werden kann also eine Gesamtpunktzahl von 3–15 Punkte. Aus dem Untersuchungsergebnis wird auf die Schwere der Hirnfunktionsstörung geschlossen.

Die Schwere des erlittenen Schädelhirntraumas wird anhand der Glasgow-Koma-Skala wie folgt klassifiziert:
- GCS 3–8 Punkte = schweres Schädelhirntrauma
- GCS 9–12 Punkte = mittelschweres SHT
- GCS 13–15 Punkte = leichtes SHT.

Wichtig ist hierbei, dass diese Skala erst nach Stabilisierung der Vitalfunktionen angewendet werden darf.

https://doi.org/10.1515/9783110611304-031

Tab. 31.1: Glasgow-Koma-Skala (Teasdale und Jenett, 1974).

Augenöffnen (A)	Punkte	Beste motorische Antwort (M)	Punkte	Beste verbale Antwort (V)	Punkte
		Auf Aufforderung	6		
		Auf Schmerz gezielt	5	Koordiniertes Gespräch	5
Spontan	4	Auf Schmerz ungezielt	4	Unkoordiniertes Gespräch	4
Auf Anruf	3	Beugesynergismen	3	Einzelne Worte	3
Auf Schmerz	2	Strecksynergismen	2	Unverständliche Laute	2
Auf Schmerz nicht	1	Keine Abwehr	1	Keine Antwort	1

In der Frühphase nach einem Schädelhirntrauma ist der Verletzte engmaschig neurologisch zu untersuchen, um Veränderungen der Bewusstseinslage als Warnhinweis auf eine intrakranielle Komplikation erkennen zu können.

Anatomisch unterscheidet man Verletzungen von Kopfschwarte, Schädelknochen, harter Hirnhaut, Gehirn und Hirngefäßen. Man unterscheidet das direkt offene SHT (Verletzung von Kopfschwarte, Schädelknochen, Dura) mit der direkten Verbindung von Außenwelt mit dem Schädelinneren vom indirekt offenen (Kommunikation über Schädelbasisfrakturen mit Eröffnung von Nebenhöhlen oder Mastoid), sowie *geschlossene oder gedeckte Schädel-Hirn-Verletzungen*. Offene Verletzungen haben ein hohes Infektionsrisiko (Meningitis, Hirnabszess, subdurales Empyem). Ferner kann man *fokale Hirnschäden* (Hämatome, Kontusionen) von *diffusen Hirnschäden* unterscheiden.

31.1.3 Diagnostik und Erstversorgung

Schweres und mittelschweres Schädelhirntrauma

Der Berufsanfänger wird nur in Ausnahmefällen alleinverantwortlich mit der Erstversorgung schwer Schädel-Hirn-Verletzter betraut sein. Bezüglich der Erstversorgung dieser Patienten wird daher auf die Leitlinien der entsprechenden Fachgesellschaften verwiesen (DGNC, DGNI, DGN, DGU, DGAI). Diese finden sich auf der Internetseite der *AWMF (Arbeitsgemeinschaft der Wissenschaftlichen Medizinischen Fachgesellschaften e. V.,* www.awmf.org).

Leichtes Schädelhirntrauma

Patienten mit intial leichtem SHT können sich während der initialen Versorgung rasch verschlechtern. Daher steht an erster Stelle auch bei ihnen die Überprüfung und Sicherung der *Vitalfunktionen* Kreislauf und Atmung. Zur Sicherung einer ausreichenden Hirndurchblutung ist unbedingt ein systolischer Blutdruck von über 90 mmHg anzustreben.

> Eine Schocksymptomatik im Rahmen eines Schädelhirntraumas muss immer an eine extrakranielle Blutungsursache (Thorax, Abdomen) denken lassen!

Die periphere Sauerstoffsättigung sollte nicht unter 90 % sinken. Ist dies trotz Sauerstoffzufuhr über Maske/Brille nicht gegeben, besteht ggf. die Indikation zur Intubation. Diese besteht prinzipiell bei folgenden Zuständen:

– auf Schmerz nicht weckbarer Patient (GCS-Score 3–8 Punkte)
– bewusstseinsgetrübter Patient mit Atemstörungen und/oder Gesichtsschädelverletzungen,
– wacher Patient mit schwerer frontaler oder frontobasaler Verletzung
– polytraumatisierter Patient.

Die *klinische Untersuchung* beinhaltet die

– zielgerichtete Anamnese mit besonderem Augenmerk auf
  – Unfallablauf
  – Entwicklung der Bewusstseinsstörung
  – Vormedikation (wichtig: Einnahme von Gerinnungshemmern wie ASS, NOAKs, Vitamin-K-Antagonisten immer erfragen!)
– lokale Untersuchung des Kopfes
  – Prell-Schürfmarken
  – Platzwunden
  – Monokel- oder Brillenhämatom (Hinweis auf frontobasale Fraktur)
  – retroaurikuläre Unterblutung (Hinweis auf otobasale Fraktur)
  – Austritt von Blut, Flüssigkeit, Hirnbrei aus Nase oder Ohr
– orientierende neurologische Untersuchung mit Prüfung von
  – Tiefe der Bewusstseinsstörung (Glasgow-Koma-Skala),
  – Pupillenweite und -reaktion (cave: vorherige Augen-OP, Glasauge etc.)
  – Paresen (Vorhalteversuch) und Muskeltonus
  – Kennreflexe der zervikalen (BSR, RPR, TSR) und lumbalen (PSR, ASR) Nervenwurzeln (spinales Trauma häufig als Begleitverletzung!)
  – Prüfung auf pathologische Reflexe.

Typische Befunde sind in Abb. 31.1, Abb. 31.2, Abb. 31.3, Abb. 31.4 wiedergegeben.

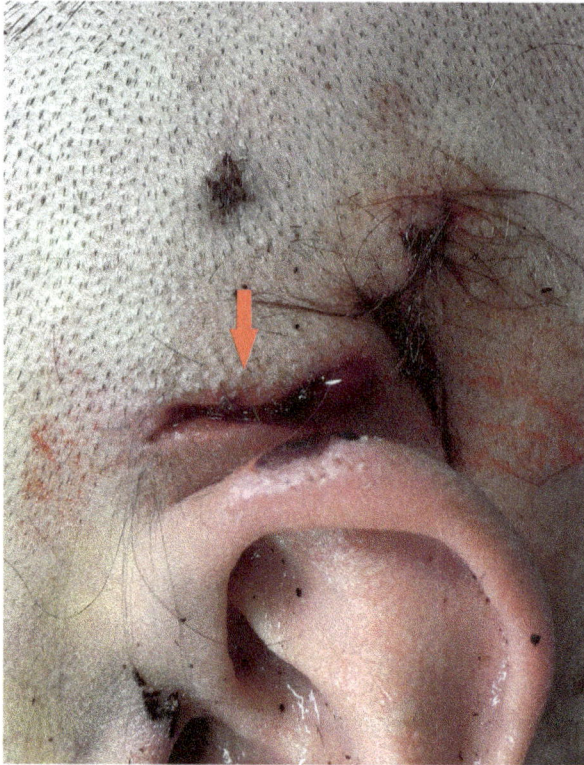

Abb. 31.1: Verschmutzte Kopfplatzwunde über dem linken Ohr (aus Rickels/Piek: Handbuch Schädelhirntrauma. De Gruyter, 2018).

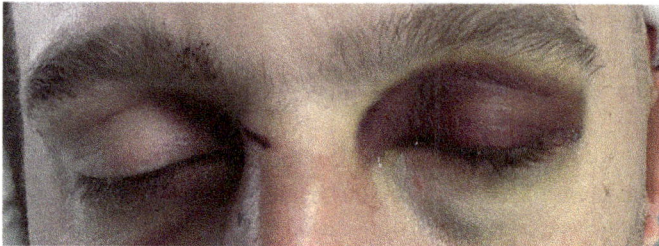

Abb. 31.2: Typisches Brillenhämatom als Hinweis auf eine frontobasale Schädelfraktur (aus Rickels/Piek: Handbuch Schädelhirntrauma. De Gruyter, 2018).

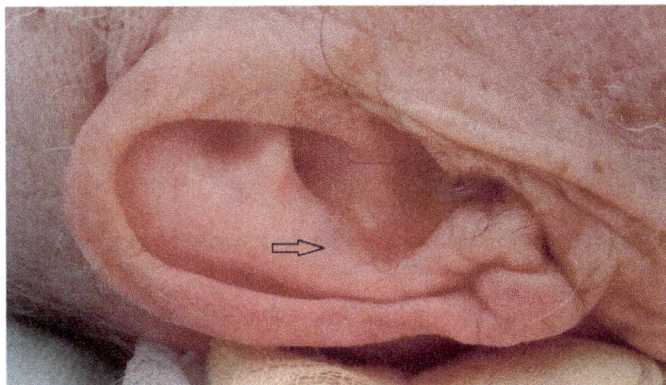

Abb. 31.3: Ohrmuschel mit kleinem Liquorsee als Hinweis auf ein otobasal offenes Schädelhirntrauma (aus Rickels/Piek: Handbuch Schädelhirntrauma. De Gruyter, 2018).

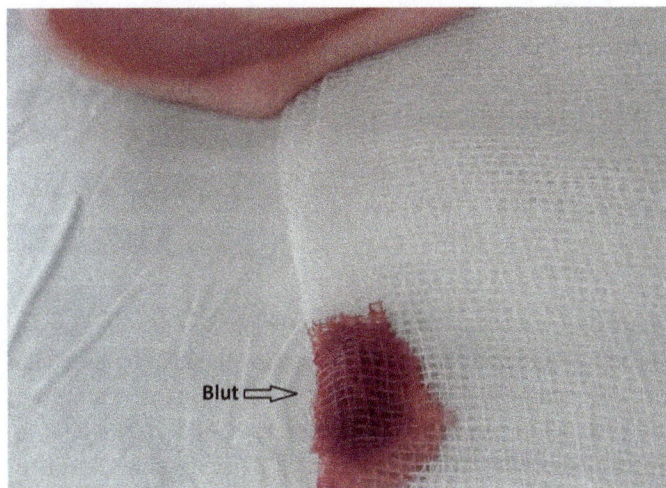

Abb. 31.4: Einfacher Test bei Verdacht auf nasale oder otogene Liquorfistel und gleichzeitiger Blutung: einige Tropfen der verdächtigen Flüssigkeit werden auf eine Kompresse aufgebracht. Ist Liquor dem Blut beigemengt, bildet sich ein rosa Hof um den Blutfleck (aus Rickels/Piek: Handbuch Schädelhirntrauma. De Gruyter, 2018).

31.1.4 Behandlungskonzept

Jedes Schädelhirntrauma führt im Augenblick des Unfalls zu einer primären Hirnschädigung, welche therapeutisch nicht beeinflussbar ist. Sekundäre Hirnschäden treten im weiteren Verlauf auf und können extrakranielle (Hypoxämie, Hypotonie) oder intrakranielle Ursachen (Hämatome, Hirnschwellung) haben. Sie sind Ziel der Weiterbehandlung.

Behandlungsziel beim Schädelhirntrauma ist die Vermeidung bzw. das rechtzeitige Erkennen extra- und intrakraniell verursachter Sekundärschäden.

31.1.5 Bildgebende Diagnostik

Konventionelle Röntgenaufnahmen des Schädels sind wegen der schlechten Aussagekraft nach SHT kontraindiziert. Die Standarduntersuchung ist das kranielle CT.
Indikationen hierfür sind:
- Koma bzw. Bewusstseinstrübung (GCS 3–13)
- deutliche Amnesie
- andere fokale neurologische Störungen (u. a. Anisokorie, Paresen, Sprachstörungen)
- mehrfaches Erbrechen mit engem zeitlichem Zusammenhang zum Trauma
- Krampfanfall
- klinische Zeichen einer Schädelfraktur
- Verdacht auf Impressionsfraktur und/oder penetrierende Verletzungen
- Verdacht auf Liquorfistel
- Verdacht auf Antikoagulantienbehandlung (Anamnese, Medikationsplan).

Aufgrund der eingeschränkten Möglichkeit der Überwachung und des Eingreifens in Notfallsituationen (Erbrechen, Krampfanfall) sowie der (noch) langen Untersuchungszeiten hat das MRT in der Initialdiagnostik nach SHT eine untergeordnete Bedeutung.

31.1.6 Überwachung

Stationärer Aufnahme und Überwachung bedürfen alle Patienten mit mittelschweren Traumen (vorzugsweise Intermediate-Care-Station) sowie alle leichter verletzten Patienten, bei denen sich Traumafolgen im kranialen CT (Blutungen, Frakturen) nachweisen lassen. Patienten, bei denen wegen fehlender Risikofaktoren kein CT erforderlich ist, bedürfen bei unauffälligem neurologischem Befund keiner Krankenhausbehandlung. Die Entlassung kann nach entsprechender Belehrung über Warnsymptome und mögliche Komplikationen unter Mitgabe einer Notfall-Telefonnummer erfolgen (z. B. auch mit einem Merkblatt), wenn möglich in Begleitung eines Angehörigen. Eine Ausnahme bilden Patienten mit Blutgerinnungsstörungen und Antikoagulantieneinnahme. Sie sind wegen der Gefahr verzögerter Blutungen stets stationär aufzunehmen und zu überwachen!

Die Überwachungsintensität richtet sich nach der Schwere des erlittenen Traumas und dem Abstand zum Ereignis. Als Minimalprogramm sind in den ersten 12 Stunden nach Trauma Bewusstseinslage nach der GCS, Pupillenweite und Lichtreaktion, periphere Motorik sowie Kreislauf und Atmung zu kontrollieren. Neu aufgetretene neurologische Ausfälle wie Parese oder Anisokorie, ein Anfallsereignis sowie eine Verschlechterung von 2 oder mehr Punkten auf der GCS-Skala sollten ein Kontroll-CCT zur Folge haben.

31.1.7 Behandlung

Auf die intensivmedizinische Behandlung der schweren und mittelschweren Traumata soll im Rahmen dieses Buches nicht eingegangen werden.

Eine spezielle medikamentöse Behandlung des Schädelhirntraumas ist nicht erforderlich. Platzwunden werden nach allgemeinchirurgischen Regeln inspiziert, gesäubert und mittels Naht versorgt. Bei unsicherem Impfstatus ist eine Tetanus-Grundimmunisierung durchzuführen.

Zusammengefasster Algorithmus zu Untersuchung, Diagnostik und Versorgung von Patienten mit leichtem und mittelschwerem Schädelhirntrauma:

Vorgehen bei Kopfverletzung/leichtem Schädel-Hirn-Trauma
1. *Exakte Anamnese mit systematischer Erhebung der Risikofaktoren*
   - Unfallmechanismus
   - Dauer der Bewusstlosigkeit
   - Erbrechen
   - amnestische Lücke
   - gerinnungshemmende Medikamente
2. *Klinische Untersuchung*
   - Vitalparameter
   - Kopf: äußere Verletzungszeichen
   - neurologische Miniuntersuchung
     - Prüfung der Bewusstseinslage (GCS)
     - Pupillenverhalten (Weite, Seitengleichheit, Lichtreaktion)
     - Halbseitenzeichen
3. *Befundabhängig: Bildgebung (CCT)*
4. *Entscheidung: stat. Aufnahme und Überwachungsintensität*

Bildgebung „Leichtes SHT"
- *Kein CCT:* GCS = 15, 14 und kein Risikofaktor (siehe unten)
- *CCT immer bei*
  - offenem SHT
  - GCS 3–13
  - klinische Anzeichen für Fraktur (Brillenhämatom, retroaurikuläre Bltg.)
  - Krampfanfall vor Einlieferung
  - neurologisches Defizit (z. B. Parese/Aphasie)
  - Gerinnungsstörung (insbesondere orale Antikoagulantien, auch ASS!)
  - GCS 14 und 15 + anderer Risikofaktor
    - Alter > 65 Jahre
    - Gerinnungsstörung
    - mehrmaliges Erbrechen
    - Amnesie > 30 min.
    - Hochgeschwindigkeitstrauma

Stationäre Behandlungs-/Überwachungsnotwendigkeit
- GCS = 14 und 15, kein Risikofaktor, keine Bewusstlosigkeit
- Computertomogramm durchgeführt

nach Hause*	stationäre Einweisung und Überwachung**
CCT o. B.	– CCT mit Traumafolgen
	– CCT unauffällig, aber Gerinnungsstörungen
	– CT indiziert, aber nicht durchführbar
	– Erhebliche Beschwerden
	– Vollrausch

* Patient nicht allein; strukturierte Belehrung (z. B. Merkblatt + Notfallnummer)
** GCS, Pupillen, Motorik, Puls, RR zweistündlich erste 12 Stunden danach weitmaschiger

31.2 Epidurales Hämatom (EDH)

Caroline Degenhardt

31.2.1 Epidemiologie

Die epidemiologischen Daten variieren in unterschiedlichen Regionen der Welt erheblich. In Industrieländern zählt man 0,6 epidurale Hämatome auf 100.000 Einwohner/Jahr.

Männer sind 4-mal häufiger betroffen als Frauen. Am häufigsten sind junge Erwachsene im Alter von 20–30 Jahren betroffen. Vor dem 2. Lebensjahr und nach dem 60. Lebensjahr sind sie selten, da in diesem Alter die Dura dem Schädelknochen fest anheftet und der Ausbreitung des Hämatoms mehr Widerstand entgegensetzt.

31.2.2 Pathophysiologie

Epidurale Hämatome entstehen meist traumatisch in Folge einer Schädelfraktur mit Verletzung der A. meningea media. Mit 53 % sind Verkehrsunfälle die häufigste Ursache. Durch die Gabe von oralen Antikoagulanzien wird das Blutungsrisiko deutlich erhöht.

31.2.3 Lokalisation

90 % der epiduralen Hämatome sind supratentoriell lokalisiert und liegen dort mit etwa 75 %iger Wahrscheinlichkeit temporal.

31.2.4 Klinische Symptomatik und Verlauf

Nach initialer Bewusstlosigkeit kommt es klassischerweise beim epiduralen Hämatom zu einem freien Intervall und anschließender erneuter Eintrübung. Liegen ausgedehnte intrakranielle Begleitverletzungen vor, ist der Patient initial schon bewustlos und verschlechtert sich sekundär (GCS-Kontrolle!). Ein freies Intervall fehlt dann oft. Klinisch zeigt sich bei supratentorieller Lage eine ipsilaterale Anisokorie sowie eine zum Hämatom kontralateral auftretende Hemiparese. Wird aufgrund der Raumforderung der kontralaterale Hirnschenkel gegen die Tentoriumkante gepresst, zeigt sich eine ipsilaterale Hemiparese (Kernohan's notch).

> Klinische Zeichen eines epiduralen Hämatoms sind die sekundäre Bewusstseinstrübung des Patienten unter Entwicklung einer ipsilateralen Pupillenerweiterung und einer kontralateralen Hemiparese.

Bei infratentorieller Lokalisation führen klinisch die Kleinhirnzeichen, und bei zunehmendem Hämatom kommt es zu einer schnellen Dekompensation mit Hirnstammkompression.

30–50 % der operierten Patienten mit epiduralen Hämatomen haben weitere intrakranielle Verletzungen. Bei diesen Patienten ist ein freies Intervall oft nicht zu finden.

31.2.5 Besonderheiten

Je größer das verletzte Gefäß, desto rascher entwickelt sich die Blutung (Abb. 31.5). Bei Patienten mit Liquorableitungen oder Arachnoidalzysten können epidurale Hämatome sehr groß werden, bevor die Patienten klinisch auffällig werden und dann bei aufgebrauchten Liquorräumen schnell dekompensieren.

31.2.6 Diagnostik

Der Goldstandard in der Diagnostik des EDH ist die kranielle CT-Untersuchung. MRT-Untersuchungen sollten nur bei wachen, klinisch stabilen Patienten durchgeführt werden, wenn eine CCT kontraindiziert ist. Das EDH stellt sich in der CCT als hyperdense, kalottennahe, bikonvexe Raumforderung dar (Abb. 31.6).

Weiterhin ist für die Einschätzung der Prognose auf das Ausmaß der Mittellinienverlagerung sowie auf den Status der basalen Zisternen zu achten und nach intrakraniellen Begleitverletzungen zu suchen.

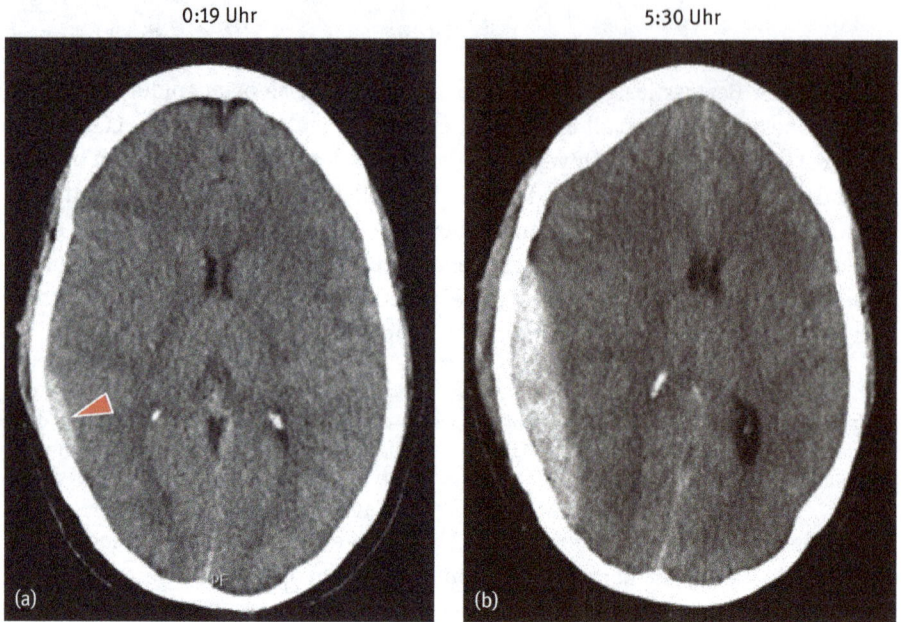

Abb. 31.5: Zeitliche Entwicklung eines rechts temporookzipitalen EDH (Pfeil) über 5 Stunden. Klinisch war die Patientin initial wach und ansprechbar (GCS-Score 14 Punkte), um sich dann bis auf einen GCS-Score von 9 Punkten zum Zeitpunkt 2 zu verschlechtern (aus Rickels/Piek: Handbuch Schädelhirntrauma. De Gruyter, 2018).

31.2.7 Behandlung

Nach erfolgter Diagnostik sollte das EDH unverzüglich operativ entfernt werden, insbesondere bei einer Hämatomgröße > 30 cm³ unabhängig von der Tiefe der Bewusstseinsstörung. Kleine Hämatome (Dicke < 15 mm, GCS > 8) ohne fokal neurologisches Defizit können ggf. zunächst klinisch und mittels CCT engmaschig überwacht werden.

Ein raumforderndes epidurales Hämatom ist unverzüglich zu operieren, da die Prognose des Patienten zeitabhängig ist.

Bei der OP sollte eine große Kraniotomie bevorzugt werden, um sicher die Blutungsquelle stillen zu können. Bei Verdacht auf subdurale Blutung sollte zusätzlich eine subdurale Inspektion durchgeführt werden. Liegen intrakranielle Begleitverletzungen vor, empfiehlt sich die Anlage einer Hirndruckmessung.

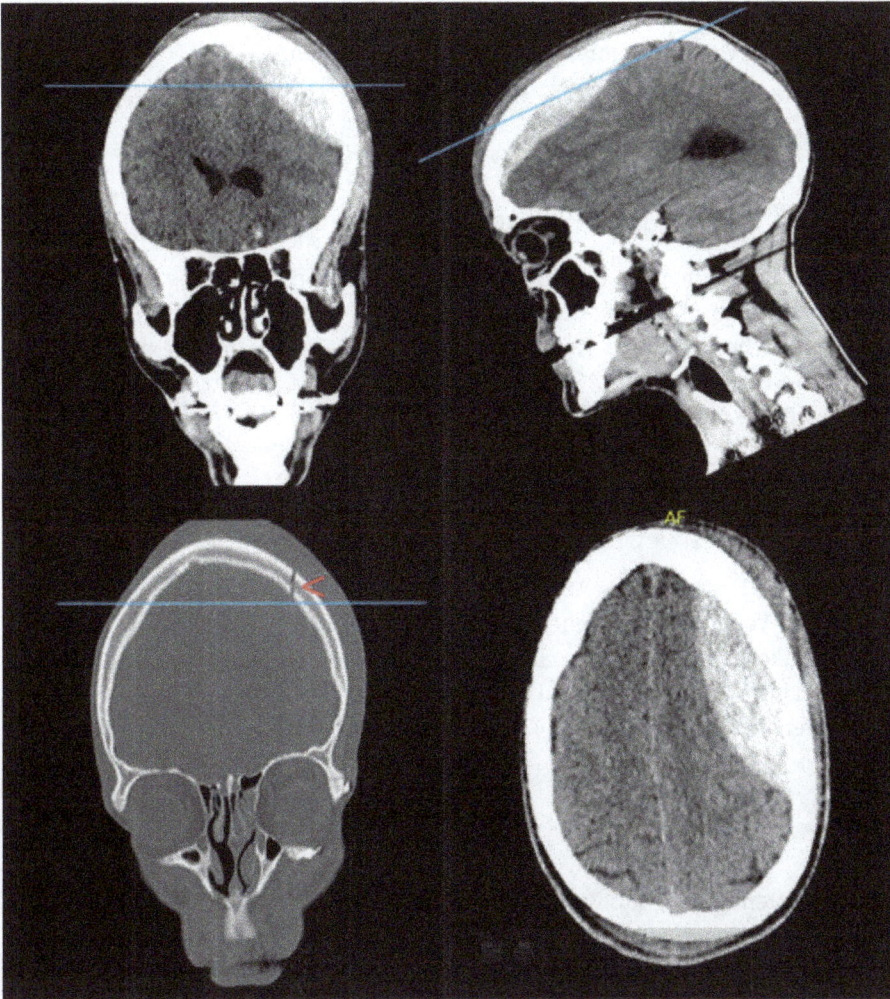

Abb. 31.6: Multiplanare CCT-Darstellung eines links frontoparietalen Epiduralhämatoms. Das Hämatom stellt sich wie hier typisch als linsenförmige, der Kalotte anliegende, hyperdense Struktur dar. Ausmaß und Lokalisation werden in dieser Darstellung besonders gut sichtbar und können das operative Vorgehen erleichtern. Zusätzlich lassen sich im Knochenfenster eventuelle Frakturen (Pfeil) gut darstellen (aus Rickels/Piek: Handbuch Schädelhirntrauma. De Gruyter, 2018).

31.2.8 Prognose, Komplikationen

Die Prognose wird vordergründig vom Alter des Patienten, dem klinischen Zustand vor OP, dem Ausmaß der Mittellinienverlagerung im CT und dem Vorhandensein zusätzlicher intrakranieller Verletzungen beeinflusst. Alleinige epidurale Hämatome haben eine sehr gute Prognose. Desweiteren entscheidet das Zeitintervall zwischen klinischer Verschlechterung und OP über die Prognose. Bei einer Mydriasis länger als 70 Minuten ist von einer sehr hohen Letalität auszugehen.

31.3 Akutes subdurales Hämatom (ASDH)

Caroline Degenhardt

Akute Subduralhämatome (ASDH) entstehen durch eine Einblutung zwischen Dura und Arachnoidea. Man unterscheidet sie in akute (< 48 h), subakute (48 h bis 14 Tage) und chronische (> 14 Tage) Hämatome. Ein Subduralhämatom tritt bei 20 % aller schweren SHT sowie bei 10 % der übrigen SHTs auf. Die Prognose ist aufgrund der häufigen intrakraniellen Begleitverletzungen schlecht.

31.3.1 Epidemiologie

Die häufigste Ursache eines ASDH sind Stürze (eher bei älteren Patienten), Tätlichkeiten oder Verkehrsunfälle (eher bei jüngeren Patienten). Blutgerinnungsstörungen durch Antikoagulanzien stellen ein besonders hohes Risiko dar, wobei das Risiko für ein ASDH bei Männern 7-fach und bei Frauen 26-fach erhöht ist. Das mittlere Erkrankungsalter liegt zwischen 31 und 47 Jahren. Männer sind deutlich häufiger betroffen.

31.3.2 Pathophysiologie

Am häufigsten werden Subduralhämatome durch Brückenvenenrupturen, aber auch durch Hirnrindenarterienläsionen oder Kontusionsblutungen, die nach subdural durchbrechen, verursacht. Eine Hirnatrophie begünstigt subdurale Hämatome, ebenso eine arterielle Hypertonie.

31.3.3 Symptomatik, Klinik, Differentialdiagnosen

Klinisch stehen eine sekundäre Bewusstseinstrübung im Sinne eines „latenten" Intervalls (40–80 % GCS < 9 bei Aufnahme) und Einklemmungszeichen im Vordergrund. Desweiteren sieht man als Herdsymptomatik eine ipsilaterale Mydriasis sowie eine kontralaterale Hemiparese. Eine weitere Zunahme des intrakraniellen Druckes führt schließlich zu Atemstillstand, tiefem Koma und Einklemmungszeichen mit beidseitiger Mydriasis und Atemstörungen.

31.3.4 Diagnostik

Die CCT ist die diagnostische Methode der Wahl zum Nachweis eines Subduralhämatoms. Das Hämatom erscheint als hyperdense, sichelförmige Raumforderung zwischen Kalotte und Hirnrinde mit konsekutiver Mittellinienverlagerung zur Gegenseite. Subduralhämatome können auch interhemisphärisch und infratentoriell auftreten. In > 50 % finden sich intrakraniell zusätzliche Pathologien. Typische CT-Bilder akuter subduraler Hämatome sind in Abb. 31.7 dargestellt.

Kriterien wie Dicke und Ausdehnung des Hämatoms, deren Relation zur Mittellinienverlagerung, ein begleitendes Hirnödem, der Nachweis weiterer intrakranieller Verletzungen, der Zustand der basalen Liquorräume und Schädelfrakturen spielen eine wichtige Rolle für Prognose und Therapie.

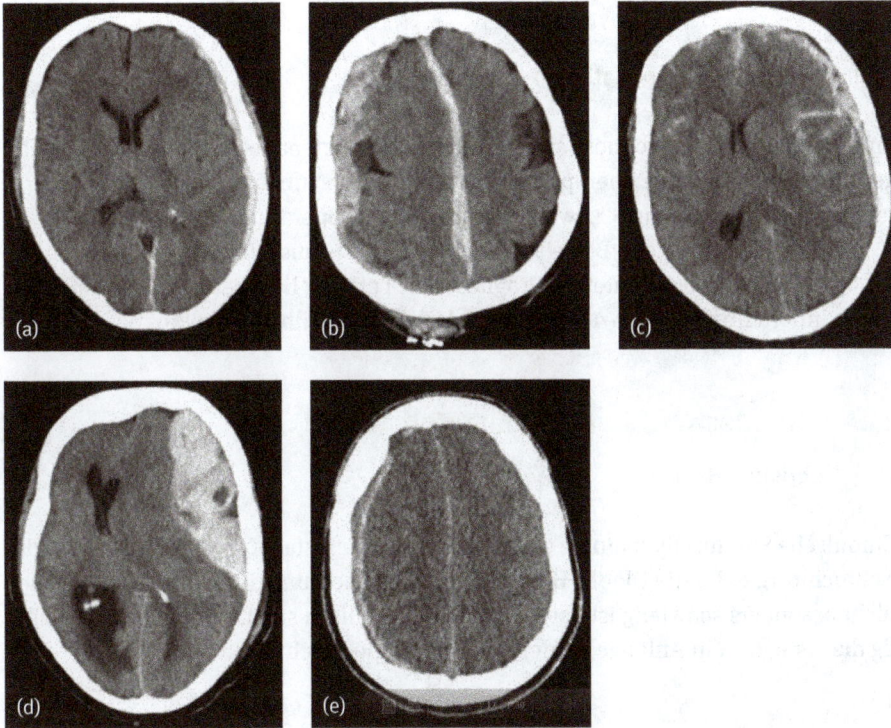

Abb. 31.7: (a) cCT mit typischem akuten Subduralhamatom uber der linken Hemisphare; (b) cCT mit akutem Subduralhamatom uber der rechten Hemisphare mit Ausdehnung in den Mittelspalt; (c) cCT mit akutem Subduralhamatom uber der linken Hemisphare mit ausgedehnter begleitender traumatischer Subarachnoidalblutung; (d) cCT mit riesigem akuten Subduralhamatom uber der linken Hemisphare. Beachte den konsekutiven Aufstau des kontralateralen Seitenventikels durch Blockade des Foramen Monroi! (e) cCT mit „ultrafrischem" Subduralhamatom uber der rechten Hemisphare. Beachte die hypodensen Areale im Hamatom, die den noch nicht koagulierten Hamatomanteilen entsprechen! (aus Rickels/Piek: Handbuch Schädelhirntrauma. De Gruyter, 2018).

31.3.5 Therapie

Die operative Therapie besteht aus einer großen Kraniotomie, Hämatomevakuation und Blutstillung. Wenn intraoperativ der Verdacht auf eine Hirnschwellung besteht, wird oft primär eine Dekompressionskraniektomie durchgeführt. Eine sofortige OP-Indikation besteht bei Hämatomen > 10 mm Dicke oder einer Mittellinienverlagerung > 5 mm unabhängig von der Bewusstseinslage des Patienten. Bei Hämatomen < 10 mm Dicke und einer Mittellinienverlagerung < 5 mm kann in Einzelfällen konservativ vorgegangen werden. Bei Patienten mit einem GCS-Score < 9 Punkten sollte ein ICP-Monitoring erfolgen.

Im Anschluss an die Operation steht die konservative antiödematöse Therapie auf der Intensivstation im Vordergrund. Ein ICP-Monitoring ist bei komatösen Patienten obligat.

31.3.6 Prognose, Komplikationen

Entscheidend für die Prognose sind neben dem Patientenalter und einer eventuellen gerinnungshemmenden Therapie die primären und sekundären intra- und extrakraniellen Begleitverletzungen sowie der Zeitpunkt der Operation.

Je mehr intrakranielle Begleitverletzungen und je ausgeprägter die Mittellinienverlagerung, umso schlechter die Prognose. Die Letalität liegt bei 50–80 %. Eine Operation innerhalb der ersten 4 Stunden nach Trauma begünstigt die Prognose.

31.4 Chronisch subdurales Hämatom (CSDH)

Christian Henker

Chronische Subduralhämatome gehören zu den häufigsten Krankheitsbildern in der Neurochirurgie. Da die OP des Hämatoms unter Beachtung der Fallstricke technisch nicht besonders schwierig ist, ist die OP eines chronisch subduralen Hämatoms häufig die erste, die ein Anfänger in der Neurochirurgie durchführt.

31.4.1 Epidemiologie

Das chronische Subduralhämatom ist vor allem eine Erkrankung älterer Patienten mit einem Durchschnittsalter von 63–70 Jahren. Die jährliche Inzidenz in der Altersgruppe der über 65jährigen beträgt bis zu 58 pro 100.000 Einwohner. Es herrscht eine deutliche Dominanz zugunsten der männlichen Patienten mit einer Ratio von 3:1.

31.4.2 Pathophysiologie

Per definitionem ist das chronische Subduralhämatom älter als 2 Wochen, initiale Ursache der Entstehung ist fast immer ein Trauma; zumeist ein Bagatelltrauma, so dass dieses in weniger als 50 % der Fälle überhaupt erinnerlich ist. Durch das initiale Trauma kommt es zu einer Blutung in den Raum zwischen der Dura mater und der darunterliegenden Arachnoidea. Innerhalb dieser Schicht verlaufen die Brückenvenen, welche oftmals ursächlich für das Hämatom bluten, kortikale Kontusionen kommen aber ebenfalls als Blutungsursache in Frage. Nach der Koagulation der Blutung kommt es durch Fibrinolyse und Entzündungsreaktionen zur Verflüssigung des Hämatoms und seinem charakteristischen Maschinenöl-farbigen Aussehen. Nachfolgend bildet sich eine Kapsel um das Hämatom herum, welche neovaskularisiert ist. Diese Gefäßaussprossungen sind jedoch so instabil, dass es fortlaufend zu erneuten Mikroblutungen in das Hämatom kommt, und das Hämatom nimmt an Größe zu. Wichtigster Risikofaktor für die Entstehung eines chronischen Subduralhämatoms ist die Einnahme von Antikoagulanzien und/oder Thrombozytenaggregationshemmern. Ein weiterer Grund für die vermehrte Häufung dieses Hämatoms bei älteren Patienten ist die fortschreitende Hirnatrophie dieser: Hierdurch sind die Brückenvenen im arachnoidalen Verlauf stärker gespannt und reißen leichter an der Grenzschicht der Hirnhäute ein.

31.4.3 Klinische Symptomatik

Häufig treten zunächst allgemeine Symptome wie Cephalgien, Schwindel und Übelkeit auf, welche von leichteren neurologischen Defiziten begleitet sein können. Hierzu gehören Wortfindungsstörungen, Koordinationsstörungen und Verwirrtheit. Nicht selten kommt es auch zu schwereren Ausfällen im Sinne von kontralateralen Hemiparesen, Aphasie und Krampfanfällen. Prinzipiell ähnelt der Verlauf dem eines Hirntumors.

31.4.4 Bildgebung

Schnellste, kostengünstigste und am ehesten verfügbare apparative Untersuchung ist die CCT. Typisch ist ein sichelförmiges hypodenses Aussehen des Hämatoms, zwischen der Schädelkalotte und dem Kortex gelegen (Abb. 31.8). Sedimentationsphänomene, d. h. hyperdense Areale im occipitalen Bereich des Hämatoms entstehen durch Ablagerungen frischerer Hämatomanteile; der Schwerkraft folgend liegen diese im unteren Anteil des Hämatoms. Teilweise sind die Hämatome stark septiert, was in die operative Planung einbezogen werden muss, da das gesamte Hämatom ausgespült und drainiert werden muss. In ca. 10–15 % der Fälle tritt das Hämatom bilateral auf, wobei eine Seite meist dominant in der Ausdehnung ist.

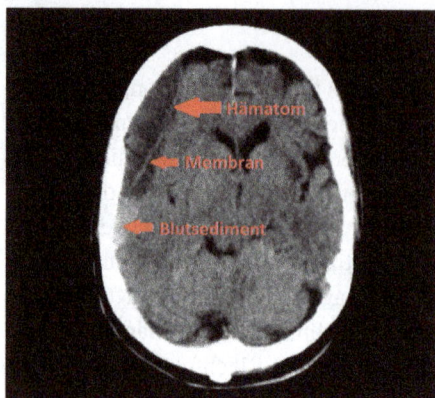

Abb. 31.8: Typische CT-Aspekte eines chronisch subduralen Hämatoms linkshemisphärisch.

31.4.5 Therapie

Ist das Hämatom klinisch auffällig, so sollte es auch operativ therapiert werden. Die geläufigste Operationstechnik ist die Bohrlochtrepanation. Typischerweise liegt das Bohrloch an der Stelle der größten Ausdehnung des Hämatoms. Nach dem Durchtritt durch die Kalotte wird die Dura kreuzförmig inzidiert und koaguliert. Anschließend wird das Hämatom ausgespült, evtl. werden septierende Membranen eröffnet und anschließend eine nach okzipital gerichtete Drainage eingelegt. Die Drainage sollte möglichst weich und elastisch sein und darf niemals einen Sog haben, um den Kortex nicht zu verletzen (Ablaufdrainage). Die Kapsel, insbesondere die viszerale Membran sollte nicht reseziert werden, da dies eine der häufigsten Ursachen für Nachblutungen ist. Vor dem Wundverschluss sollte residuelle Luft ausgespült werden, da diese die Resorption verhindert und nur langsam abgebaut wird (Rezidivgefahr).

Der Zeitpunkt der Operation ist abhängig von der klinischen Symptomatik und dem Alter des Hämatoms. Wenn möglich, sollte die OP bis zur vollständigen Verflüssigung des Hämatoms abgewartet werden und die Antikoagulanzien und Thrombozytenaggregationshemmer pausiert werden.

31.4.6 Nachsorge und Komplikationen

Die Drainage sollte für ungefähr drei Tage belassen, beziehungsweise entfernt werden, wenn sie keine Hämatomflüssigkeit mehr fördert. Die häufigste Komplikation ist das Rezidiv, welches in 10 % der Fälle vorkommt. Sollte ein erneuter Eingriff nötig sein, so kann dies ebenfalls durch Ausspülen über das vorhandene Bohrloch erfolgen, seltener muss einer Kraniotomie durchgeführt werden.

31.4.7 Wichtige Punkte zum operativen Vorgehen

- Lagerung so, dass das Bohrloch den höchsten Punkt des OP-Gebietes darstellt
- Trepanation an der größten Ausdehnung des Hämatoms
- Bohrloch ausreichend groß, um ein tangentiales Einführen der Hämatomdrainage zu gewährleisten
- Membranresektion nur unter Sicht, Membranränder koagulieren, viszerale Membran belassen
- Ausspülen des Hämatoms, bis klare Spülflüssigkeit zurückkommt, hierbei auf ausreichenden Rücklauf achten (ablaufende Flüssigkeitsmenge = Spülmenge)
- tangentiales Einführen der Drainage (cave: Kortexverletzung) ohne Widerstand
- Herausleiten der Drainage durch getrennte Inzision über ausreichend langen Tunnel
- sichere Befestigung derselben durch Naht
- Ausspülen der Restluft im Hämatom vor Wundverschluss

In Abb. 31.9 ist ein typischer OP-Verlauf bei CSDH dargestellt.

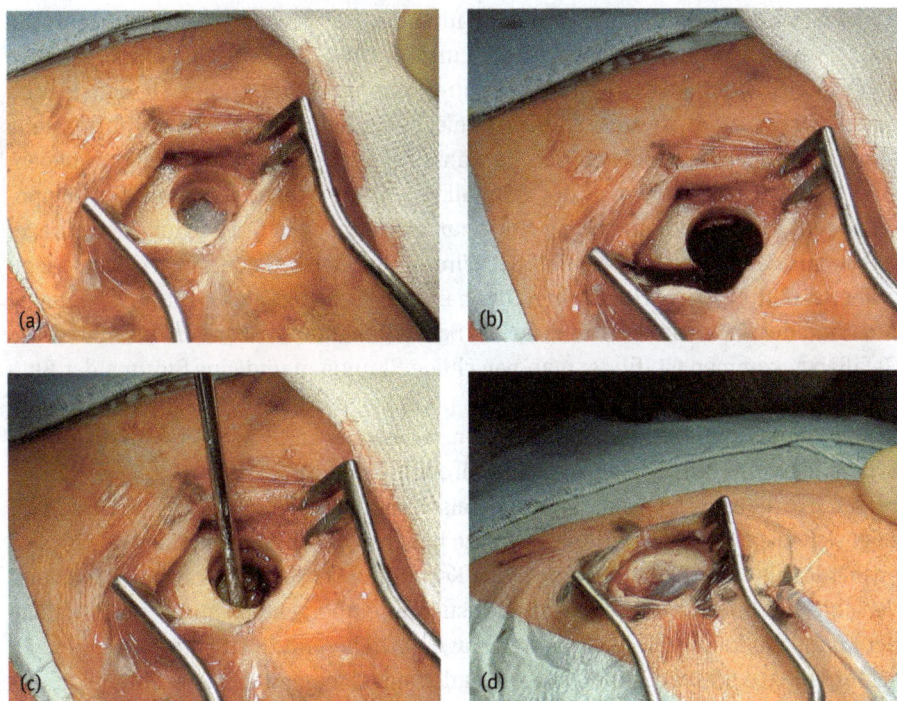

Abb. 31.9: OP-Verlauf bei chronisch subduralem Hämatom (Bohrlochtrepanation): (a) Bochlochanlage, (b) Schlitzung der Dura und Ablaufen des Hämatoms, (c) Ausspülen des Hämatoms, (d) Anlage einer Ablaufdrainage.

31.5 Traumatisches intrazerebrales Hämatom (ICH)/Kontusionen

Svorad Trnovec

31.5.1 Definition

Als Hirnkontusion wird eine traumatische Verletzung des Gehirns bezeichnet, die durch eine Hirnprellung entsteht. Als Folge einer starken Gewalteinwirkung kommt es zur Zerreißung von Hirngewebe und Gefäßen. Aus diesem Grund können wir die Kontusion als eine fokale Läsion betrachten. Mit Einführung der CT-Diagnostik in den 1970er Jahren und später im MRT konnten erstmals Kontusionen bildgebend nachgewiesen und in ihrer Dynamik sichtbar gemacht werden.

31.5.2 Pathophysiologischer Mechanismus

Die initiale Ursache der Entstehung einer Hirnkontusion oder einer traumatischen intrazerebralen Blutung ist eine starke Gewalteinwirkung auf den Schädel. Die mechanische Energie des Aufpralls überträgt sich auf das Gehirn in Form einer Druckwelle, welche eine mechanische Deformation des Hirngewebes nach sich zieht. Die mechanische Deformation entsteht am Eintrittspunkt der Druckwelle und genauso an deren Austrittspunkt (sogenannte Coup-Contre Coup Verletzung). Die Entstehung der Kontusionen ist von der Stärke der mechanischen Kraft und der Eintrittsstelle abhängig. Da sich die meisten Unfälle während einer Vorwärtsbewegung abspielen, sind typische Lokalisationen der Frontallappen, die Frontobasis und der Temporallappen. Die Gewalteinwirkung führt zur mechanischen Schädigung des Hirngewebes mit der Ruptur kleiner Gefäße. Wird ein größeres Gefäß lädiert, kann es zu größeren Blutungen und/oder einer traumatischen intrazerebralen Blutung kommen. Am Rand der Kontusion, wo es zwar zur Schädigung, nicht aber zur Zerreißung von Gefäßen gekommen ist, findet man petechiale Blutungen und eine Störung der Blut-Hirn-Schranke, was die Ausbildung eines perifokalen Ödems begünstigt. Der Ausfall der neurologischen Funktion des betroffenen Gewebes kann zu einer neurologischen Symptomatik bis hin zur Bewusstseinsstörung führen.

Eine Hirnkontusion ist ein sich dynamisch entwickelnder Prozess. Im Kontroll-CT zeigt sich in ca. 50 % der Fälle sowohl eine hämorrhagische Progression des Kontusionsherdes als auch die Entstehung neuer Kontusionsherde (Abb. 31.10), was mit einer Verschlechterung des neurologischen Zustandes einhergehen kann. Diese Zunahme der Kontusion kann sich über mehrere Tage hinziehen und den Patienten erheblich gefährden. Aus diesem Grunde müssen Patienten mit einer nachgewiesenen Kontusion in der Frühphase engmaschig überwacht werden.

Biochemisch werden von den abgestorbenen Zellen und dem ausgetretenen Blut intrazelluläre Proteine und Aminosäuren freigesetzt. Weiterhin kommt es zum direk-

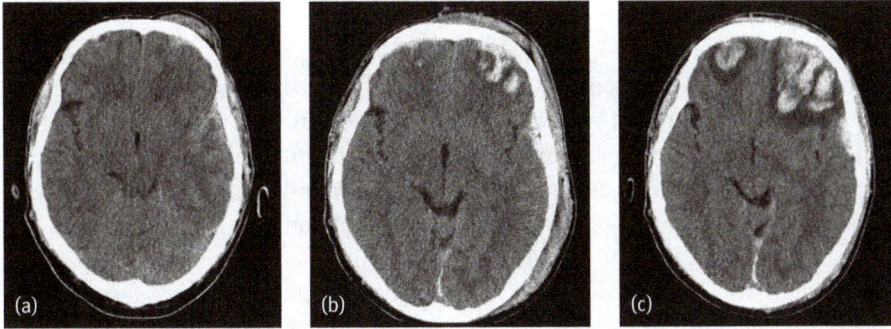

Abb. 31.10: CT-Beispiel der Progression bifrontaler Kontusionen (a) initialer Befund; klinisch: GCS-Score 14 Punkte (b) Befund nach 3 Tagen; klinisch: GCS-Score 12 Punkte (c) Befund nach 6 Tagen; klinisch: GCS-Score 9 Punkte, jeweils ohne fokales neurologisches Defizit (aus Rickels/Piek: Handbuch Schädelhirntrauma. De Gruyter, 2018).

ten Kontakt zwischen Blut und Hirnparenchym. Auf zellulärer Ebene werden hierdurch eine Vielzahl pathologischer Prozesse angestoßen, an denen unter anderem Glutamat, freie Radikale, verschiedene Entzündungsmediatoren und Kalzium beteiligt sind. Sie verursachen und unterhalten das perifokale Ödem und können letztlich auch zum sekundären Zelltod weiterer, zunächst noch vitaler Zellen der Umgebung führen.

31.5.3 Klinischer Befund

Das klinische Bild hängt vom Ausmaß der primären Hirnschädigung sowie der Lokalisation der Kontusion(en) ab und variiert stark. Charakteristisch ist bei einer Vergrößerung der Kontusion die sekundäre Verschlechterung des Bewusstseins oder das Neuauftreten fokaler neurologischer Zeichen. Zur klinischen Symptomatik einer Hirnkontusion gehören Kopfschmerzen, Schwindelgefühl, Übelkeit, Erbrechen, retrograde Amnesie, Sprachstörungen, ein motorisches Defizit und Sensibilitätsstörungen, Krampfanfälle und Bewusstseinsstörungen. Der klinische Zustand des Patienten kann sich im zeitlichen Verlauf schleichend über Tage ändern, es kann aber auch zu einer rapiden Verschlechterung kommen. Zur klinischen Beurteilung hat sich als internationaler Standard die Beurteilung nach der Glasgow Coma Scale (GCS) durchgesetzt. Auf der Intensivstation wird hierdurch bei schwerer verletzten Patienten ein sekundärer Anstieg des Hirndrucks beobachtet.

31.5.4 Diagnostik

Kontusionen stellen sich in der nativen kraniellen CT als inhomogenes Areal mit höherer Dichte dar, umgeben von weniger dichten Arealen. Im Kontusionsareal befinden sich sehr dichte und punktförmige Areale, die den Blutungen entsprechen, die Randzone ist nicht klar abgegrenzt. Die raumfordernde Wirkung kann verschieden stark ausgeprägt sein und entspricht der Größe der Kontusion und Ausprägung des perifokalen Ödems. Oft finden sich multiple Kontusionen an den zuvor erwähnten Prädilektionsstellen sowie weitere Traumafolgen wie ein Subdural- oder Epiduralhämatom oder eine traumatische Subarachnoidalblutung.

Eine traumatische intrazerebrale Blutung kommt in der CT als homogenes Areal mit höherer Dichte und schärferen Rändern zum Vorschein, der Übergang zur Kontusion ist fließend und nicht klar definiert. Auch wenn der klinische Zustand des Patienten stabil bleibt, sollte innerhalb der nächsten 12 Stunden eine Kontrolluntersuchung im CT durchgeführt werden, denn es können neue Kontusionen auftreten bzw. die schon vorbestehenden Kontusionen könnten eine hämorrhagische Progression bis zur traumatischen ICB aufweisen.

Bei bewusstlosen, intubierten oder intubierten und analgosedierten Patienten sollte innerhalb von 6 Stunden eine erneute CT-Untersuchung erfolgen.

31.5.5 Therapie

Die Indikation für eine operative Entlastung einer traumatischen intrakraniellen Raumforderung ist nie durch prospektiv randomisierte und kontrollierte Studien überprüft worden. Es gibt aber mehrere retrospektive Analysen, aus denen der Nutzen einer operativen Dekompression ebenfalls ableitbar ist. Aufgrund der langen übereinstimmenden Erfahrung kann die Notwendigkeit des operativen Vorgehens als eine Grundannahme guter klinischer Praxis angesehen werden, die heutzutage nicht infrage gestellt wird. Eine raumfordernde intrakranielle Verletzung stellt immer eine absolut dringliche OP-Indikation dar. Als Definition der Raumforderung ergibt sich dabei die Verlagerung zerebraler Strukturen, insbesondere des normalweise in der Mittellinie gelegenen dritten Ventrikels. Neben dem Befund in der kraniellen CT ist der klinische Befund entscheidend für die Indikationsstellung und der Schnelligkeit, mit der die operative Versorgung zu erfolgen hat. Bei Zeichen einer transtentoriellen Herniation ist höchste Dringlichkeit geboten. Bei fokaler Läsion und einer daraus resultierenden Raumforderung ist eine Kraniotomie und Evakuation der ebenfalls vorhandenen Blutung sowie eine chirurgische Resektion des Kontusionsherdes indiziert. Bei multiplen Kontusionen und einem stark ausgeprägten traumatischen Hirnödem besteht ggf. eine Indikation zur dekompressiven Kraniektomie mit einer Duraerweiterungsplastik. Wenn es sich um ein kombiniertes Verletzungsmuster handelt, wird simultan ein eventuell gleichzeitig vorhandener anderer Prozess behandelt (akutes Subduralhämatom oder akutes Epiduralhämatom). Falls keine Indikation zur dekompressiven Operation besteht und der Patient anhaltende Bewusstseinsstörungen zeigt, ist eine Aufnahme auf der Intensivstation und eine Anlage einer Hirndruckmessung indiziert.

Über die Notwendigkeit von Maßnahmen muss anhand der klinischen Situation und Entwicklung des Zustandes des Patienten immer erneut aktuell entschieden werden.

31.6 Diffuser Axonschaden (DAI)

Svorad Trnovec

Der diffuse Axonschaden (synonym: diffuse axonal injury, DAI; diffuse white matter sgearing injury) ist eine Sonderform der Hirnverletzung, welche ausschließlich im Rahmen schwererer Hirnverletzungen beobachtet wird. Derartige Patienten werden zwar fast ausschließlich auf der Intensivstation behandelt. Zur Einschätzung eines Patienten mit einem frischen Trauma im Schockraum o. Ä. sind aber Grundkenntnisse des Krankheitsbildes unbedingt erforderlich.

31.6.1 Definition

Bei der DAI handelt es sich um eine Verletzung der Axone im Gehirn, welche einen funktionellen Ausfall, verursacht durch mechanische Schädigungen (Zerreißung oder Dehnung der Axone) zur Folge hat. Diese axonalen Schäden treten im Rahmen von Akzelerations-Dezelerations-Traumen in der weißen Substanz der zerebralen Hemisphären, im Corpus callosum, im Hirnstamm und auch im Kleinhirn auf.

31.6.2 Epidemiologie

Die Angaben über die Inzidenz diffuser axonaler Schädigungen variieren. Das hängt damit zusammen, dass diffuse axonale Schädigungen sehr oft nur einen Teil einer komplexen Hirnverletzung darstellen und reine DAI selten sind. Allgemein geht man davon aus, dass diffuse Axonschäden bei etwa der Hälfte aller schweren und mittelschweren Traumen eine Rolle spielen und maßgeblich das Outcome der Patienten bestimmen.

31.6.3 Pathophysiologischer Mechanismus

Ursache für die Entstehung einer DAI ist eine auf den Schädel wirkende tangentiale Kraft, die eine Rotationsbewegung des Kopfes mit einer starken Beschleunigung zur Folge hat. Trägheitskräfte, welche in diesem Moment auf das Gehirn wirken, verursachen eine schnelle Deformation des Gehirns. Einzelne Hirnteile bewegen sich gegenüber anderen, wodurch auf das Hirnparenchym Scher-, Zug- und Druckkräfte einwirken. Lässt die tangentiale Kraft nach, gelangt das Gehirn in die ursprüngliche Form zurück. Spielt sich dieser Vorgang in einem sehr kurzen Zeitraum ab (unter 50 Millisekunden), führt dies zu einer abrupten Elongation der Axone, was eine Schädigung des axonalen Zytoskeletts bis hin zu einer Ruptur der Axone (Axotomie) bewirken kann. Das Ausmaß der Schädigung hängt von der Größe der tangentialen Beschleunigung sowie vom Ausmaß der Scherbewegung der einzelnen Hirnteile ab.

31.6.4 Klinische Symptomatik und Prognose

Folge einer diffusen axonalen Schädigung ist die tiefe Bewusstseinsstörung. Ist das Mittelhirn betroffen, kommt es oft zu Pupillenstörungen und zur Bulbusdivergenz (Abb. 31.11). Die Prognose der Patienten hängt vom Grad der Primärschädigung, der Tiefe der initialen Bewusstseinsstörung und der Dauer der Bewusstlosigkeit ab.

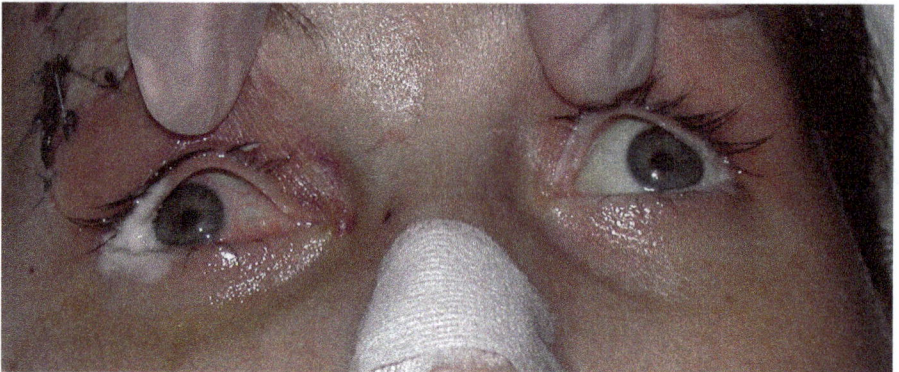

Abb. 31.11: Augenbefund einer jungen Patientin mit schwerem diffusen Axonschaden. Man beachte die divergente Stellung der Bulbi und die ungleich weiten Pupillen.

31.6.5 Diagnostik

Die ersten Hinweise auf eine diffuse axonale Schädigung erhält man bei der klinischen Untersuchung und Anamneseerhebung (Unfallmechanismus). Bei einem Hochgeschwindigkeitstrauma verbunden mit einer initialen Bewusstseinsstörung ist immer an eine diffuse axonale Schädigung zu denken. Die Tiefe der Bewusstseins-

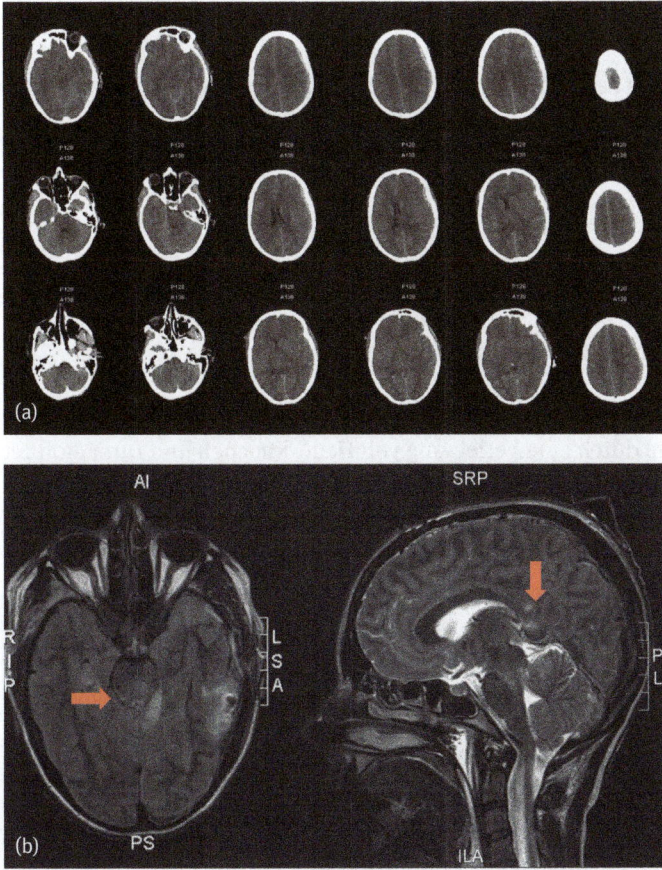

Abb. 31.12: Typische Befunde der Schnittbildgebung bei diffusem Axonschaden: während im CCT (a) lediglich ein flaches subdurales Hämatom über der linken Hemisphäre zu erkennen ist, zeigt das T 2-gewichtete MRT (b) neben einer links temporalen Kontusion typische Axonläsionen im dorsalen linken Mittelhirn, dem Kleinhirnwurm und dem rostralen Balken (rote Pfeile).

störung steht oft im Gegensatz zu den geringen Befunden in der initialen CT-Untersuchung. Hier kann der radiologische Befund sogar negativ sein, jedoch sind oft kleine hyperdense Areale sichtbar, die kleinen petechialen Blutungen im Balken oder im Hirnstamm entsprechen. Weitere typische Lokalisationen sind im Übergang zwischen der grauen und weißen Substanz, und in den periventrikulären und hippocampalen Regionen. Oft tritt eine DAI als Teil einer Hirnverletzung auf, sodass in der initialen CCT auch andere Läsionen zu sehen sind (Abb. 31.12). Bei dem Verdacht auf eine diffuse axonale Schädigung besteht die Indikation, eine MRT-Untersuchung des Schädels durchzuführen, dabei ermöglichen T 2 und FLAIR-Sequenzen eine gute Darstellung der nichthämorrhagischen Läsionen. DWI-Sequenzen lassen die Differenzierung zwischen Läsionen mit einer erhöhten und Läsionen mit einer verminderten Perfusion zu.

31.6.6 Therapie

Eine spezifische Therapie besteht nicht. Die Behandlung von Patienten mit einer DAI auf der Intensivstation erfolgt analog zu denen anderer Patienten.

31.7 Offenes Schädelhirntrauma

Jürgen Piek

31.7.1 Definition

Als offenes Schädelhirntrauma werden solche Verletzungen bezeichnet, bei denen der intrakranielle Raum durch eine Verletzung von Haut, Knochen und Dura eröffnet worden ist. Derartige Verletzungen haben unversorgt ein hohes Infektionsrisiko (Meningitis, intrakranieller Abszess, subdurales Empyem).

31.7.2 Ätiologie

Perforierende Verletzungen können prinzipiell durch jeden Gegenstand verursacht werden, dessen Energie hoch genug ist, Haut, Knochen und Dura zu durchtrennen. Besonders häufig sind Schuss-, Hieb- und Stichverletzungen sowie Spießungsverletzungen durch alle möglichen Objekte im Rahmen von Unfällen und gezielter Gewalteinwirkung. Aber nicht nur umschriebene Läsionen wie die zuvor genannten, sondern auch eine großflächige, stumpfe Gewalteinwirkung (z. B. Sturz aus großer Höhe) kann zu einer offenen Hirnverletzung führen.

31.7.3 Epidemiologie

Offene Schädel-Hirn-Traumen sind in industrialisierten Ländern und in Friedenszeiten mit < 5 % aller Schädel-Hirn-Verletzungen relativ selten. Eine unrühmliche Ausnahme bilden die USA, wo aufgrund der weiten Verbreitung von Schusswaffen offene Verletzungen deutlich häufiger vorkommen.

31.7.4 Pathophysiologie

Ist die kinetische Energie des eingedrungenen Objektes gering, resultiert durch dessen Eindringen nur eine umschriebene Hirnverletzung. Der Patient ist wach, allenfalls bewusstseinsgetrübt mit u. U. fokalen neurologischen Ausfällen. Eine großflächige, stumpfe Gewalteinwirkung oder Verletzungen mit hoher kinetischer Energie hingegen verursachen zumeist eine tiefe Bewusstlosigkeit des Patienten. Durchschussverletzungen des Schädels verlaufen sehr oft tödlich, da Kavitationseffekte des Projektils und die sich im Schädelinneren verteilenden Knochenstücke zu einem ausgedehnten Schusskanal mit entsprechend schwerer Hirnverletzung führen.

31.7.5 Klinische Untersuchung

Die klinische Untersuchung unterscheidet sich prinzipiell nicht von der sonstiger Schädel-Hirn-Traumen (s. Kap. 31.1). Kopfplatzwunden sollten während der Erstversorgung gründlich inspiziert werden, um eine evtl. vorhandene offene Verletzung nicht zu übersehen.

> Klinisch sichere Zeichen eines offenen Schädelhirntraumas sind:
> – offensichtliches Eindringen eines Gegenstandes (z. B. Projektil) in den Schädel
> – Austritt von Hirnbrei oder Liquor aus der Wunde.

31.7.6 Diagnostik

> Eventuell vorhandene Fremdkörper sollten vor der Diagnostik in der Wunde belassen werden, da durch Entfernen derselben ggf. intrakraniellen Blutungen ausgelöst werden können.

Bei Verdacht auf ein offenes Schädelhirntrauma ist stets ein kranielles CT indiziert, um das Ausmaß der Verletzung sicher beurteilen zu können (Abb. 31.13). Neben den Verletzungsfolgen an knöchernem Schädel und Gehirn gibt es über Ausmaß und Richtung der eingewirkten Gewalt und die Lage evtl. vorhandener Fremdkörper im Schädel Anlass.

> Ein kranielles MRT darf bei Verdacht auf perforierende Verletzungen auf keinen Fall vor dem CCT erfolgen, da sich im Schädelinneren u. U. metallische Objekte befinden können!

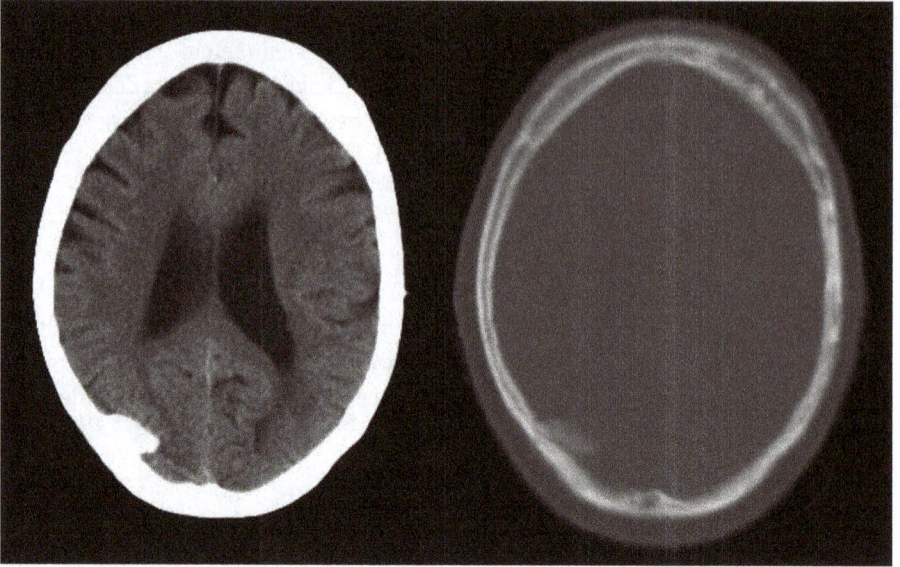

Abb. 31.13: Kranielles CT einer perforierenden Verletzung des Schädels (offenes SHT durch Ein-spießung einer Porzellanscherbe; Sturz in Bodenvase) (aus Rickels/Piek: Handbuch Schädelhirn-trauma. De Gruyter, 2018).

31.7.7 Behandlung

Vor der Behandlung sollte bei Verdacht auf eine Straftat/Suizid eine Fotodokumenta-tion der Wunde erfolgen (z. B. mittels Kamera eines Mobiltelefons).

Die chirurgische Behandlung sollte als dringlicher Eingriff möglichst innerhalb der ersten 8 Stunden nach der Verletzung vorgenommen werden, da das Infektions-risiko nach dieser Zeit stark ansteigt. Das Prinzip der Behandlung besteht in der chirurgischen Wundreinigung, Blutstillung und der Umwandlung der offenen in eine geschlossene Verletzung. Hierzu werden Dura, Schädel und Kopfhaut schrittweise re-konstruiert (Abb. 31.14). Man bemüht sich hierbei wegen der Infektionsgefahr, zur Re-konstruktion möglichst wenig Fremdmaterial zu verwenden. Erlaubt der Zustand des Patienten keine komplexe Rekonstruktion (z. B. schwere Begleitverletzungen, massi-ves Hirnödem), kann die Hautwunde mittels Naht verschlossen und eine endgültige Versorgung elektiv später erfolgen.

Die prophylaktische Gabe von Antibiotika ist evidenzbasiert nicht indiziert, wird jedoch an vielen Kliniken durchgeführt (Cephalosporin der 2. Generation o. Ä.). Auf einen ausreichenden Tetanusschutz ist zu achten!

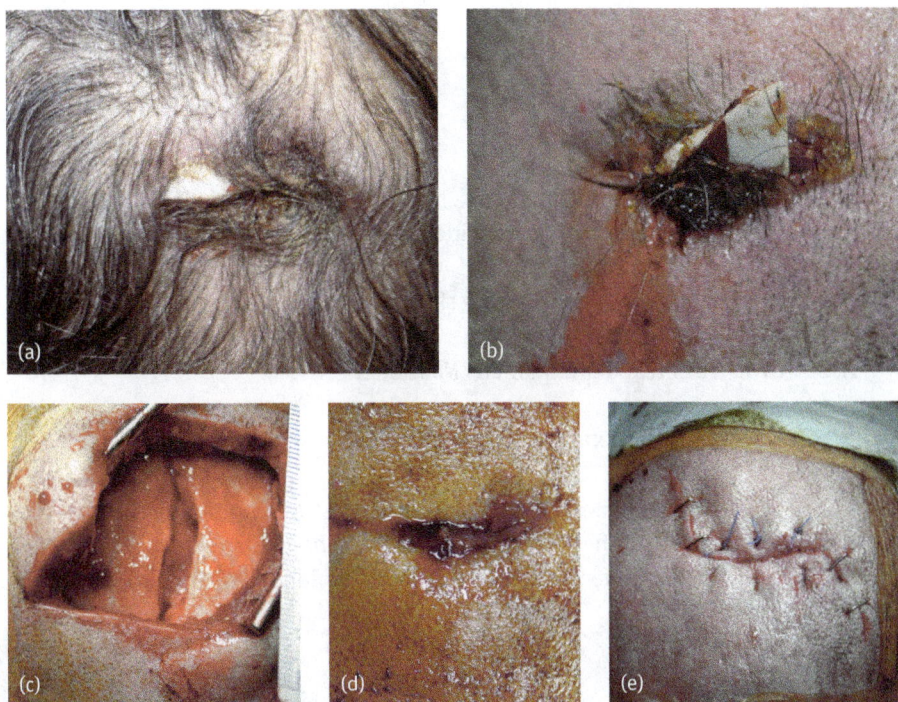

Abb. 31.14: Schrittweise Versorgung der Verletzung aus Abb. 31.14 (aus Rickels/Piek: Handbuch Schädelhirntrauma. De Gruyter, 2018).

31.7.8 Prognose

Generelle Aussagen lassen sich nicht treffen, da die Prognose wesentlich von Ausmaß und Art der Läsion sowie vom klinischen Zustand der Patienten bei Klinikaufnahme abhängt.

31.8 Fronto- und otobasale Verletzungen, traumatische Liquorfisteln

Jürgen Piek

Verletzungen der Schädelbasis mit einer hieraus resultierenden oto- oder rhinogenen Liquorfistel haben in den letzten Jahrzehnten deutlich an Häufigkeit abgenommen und betreffen derzeit etwa 2–5 % aller Schädel-Hirn-Verletzten überhaupt und etwa 1–2 % aller Verletzten mit Mittelgesichtstraumen. Unbehandelt können sie zu einer aszendierenden Meningitis führen. Da sie auch bei scheinbar leichten Traumen vorkommen und sich eine posttraumatische Liquorfistel selbst noch Jahrzehnte nach dem ursprünglichen Trauma entwickeln kann, sollte auch der Berufsanfänger mit dem Krankheitsbild vertraut sein.

31.8.1 Klinische Befunde

Hochverdächtig auf eine Fraktur der Schädelbasis sind bei frischen Verletzungen:
- ein Brillen- oder Monokelhämatom
- eine retroaurikuläre Blutung (Battle's sign)
- ein Hämatotympanon
- Austritt von Hirnbrei oder Liquor aus Nase oder Ohr

Typische Befunde sind in Abb. 31.15 dargestellt.

Ungeklärter Austritt von Flüssigkeit aus der Nase muss in chronischen Fällen ebenfalls an eine nasale Liquorfistel denken lassen, welche neben einem Schädelhirntrauma auch andere Ursachen haben kann (Tumoren der Schädelbasis, okkulte Enzephalozelen).

> Jeder unklare Austritt klarer Flüssigkeit aus der Nase und jede rezidivierende bakterielle Meningitis unklarer Ursache muss an eine Liquorfistel denken lassen und ist entsprechend abzuklären!

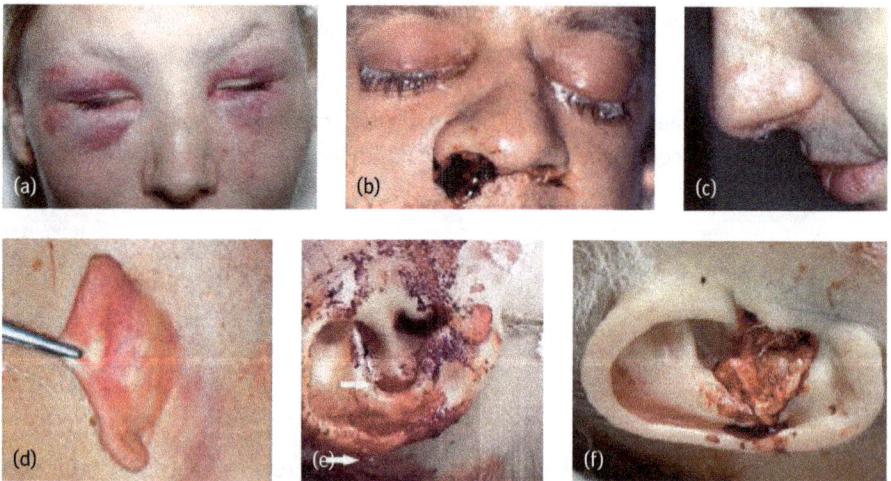

Abb. 31.15: Typische klinische Befunde mit Hinweis auf das Vorliegen einer fronto- oder otobasalen Verletzung. (a) Brillenhämatom, (b) nasaler Hirnbreiaustritt, (c) nasaler Liquoraustritt, (d) retroaurikuläre Unterblutung („*Battle's sign*"), (e) Liquoraustritt aus dem Ohr mit Spiegelbildung in der Ohrmuschel (Pfeile), (f) Hirnbreiaustritt aus dem Ohr (aus Rickels/Piek: Handbuch Schädelhirntrauma. De Gruyter, 2018).

31.8.2 Diagnostik

Der sichere Nachweis einer Liquorfistel gelingt durch den Nachweis von β_2-Transferrin oder Beta-Trace-Protein in der abtropfenden Flüssigkeit (parallele Bestimmung des jeweiligen Serumwertes!). Tropft spontan nur wenig Flüssigkeit ab, kann man ggf. durch Kopftieflage oder Vornüberbeugen stärkeren Fluss provozieren. Die Unterscheidung zur reinen Rhinitis gelingt durch den Nachweis von Glukose (Teststreifen; ca. 1/3 des Blutwertes im Liquor, bei Rhinitis negativ).

Radiologisch lassen sich Frakturen und Defekte der Schädelbasis im kraniellen Dünnschicht-CT (Abb. 31.16), eine Fistel ggf. im stark T 2-gewichteten MRT nachweisen.

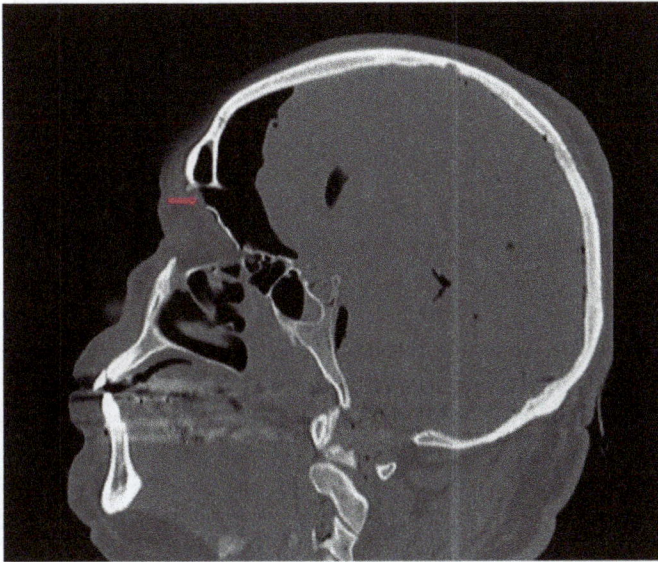

Abb. 31.16: Ausgedehnte frontobasale Verletzung (Pfeil) mit intrakranieller Luft im sagittalen Dünnschicht-CT (aus Rickels/Piek: Handbuch Schädelhirntrauma. De Gruyter, 2018).

31.8.3 Therapie

Persistierende Liquorfisteln sollten operativ verschlossen werden, um einer aszendierenden Meningitis vorzubeugen. Zuvor wird meistens versucht, mittels Liquordauerdrainage über eine Lumbaldrainage die Fistel zur Abheilung zu bringen. Persistiert diese über mehr als 7 Tage, ist meistens ein operatives Vorgehen erforderlich. Eine antibiotische Prophylaxe wird an den meisten Kliniken trotz schlechter Datenlage hierzu durchgeführt.

Notfallmäßig erfolgt die Versorgung bei frischen Traumen, wenn z. B. gleichzeitig eine raumfordernde Blutung vorliegt, ansonsten wartet man das Abklingen der Hirnschwellung ab und versorgt die Fistel im Intervall. Bei der Operation sucht man die Fistelöffnung auf und verschließt die Dura durch Naht (meist nicht möglich) oder das

Aufkleben von Muskel und/oder Duraersatzstoffen. Bei kleinen, umschriebenen Fisteln kann dies endoskopisch transnasal (ggf. Zusammenarbeit mit HNO), ansonsten über eine offene Freilegung durch Kraniotomie erfolgen.

31.8.4 Prognose

Die Prognose der Patienten wird entscheidend von der Schwere der begleitenden Hirnverletzung bestimmt, sodass hier keine generellen Aussagen getroffen werden können. Oft ist die eigentliche Hirnverletzung selbst bei ausgedehnten frontobasalen Verletzungen jedoch recht gering.

31.9 Rehabilitation, Outcome

Jürgen Piek

Ein Schädelhirntrauma lässt sich als ein dynamischer Prozess begreifen, wobei ein Endzustand der neurologischen Erholung (englisch: outcome) erst nach etwa 2–3 Jahren erreicht ist. Naturgemäß vollzieht sich der überwiegende Teil der neurologischen Erholung in den ersten Monaten nach der Verletzung. Kleinere Verbesserungen sind aber auch nach dieser Zeit immer noch möglich.

Zur Beschleunigung und Verbesserung der neurologischen Erholung stehen in Deutschland Rehabilitationseinrichtungen zur Verfügung, in die der Patient so rasch wie möglich nach seiner Verletzung verlegt werden sollte. Dies ist üblicherweise der Fall, wenn der Patient kardiopulmonal stabil ist und keine unmittelbaren operativen Eingriffe mehr anstehen.

31.9.1 Phasenmodell der neurologischen Rehabilitation

Je nach Schweregrad der Beeinträchtigung, welche zum Abschluss der Akutbehandlung im Krankenhaus diagnostiziert wird, erfolgt die Rehabilitation in verschiedenen Phasen:

Phase B

In dieser Phase müssen bei Patienten noch intensivmedizinische Behandlungsmöglichkeiten wie Beatmung und Kreislaufmonitoring vorgehalten werden. Es handelt sich zumeist um Patienten mit schweren Bewusstseinsstörungen. Ziel der Rehabilitation in der Phase B ist es, die motorische, geistige und psychische Funktion der Patienten wieder zu erlangen und sie dahingehend zu rehabilitieren, dass sie zur aktiven Mitarbeit in der Behandlung in der Lage sind.

Phase C

In der Phase C sind Patienten kooperativ und bereits in der Lage, in der Therapie mitzuarbeiten. Eine medizinische Überwachung ist jedoch noch erforderlich, der Pflegebedarf hoch; intensivmedizinische Behandlung ist jedoch nicht mehr erforderlich. Einfache Aufforderungen werden befolgt, die Mobilisation ist teilweise möglich. Therapieeinheiten von etwa ½ Stunde können von dem Patienten bewältigt werden.

Phase D

Patienten der Phase D sind weitgehend selbstständig, beherrschen die notwendigen Aktivitäten des täglichen Lebens wie Waschen, Nahrungsaufnahme, Ankleiden, Toilettenbenutzung. Sie sind durchgehend kooperativ und lernfähig und in der Lage, in längeren Therapieeinheiten aktiv mitzuarbeiten.

Phase E

Im Anschluss an die Phase D kann die Überleitung in die *Phase E* erfolgen, in der versucht wird, den Patienten sozial und beruflich zu rehabilitieren.

31.9.2 Einleiten der Rehabilitationsmaßnahmen

Der Beginn einer Rehabilitation kann, je nach Befund, auf jeder dieser Stufen erfolgen. Üblicherweise wird die Rehabilitation ärztlicherseits eingeleitet. Hierbei sind die Art der Rehabilitationsklinik (z. B. neurologische Rehabilitation) festzulegen, ein aktueller neurologischer Befund zu erheben, und die Fähigkeiten des Patienten zu beurteilen. Eine gängige Skala hierfür ist zum Beispiel der Barthel-Index (Tab. 31.2). Der organisatorische Teil der Anmeldung wird üblicherweise von Sozialarbeitern o. Ä. der Klinik übernommen.

> Bei der Direktverlegung eines Patienten in eine Rehabilitationseinrichtung sollte neben einem Arztbrief mit differenziertem neurologischen Entlassungsbefund das weitere Vorgehen (zum Beispiel Wiederaufnahme zur plastischen Deckung einer Kraniektomie) festgelegt, ein Ansprechpartner benannt und relevantes Bildmaterial (z. B. auf CD) dem Patienten mitgegeben werden.

Tab. 31.2: Barthel Index (nach Mahouny und Barthel, 1965).

Funktion		Punkte	
Originalbegriff	**Deutsche Übersetzung**	**Mit Hilfe**	**Selbständig**
1. Feeding	Essen (Schneiden = Hilfe)	5	10
2. Moving from wheelchair to bed and return	Transfer Bett/Rollstuhl (inkl. Hinsetzen im Bett)	5–10	15
3. Personal toilet	Gesichts- und Mundpflege, Haare kämmen	0	5
4. Getting on and off toilet	Toilette (Handling Kleidung, säubern, spülen)	5	10
5. Bathing self	Körperpflege (baden, duschen, Waschbecken)	0	5
6. Walking on level surface (or if unable to walk, propel wheelchair)	Gehen auf ebenem Gelände (oder Rollstuhl fahren)	10 (0)	15 (5)
7. Ascend and descend stairs	Treppen steigen	5	10
8. Dressing	Anziehen (inkl. Schuhe)	5	10
9. Controlling bowels	Darmkontrolle	5	10
10. Controlling bladder	Blasenkontrolle	5	10

31.9.3 Klassifikation des Outcomes

Jede Rehabilitationsklinik entlässt den Patienten mit einem differenzierten neurologischen Befund in einem ausführlichen Entlassungsbrief. Zur Einschätzung des Outcomes, insbesondere für wissenschaftliche Zwecke, Publikationen und Studien haben sich einfachere Skalen durchgesetzt, welche zumindest eine grobe Abschätzung der neurologischen Erholung ermöglichen. Am gebräuchlichsten ist die Glasgow-Outcome-Skala in ihrer ursprünglichen (GOS) Version (Tab. 31.3). In der erweiterten Version (GSO extended, GOSe) wird in den Kategorien 3–5 noch jeweils eine Zweiteilung in bessere und schlechtere Hälfte der jeweiligen Kategorie vorgenommen.

Tab. 31.3: Glasgow Outcome Skala (nach Jennett und Bond, 1975).

Wert	englisch	Klinischer Befund
5	Good recovery	Gute Erholung, führt normales Leben, minimale Behinderungen möglich
4	Moderate disability	Mäßige Behinderung; von fremder Hilfe unabhängiges Leben möglich
3	Severe disability	Schwere Behinderung; Patient bei Bewusstsein, aber auf fremde Hilfe angewiesen
2	Persistent vegetative state	Persistierender vegetativer Status
1	Death	Verstorben

Anmerkung: in vielen klinischen und pharmakologischen Studien wird aus biomathematischen Gründen lediglich nach „gutem" (GOS Werte 4 und 5) und „schlechtem" (GOS-Werte 1 bis 3) Outcome differenziert.

31.9.4 Outcome bestimmende Parameter

Ein individuelles Outcome nach einem Schädelhirntrauma zu prognostizieren, ist mit hinreichender Genauigkeit in der Frühphase nach dem Trauma nicht möglich. Jedes Verletzungsmuster ist anders, jedes betroffene Gehirn verschieden, viele extrakranielle Faktoren beeinflussen das Outcome zusätzlich. Dennoch sollten die Hauptparameter, welche das neurologische Endergebnis nach einem Trauma bestimmen, kurz benannt werden (u. a.):

- Alter
- intrakranielles Verletzungsmuster
  - diffuse vs. fokale Läsion
  - Vorhandensein intrakranieller Hämatome
  - Ausmaß der Mittellinienverlagerung im CCT
  - Zustand der basalen Zisternen (frei, eingeengt, aufgebraucht) als indirekter Hinweis auf eine intrakranielle Drucksteigerung
- Höhe und Verlauf des intrakraniellen Druckes
- Ausmaß der initialen und Verlauf der weiteren Bewusstseinsstörung
- Vorhandensein von Begleitverletzungen
- extrakranielle Komplikationen wie
  - Hypoxie
  - Hypotonie
  - Sepsis
  - Pneumonie
  - Störungen der Blutgerinnung

Da das Outcome eines Patienten nach einer Hirnverletzung von zahlreichen Faktoren abhängt und Sekundärkomplikationen im weiteren Verlauf auftreten können, sollte man sich gerade in der Frühphase gegenüber Angehörigen mit Prognosen zurückhalten.

31.9.5 Abschließender Warnhinweis

Nicht selten handelt es sich bei Kopfverletzungen um Ereignisse, die das Interesse der Öffentlichkeit und der verschiedenen Medien wecken. Presse- und Fernsehschaffende nutzen jede sich bietende Gelegenheit, um an Bilder und Informationen zu gelangen. Es ist vorgekommen, dass selbst Angehörige Bilder von Patienten in sozialen Medien posteten; auch eigenes Personal ist unter Umständen nicht vor solchen Versuchungen gefeit. Ein gesundes Misstrauen, z. B. genaue Beobachtung des Verhaltens von Besuchern und u. U. beherztes Eingreifen, wenn man den Verdacht hat, dass die Privatsphäre des Patienten und sein Recht auf informelle Selbstbestimmung verletzt werden, sollten selbstverständlich sein. Insbesondere hüte man sich davor, Menschen ohne Nachweis ihrer Identität Zugang zum Patienten zu gewähren, ihnen Auskunft zu erteilen, wie auch das Verweigern von telefonischen Auskünften mit der Ausnahme vom Patienten autorisierter Personen selbstverständlich seien sollte.

32 Funktionelle Neurochirurgie

Als funktionelle Neurochirurgie (NCH) bezeichnet man operative Verfahren, die in die Regelkreise des Gehirns eingreifen, um dort bestimmte Effekte zu erzielen. Im engeren Sinne gehören hierzu Verfahren zur Behandlung von Neuralgien, Schmerzen oder Spastik, die tiefe Hirnstimulation zur Behandlung von Bewegungsstörungen und die chirurgische Behandlung von Epilepsien.

32.1 Tiefe Hirnstimulation

Thomas Kriesen

32.1.1 Einführung und Grundlagen

Bereits seit den 1940er Jahren wurde versucht, durch ablative Verfahren (Koagulation von Kerngebieten) Patienten mit Bewegungsstörungen operativ zu behandeln. Die Zielführung der entsprechenden Läsionselektroden geschah damals freihändig. Zur Lokalisation der Kerngebiete bediente man sich u. a. der Ventrikulographie (KM-Darstellung der Hirnventrikel) und anatomischer Standard-Atlanten. Bei den damals geübten Verfahren wurden immer Läsionen in einem strategischen Kerngebiet gesetzt und dieses dabei mehr oder weniger zerstört, mit entsprechenden Nebenwirkungen.

Durch technische Fortschritte konnte später bald statt des Setzens einer Läsion nach vorheriger Teststimulation eine Dauerstimulation der Zielregion mit implantierten Elektroden zur Reduktion der Bewegungsstörungen erfolgen. Parallel hierzu wurden stereotaktische Verfahren (siehe Kap. 20.2) entwickelt, die eine punktgenaue Platzierung der Elektroden ermöglichten. Begünstigt wurde dies durch die Weiterentwicklung bildgebender Verfahren wie CT und MRT, die an die Stelle der invasiven Bildgebung traten. Mitte der 1990er Jahre erfolgte die CE-Zertifizierung von Hirnstimulationssystemen und damit die Zulassung in Europa. Seitdem stiegen das Interesse, die technischen Möglichkeiten und die Operationszahlen wie auch das gesamte Wissen um die Tiefe Hirnstimulation rasant an.

> Unter der Tiefen Hirnstimulation (THS; englisch: deep brain stimulation, DBS) versteht man ein Verfahren, bei dem stereotaktisch Elektroden in bestimmte Kerngebiete des Gehirns implantiert werden, um diese durch elektrische Dauerstimulation mit einem Impulsgeber zu beeinflussen. Hauptindikation sind Bewegungsstörungen wie Tremor, Dystonien und das Parkinson-Syndrom.

Der genaue Wirkmechanismus der THS ist nicht bekannt. Letztlich werden durch die THS bestimmte Kerngebiete in den Basalganglien stimuliert. Diese filtern und modifizieren motorische und nicht-motorische Funktionen zwischen Großhirn, Thalamus und motorischer Endplatte. Die den Bewegungsstörungen zugrunde liegende Er-

https://doi.org/10.1515/9783110611304-032

krankung wird durch die THS nicht beeinflusst, lediglich das Symptom „Bewegungs-
störung" selbst.

32.1.2 Aufbau des Systems

Ein System zur THS besteht in der Regel aus einer Elektrode pro stimulierter Hirnhälf-
te (Implantation über Bohrlochtrepanation), entsprechenden Kabelverlängerungen
in Richtung Hals und einem batteriegetriebenen Impulsgeber (IPG), an dem die Elektroden angeschlossen werden und der sich meist im Thoraxbereich befindet. Durch
patientenspezifisch adaptierte Stimulationsparameter liefert er definierte Spannun-
gen, wobei die entsprechenden Parameter perkutan über spezielle Programmiergerä-
te verstellbar sind. Ein entsprechendes System ist in Abb. 32.1 dargestellt.

32.1.3 Zielstrukturen und Indikationen

Die Behandlung von Patienten mit Bewegungsstörungen durch die THS ist eine Team-
arbeit, an der Neurologen, Radiologen, Neurochirurgen und Anästhesisten beteiligt
sind.

Folgende drei *Zielgebiete* sind in Deutschland aktuell in der tiefen Hirnstimulati-
on zur Behandlung von Bewegungsstörungen etabliert und zugelassen:
– Nucleus ventralis intermedius (Vim) zur Tremorsuppression
– Globus pallidus internus (GPi) zur Behandlung von generalisierten, segmentalen
  und fokalen Dystonien, zur Tremorsuppression und Tardiven Dyskinesien
– Nucleus subthalamicus (STN) zur Behandlung des idiopathischen Parkinson-
  Syndroms und des L-Dopa-Langzeitsyndroms

Weitere Zielgebiete sind der *Nucleus accumbens* bei Zwangsstörungen und der *Hypothalamus* bei Cluster-Kopfschmerz.

Kontraindikationen des Verfahrens sind u. a. eine schwere Depression, eine bestehende Demenz oder Psychosen. Vereinzelt sind eine ausgeprägte Hirnatrophie,
chirurgische und internistische Begleiterkrankungen und Blutungsneigung sowie
eine schwere zerebrale Vorschäden weitere individuelle Kontraindikationen.

32.1.4 Planung und Operation

Planung und Operation lassen sich wie folgt zusammenfassen:
– Präoperative Phase
  – Festlegung der Indikation und des Zielgebietes
  – ausführliche Neuro(psycho-)logische Testung

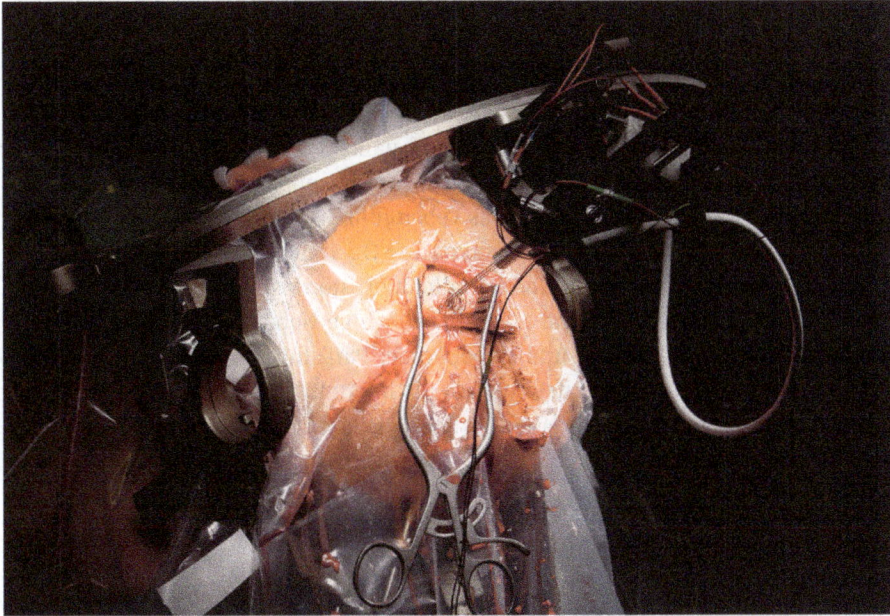

Abb. 32.1: Stereotaktische Platzierung von Ableitelektroden bei tiefer Hirnstimulation, intraoperatives Bild.

- spezielles Dünnschicht-MRT zur anatomischen Bestimmung des Zielgebietes
- Prüfung auf Kontraindikationen, Aufklärung und Einverständniserklärung
- Operative Phase (Abb. 32.1)
  - Anlage des Stereotaxierings
  - stereotaktische Planung von Zielpunkt und Elektrodenführung (Trajektorie)
  - Implantation von uni- oder bilateralen Mikro/Makroelektroden über Bohrlochtrepanation (LA oder Vollnarkose, indikations- und patientenabhängig)
  - Mikroelektrodenableitung und Makrostimulation mit klinischer Testung im OP-Saal durch Neurologie in Hinblick auf Stimulationseffekt und mögliche Nebenwirkungen (z. B. Dysarthrie)
  - Austausch der Ableitelektroden durch endgültige Stimulationselektrode
  - Implantation von Impulsgeber und die Elektrodenverlängerungen subkutan, entweder infraclavikulär oder abdominell.
- Postoperative Phase
  - Einstellen und Regulieren der Stimulationsparameter (in Neurologie).

32.1.5 Erfolgschancen und Risiken

Insgesamt ist die THS ein operatives Verfahren mit geringer Komplikationsrate und verbessert im Vergleich zur medikamentösen Therapie bei guter Indikationsstellung nicht nur bei Parkinsonpatienten die Lebensqualität, die Mobilität und vermindert Dyskinesien. Ein Tremorpatient kann durch diese Behandlung wieder ein weitgehend normales und vor allem selbständigeres Leben führen. Die chirurgischen Komplikationen gleichen denen anderer stereotaktischer Operationen (siehe Kap. 20.2): Blutung, Nachblutung, Infektionen und Wundheilungsstörungen.

Seltene Komplikationen sind teils unangenehme Nebeneffekte der Stimulation wie beispielsweise Dysarthrie und Hypophonie, Parästhesien, Kopfschmerzen und Ataxie sowie dauerhafte Sprechstörungen, die intermittierend zum Ausschalten des Stimulators zwingen können. Insbesondere bei Parkinson-Patienten können eine posturale Instabilität und Gewichtszunahme, psychische Veränderungen sowie eine Verschlechterung der Kognition auftreten.

32.2 Epilepsiechirurgische Eingriffe

Jürgen Piek

Etwa 5 % aller Patienten mit Epilepsien können von einem neurochirurgischen Eingriff profitieren. Diese Eingriffe werden nur an wenigen, spezialisierten Zentren in Deutschland durchgeführt. Neurochirurgen sind dabei operativ in die invasive Diagnostik wie auch in die Behandlung selbst durch epilepsiechirurgische Eingriffe involviert.

32.2.1 Indikationen

Für einen epilepsiechirurgischen Eingriff kommen Patienten in Betracht, deren Epilepsie auf einer anatomisch fassbaren Läsion (Fokus) beruht. Derartige Foci können Tumoren und Gefäßfehlbildungen, aber auch Narbenbildungen sein, die in besonders epileptogenen Regionen (z. B. Hippocampus) Ursprungsherde des Krampfgeschehens sind.

Gleichzeitig muss die Epilepsie pharmakoresistent sein, das heißt, selbst unter Behandlungsversuchen mit mindestens zwei vertragenen, geeigneten und angemessen angewendeten Antiepileptika (entweder als Monotherapie oder in Kombination) wurde für den Patienten keine Anfallsfreiheit erreicht.

32.2.2 Diagnostik

Ob es sich um eine fokale Epilepsie handelt und wo ggf. dieser Fokus lokalisiert ist, wird durch eine Kombination bildgebender und elektrophysiologischer Untersuchungen neurologisch abgeklärt. Zentrale Rolle spielen hierbei das EEG und das MRT. Oft reicht zur Lokalisation des Herdes ein konventionelles EEG nicht aus. In diesen Fällen werden die Patienten stationär in einer Video-EEG-Einheit aufgenommen. Dort kann man kontinuierlich das EEG mit einer speziellen Haube ableiten und den Patienten mittels Kamera kontinuierlich beobachten, um den klinischen Ablauf des Anfalls (Anfallssemiologie) mit dem parallel laufenden EEG zu korrelieren.

Ein hochauflösendes MRT kann Läsionen aufdecken, welche u. U. epileptogen sind und im Idealfall mit den elektrophysiologischen Befunden korrelieren. Manchmal reichen diese diagnostischen Maßnahmen nicht aus, und es ist erforderlich, Patienten invasiv Elektroden zu implantieren (Subduralelektroden, Abb. 32.2), welche das vermutete epileptogene Areal näher eingrenzen können (sogenannte Elektrokortikographie).

Kommt nach diesen Befunden ein Patient für einen epilepsiechirurgischen Eingriff in Betracht, ist zu klären, ob in dem vermuteten (= evtl. zu resezierenden) Areal wichtige Hirnfunktionen beheimatet sind. Dies kann durch ein funktionelles MRT (Sprache, Motorik, Pyramidenbahn) weiter geklärt werden. Zur Überprüfung der Gedächtnisfunktionen bedient man sich bei bestimmten Eingriffen des Wada-Tests. Hierbei wird über einen Angiographiekatheter ein Barbiturat in die A. carotis interna oder die A. cerebri media (seltener) injiziert. Hierdurch schaltet man quasi diese Hemisphäre für eine Zeit aus und kann die verbliebene Hemisphäre mittels neuropsychologischer Kurztests näher auf ihre Funktionalität untersuchen. Befindet sich der vermutete Fokus in einem nicht-funktionellem Areal, kann man ihn mit vertretbarem Risiko chirurgisch entfernen.

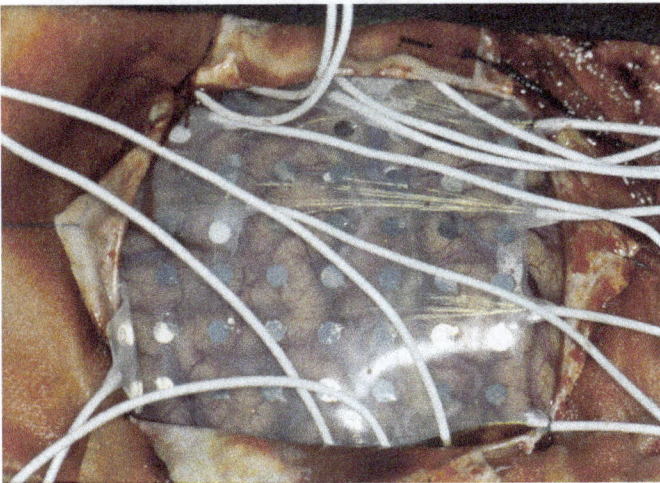

Abb. 32.2: Subdurale Glitterelektrode zur Lokalisation eines epileptogenen Herdes.

32.2.3 Epilepsiechirurgische Eingriffe

Häufige epilepsiechirurgische Eingriffe sind (abhängig von der präoperativen Diagnostik) reine *Läsionektomien* des epileptogenen Fokus, die *Resektion des Temporallappens* oder die selektive *Amygdalohippokampektomie*. Diese Eingriffe werden ebenfalls unter kontinuierlicher Elektrokortikographie durchgeführt.

Ist der epileptogene Fokus nicht resektabel, kann man versuchen, die Anfallsausbreitung zu verhindern. Dazu führt man sogenannte *multiple subpiale Resektionen* durch, d. h. man durchtrennt, ausgehend vom Fokus, den Kortex in kleinen Abständen mit einem feinen Häkchen o. Ä.

Als weitere palliative Maßnahme kann man die Anfallsausbreitung durch Implantation eines *Vagusnerv-Stimulators* versuchen zu beeinflussen. Hierbei wird der Nerv an der A. carotis mit einer feinen Metallspule umwickelt, die ihn über einen Stimulator (meist infraklavikulär liegend) retrograd erregt (Abb. 32.3a-c). Hierdurch kann häufig bei bestimmten Stimulationssequenzen das EEG über die Formatio reticularis wieder synchronisiert werden.

Die vordere *Kallosotomie* kommt als palliativer epilepsiechirurgischer Eingriff nur bei schweren Formen der Sturzanfälle in Betracht.

32.2.4 Prognose

Bei guter Indikationsstellung bleibt etwa die Hälfte der Patienten, die mit kurativem Ansatz operiert wurden, anfallsfrei, bei über 80 % verringert sich die Zahl der Anfälle deutlich.

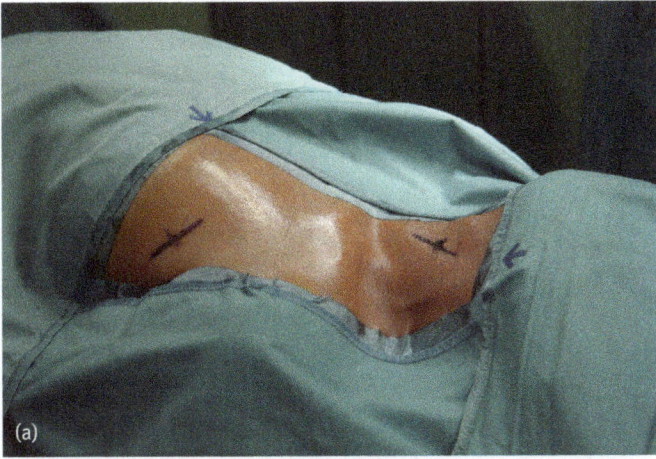

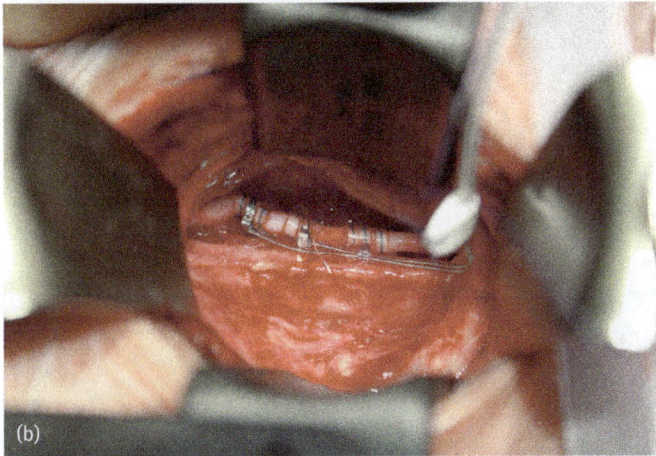

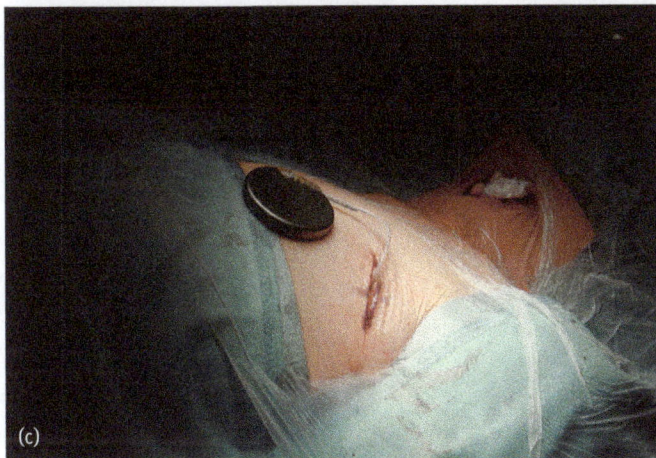

Abb. 32.3: Anlage eines Vagusstimulators links (a) Schnittführung (Patient in Rückenlage) (b) Nervus vagus in Höhe der A. carotis mit umwickelter Stimulationselektrode (c) Stimulationsaggregat mit angeschlossener Elektrode vor infraklavikulärer Implantation.

Teil V: **SPINALE NEUROCHIRURGIE**

33 Spinale Fehlbildungen

Steffen Sola

Fehlbildungen der Wirbelsäule sind ein relativ häufiger Befund, denen oft (aber nicht immer) kein Krankheitswert zukommt. Da sie bei der Interpretation der bildgebenden Diagnostik jedoch dem Unerfahrenen teils erhebliche Schwierigkeiten bereiten können, sollten die wesentlichen Fehlbildungen und ihr radiologisches Erscheinungsbild zumindest in Grundzügen bekannt sein.

Die *normale Wirbelsäule* besteht aus 33 Wirbeln: 7 Halswirbel, 12 Brustwirbel, 6 Lendenwirbel, 5 Kreuzwirbel und 4 Steißwirbel. Bei etwa einem Drittel der Bevölkerung weicht die Anzahl der Wirbel hiervon ab. Am häufigsten variiert die Anzahl der Steißwirbel.

Übergangswirbel sind angeborene Varianten der Übergänge zwischen verschiedenen Wirbelsäulenabschnitten, die sich bei etwa einem Drittel der Bevölkerung finden. Hierunter fallen Stummelrippen am 7. HWK (Abb. 33.1a) oder 1. LWK sowie eine Lumbalisation des 1. Sakralwirbels mit einer vollständig ausgebildeten Bandscheibe in Höhe SWK 1/2 oder eine Sakralisation des 5. LWK (Abb. 33.1b). Hierbei kommt es ein- oder beidseitig zu vergrößerten Querfortsätzen mit Verbindung zum Sakrum. Eine Sakralisation begünstigt die Degeneration des Nachbarsegmentes sowie das Auftreten von Rückenschmerzen.

Dysraphische Fehlbildungen: Unterschieden wird zwischen sogenannten offenen (s. Kap. 41) und geschlossenen dysraphischen Fehlbildungen.

Bogenschlussstörung (Abb. 33.2a): Ohne weitere Fehlbildungen handelt es sich um einen fast immer harmlosen Befund, der sich bei 20 % der Bevölkerung findet. Zumeist ist der lumbosakrale Übergang betroffen.

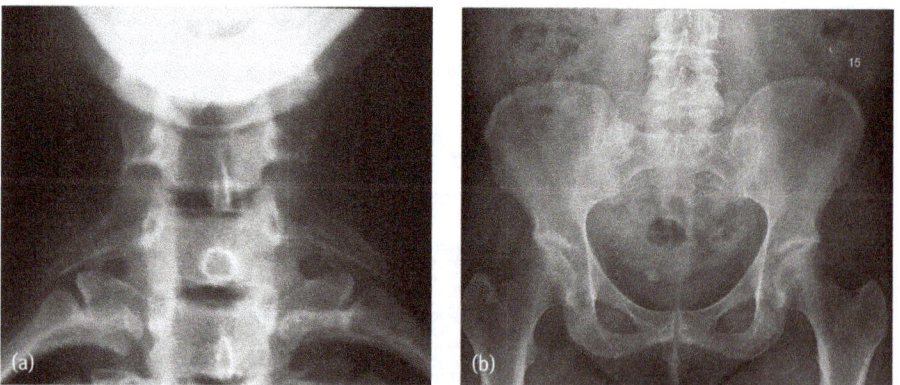

Abb. 33.1: (a)Stummelrippe des 7. HWK, (b) Sakralisation des 5. LWK mit verbreiterten Querfortsätzen und Gelenkverbindung zur Ala.

https://doi.org/10.1515/9783110611304-033

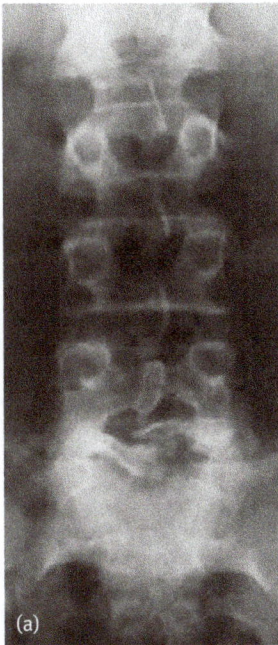

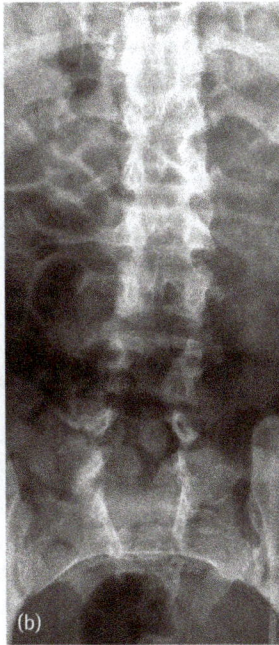

Abb. 33.2: (a) Bogenschluss-störung LWK 5; (b) Bogen-schlussstörung mehrerer Wirbel (hier LWK 3 bis Sacrum) bei Spina bifida.

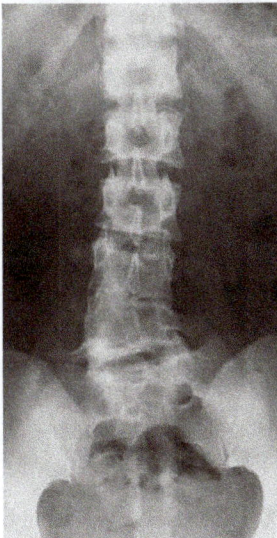

Abb. 33.3: Kombinierte Fehlbildung des lumbosakralen Über-gangs mit Blockwirbel LWK 3/4 und Halbwirbel LWK 5 rechts. Die Ala ist links im Sinne einer Blockwirbelbildung mit dem linken Halbwirbel LWK 5 vergrößert.

Deutlich davon zu unterscheiden ist die fehlende Ausbildung der Wirbelbögen LWK 3 bis in das Sakrum bei Spina bifida (Abb. 33.2b).

Wirbelkörperfehlbildungen können in Formationsstörungen, Segmentationsstö-rungen und kombinierte Anlagestörungen unterteilt werden. Zu den Formationsstö-rungen gehören Keilwirbel, Halbwirbel und Schmetterlingswirbel. Bei den Segmen-

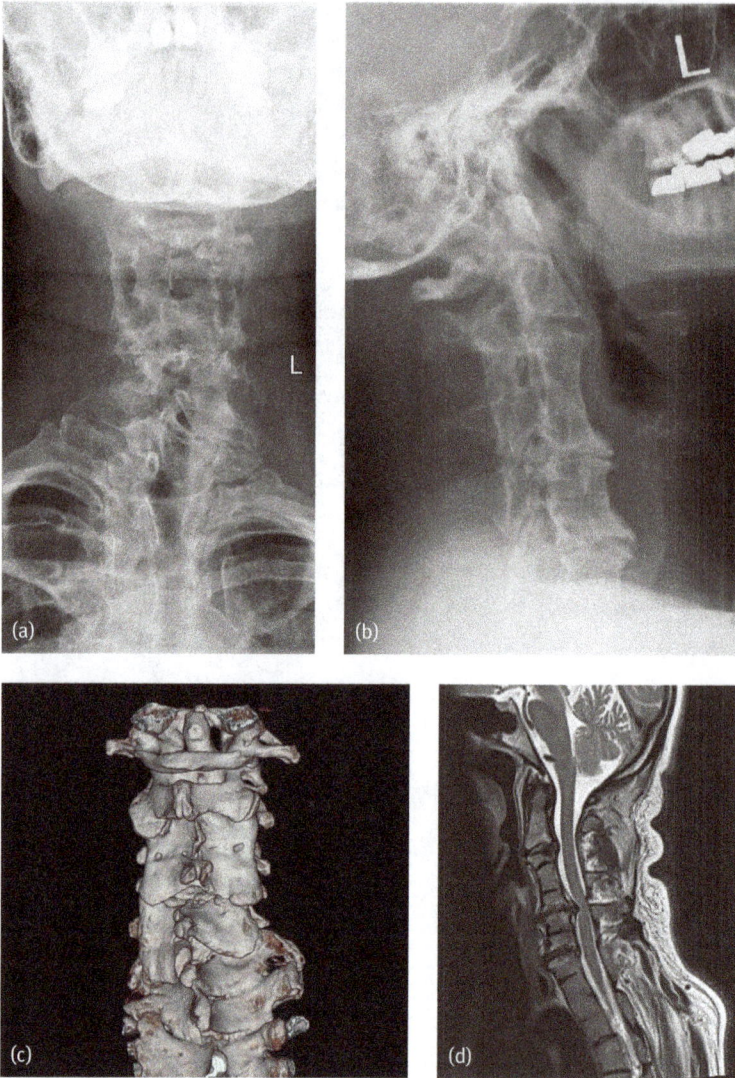

Abb. 33.4: Klippel-Feil-Syndrom mit kombinierter Fehlbildung: Es bestehen mehrere Blockwirbel (HWK 3–5, HWK 6–7 und BWK 1–4), Bogenschlussstörungen und eine Skoliose bei wechselseitigen Halbwirbelbildungen des zerviko-thorakalen Übergangs. Die noch beweglichen Etagen zeigen ein erhöhtes Risiko für degenerative Veränderungen mit Ausbildung einer Spinalkanalstenose in Höhe HWK 5/6.

tationsstörungen ist der Zwischenwirbelraum nicht oder nur unvollständig angelegt. Daraus resultieren Blockwirbel (Abb. 33.3) oder Spangenbildungen. Thorakal besteht dann oft auch eine Synostose der Rippen. Die Prognose ist bei symmetrischen Fehlbildungen eher gut. Asymmetrische Anlagestörungen führen jedoch zu kongenitalen Skoliosen, die frühzeitig operativ korrigiert werden müssen.

Zu den Segmentationsstörungen gehört das *Klippel-Feil-Syndrom*. Es definiert sich durch Blockwirbelbildungen im Bereich der Halswirbelsäule (Abb. 33.4) und ist zu 60 % mit anderen Fehlbildungen z. B. in anderen Wirbelsäulenabschnitten, am Herzen, im Urogenitaltrakt oder einem Schulterblatthochstand (Sprengel-Deformität) assoziiert.

34 Degenerative Wirbelsäulenerkrankungen

Steffen Sola

Die Degeneration der Wirbelsäule ist ein normaler Alterungsprozess, der ohne Krankheitssymptome ablaufen kann. Betroffen sind dabei alle Strukturen, die in den spinalen Bewegungssegmenten zusammenarbeiten: Knöcherne Wirbelsäule, Bandscheiben, Facettengelenke, Bandapparat und Muskulatur. Dabei haben die Statik des gesamten Körpers sowie die Funktion der großen Gelenke (insbesondere Hüft- und Kniegelenke) entscheidenden Einfluss.

34.1 Epidemiologie

Schmerzhafte Erkrankungen, die auf der Grundlage degenerativer Wirbelsäulenveränderungen entstehen, verursachen nach psychischen Erkrankungen die zweithäufigsten Arbeitsunfähigkeitstage in Deutschland. 83 % der Erwachsenen geben an, während des letzten Jahres unter Rückenschmerzen gelitten zu haben. In Deutschland wurden im Jahr 2015 772.000 Wirbelsäulenoperationen durchgeführt. 2007 waren es nur 452.000 Operationen. Eine weitere Steigerung ist auch zukünftig zu erwarten.

Im Folgenden werden in der klinischen Routine häufige Krankheitsbilder beschrieben, die auch oft in gemischter Form auftreten. Die klinische Untersuchung der Patienten ist ausführlich in Kap. 15 dargestellt.

34.2 Unspezifischer Rückenschmerz

34.2.1 Ätiologie

Die Entstehung ist oft multifaktoriell bedingt und kann bei etwa 80 % der Patienten nicht eindeutig geklärt werden. In Betracht kommen degenerative Prozesse, muskuläre Fehlbelastungen, funktionelle Störungen der lumbosakralen und iliosakralen Gelenkkomplexe sowie mit zunehmender Tendenz psychosomatische Ursachen.

34.2.2 Diagnostik

Bei der gründlichen Schmerzanamnese wird auch versucht, die psychosoziale Situation des Patienten zu eruieren, um mögliche auslösende Faktoren im häuslichen und beruflichen Umfeld zu erfassen. Risikofaktoren für weiter zu diagnostizierende Erkrankungen müssen erfragt werden. Insbesondere gehören dazu Hinweise auf Tumorerkrankungen, Infektionen und Traumata oder Osteoporose. Durch eine neurolo-

https://doi.org/10.1515/9783110611304-034

gische Untersuchung werden Radikulopathien ausgeschlossen. Nur falls „red flags",
also klinische Warnzeichen vorliegen, sollte apparative Diagnostik wie Röntgen, CT
oder MRT erfolgen. Bei „yellow flags", gelben Flaggen, sollte eine psychiatrische oder
psychosomatische Evaluation erfolgen.

**Klinische Warnzeichen bei unspezifischem Rückenschmerz, die eine weitergehende Diagnostik
erfordern**

- **Wirbelkörperfraktur**
  - adäquates Trauma (z. B. Sturz aus großer Höhe, Verkehrsunfall)
  - Bagatelltrauma (schweres Heben o. Ä.) bei älteren Patienten oder Patienten mit systemischer
    Kortikoidtherapie
- **Wirbelsäulentumor (Metastase)**
  - bekanntes Tumorleiden
  - B-Symptomatik (Gewichtsverlust, Nachtschweiß, Müdigkeit, Appetitverlust)
- **Spondylitis/Spondylodiszitis**
  - starker, bewegungs- und belastungsabhängiger Rückenschmerz
  - Risikogruppe (Substanzabusus, Diabetes, Tumorleiden, Steroidbehandlung)
  - Fieber, allgemeine Infektzeichen
  - bakterielle Infekte der letzten etwa 3 Monate
  - Punktionen an der Wirbelsäule oder Periduralkatheter in den letzten Wochen
- **Radikulo-/Myelopathien**
  - radikuläre, in ein Bein oder beide Beine ausstrahlende Schmerzen, einem Dermatom folgend
  - Kribbelparästhesien im Bereich der Schmerzausstrahlung
  - ggf. Verstärkung bei Husten, Niesen, Pressen
  - funktionell beeinträchtigende Lähmung (Kennmuskeln!)
  - Kaudasyndrom: Gefühlsstörung perianal/perigenital, Urinverhalt, Inkontinenz in Verbindung
    mit ein- oder beidseitigen Lähmungen

34.2.3 Behandlung

Ziel ist eine schnelle Mobilisierung des Patienten. Unter kurzzeitiger Schmerzmedikation stehen aktive Krankengymnastik und Sport im Vordergrund. Passive Maßnahmen, nicht indizierte Diagnostik, eine lange Krankschreibung oder eine übermäßige
Fokussierung auf eine somatische Ursache oder eine bestimmte Diagnose sollten
vermieden werden. Falls gelbe Flaggen vorhanden sind, muss das in die Therapieplanung einfließen.

34.2.4 Prognose

Eine Chronifizierung sollte soweit möglich durch Vermeidung folgender Risikofaktoren verhindert werden: psychosoziale Risikofaktoren (Depression, passives Schmerz-
verhalten), arbeitsplatzbezogene (unphysiologische Körperhaltung, Vibrationsexpo-

sition, berufliche Unzufriedenheit), iatrogene Risikofaktoren, Rauchen, Adipositas, Alkohol, geringe körperliche Leistungsfähigkeit.

34.3 Lumbaler Bandscheibenvorfall

34.3.1 Ätiologie und Pathologie

Aufgrund der Degeneration verliert der Anulus der Bandscheibe seine volle Funktionsfähigkeit, so dass sich Anteile der Bandscheibe vorwölben oder ganz austreten können. Der Anulus ist dorsal am schwächsten ausgebildet, so dass sich die meisten Bandscheibenvorfälle dorsal in den Spinalkanal oder in den Bereich des Neuroforamens verlagern. Dies kann zur Kompression oder Irritation von Nervenwurzel, Spinalganglion oder Kauda führen. Neben der direkten Kompression wird auch eine biochemische Reaktion auf das ausgetretene Bandscheibengewebe mit Ausschüttung von Schmerzmediatoren für die klinische Symptomatik verantwortlich gemacht.

34.3.2 Klinisches Bild

Etwa 50 % der Bevölkerung haben asymptomatische Bandscheibenvorfälle. Die symptomatischen Patienten geben klassisch Lumboischialgien mit Ausstrahlung in das Dermatom der betroffenen Nervenwurzel an. Die Schmerzen werden oft als einschießend und elektrisierend charakterisiert und können durch Husten oder Pressen provoziert werden. Hinzu kommt ein unterschiedlich stark ausgeprägtes Bild mit Parästhesien, sensiblen Defiziten und Paresen. Besondere Relevanz als dringlicher Notfall haben die Krankheitsbilder *akuter Wurzeltod* und *Kaudasyndrom*. Beim *Wurzeltod* kommt es nach anfänglicher Ischialgie zur Besserung der Schmerzsymptomatik bei gleichzeitigem Auftreten von schweren neurologischen Defiziten, zum Beispiel einer Plegie der Kennmuskeln. Das *Kaudasyndrom* wird durch eine Funktionsstörung der Nervenfasern unterhalb des Bandscheibenvorfalls entweder einseitig (*Hemikaudasyndrom)* oder beidseitig charakterisiert. Neben Paresen und sensiblen Defiziten, die auch das Reithosenareal betreffen, sind Blasen-, Mastdarm- und sexuelle Funktionsstörungen charakteristisch. Es bestehen eine Blasenentleerungsstörung, die schließlich zu einer Überlaufblase führt, und ein herabgesetzter Sphinktertonus.

34.3.3 Diagnostik

Die klinische Untersuchung wird entsprechend Kap. 15 durchgeführt. Auffällig sind dabei oft auslösbare Nervendehnungsschmerzen (Femoralisdehnungsschmerz, Zeichen nach Laségue, Lendenstrecksteife). Standard der radiologischen Zusatzdiagnostik sind MRT und Röntgenaufnahmen. Das MRT (Abb. 34.1) gibt Aufschluss über die Degeneration der Bewegungssegmente sowie über das Vorliegen und die genaue Lagebeziehung eines Bandscheibenvorfalls zu den neuralen Strukturen. Röntgenaufnahmen, bevorzugt im Stehen, zeigen Fehlstellungen und Anomalien des knö-

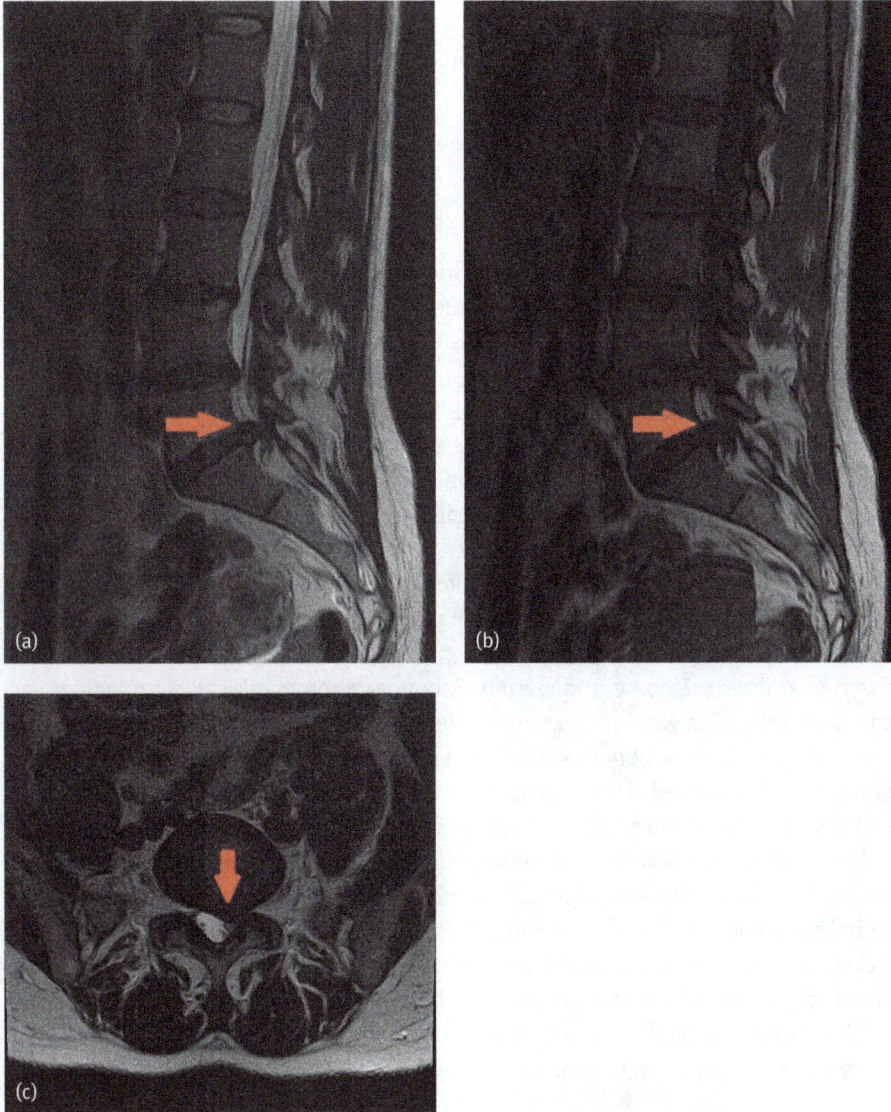

Abb. 34.1: Das T 2 (a+c) und T 1 (b) gewichtete MRT zeigt einen subligamentären paramedianen Bandscheibenvorfall in Höhe LWK 5/SWK 1, der intraspinal die Nervenwurzel S 1 links verdrängt. Die angrenzenden Wirbelkörper zeigen deckplattennahe Signalveränderungen, die als Zeichen der Degeneration nach Modic klassifiziert werden (siehe Literatur).

chernen Aufbaus der Wirbelsäule. Eine intraoperative Höhenlokalisation wird durch vorliegende präoperative Röntgenaufnahmen erleichtert. Bei V. a. Blasenfunktionsstörungen erfolgt eine sonographische Restharnbestimmung. Bei unklarer Ätiologie länger bestehender neurologischer Ausfälle hilft eine EMG/ENG Diagnostik zur Differenzierung zwischen peripherer oder vertebrogener Ursache. Bei der MRT-Diagnostik muss man sich darüber im Klaren sein, dass dieses üblicherweise in Rückenlage des Patienten, also bei Entlastung entsteht. Ein funktionelles MRT, welches die veränderte Situation des Bewegungssegmentes unter Belastung oder Beugung zeigt, ist leider nur an wenigen Standorten verfügbar.

34.3.4 Behandlung

Kaudasyndrom und akuter Wurzeltod sind Notfälle und sollten schnellstmöglich operiert werden. Ansonsten muss der Patient über operative und konservative Therapieoptionen aufgeklärt werden, so dass er unter Berücksichtigung der Stärke der Schmerzsymptomatik, der Ausprägung der neurologischen Defizite und seiner persönlichen und beruflichen Situation eine Therapieentscheidung treffen kann. Konservativ wird unter Thromboseprophylaxe zunächst mit Schonung, Schmerztherapie und Physiotherapie behandelt. Ergänzend können invasive Maßnahmen wie lokale Spritzentherapien (z. B. periradikuläre oder peridurale Infiltrationen) erfolgen. Im weiteren Verlauf rücken bei nachlassender Schmerzsymptomatik Krankengymnastik und Rehabilitationsmaßnahmen in den Vordergrund. Die Indikation zur Operation wird gestellt, falls die konservative Therapie nicht zu einem zufriedenstellenden Erfolg führt, oder der Patient dies aus o. g. Gründen wünscht. Eine Chronifizierung durch eine über 6 Monate andauernde Schmerzsymptomatik sollte unbedingt vermieden werden. Ein wesentlicher Vorteil der Operation ist die Abkürzung des Krankheitsverlaufs. Eine raschere Besserung von neurologischen Defiziten nach einer Operation wird beobachtet. Langfristig ist das Behandlungsergebnis der konservativen und der operativen Therapie oft ähnlich. Das Ziel der operativen Therapie ist eine Dekompression von Kauda und Nervenwurzeln. Die Operation wird üblicherweise mikrochirurgisch oder endoskopisch durchgeführt, um das Zugangstrauma gering zu halten. Dabei werden das prolabierte Bandscheibengewebe und eventuell noch lockere Anteile aus dem Zwischenwirbelraum entfernt. Nur selten müssen bei vorbestehender Instabilität oder bei starkem Höhenverlust der Bandscheibe zusätzliche stabilisierende Maßnahmen wie eine Spondylodese oder die Implantation einer Bandscheibenprothese erfolgen.

34.3.5 Prognose

Die Bandscheibe besteht aus bradytrophem Gewebe, welches durch Diffusion versorgt wird. Heilungsprozesse laufen daher sehr langsam ab. Risikofaktoren für eine Bandscheibendegeneration sind unter anderem Übergewicht, Rauchen, Diabetes mellitus und Fettstoffwechselstörungen. Die Erfolgsrate operativer Therapien liegt initial bei 75-95 %, vorwiegend abhängig von psychosozialen Faktoren. Bei etwa 20 % der Patienten sind langfristig weitere LWS-Operationen notwendig, die sich etwa zur Hälfte auf Rezidivbandscheibenvorfälle in demselben Segment und auf Instabilitäten und Vorfälle anderer Segmente verteilen.

34.4 Lumbale Spinalkanalstenose, Degenerative Spondylolisthesis, Lumbalskoliose

34.4.1 Epidemiologie

Abgesehen von wenigen Fällen einer anlagebedingten Spinalkanalstenose aufgrund verkürzter Pedikel entwickelt sie sich degenerativ bedingt im höheren Lebensalter jenseits des 50. Lebensjahres. Aufgrund der Bevölkerungsentwicklung steigt die Zahl symptomatischer Fälle deutlich an.

34.4.2 Ätiologie und Pathologie

Die Degeneration des Bewegungssegmentes setzt oft mit der Bandscheibe ein. Durch den Höhenverlust kommt es zunächst zu einer Lockerung des Bandapparates. Daraus resultieren arthrotische Veränderungen der Facettengelenke, die sich durch osteophytäre Anbauten vergrößern (Abb. 34.2).

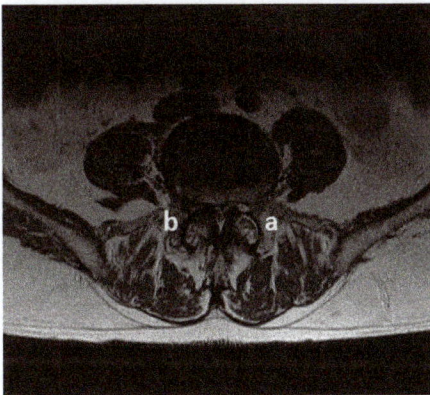

Abb. 34.2: Das axiale MRT zeigt eine Verkleinerung des Spinalkanaldurchmessers durch hypertrophierte Facettengelenke und verkürztes und damit verdicktes Ligamentum flavum. Der Spinalkanal ist zentral und besonders hochgradig im Recessus lateralis stenosiert. Die Facettengelenke zeigen einen unterschiedlichen Degenerationsgrad. Links (a) ist noch ein Gelenkspalt erkennbar, während rechts (b) eine fortgeschrittene Arthrose mit großen osteophytären Anbauten vorliegt.

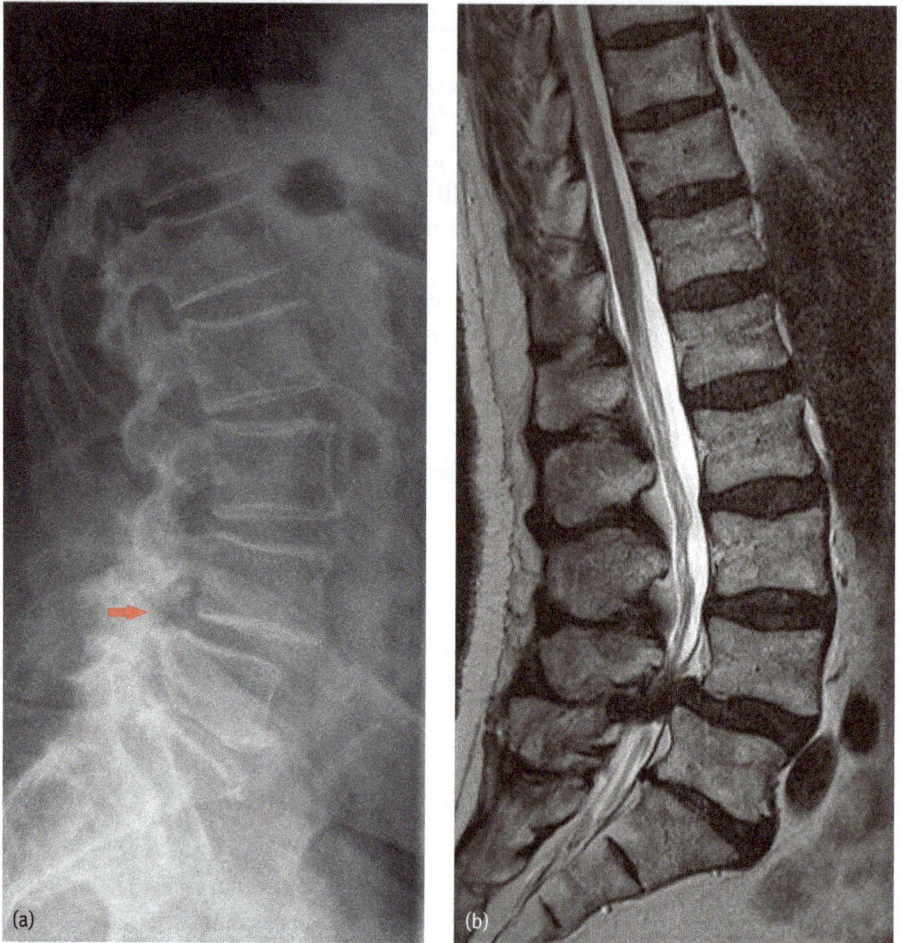

Abb. 34.3: Seitliches Röntgenbild (a) und sagittales MRT (b) zeigen eine degenerative Spondylolisthesis in der Etage LWK 4/5 mit hochgradiger Spinalkanalstenose.

Das Ligamentum flavum und die Gelenkkapseln können in dieser Phase der relativen Instabilität auch Zysten entwickeln. Es kann daraus auch ein Wirbelgleiten (Olisthesis, degenerative Spondylolisthesis) entstehen (Abb. 34.3). Zumeist ist die Etage LWK 4/5 betroffen. Ein hochgradiger Gleitprozess ist bei degenerativ bedingten Olisthesen eher selten. Bei asymmetrischer Degeneration entstehen so auch degenerative Skoliosen (Abb. 34.4). Die arthrotisch veränderten Facettengelenke verkleinern den Durchmesser des Spinalkanals und zusammen mit der Höhenminderung der Bandscheibe die Neuroforamina. Die daraus resultierende Kompression von Kauda und Nervenwurzeln wird durch die relative Instabilität und Fehlstellung verstärkt. Besonders unter Belastung kommt es zu Störungen der Durchblutung der Nervenwurzeln und Kaudafasern. Nach jahrzehntelangem Verlauf kommt es zur Restabilisierung

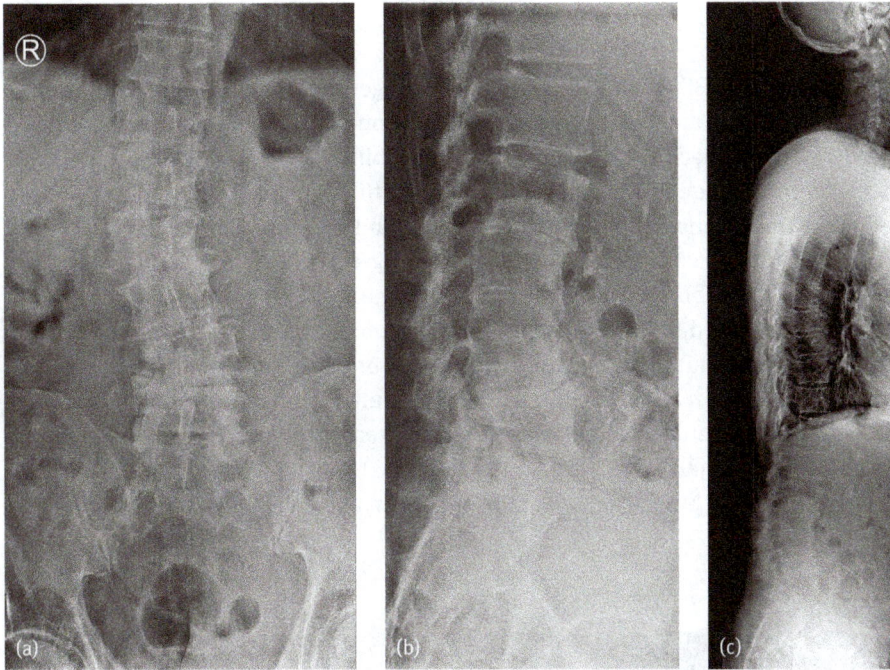

Abb. 34.4: Die Röntgenaufnahmen in 2 Ebenen (a und b) zeigen eine degenerativ bedingte Deformität mit lumbaler Kyphoskoliose. Die Ganzwirbelsäulenaufnahme (c) zeigt einen Balanceverlust mit Verlagerung von Kopf und HWS weit vor den natürlichen Körperschwerpunkt in der Nähe des Promontoriums. Um zu stehen, muss der Patient dies durch Retroversion des Beckens und Beugung von Knie- und Hüftgelenken ausgleichen.

des Segments durch kompletten Höhenverlust der Bandscheibe und überbrückende Spondylophyten. Dieser Prozess der Degeneration läuft oft asymptomatisch ab.

34.4.3 Klinische Symptomatik

Die Patienten beklagen eine Verminderung der Gehstrecke aufgrund verschiedener Symptome wie belastungsabhängige Rückenschmerzen, ein- oder beidseitige Ischialgien, Taubheits- oder Schwächegefühle der Beine. Durch Setzen oder Vorbeugen kommt es zu einer Besserung. Viele dieser Patienten haben eine stark eingeschränkte Gehstrecke, können aber in leicht vorgebeugter Haltung problemlos Radfahren. Dies ist bereits klinisch eine aussagekräftige Abgrenzung gegenüber einer vaskulären Ursache der Claudicatio. Im fortgeschrittenen Stadium nehmen die Patienten eine kyphotische Haltung der LWS ein und bewegen sich nur noch vornübergebeugt und abgestützt.

34.4.4 Diagnostik

Standard ist eine Bildgebung mit MRT und Röntgenaufnahmen im Stehen. Bei Fehlstellungen oder Verdacht auf Instabilitäten können Funktionsaufnahmen ergänzt werden. Unterschieden wird anhand der Schnittbildgebung die Lokalisation der Stenose: zentral, foraminal oder am häufigsten subartikulär. Eine funktionelle MRT-Bildgebung kann gerade bei beginnender Stenose sinnvoll sein, da die Pathologie sich im konventionellen MRT unter Entlastung im Liegen noch kaum darstellt. Funktionsmyelographien (Abb. 34.5a, b) sind nur im Ausnahmefall sinnvoll, z. B. wenn kein MRT möglich und durch ein CT keine ausreichende Klärung zu erzielen ist. Differentialdiagnostisch müssen vaskuläre Ursachen einer Claudicatio durch Untersuchung der peripheren Durchblutung und im Verdachtsfall mit einer Doppler-Untersuchung ausgeschlossen werden. Häufig bestehen Arthrosen der großen Gelenke, die Einfluss auf Statik und Gehfunktion haben. Eine klinische Untersuchung von Hüft- und Kniegelenken und ggf. Mitbeurteilung durch Kollegen aus Orthopädie/Unfallchirurgie ist daher obligat.

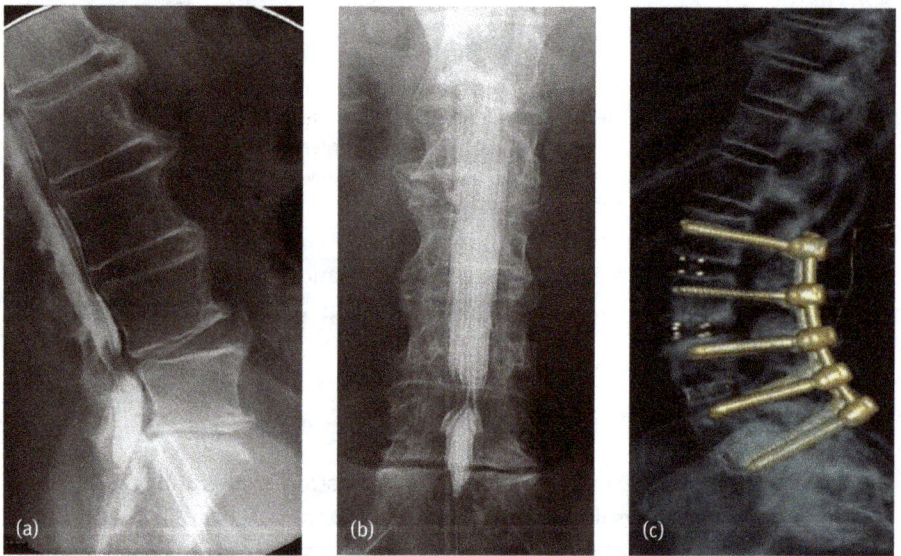

Abb. 34.5: Die Funktionsmyelographie zeigt im seitlichen (a) und a. p.-Bild (b) in der Etage LWK 4/5 eine Einschnürung der Kontrastmittelsäule aufgrund einer degenerativ bedingten Spinalkanalstenose. In der Regel wird die Untersuchung noch durch ein anschließendes post-Myelo CT ergänzt. Die CT-Rekonstruktion (c) zeigt eine Spondylodese LWK 2-SWK 1 mit intervertebralen Cages und einem Pedikelschrauben-Stab-System. Ziel ist neben der Dekompression von Kauda und Nervenwurzeln die Wiederherstellung einer physiologischen Lordose und langfristig eine Fusion der instrumentierten Segmente.

34.4.5 Behandlung

Konservativ kann durch aktive Krankengymnastik die Rumpfmuskulatur gekräftigt und die Statik verbessert werden. Gegebenenfalls kann auch eine Gewichtsreduktion hilfreich sein. Anders als bei Bandscheibenvorfällen ist die Erfolgsrate bei periradikulären Infiltrationen deutlich geringer. Bei fehlendem OP-Wunsch oder internistischen Kontraindikationen bei diesen oft sehr alten Patienten können Hilfsmittel wie leichte Lumbalorthesen oder Rollatoren verordnet werden. Ansonsten ist eine operative Therapie indiziert. Dabei wird üblicherweise mikrochirurgisch der Spinalkanal durch Abtragen des verdickten Ligamentum flavum und der medialen Facettengelenksanteile erweitert. Bei Fehlstellungen oder ausgeprägten Instabilitäten ist eine Spondylodese (Abb. 34.5c) indiziert. Vereinzelt werden interspinöse Implantate eingesetzt, um eine schmerzhafte Extension des Bewegungssegmentes zu verhindern.

34.5 Isthmisch-dysplastische Spondylolisthesis

34.5.1 Ätiologie und Pathologie

Fast immer ist das Segment LWK 5/SWK 1 betroffen, nur selten LWK 4/5. Vermutlich entsteht die dysplastische Spondylolisthesis durch eine anlagebedingte Fehlentwicklung der lumbosakralen Gelenkkomplexe und des Sakrumdoms. Bei der isthmischen Spondylolisthesis wird eine traumatische Genese im Sinne eines Ermüdungsbruchs im Bereich der Pars interartikularis (Spondylolyse) postuliert. Bestimmte Sportarten

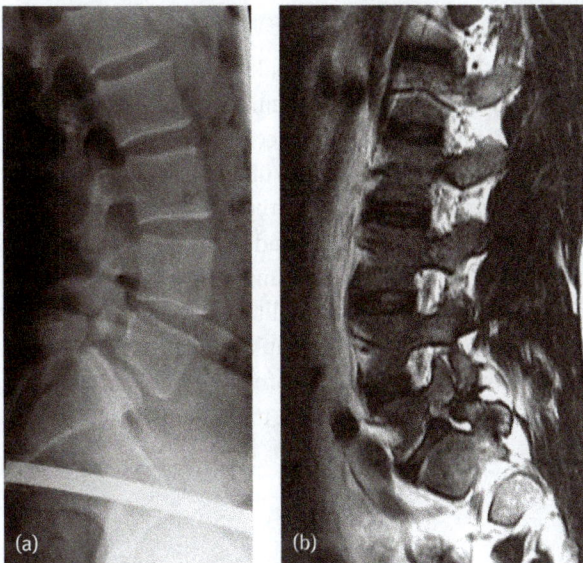

(a)

(b)

Abb. 34.6: Seitliches Röntgenbild (a) und sagittales MRT (b) zeigen die Spondylolyse der Pars interartikularis des LWK 5. Die Bandscheibendegeneration hat zu einer Listhesis Grad 1 geführt. Die Nervenwurzel L 5 wird im Foramen LWK 5/SWK 1 komprimiert.

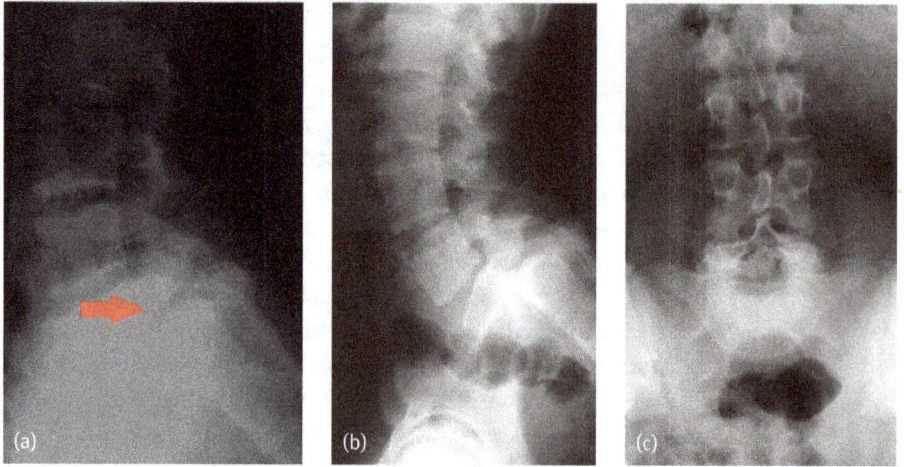

Abb. 34.7: Progress einer dysplastischen Spondylolisthesis von Grad 3 im 12. Lebensjahr (a) zur Spondyloptose im 14. Lebensjahr (b) mit Zunahme des lumbosakralen Kyphosewinkels und Kaudasyndrom. Das ap-Bild (c) zeigt den 5. LWK als Aufsicht in Form eines auf dem Kopf stehenden Napoleonhutes.

wie Speerwurf, Turnen, Wasserspringen oder Volleyball sind besonders häufig betroffen. Unter der Bandscheibendegeneration mit Höhenverlust kommt es zu einem Wirbelgleiten (Abb. 34.6). Bei dysplastischen Formen kommt es dagegen bereits oft in der Kindheit zu Symptomen und einem hochgradigen Wirbelgleiten (Abb. 34.7).

34.5.2 Diagnostik

Bei der klinischen Untersuchung kann bereits eine lumbosakrale Kyphose, die durch eine Hyperlordose der LWS, Kippung des Beckens und Beugung der Knie kompensiert wird, beobachtet werden. Einige Patienten sind mit gestreckten Beinen nicht stehfähig. Die Röntgenaufnahmen im Stehen geben Aufschluss über die Fehlstellung und den Gleitprozess. Die Einteilung der Verschiebung der Wirbelkörper gegeneinander erfolgt nach Meyerding (siehe Literatur): Grad 1: < 25 %, Grad 2: 25–50 %, Grad 3: 50–75 %, Grad 4: 75–100 %. Ergänzt wurde Grad 5 als Bezeichnung für die Spondyloptose. Eine Spondylolyse kann gut in Schrägaufnahmen dargestellt werden. Sichtbar ist die klassische „Hund mit Halsband"-Figur. Computertomographisch kann die knöcherne Pathologie sicher dargestellt werden, so dass Schrägaufnahmen überflüssig sind (Abb. 34.8). Das MRT zeigt die Bandscheibendegeneration und Stenosen im Bereich von Spinalkanal und Foramen.

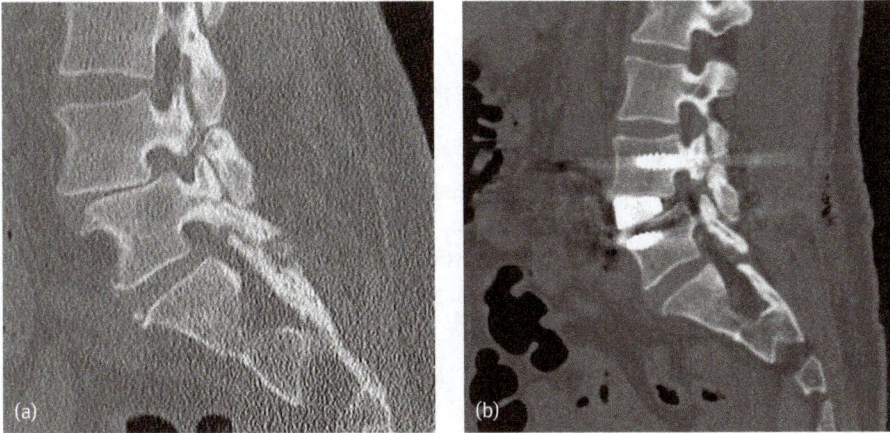

Abb. 34.8: Die CT-Bilder zeigen eine Spondylolyse L 4 mit isthmischer Spondylolisthesis in Höhe LWK 4/5 und degenerativ bedingt aufgebrauchter Zwischenwirbelraumhöhe (a). Postoperativ (b) sind Höhe des Zwischenwirbelraumes und Lordose durch einen Titan-Cage und ein Pedikelschrauben-Stab-System (Fixateur interne) wiederhergestellt.

34.5.3 Behandlung

Isthmische Spondylolisthesen können bei fehlenden neurologischen Symptomen und intakter Balance der Wirbelsäule konservativ mit Schmerztherapie und Krankengymnastik behandelt werden. Gerade bei dysplastischen Listhesen bestehen aber häufig eine dekompensierte Fehlstellung und neurologische Ausfälle bei engem Spinalkanal. Abhängig von Bandscheibenhöhe, Alter und Konfiguration des Sakrums können auch prognostische Einschätzungen über einen Progress getroffen werden. Bei diesen Patienten erfolgt eine Korrekturspondylodese. Ziel ist dabei die Dekompression, die Reposition und die Fusion. Dabei ist für die Balance eine Korrektur der Kyphose weit wichtiger als ein Reponieren des Wirbelgleitens selbst. Das Repositionsergebnis wird durch Schrauben-Stab-Implantate ruhiggestellt, bis eine knöcherne Durchbauung erzielt wird. Diese Eingriffe sind aufwändig und komplikationsträchtig. Je schwerer die präoperative Fehlstellung ausgeprägt ist, um so höher ist das Risiko, z. B. einen Nervenwurzelausfall L 5 zu verursachen.

34.6 Zervikaler Bandscheibenvorfall, Zervikale Spinalkanalstenose

34.6.1 Epidemiologie

Zervikalsyndrome sind häufige Krankheitsbilder. Die Punktprävalenz liegt bei etwa 30 %. Etwa 60 % der Bevölkerung gibt an, im letzten Jahr unter einem Zervikalsyndrom gelitten zu haben. Bandscheibenvorfälle treten im gesamten Erwachsenenalter auf. Stenosen nehmen nach dem 40. Lebensjahr kontinuierlich zu.

34.6.2 Ätiologie und Pathologie

Häufigste Ursache sind degenerative Veränderungen. Dabei kommt es entweder akut zu einem Bandscheibenvorfall (*soft disc*) oder chronisch zu knöchernen Umbauprozessen, einer Spondylose mit osteophytären Anbauten im Bereich der Wirbelkörperhinterkante oder der Unkoforaminalgelenke (*hard disc*). Je nach Lokalisation der Pathologie werden Nervenwurzeln, das Myelon oder beides komprimiert. Vorwiegend sind die Etagen HWK 5/6 und HWK 6/7 gefolgt von HWK 4/5 betroffen. Bei einem sagittalen Durchmesser des Spinalkanals unter 8 mm liegt eine Spinalkanalstenose vor.

34.6.3 Klinische Symptomatik

Bei der *Radikulopathie* bestehen akute oder chronische Zervikobrachialgien. Oft wird eine elektrisierende Charakteristik der Ausstrahlung in das betroffene Dermatom angegeben, und es bestehen sensible Defizite. Paresen und Reflexausfälle der Kennmuskulatur sind häufig. Es werden Schonhaltungen eingenommen, die Rotation zur betroffenen Seite und die Extension sind eingeschränkt. Der Begriff *Myelopathie* charakterisiert eine Funktionsstörung des Rückenmarks. Es können einerseits tiefer liegende Muskelgruppen und Dermatome im Bereich der Arme betroffen sein sowie andererseits die Beine und vegetative Funktionen. Es kommt zur spinalen Ataxie mit beidseits spastisch gesteigertem Muskeltonus und Reflexniveau der unteren Extremitäten. Pyramidenbahnzeichen können beidseits vorliegen. Liegt eine hochgradige Spinalkanalstenose vor, ist das Risiko einer akuten Myelonschädigung bei einem HWS-Trauma deutlich erhöht.

34.6.4 Diagnostik

Klinisch werden entsprechend Kap. 15 Kennmuskeln, Sensibilität und Reflexe untersucht. Eine spinale Ataxie fällt leicht in den Blindgangprüfungen auf. Der Bewegungsumfang der HWS wird untersucht. Provokationstests, wie der Spurling-Test, haben eine hohe Spezifität für eine vorliegende Radikulopathie. Dabei ist die HWS extendiert zur betroffenen Seite rotiert. Durch axialen Druck kann der Untersucher radikuläre Schmerzen provozieren. Zur differentialdiagnostischen Abgrenzung ist eine Untersuchung der Schulter erforderlich. Elektrophysiologische Diagnostik (EMG, ENG, Evozierte Potentiale) können sowohl zur Abgrenzung gegenüber peripheren Nervenkompressionssyndromen als auch zum Nachweis einer subklinischen Myelopathie hilfreich sein. Die radiologische Diagnostik besteht aus einem MRT mit sagittaler und axialer Schichtführung, was Bandscheibenvorfälle und die Lagebeziehung zu Myelon und Nervenwurzeln am besten darstellen kann. MRT-Schrägaufnahmen können foraminale Stenosen dokumentieren. CT-Aufnahmen können knöcherne Strukturen weit besser darstellen, sind aber nur bei speziellen Fragestellungen erforderlich.

34.6.5 Behandlung

Meist ist eine konservative Therapie ausreichend. Dabei kommen Schmerztherapie, physikalische Therapie und Krankengymnastik zur Anwendung. Eine Ruhigstellung durch eine Orthese ist nicht sinnvoll. Radikulopathien können zudem durch Infiltrationen z. B. periradikuläre Therapie behandelt werden. Manualtherapie sollte im Bereich der HWS immer vorsichtig durchgeführt werden, da es ansonsten zu lebensbedrohlichen therapiebedingten Dissektionen der A. vertebralis kommen kann. Bei erfolgloser Therapie, erheblichen neurologischen Defiziten oder einer ausgeprägten Myelonkompression besteht eine OP-Indikation. Hierbei kommen allein dekomprimierende oder zusätzlich stabilisierende Verfahren zum Einsatz. Ein lateral des Myelons lokalisierter Bandscheibenvorfall kann über eine dorsale Foraminotomie mikrochirurgisch oder endoskopisch entfernt werden. Mediale Bandscheibenvorfälle werden von ventral operiert. Dabei erfolgt eine komplette Diskektomie mit nachfolgender Stabilisierung durch eine Bandscheibenprothese oder Fusion (Abb. 34.9)

Bei längerstreckigen Spinalkanalstenosen kann mit ähnlichem Ergebnis entweder von ventral dekomprimiert und fusioniert (Abb. 34.9) oder von dorsal operiert werden. Hier erfolgt die Erweiterung des Spinalkanals über eine Erweiterungslaminoplastik oder über Laminektomien, die auch durch eine Spondylodese ergänzt werden können.

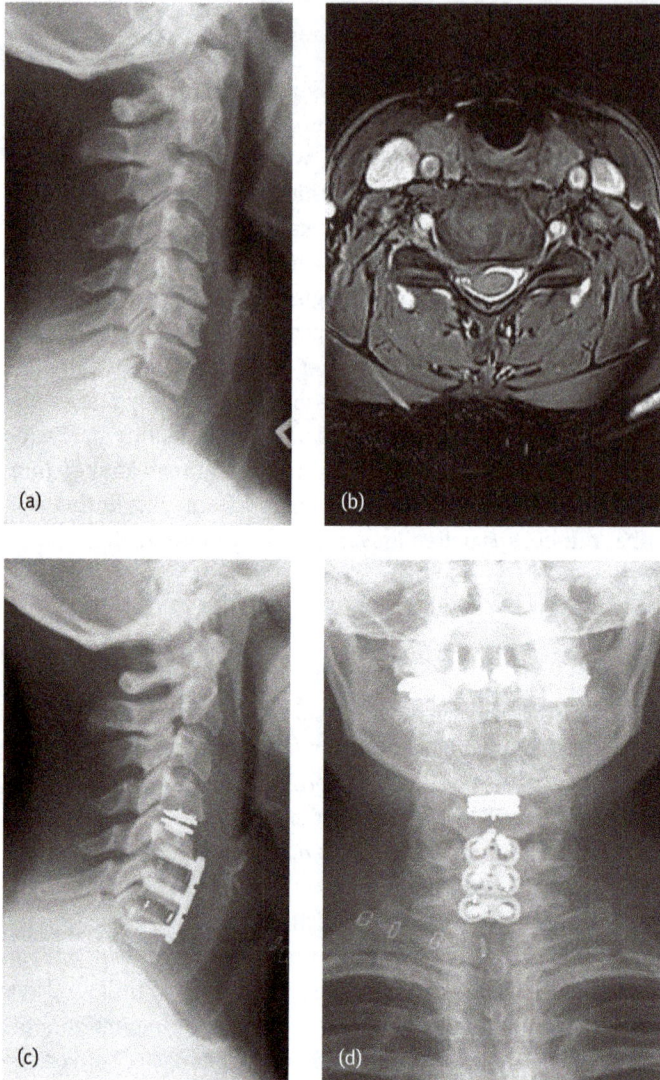

Abb. 34.9: Das Röntgenbild (a) zeigt eine Spondylose mit knöcherner Spinalkanalstenose in den Etagen HWK 5–7. Das MRT (b) zeigt zudem einen weichen Bandscheibenvorfall in der Etage HWK 4/5 rechts ohne Arthrose der Facettengelenke. Die operative Versorgung (c+d) erfolgt durch eine Fusion mit intervertebralem Cage und Titanplatte in den Etagen mit fortgeschrittener Degeneration und durch eine Bandscheibenprothese in der gering degenerierten Etage.

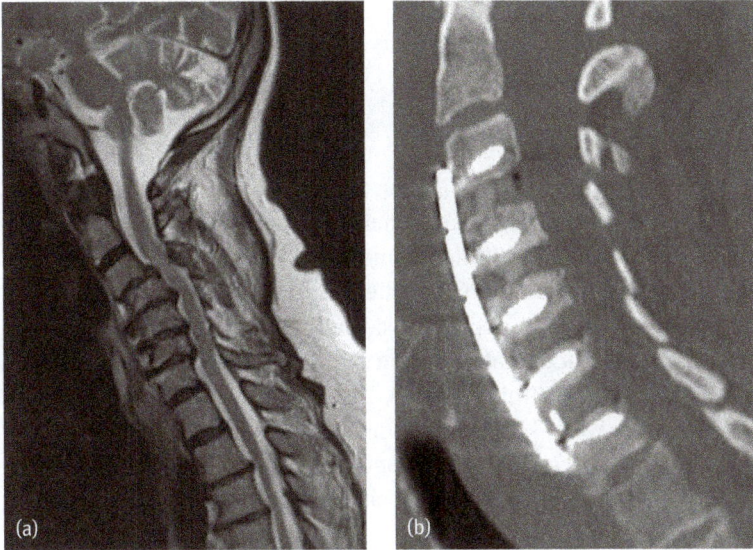

Abb. 34.10: Das sagittale MRT (a) zeigt eine hochgradige Spinalkanalstenose mit einer Myelonkompression in den Etagen HWK 3–7, die über ventrale Diskektomien dekomprimiert wird. Kyphotische Fehlstellung und Wirbelgleiten werden durch intervertebrale Cages und ein Titanplattensystem (b) korrigiert und stabilisiert.

35 Spinale Tumoren

Sascha Mann

35.1 Epidemiologie, Einteilung

Spinale Tumoren lassen sich in solche des Spinalkanals selber und solche der Wirbelsäule einteilen, welche sekundär in den Spinalkanal einwachsen und zur Kompression nervaler Strukturen führen können. Bei Letzteren handelt es sich meist um Metastasen von Primärtumoren anderer Lokalisation (besonders häufig: Lunge, Mamma, Prostata, Niere, Schilddrüse), während primäre Tumoren der Wirbelsäule ausgesprochen selten sind (Verhältnis etwa 9:1). Die Inzidenz der intradural gelegenen Tumoren ist niedrig (etwa 2–3 Neuerkrankungen/100.000 Einwohner/Jahr). Von allen ZNS Tumoren befinden sich etwa 15 % im Spinalkanal. Das Verhältnis zwischen spinal und kranial beträgt 1:4. Im Gegensatz zu den kranialen Tumoren sind die spinalen Tumoren meistens benigne (gutartig).

55 % der Tumoren befinden sich extradural-intraspinal, 40 % intradural-extramedullär und in 5 % intradural-intramedullär. Typische MRT-Befunde sind in Abb. 35.1 dargestellt.

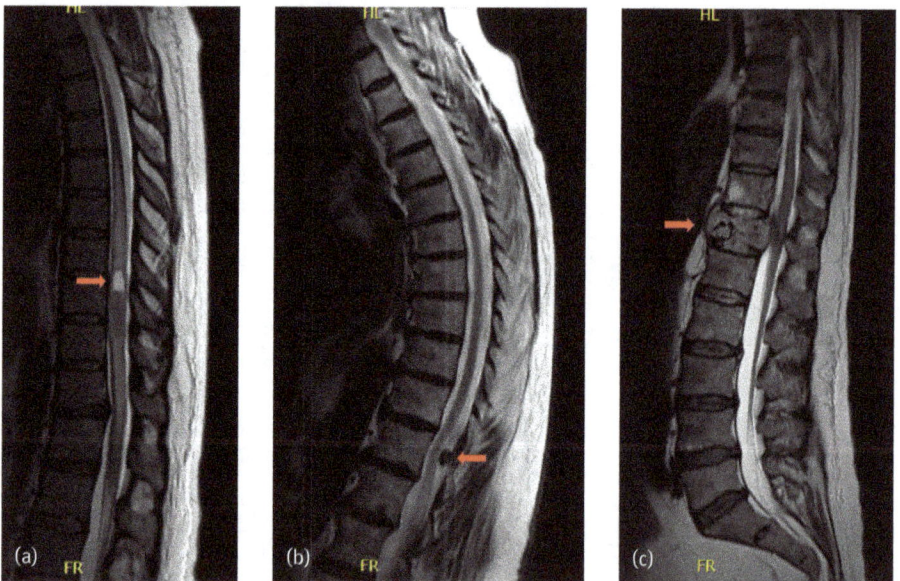

Abb. 35.1: Beispielhafte Darstellung der verschiedenen Lokalisationen spinaler Tumoren im T 2-gewichteten MRT: (a) intramedulläres Ependymom des Thorakalmarks (b) dorsal dem Myelon aufsitzendes intradurales, extramedulläres Meningeom (c) extradurale Wirbelkörpermetastase eines Nierenzell-CA.

https://doi.org/10.1515/9783110611304-035

Histologisch handelt es sich bei den extramedullären, intraduralen Tumoren meistens um Neurinome und Meningeome, andere Tumoren sind selten. Bei den intramedullären Tumoren handelt es sich zu jeweils etwa 45 % um Ependymome und astrozytäre Tumoren.

Die intraduralen-intramedullären Tumor können noch in zentrale umschriebene Tumoren und in diffuse asymmetrische Tumoren unterteilt werden. Letztere sind typischerweise maligne Gliome. Diese Unterteilung ist für die weitere Therapieplanung und die Abschätzung des zu erwartenden postoperativen Defizits sehr entscheidend.

35.2 Diagnostik

Generell gilt die (dünn geschichtete) *MRT-Untersuchung* (ohne und mit Kontrastmittel) bei den intraspinalen Tumoren als diagnostischer Goldstandard. Nur in der MRT-Untersuchung kann mit hoher räumlicher Auflösung die genaue Lage der Raumforderung in Bezug zur Dura und zum Myelon dargestellt werden.

Bei Tumoren mit Beteiligung der knöchernen Strukturen ist zusätzlich eine Computertomographie, ggf. mit 3-D-Rekonstruktion zur Einschätzung der Wirbelkörperstabilität und zum Ausschluss/Nachweis von Frakturen, erforderlich. In seltenen Fällen, in denen eine MRT-Untersuchung kontraindiziert oder nicht verfügbar ist, sollte eine Myelographie mit post-Myelo-CT erfolgen.

Zur genauen Höhenlokalisation in Vorbereitung einer Operation ist es ebenfalls sinnvoll, entweder eine MR-Wirbelsäulen-Übersichtsaufnahme zur korrekten Höhenlokalisation oder Nativ-Röntgenaufnahmen der Wirbelsäule anzufertigen.

Auf weitere diagnostische Verfahren wie elektophysiologische Untersuchungen, Lumbalpunktionen oder digitale Subtraktionsangiographien kann in der Regel verzichtet werden. Eine Ausnahme bildet der Verdacht auf eine Meningeosis carcinomatosa. Hier ist der Tumorzellnachweis im Liquor für die weitere Therapieplanung zwingend erforderlich. Lumbalpunktionen können ebenfalls indiziert sein, wenn die Differentialdiagnose entzündlicher Erkrankungen im Raum steht.

35.3 Klinische Symptomatik

Die Art der klinischen Symptome des Patienten ist einerseits von der Lagebeziehung des Tumors zu den Strukturen des Rückenmarks und den Nervenwurzeln, andererseits von der Höhenlokalisation des Tumors abhängig.

Ab welcher Größenausdehnung sich diese Symptome manifestieren, hängt unter anderem von der Wachstumsgeschwindigkeit des Tumors ab. So können sehr langsam wachsende Tumoren einen Großteil des Spinalkanales ausfüllen, ohne zu klinisch manifesten Symptomen zu führen. Zu den typischen Symptomen gehören lokale und radikuläre Schmerzen, fokale sensible und motorische Defizite, Blasen-

und Mastdarmstörungen bis hin zu kompletten Querschnittssyndromen ab der betroffenen Höhe.

In der Regel können zwei verschiedene Verlaufsformen beobachtet werden: Zum einen ein chronischer Verlauf, bei dem häufig Schmerzen das erste Symptom sind. Im Laufe von Monaten bis hin zu Jahren folgen dann langsam zunehmende neurologische Ausfälle. Typischerweise ist diese Verlaufsform bei histologisch benignen Tumoren zu beobachten.

Beim akuten Verlauf kommt es innerhalb von Tagen und Wochen nach initialen Symptomen zu einer raschen klinischen Verschlechterung. Insbesondere bei Metastasen, die die Wirbelsäule knöchern destruieren, kann es im Rahmen einer pathologischen Fraktur zu einem sehr rasch einsetzenden Querschnittssyndrom (innerhalb von Stunden) kommen.

Anhand der Art und Ausbreitung der Symptome kann häufig schon eine ungefähre Höhenlokalisation der Raumforderung erfolgen, was für die gezielte weitere Diagnostik von Vorteil ist.

35.4 Untersuchung des Patienten

Die Erhebung der Vorgeschichte ist von besonderer Bedeutung. Man achte insbesondere auf Vorerkrankungen (Malignome) und die zeitliche Entwicklung der Beschwerden.

> Patienten mit einer deutlichen Zunahme der klinischen Symptomatik innerhalb der letzten Tage/ Stunden sind im Sinne eines spinalen Notfalls rasch der weiteren Diagnostik zuzuführen.

Neben der obligatorischen und umfassenden körperlichen Untersuchung müssen durch die neurologische Untersuchung Ausmaß und Höhe der neurologischen Ausfälle festgestellt werden, um die weitere Diagnostik höhenbezogen durchführen zu können. Der *neurologische Status* umfasst
- orientierende Untersuchung der Hirnnerven
- Lokalbefund an der Wirbelsäule (umschriebener Druck- oder Klopfschmerz)
- quantitative Prüfung der motorischen Funktionen (getrennt für jede Nervenwurzel)
- Prüfung aller sensiblen Qualitäten (seitengetrennt)
- Kennreflexe der oberen und unteren Extremitäten
- Prüfung auf Spastik und pathologische Reflexe
- Prüfung der Blasen-Mastdarm-Funktion
    - Palpation der Blase
    - Auskultation des Darms (Ileuszeichen?)
    - Prüfung des Cremaster- und Analreflexes
    - Prüfung des Analsphinktertonus

Um ein Fortschreiten einer eventuellen Querschnittssymptomatik rasch erkennen zu können, hat es sich bewährt, die Befunde schriftlich auf einem speziellen Überwachungsbogen festzuhalten und zu kontrollieren.

35.5 Behandlung der einzelnen Tumortypen

35.5.1 Extradurale Tumoren

Extradurale spinale Tumoren stellen mit 45 % die häufigste Entität dar. 90 % dieser Tumoren sind Metastasen. Insgesamt kommt es bei etwa 10 % aller Patienten mit systemischem Krebsleiden im Verlauf der Erkrankung zu einer spinalen Metastasierung. Metastasen sind meist in der Brustwirbelsäule und am lumbosakralen Übergang lokalisiert.

Prinzipiell stehen bei spinalen Metastasen drei Behandlungsmöglichkeiten alleine oder in Kombination zur Verfügung: Strahlentherapie, Chemotherapie und Operation.

Aufgrund der unterschiedlichen Morphologie der Tumoren, dem Ausmaß der knöchernen Destruktion, dem Allgemeinzustand des Patienten und nicht zuletzt der unterschiedlichen Prognose des jeweiligen zugrundeliegenden Krebsleidens ist eine Therapie nur individuell möglich (Entscheidung im interdisziplinären Tumorboard).

Zusätzlich wird anhand von Scoring-Systemen versucht, die Operationsindikation, den Zeitpunkt der Operation und das Operationsausmaß zu vereinheitlichen. Ein hierzu vielbenutztes Scoring-System ist das nach Tokuhashi (Tab. 35.1).

Aus der Summe der einzelnen Komponenten errechnet sich ein Gesamtscore, anhand dessen Operationsziel und operative Strategie festgelegt werden können (Tab. 35.2).

Anders verhält es sich mit Patienten, die an einer akuten inkompletten oder kompletten Querschnittslähmung im Rahmen ihrer spinalen Metastasierung erkranken; hier ist in der Regel eine sofortige Operation und ggfs. Stabilisierung der Wirbelsäule als Notfalloperation notwendig.

Tab. 35.1: Klassifikation spinaler Wirbelkörpermetastasen nach Tomita, Weiterentwicklung durch Tokuhashi.

Punkte	Prognostische Faktoren		
	Wachstum des Primärtumors	**Viszerale Metastasen**	**Knochenmetastasen**
1	langsam	keine	singulär oder isoliert
2	moderat	behandelbar	multipel
4	schnell	nicht behandelbar	---

Tab. 35.2: Prognostischer Score (aus Tab. 35.1 errechnet) mit chirurgischen Handlungsoptionen.

Prognostischer Score	Behandlungsziel	Operative Strategie
2–3	Lokale Langzeitkontrolle	Ausgedehnte oder die Tumorgrenzen erreichende Exzision
4–5	Mittelfristige lokale Kontrolle	Die Tumorgrenzen erreichende oder intraläsionale Exzision
6–7	Lokale Kurzzeitkontrolle	Palliative Chirurgie
8–10	Beste Pflege	Supportive Maßnahmen

Für die Gesamtprognose der Patienten ist die Behandelbarkeit des Primärtumors entscheidend. In der Regel ist die Prognose aber sehr schlecht, und die durchschnittliche Überlebenszeit beträgt je nach Primärtumor nur 6 bis 12 Monate.

35.5.2 Intradurale extramedulläre Tumoren

Intradurale extramedulläre Tumoren bilden mit 40 % aller spinaler Tumoren die zweithäufigste Tumorgruppe der spinalen Tumoren. Am häufigsten findet man Nervenscheidentumoren (45 %) und Meningeome (40 %). Seltener sind Filum terminale Ependymome (10 %). Die restlichen Tumoren machen insgesamt nur 5 % der intraduralen extramedullären Tumoren aus (Metastasen, Lipome, Hämangioperizytome, Dermoide, Epidermoide).

Nervenscheidentumoren (Schwannome und Neurofibrome)

Nervenscheidentumoren sind die häufigsten ZNS-Tumoren der Wirbelsäule und befinden sich zu 90 % intradural-extramedullär, 10–20 % sind kombiniert intra- und extradural (Sanduhrneurinome). Schwannome sind in der Regel gutartig, entstehen aus neoplastischen Schwann-Zellen und wachsen scharf abgegrenzt und abgekapselt am Rand der Nerven ohne ihn einzuhüllen.

Im Gegensatz dazu bestehen Neurofibrome aus proliferierten Schwann-Zellen und Fibroplasten. Sie infiltrieren die Nervenwurzeln und treiben diese im Rahmen des Wachstums auf. Typischerweise sind sie im hinteren Spinalwurzelanteil lokalisiert und treten bei Neurofibromatose auch multipel auf.

Etwa 3 % der Neurofibrome können entarten und werden dann Neurofibrosarkome genannt.

Die bevorzugte Lokalisation ist zervikal und lumbal; betroffen sind Patienten zwischen dem 30. und 50. Lebensjahr; Männer und Frauen sind gleich häufig. Die Symptome entwickeln sich über einen langen Zeitraum, beginnen fast immer mit lokalen Wurzelreiz- oder Ausfallserscheinungen, eine Querschnittssymptomatik tritt erst sehr spät auf.

Therapie der Wahl ist bei solitären Tumoren die komplette chirurgische Resektion. Diese erfolgt meist über eine Laminotomie/Laminektomie von dorsal. Bei Neurofibromatosis mit multiplen Läsionen sollte lediglich die symptomatische Raumforderung entfernt werden.

In der Regel haben diese Patienten ein exzellentes Outcome mit einer kompletten Resektionsrate von > 90 %. In > 90 % erholen sich auch die vorbestehenden Symptome. Nur in < 1 % der Fälle kommt es perioperativ zu einer neurologischen Verschlechterung.

Meningeome

Spinale Meningeome sind langsam wachsende Tumoren mit breitbasigem Ansatz an der Dura. In über 90 % der Fälle findet sich kein infiltratives Wachstum und damit intraoperativ eine gute chirurgische Grenze. 80 % der Meningeome finden sich thorakal, Frauen sind viermal häufiger betroffen als Männer. Die bevorzugte Altersgruppe ist 40–70 Jahre.

Ähnlich wie die Nervenscheidentumoren sind auch die Meningeome in der Regel langsam wachsende, gutartige Tumoren. So finden sich auch bei spinalen Meningeomen schon über mehrere Monate milde Symptome vor der Diagnosestellung. Im späten Stadium bei großen Meningeomen können auch Paresen und Myelopathien auftreten.

Die operative Entfernung des Tumors ist die Therapie der ersten Wahl. In mehr als 90 % der Fälle ist eine komplette Resektion möglich. Postoperative Verschlechterungen des neurologischen Status finden sich bei ca. 5 % der Fälle, insbesondere bei verkalkten Meningeomen, da hier häufig eine stärkere Manipulation am Myelon erfolgt.

Die Strahlentherapie erfolgt ggf. bei subtotaler Resektion von Rezidiven oder Inoperabilität des Patienten.

Ependymome des Filum Terminale

Ependymome des Filum Terminale sind im Gegensatz zu den zervikalen und thorakalen Ependymomen intradural und extramedullär gelegen. Sie machen ca. 40 % der spinalen Ependymome aus und sind histologisch meistens myxopapilläre WHO I-Tumoren. Bei Kindern findet sich ein eher aggressiverer Krankheitsverlauf mit einer höheren lokalen Rezidivrate und spinaler Aussaat.

Die Tumoren wachsen langsam und bleiben lange asymptomatisch. Erste Symptome sind lokale Rückenschmerzen oder radikuläre Schmerzen mit teilweiser Ausstrahlung in beide Beine. Späte Symptome wie sensomotorische Dysfunktion und Blasendysfunktion treten bei Tumoren auf, die nahezu den gesamten Querschnitt des Spinalkanals ausfüllen.

35.5.3 Intramedulläre Tumoren

In etwa 15 % der spinalen Tumoren im Erwachsenenalter sind intramedullär lokalisiert. Davon sind 45 % der Fälle Ependymome, 40 % Astrozytome und 5 % Hämangioblastome. Seltener kommen Metastasen von Mamma- und Bronchial- Karzinomen und Lipome vor.

Ependymome

Das Ependymom ist der häufigste intramedulläre Tumor bei Erwachsenen. Frauen sind etwas häufiger betroffen als Männer, der Altersgipfel liegt zwischen dem 40. und 50. Lebensjahr, Frauen sind etwas häufiger betroffen. Der Tumor geht von den Ependymzellen des Zentralkanals aus; bevorzugte Lokalisation sind Hals- und Brustmark. Die Tumoren sind gut umschrieben, neigen zur Zystenbildung (Syringomyelie) und Einblutungen.

Die Symptome sind anfangs eher unspezifisch und aufgrund ihres langsamen Wachstums kommt es erst im fortgeschrittenen Stadium zu neurologischen Symptomen. Typisch sind unspezifische diffuse Schmerzen, dissoziierte Sensibilitätsstörungen, Gangstörungen bis hin zu spastischen Paraparesen. Im Rahmen einer Einblutung kann es auch zu akuten Transversalsyndromen kommen.

Das wesentliche Behandlungsziel der zumeist benignen und gut abgegrenzten Ependymome ist die möglichst komplette Tumorresektion (Abb. 35.2). Geeignet sind wie bei auch den übrigen intramedullären Tumoren fast immer dorsale Zugänge (Laminektomie/Laminotomie).

Eine nur subtotale Entfernung mit nachfolgender Bestrahlung ist langfristig der primären kompletten Exstirpation unterlegen.

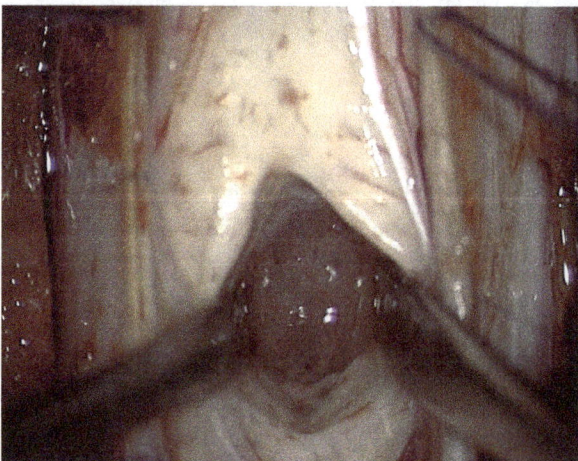

Abb. 35.2: OP-Situs eines intramedullären Tumors (hier: Ependymom).

Bei kompletter Entfernung ist die Prognose günstig. Bei 5–10 % der Patienten kommt es aber innerhalb von 5 Jahren zum Rezidiv.

Astrozytome

40 % der intramedullären Tumoren sind Astrozytome. Man findet sie ohne Geschlechtsbevorzugung in allen Altersgruppen, bevorzugt aber bis zur 3. Lebensdekade. Das mittlere Alter bei Diagnosestellung ist 21 Jahre. Im Kindesalter ist das Astrozytom der häufigste intramedulläre spinale Tumor.

Die Symptome dieser intramedullären Tumoren ähneln denen der Ependymome.

Auch bei den intramedullären Astrozytomen wird eine möglichst komplette Resektion des Tumors angestrebt, was bei infiltrativem oder lateralisiertem Wachstum nicht immer zu erreichen ist. Radikalität und operatives Risiko sind intraoperativ abzuwägen, hilfreich für die Entscheidung ist das intraoperative Monitoring mittels evozierter Potentiale.

Die Prognose ist wesentlich abhängig von der histologischen Gradeinteilung. Gutartige Tumoren können nach vollständiger Entfernung ohne zusätzliche Strahlentherapie geheilt werden. Höhergradige Astrozytome haben grundsätzlich eine ungünstige Prognose.

Hämangioblastome

Etwa 5 % der intramedullären Tumoren sind Hämangioblastome. Sie kommen in jeder Altersgruppe bei gleicher Geschlechtsverteilung vor.

Es handelt sich um benigne Gefäßtumoren, die meist dem Myelon dorsal oder dorsolateral aufsitzen. 2/3 der Hämangioblastome führen zu einer zusätzlichen Syrinxbildung.

Bei 1/3 der Patienten ist das Hämangioblastom mit einem Von-Hippel-Lindau Syndrom assoziiert.

Die Symptomatik ähnelt der anderer intramedullärer Tumoren, Blutungen in den Tumor können aber zu einer akuten neurologischen Symptomatik führen.

Die Therapie der Wahl ist die Totalexstirpation des Tumors.

36 Spinales Trauma/Querschnittslähmung

Hans-Joachim Wojak

36.1 Einführung

Akute Rückenmarksschädigungen sind in der Neurochirurgie häufig und können verschiedene Ursachen haben. Die häufigsten Krankheitsbilder des neurochirurgischen Fachgebietes, die zu einer *Rückenmarksschädigung* führen, sind:
– Verletzungen des Rückenmarks im Rahmen einer Wirbelsäulenverletzung
– Tumoren der Wirbelsäule, des Rückenmarks und seiner Anhangsgebilde
– Entzündungen im Bereich des Spinalkanals wie Spondylodiszitis und epiduraler Abszess
– Bandscheibenvorfälle
– spontane Blutungen im Spinalkanal oder im Rückenmark selbst
  Aus dem neurologischen Fachgebiet kommen noch
– andere Rückenmarksschäden
– Multiple Sklerose
– systemische Autoimmunerkrankungen
– spinale Ischämie
– Myelitis
als Ursachen in Betracht.

Spinale Tumoren, Entzündungen des Spinalkanals, Bandscheibenvorfälle und spontane spinale Blutungen werden als Krankheitsbilder an anderer Stelle dieses Buches abgehandelt. Im Rahmen des nachfolgenden Kapitels soll daher ausschließlich zum einen auf die Behandlung von Patienten mit spinalen Traumen eingegangen werden, außerdem auf die Besonderheiten von Patienten mit Querschnittslähmungen, wie sie bei allen Patienten mit derartigen Lähmungsbildern zu beachten sind.

36.2 Spinales Trauma

Ein spinales Trauma umfasst die Verletzung der knöchernen und/oder diskoligamentären Komponenten der Wirbelsäule und der neuralen Strukturen inklusive des Rückenmarks und der Spinalnerven.

Die Ausprägung der Schädigung und der damit einhergehenden neurologischen Ausfälle ist variabel und kann reversibel oder irreversibel sein. Die maximale Beeinträchtigung der neuralen Strukturen äußert sich klinisch als komplette Querschnittslähmung und betrifft motorische, sensible und autonome Funktionen. Für die Prognose sind die genaue neurologische Untersuchung, die richtige Klassifikation und die bestmögliche Therapie (ab dem Zeitpunkt des Auftretens) entscheidend.

https://doi.org/10.1515/9783110611304-036

Die Häufigkeit spinaler Traumen ist wesentlich vom Verkehrs- und Entwicklungsstand eines Landes abhängig. Weltweit betrug die Häufigkeit spinaler Traumen in den 1990er Jahren zwischen 10 und 85 Neuerkrankungen/1 Mio. Einwohner/ Jahr. Die Inzidenz spinaler Traumen bei Polytraumatisierten beträgt etwa 7,5 % (Traumaregister der Deutschen Gesellschaft für Unfallchirurgie). Etwa 5 % aller Patienten mit Schädelhirntrauma haben eine begleitende Halswirbelsäulenverletzung. Männer sind deutlich häufiger betroffen als Frauen; Hauptursachen akuter Rückenmarksverletzungen sind Stürze, Verkehrs- und Arbeitsunfälle, Suizidversuche sowie Sport- und Badeunfälle. Das Verhältnis von Para- zu Tetraparesen beträgt etwa 2:1.

36.2.1 Pathogenese

Verletzungen der Wirbelsäule und des Rückenmarks können durch direkte oder indirekte Gewalteinwirkung verursacht werden. Direkte Verletzungen lassen sich analog zum Schädelhirntrauma in offene (in Friedenszeiten sehr selten) und gedeckte Verletzungen einteilen. Indirekte Gewalteinwirkung (vertikale Kompression, Flexion, Extension, Rotation, Distraktion oder eine Kombination verschiedener Mechanismen) führen zu typischen Verletzungsfolgen an der knöchernen Wirbelsäule oder ihrer diskoligamentären Verbindungen. Etwa 10 % aller Wirbelsäulentraumen führen auch zu neurologischen Ausfällen. Im Rahmen dieses Kapitels soll auf die einzelnen Verletzungsfolgen nicht eingegangen werden. Wesentlich für die Behandlung der akuten Wirbelsäulen- und Rückenmarksverletzung sind die neurologischen Ausfälle, ihre Folgen und Komplikationen, sowie die Frage, ob es sich um eine stabile oder operativ versorgungspflichtige, instabile Wirbelsäulenverletzung handelt.

Klinisch werden drei Schweregrade der Rückenmarksverletzung unterschieden:
- Die Rückenmarkserschütterung oder *Commotio spinalis* beinhaltet eine vorübergehende Funktionsstörung des Rückenmarks, welche weder im Augenblick der Verletzung noch im späteren Verlauf zu morphologisch nachweisbaren Veränderungen am Rückenmark führt. Die durch das Trauma verursachten Funktionsstörungen sind vorübergehender Natur und bilden sich im Allgemeinen rasch zurück.
- Die *spinale Kontusion*, welche immer zu einer lokalen – auch morphologisch fassbaren – Rückenmarksschädigung führt. Sie hat immer neurologische Ausfallserscheinungen zur Folge, die in unterschiedlichem Ausmaß rückbildungsfähig sind.
- Die *Rückenmarkszerreißung* als schwerste Form des spinalen Traumas führt immer zu bleibenden neurologischen Ausfällen.

36.2.2 Erstversorgung und -untersuchung

Der erste Kontakt mit Patienten, die ein spinales Trauma erlitten haben, erfolgt für einen Neurochirurgen meist im Schockraum des Krankenhauses. Um hier als Berufsanfänger die richtigen Entscheidungen zu treffen, gilt als erstes, sich auf die relevanten Aspekte zu konzentrieren, um strukturiert und zügig die weiteren diagnostischen und therapeutischen Schritte einzuleiten.

Die *Übergabe* des Notarztes ist von großer Bedeutung, da diese wichtige Informationen zum Unfallmechanismus und -hergang enthält. Auch die neurologische Situation beim Auffinden des Patienten sollte unbedingt erfragt werden.

Falls nicht schon im Rahmen der Erstversorgung erfolgt, ist zur Vermeidung (iatrogener) Sekundärverletzungen vor jeder Manipulation oder Umlagerung des Patienten eine Zervikalorthese (sogenanntes *Stiff-Neck*) anzulegen.

> Bei einem Patienten mit Verdacht auf ein spinales Trauma ist bis zum Beweis des Gegenteils eine instabile Fraktur der Wirbelsäule anzunehmen und eine Ruhigstellung der HWS Pflicht. Muss eine Umlagerung des Patienten erfolgen, ist auf eine streng achsengerechte Lagerung mit genügend Helfern zu achten.

Die neurologische Untersuchung des Patienten erfolgt *nach* Sicherung der Vitalparameter entsprechend dem *ABCDE-Schema*:

– **A**irway (Atemweg)
– **B**reathing (Beatmung)
– **C**irculation (Kreislauf)
– **D**isability (Neurologisches Defizit)
– **E**xposure/Environment (Exposition)

> Die initiale neurologische Untersuchung bei Erstkontakt eines Patienten mit spinalem Trauma ist akribisch durchzuführen und sorgfältig zu dokumentieren, da vom Ergebnis dieser Untersuchung Therapieentscheidungen bzw. die Behandlungsstrategie abhängen.

Diese umfasst bei wachen Patienten neben dem Hirnnervenstatus die Überprüfung der Sensorik (Hypästhesie, Schmerzen), der Motorik (Benennung einer Tetra- oder Paraplegie/-parese), den Reflexstatus (Muskeleigenreflexe und pathologische Reflexe) und die Blasen- und Mastdarmfunktion (Sphinkterreflex). Einzelheiten zur neurologischen Untersuchung finden sich in Kap. 15.

Die Ergebnisse sind genau zu dokumentieren (inklusive der Kraftgrade der untersuchten Kennmuskeln), um eine Verschlechterung des Befundes objektivieren zu können. Zur Dokumentation eignet sich zum Beispiel der American Spine Injury Association-Score (*ASIA-Score, http://asia-spinalinjury.org/wp-content/uploads/2016/02/International_Stds_Diagram_Worksheet.pdf*).

Es empfiehlt sich, ein identifiziertes „sensibles Niveau" (= letztes intaktes Dermatom ohne Hypästhesie) und die Uhrzeit der Erhebung mit einem Stift direkt auf dem Patienten zu markieren, um Änderungen über die Zeit für mitbehandelnde Kollegen einfacher zu machen.

Wichtige Syndrome einer traumatischen (Hals-)Markläsion sind:

- *Central-Cord-Syndrom*: Klinisch führend ist eine motorische Schwäche und dissoziierte Sensibilitätsstörung der oberen Extremitäten mit spastischer Lähmung der unteren Extremitäten häufig nach einem Hyperextensionstrauma und vermehrt bei älteren Menschen.
- *Brown-Séquard-Syndrom*: Die Schädigung einer Myelonhälfte führt zu einer ipsilateralen spastischen (Hemi-) Parese/Paralyse unterhalb der Läsion und einer ipsilateralen Einschränkung der epikritischen- und kontralateralen Einschränkung der protopathischen Sensibilität (Schmerz- und Temperaturempfinden).
- *Vorderes Rückenmarksyndrom*: Die Schädigung des anterioren Myelons (meist 2/3) führt zum Ausfall der Motorik mit konsekutiver schlaffer Paraparese der Arme und meist einer erst schlaffen, später einer spastischen Paraparese der Beine. Die protopathische Sensibilität ist gestört, die epikritische Sensibilität intakt (intakte Hinterstränge).
- *Hinterstrangsyndrom*: Selten traumatisch bedingte Schädigung der Hinterstränge mit folglichem Verlust der epikritischen Sensibilität und klinischer Ataxie bei Verlust des Lageempfindens der Extremitäten.
- *Konussyndrom*: Eine Läsion des Conus medullaris führt zur Blasen- und Mastdarmstörung, Reithosenanästhesie und ggfs. einer verminderten Muskelkraft.
- *Caudasyndrom*: Neben der Blasen- und Mastdarmstörung liegen eine Reithosenanästhesie und eine schlaffe Lähmung der beteiligten Muskulatur vor.

Neben der Höhe der Lähmung lässt sich der Schweregrad der Verletzung unter funktionellen Gesichtspunkten nach dem in Tab. 36.1 genannten Schema nach Frankel in 5 verschiedene Grade einteilen. Eine ebenfalls gebräuchliche Skala zur Klassifikation

Tab. 36.1: Klassifikation der traumatischen Querschnittslähmung (nach Frankel et al., 1969).

Grad	Klinischer Befund
A	Komplette Verletzung. keine motorische oder sensible Funktion unterhalb der Verletzungshöhe
B	Keine Motorik, erhaltene Sensibilität bis in die sakralen Segmente
C	Keine Gebrauchsmotorik bei vorhandener motorischer Aktivität unterhalb der Läsionsstelle
D	Vorhandene Restmotorik erlaubt den Gebrauch der Extremität mit oder ohne Unterstützung
E	Normale Motorik und Sensibilität; pathologische Reflexe oder Tonusänderungen können bestehen

Tab. 36.2: Klassifikation der traumatischen Querschnittslähmung nach der American Spinal Injury Association (ASIA, nach Stover et al., 1992).

Grad	Klinischer Befund
A	Komplette Verletzung. keine motorische oder sensible Funktion unterhalb der Verletzungshöhe
B	Inkomplett: Keine Motorik, erhaltene Sensibilität bis in die sakralen Segmente
C	Inkomplett: motorische Funktion unterhalb der Verletzungsstelle; die Mehrzahl der Kennmuskeln haben einen Kraftgrad < 3 nach Janda
D	Inkomplett: motorische Funktion unterhalb der Verletzungsstelle; die Mehrzahl der Kennmuskeln haben einen Kraftgrad > 3 nach Janda
E	Normale Motorik und Sensibilität

von Rückenmarksverletzungen ist der ASIA impairment Score, der in Tab. 36.2 wiedergegeben ist.

36.2.3 Bildgebende Diagnostik

Knöcherne Verletzungen werden mittels 3-D-Dünnschicht CT (Abb. 36.1a) diagnostiziert (bei Bewusstlosen als „Polytraumaspirale"), Läsionen der Weichteile (Myelon, Bänder) mittels MRT (Abb. 36.1b). Letzteres ist insbesondere indiziert, wenn neurologische Ausfälle *ohne* knöcherne Verletzung vorliegen.

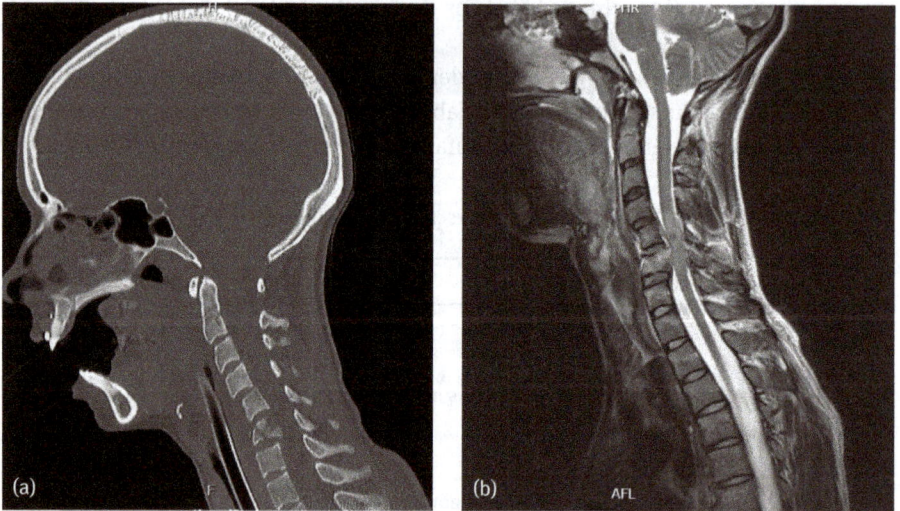

Abb. 36.1: (a) Trümmerfraktur des 6. Halswirbelkörpers im sagittalen CT. Klar erkennbar sind die verschiedenen Frakturlinien sowie die Fehlstellung der Halswirbelsäule. (b) Darstellung der Fraktur im T2-gewichteten MRT

36.2.4 Einteilung der knöchernen Verletzungen

Zu Einzelheiten wird auf die weiterführenden Fachbücher verwiesen. Man unterscheidet
- Frakturen bzw. Luxationen der oberen Halswirbelsäule (Okziput bis HWK 2),
- Verletzungen der unteren/subaxialen HWS (HWK 3–HWK 7)
- Verletzungen der thorako-lumbalen Wirbelsäule.
  Wichtige Einteilungen der Frakturtypen der oberen Halswirbelsäule sind die
- Atlasfrakturen (Einteilung nach Jefferson, Abb. 36.2)
- Densfrakturen (Einteilung nach Anderson und D´Alonzo, Abb. 36.3)
  - Typ 1: Fraktur der Densspitze
  - Typ 2: Fraktur der Densmitte oder -basis
  - Typ 3: Fraktur des Denskorpus
- Hanged-Man-Fraktur des 2. HWK (Einteilung nach Effendi, Abb. 36.4).

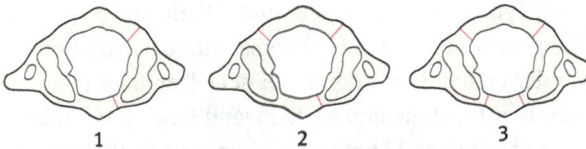

Abb. 36.2: Jefferson-Fraktur: 1:2-Fragment-Fraktur, 2:3 Fragment-Fraktur, 3:4-Fragment-Fraktur (aus Pschyrembel Klinisches Wörterbuch. De Gruyter, 2017).

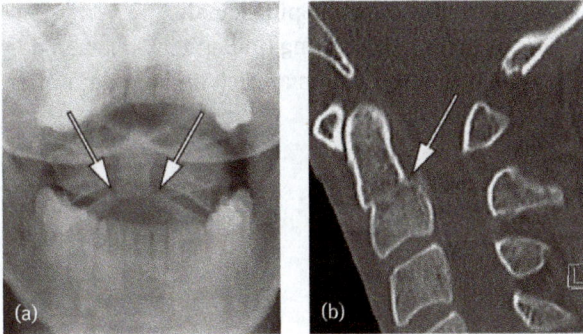

Abb. 36.3: Dens-axis-Fraktur: Anderson Typ II; 1: Dens-Zielaufnahme (a. p., transoral); 2: CT (dreidimensionale Reformation, sagittal) (aus Pschyrembel Klinisches Wörterbuch. De Gruyter, 2017).

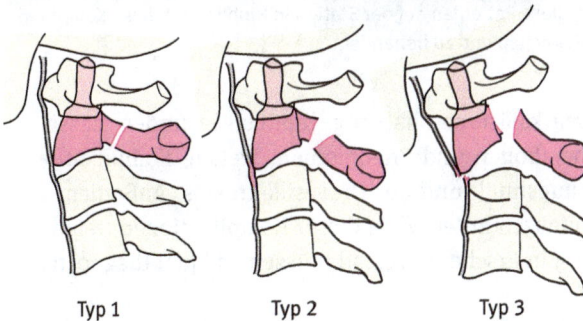

Abb. 36.4: Hanged-Man-Fraktur: Effendi-Klassifikation: Typ 1: nicht disloziert; Typ 2: Diastase im Axisbogen, Winkel zwischen C II und C III > 10°, Typ 3: Abstand C II/C III > 3,5 mm (immer instabil) (aus Pschyrembel Klinisches Wörterbuch. De Gruyter, 2017).

Die Frakturen der übrigen Wirbelsäulenabschnitte werden anhand der AO-Klassifikation eingeteilt (http://www.spinesurgery.de/images/dokumente/flyer/aos_brochA5_KF_ClassSystems.pdf). Diese unterscheidet nach Art des Verletzungsmechanismus Kompressions- (Typ A), Distraktions- (Typ B) und Translationsverletzungen (Typ C). Verletzungsschwere, Instabilität und Häufigkeit neurologischer Defizite nehmen von A nach C, sowie innerhalb der Untergruppen (z. B. A1 – Deckplatteneinbruch bis A4 – kompletter Berstungsbruch) zu.

36.2.5 Operative Versorgung

Ziele der operativen Versorgung sind:
- Beseitigung der Rückenmarkkompression
- Korrektur etwaiger Fehlstellungen
- Stabilisierung der Wirbelsäule mit dem Ziel der frühen Mobilisation.

OP-Indikationen: Serienfrakturen, Typ A Frakturen ≥ 3, B- und C-Verletzungen gelten als instabil und werden zumeist operativ versorgt. Besteht ein neurologisches Defizit, geht eine Versorgung innerhalb der ersten 8 Stunden nach dem Trauma mit einem deutlich verbesserten neurologischen Ergebnis einher. Dringend bzw. notfallmäßig zu versorgen sind Patienten mit progredienten Lähmungsbildern sowie Patienten mit einem neurologischen Defizit bei nachgewiesener Rückenmarkskompression durch Blutungen, Fehlstellungen oder Frakturfragmenten im Spinalkanal.

Bezüglich der Einzelheiten der operativen Versorgung (in Betracht kommen dorsale, ventrale oder kombinierte Verfahren) informiere man sich anhand der weiterführenden Literatur.

36.2.6 Vermeidung und Behandlung von Organkomplikationen bei Querschnittslähmung

Die häufigsten Todesursachen von Patienten mit Querschnittslähmungen sind Komplikationen anderer Organsysteme. Daher sind diese Patienten auf der Station in Hinblick auf diese Komplikationen engmaschig klinisch zu überwachen und zu behandeln.

Patienten mit akuten Rückenmarksläsionen haben gegenüber Gesunden massiv erhöhtes Risiko an u. a. Lungenembolien und Pneumonien. Weitere Komplikationen drohen von Seiten des Gastrointestinal- und des Urovesikaltraktes. Außerdem sind die Patienten erheblich dekubitusgefährdet. Viele dieser Komplikationen treten erst später während der Behandlung in Erscheinung und müssen adäquat diagnostiziert und behandelt werden.

Kardiovaskuläre Komplikationen

Kardiovaskuläre und respiratorische Störungen finden sich erst bei Läsionen oberhalb etwa des 7. Brustwirbelkörpers. Da sich diese Patienten praktisch immer auf der Intensivstation befinden, soll in diesem Rahmen nicht näher hierauf eingegangen werden.

Pulmonale Komplikationen

Bei akuten Rückenmarksschädigungen sollte die periphere O_2-Sättigung nicht unter 95 % sinken.

Zeichen der Ateminsuffizienz werden bei Lähmungen größerer Anteile der Interkostalmuskeln gefunden. Die vollständige gleichzeitige Lähmung von Zwischenrippenmuskeln und Zwerchfell wird durch Schädigungen oberhalb C 4 hervorgerufen. Lähmungen zwischen C 5 und Th 1 führen zu einem kompletten Ausfall der Interkostalmuskeln bei erhaltener Zwerchfelltätigkeit. Die zuvor genannten Patienten gehören zur Behandlung auf eine Intensivstation.

Tiefere Läsionen führen je nach Schädigungshöhe zu unterschiedlicher Lähmung der Zwischenrippenmuskulatur. Durch die Lähmung kommt es zur Herabsetzung des Atemzugvolumens und zur Einschränkung des Hustenstoßes, letztlich zur Sekretretention und zur Pneumonie. Wichtig zur Vermeidung dieser Komplikationen sind:
- 2-stündlicher Lagerungswechsel rund um die Uhr
- Atemtherapie (bei akuten Läsionen mindestens zweimal am Tag)
- Gabe von Sekretolytika
- Vermeidung eines Subileus zur Verbesserung der Zwerchfellbeweglichkeit
- tägliche Auskultation
- bakteriologische Untersuchung von Sputum oder Trachealsekret im Verdachtsfall.

Gastrointestinale Komplikationen

Gastrointestinale Komplikationen betreffen eine Neigung zum Subileus und zu Stressulzera. Ersterer muss bereits früh entsprechend behandelt werden (tägliche Auskultation der Darmgeräusche, frühzeitige Gabe von Laxantien, Verabreichung nicht blähender Kost). Die medikamentöse Ulkusprophylaxe ist stets indiziert.

Thrombembolische Komplikationen

Die Häufigkeit tiefer Beinvenenthrombosen und thrombembolischer Komplikationen ist hoch (bis zu 40 %). Strategien zur Vermeidung sind:
- medikamentöse Prophylaxe (niedermolekulares Heparin)
- aggressive Physiotherapie

- regelmäßiges Durchbewegen der Beine
- Kompressionsstrümpfe

Urovesikale Komplikationen

Infektionen der ableitenden Harnwege werden in bis zu 70 % aller Patienten mit akuten Rückenmarksläsionen beobachtet. In der Frühphase besteht eine areflektorische Überlaufblase, später eine autonome Reflexblase. Wichtige Maßnahmen zur Vermeidung eines Harnwegsinfektes sind:

- Vermeidung transuretraler Dauerkatheter (besser: intermittierendes Katheterisieren mit Urinportionen um max. 500 ml, alternativ suprapubische Ableitung)
- Monitoring der Urinausscheidung
- bakteriologische Urinuntersuchung (2-mal/Woche).

Dekubitalulzera

Dekubitalgeschwüre können sich bei Querschnittgelähmten bereits in der Frühphase der Verletzung entwickeln. Wichtige Maßnahmen zur Vermeidung sind

- 2-stündlicher Lagerungswechsel
- tägliche Kontrolle der gefährdeten Körperstellen (Hinterhaupt, Steiß, Fersen)

37 Spinale Blutungen

Sascha Mann

37.1 Epidemiologie, Allgemeines

Spontane spinale Hämatome sind sehr selten. Es handelt sich dabei um eine Blutansammlung innerhalb des Spinalkanales, diese kann epidural, subdural oder intramedullär lokalisiert sein.

Die erste Erwähnung fanden sie 1682. 1869 beschrieb Jackson erstmals diese Erkrankung klinisch. Bis in die 1990er Jahre wurden insgesamt nur ca. 300 Fälle beschrieben. Seitdem hat die Anzahl der nachgewiesenen spinalen Hämatome allerdings deutlich zugenommen. Hauptverantwortlich dafür sind zum einen die besseren diagnostischen Möglichkeiten (MRT). Inwieweit aber auch die zunehmende Behandlung mit Antikoagulantien ebenfalls die Inzidenz beeinflusst, ist aktuell noch unklar.

Drei Viertel der spinalen Hämatome sind epidural gelegen, ein Viertel kommen im subduralem und subarachnoidalem Raum vor.

Durch die Kompression des Myelons oder der Cauda equina treten häufig schwere neurologische Defizite auf. Entsprechend ist eine rasche Diagnosestellung und das Einleiten der Therapie wegen der eingeschränkten Regenerationsfähigkeit der neutralen Strukturen entscheidend für das spätere Outcome.

37.2 Einteilung – Ätiologie und Pathogenese

Bei spontanen spinalen Hämatomen ist die genaue Ursache der Blutung häufig unklar. Bekannt sind allerdings zahlreiche Triggerfaktoren, die eine Blutung auslösen oder zumindest begünstigen können.

Triggerfaktoren spontaner, spinaler Hämatome
- Trauma
- Koagulopathie
- vaskuläre Malformationen
- Lumbalpunktion in Kombination mit spinaler Anästhesie
- Tumoreinblutung
- dissezierendes Aortenaneurysma
- Schwangerschaft
- immunmediierte Vaskulitis
- Pertussis
- Bagatelltrauma
- arterielle Hypertonie
- Alkoholabusus

https://doi.org/10.1515/9783110611304-037

In etwa 30 % der Fälle findet sich weder eine Ursache noch sind Triggerfaktoren nachweisbar. In diesen Fällen spricht man von einer idiopathischen Blutung. Zählt man zu diesen Patienten noch diejenigen hinzu, die nach minimalen Traumen (z. B. Bagatelltrauma, Husten, Pressen beim Stuhlgang) eine spinale Blutung erleiden, so erhöht sich der Prozentsatz dieser Patientengruppe auf ca. 45 %.

Ca. 17 % der Patienten steht zum Zeitpunkt der Blutung unter einer antikoagulativen Therapie. Weitere 5 % leiden an einer angeborenen bzw. erworbenen Gerinnungsstörung. Die drittgrößte Gruppe mit ca. 10 % bilden Patienten, die in Folge einer rupturierten, spinalen vaskulären Malformation bluten. Die restlichen Blutungen entstehen posttraumatisch.

Zwischen dem 15. und 20. Lebensjahr und zwischen dem 45. und 75. Lebensjahr muss mit einem erhöhten Vorkommen gerechnet werden, wobei das Verhältnis zwischen Frauen und Männern 2:1 beträgt.

Im Gegensatz zu den spontanen spinalen Blutungen unterscheiden wir noch die postinterventionellen spinalen Blutungen.

Diese können nach Operationen, Lumbalpunktionen, Spinal- und Periduralanästhesien und intraspinalen schmerztherapeutischen Eingriffen auftreten.

Die Inzidenz für revisionspflichtige postoperative Hämatome liegt je nach Land und Klinik bei bis zu 7 %.

37.3 Lokalisation

In 75 % der Fälle handelt es sich um epidurale, in 15 % um subarachnoidale und in 4 % um subdurale Hämatome. Die verbleibenden 6 % sind entweder intramedullär lokalisiert oder es handelt sich um kombinierte Hämatome.

Bis zum 15. Lebensjahr sind die Blutungen vorwiegend in der Halswirbelsäule oder in der oberen Brustwirbelsäule lokalisiert. Im Erwachsenenalter ist dann vor allem der Übergang von der Brustwirbelsäule zur Lendenwirbelsäule betroffen. Im hohem Lebensalte verteilen sich die Blutungen dann in etwa gleicher Häufigkeit zwischen der Halswirbelsäule und dem Übergang von Brust- zur Lendenwirbelsäule.

37.4 Klinische Symptomatik

Als Leitsymptom (88 %) gilt der akut bzw. subakut einsetzende Rückenschmerz, verbunden mit einer begleitenden, rasch progredienten neurologischen Ausfallssymptomatik. Die neurologischen Symptome können rasch oder auch schleichend einsetzen und sind abhängig von der Lokalisation der Blutung (komplette/inkomplette Querschnittssymptomatik unterhalb der Hämatomlokalisation).

In unter 10 % der Fälle entwickeln die Patienten primär eine zerebrale Symptomatik wie Kopfschmerzen, Übelkeit, Erbrechen, Vigalanzminderung oder epileptische Anfälle. In diesen Fällen handelt es sich nahezu immer um eine subarachnoidale Blutung mit zusätzlichem intrakraniellem Blutungsanteil.

37.5 Diagnostik

Die Magnetresonanztomographie (T 1-, T 2-, und Hämosequenzen in transversaler und sagittaler Schnittführung; mit KM, falls Verdacht auf spinale Malformation oder Tumor) ist die Untersuchung der Wahl. Zusätzlich zum Blutungsnachweis kann hier das Blutungskompartiment, die Kompression des Myelons und die kraniokaudale Ausdehnung der Blutung eingeschätzt werden (Abb. 37.1). Im CT ist der Blutungsnachweis

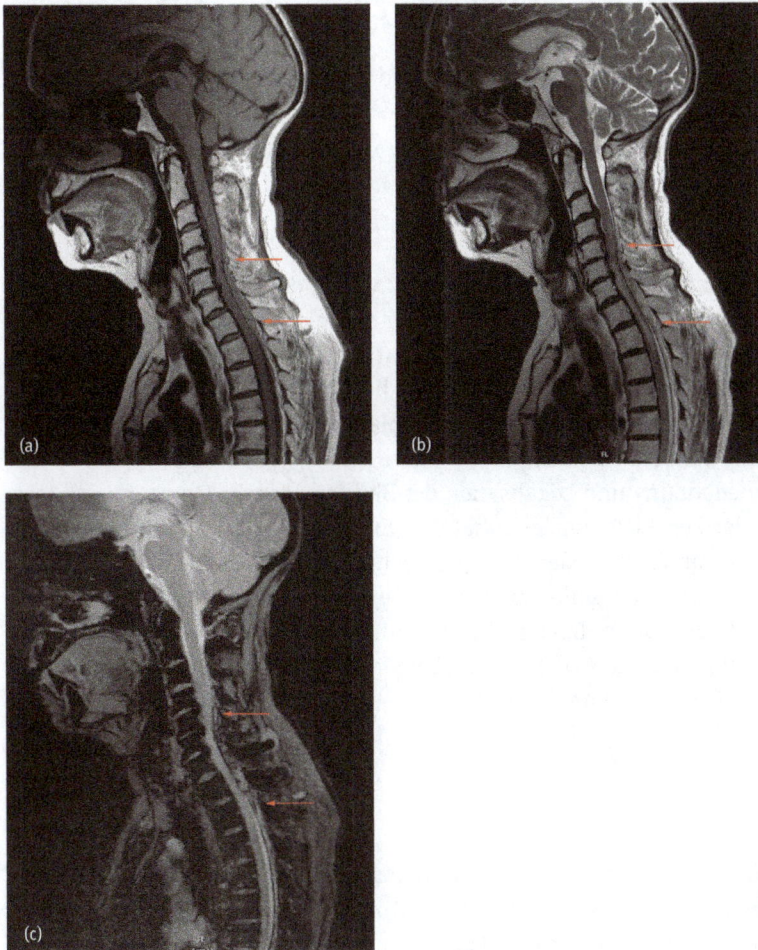

Abb. 37.1: Spontanes epidurales Hämatom von HWK 5 bis BWK 2 reichend (Pfeile). Nachweis des Hämatoms im (a) T 1-, (b) T 2-, und (c) T 2-hemo- gewichteten MRT in sagittaler Schnittführung. In der transversalen T 1-Wichtung.

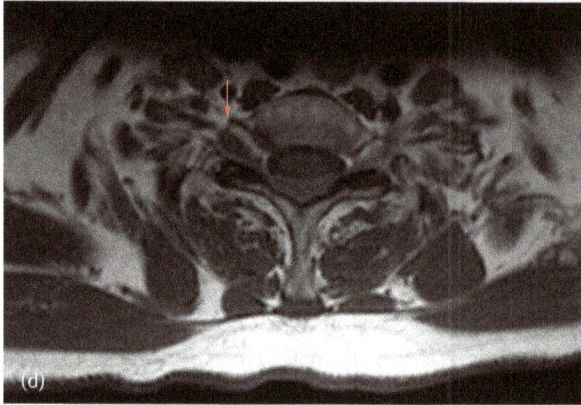

Abb. 37.1: (Fortsetzung) In der transversalen T 1-Wichtung (d) erkennt man deutlich die typische Doppelkontur, verursacht durch die Dura mater spinalis (Pfeil).

ebenfalls rasch möglich, allerdings können hier diese wichtigen Zusatzinformationen nicht gewonnen werden.

37.6 Therapie

Der Großteil der intraspinalen Hämatome muss wegen der neurologischen Ausfälle operiert werden. Abhängig von der Schwere der neurologischen Ausfallssymptomatik, deren Progredienz und der Gerinnungssituation erfolgt eine notfallmäßige oder frühelektive Operation. Eine Ausnahme bilden die diffusen intramedullären Blutungen, bei denen auch bei inkompletter oder kompletter Querschnittssymptomatik eine Operation wenig aussichtsreich ist.

Je nach Ausdehnung und Lokalisation der Blutung wird die Operationsstrategie angepasst. In der Regel ist zum Zeitpunkt der Operation die Blutung koaguliert und muss mechanisch entfernt werden. Dies geschieht in den meisten Fällen durch einen dorsalen Zugang. Möglichst sollte durch eine Operation die Stabilität der Wirbelsäule nicht beeinträchtigt werden. Entsprechend werden oft kleinere Zugänge (Hemilaminektomie) gewählt oder die entfernten Wirbelbögen werden nach der Operation der Blutung wieder eingesetzt (Laminoplastie).

37.7 Prognose

Vollständige Erholung ohne neurologisches Defizit kann bei etwa 40 % der Patienten erreicht werden, unabhängig vom Zeitintervall zwischen Symptom- und Therapiebeginn. Bei ca. 35 % der Patienten bleibt ein neurologisches Defizit bestehen mit einer Bandbreite von einer milden Parese bis hin zur Plegie einer Extremität. In 15 % der Fälle kann durch die Therapie keine Erholung der neurologischen Symptomatik erreicht werden. Etwa 5 % der Patienten versterben, meist als Folge sekundärer Komplikationen.

Entscheidend für das neurologische Outcome der Patienten ist der Zeitpunkt der Operation.

Bei Patienten, bei denen die Operation innerhalb von 12 Stunden nach Symptombeginn erfolgt, liegt die Rate mit vollständiger Erholung bei 66 % und die Rate mit einer inkompletten Erholung aber nur mildem postoperativem Defizit bei 20 %.

Demgegenüber steht eine vollständige Erholungstendenz bei Patienten die nach 12 h bis zu einer Woche operiert wurden lediglich bei 29 % und 16 % mit mildem Defizit bei inkompletter Erholung.

Bei spinalen Hämatomen handelt es sich fast immer um einen neurologischen Notfall, bei dem Diagnostik und operative Behandlung der Blutung so rasch wie möglich erfolgen müssen.

38 Spinale Gefäßfehlbildungen

Jürgen Piek

Gefäßfehlbildungen im Spinalkanal sind extrem seltene Erkrankungen. Sie betreffen verschiedene Abschnitte des spinalen Gefäßsystems und gehen mit Veränderungen der spinalen Hämodynamik einher. Man unterscheidet:
- Arteriovenöse Malformationen (AVM)
  - Intradurale AVM
  - Durale AV-Fistel
  - Extradurale AVM
- Kavernome des Rückenmarks

38.1 Arteriovenöse Malformation (AVM)

Analog zum Gehirn stellen auch die spinalen AVMs eine direkte, angeborene Kurzschlussverbindung zwischen Arterien und Venen ohne zwischengeschaltetes Kapillarbett dar. Ihre Inzidenz ist unklar. Bei duralen AV-Fisteln hingegen handelt es sich wahrscheinlich um erworbene Kurzschlussverbindungen.

Peri- und intramedulläre AVMs führen häufiger zu subarachnoidalen oder medullären Blutungen und sind meist bei jüngeren Patienten zu finden. Durale AV-Fisteln

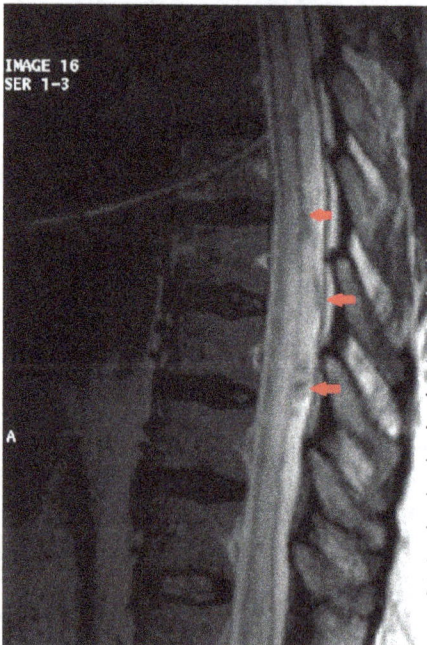

Abb. 38.1: T2-gewichtetes, sagittales MRT-Bild einer spinalen thorakalen AVM. Deutlich sind die geschlängelten, dem Rückenmark aufliegenden Gefäße der AVM zu erkennen (rote Pfeile).

https://doi.org/10.1515/9783110611304-038

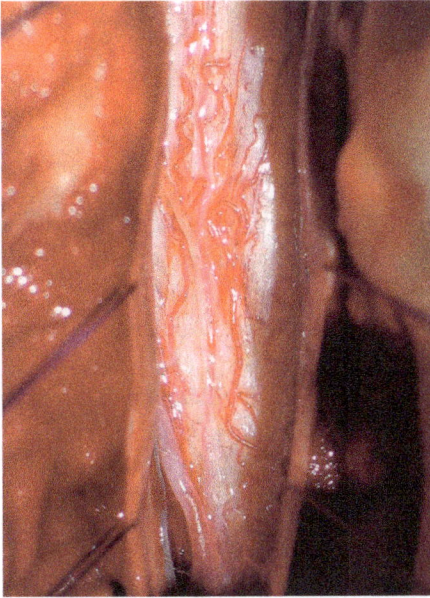

Abb. 38.2: Intraoperatives Bild des Falles aus Abb. 38.1.

hingegen finden sich oft bei älteren Patienten (fast immer jenseits des 40. Lebensjahres) und führen nie zu einer Subarachnoidalblutung.

Leitsymptome sind bei Blutungen durch eine AVM die plötzliche oder rasch zunehmende neurologische Verschlechterung im Sinne einer progredienten sensiblen oder motorischen Lähmung. Durale AV-Fisteln führen eher zu einer langsam progredienten neurologischen Symptomatik. Blasenstörungen werden häufiger als Mastdarmstörungen beobachtet.

Diagnostisch können pathologische Gefäße in etwa 80 % der Fälle im spinalen MRT gefunden werden. Die endgültige Sicherung der Diagnose geschieht durch die spinale Angiographie.

Die Behandlung ist zumeist interdisziplinär (interventionell-neuroradiologisch und operativ).

38.2 Spinales Kavernom

Spinale Kavernome unterscheiden sich hinsichtlich ihres Aufbaus nicht von denen zerebraler Kavernome, sind jedoch wesentlich seltener. Klinisch werden sie zumeist durch eine langsam progrediente – oft periodisch verlaufende – neurologische Verschlechterung der Patienten im Sinne eines sensomotorischen Transversalsyndroms auffällig. Das spinale MRT sichert die Diagnose analog zu den zerebralen Kavernomen. Die Behandlung besteht – falls vertretbar – in der chirurgischen Entfernung unter mikrochirurgischen Bedingungen.

39 Entzündliche Erkrankungen der Wirbelsäule

Sascha Mann

39.1 Definitionen und Klassifikation

Als „Spondylitis" wird die von den Grund- und Deckplatten ausgehende bakterielle Entzündung des Wirbelkörpers verstanden. Der Begriff „Diszitis" beschreibt die primär in der Bandscheibe entstehende Infektion, welche dann sekundär auf die Nachbarwirbelkörper übergreifen kann. Da die meisten Patienten die Klinik erst mit einer fortgeschrittenen Infektion aufsuchen, liegt bei ihnen zumeist eine Kombination beider Infektionen, eine „Spondylodiszitis", vor. Spondylodiszitiden können unbehandelt weiter jederzeit von dem betroffenen Wirbelsäulenabschnitt auf benachbarte Strukturen übergreifen und so zu weiteren extraspinalen Infektionen (Zervikalabszess, Pleuraempyem, Psoasabszess) führen. Auch ein Einbruch in den Spinalkanal kommt vor, man spricht dann von einem epiduralem Abszess oder auch einem epiduralem Empyem.

39.2 Ätiologie

Spondylodiszitiden entstehen entweder *exogen* durch direkte Einbringung von Keimen oder *endogen* über hämatogene (arteriell oder venös) Streuung eines anderen Infektionsherdes. In seltenen Fällen kann auch eine paravertebrale Entzündung auf die Wirbelkörper übergreifen. Die Entzündung beginnt normalerweise in den vorderen Abschnitten der Wirbelkörper. Häufig ist bei Klinikaufnahme der primäre Focus nicht mehr nachweisbar oder bekannt (gezielte Anamnese!). Immer hämatogen ist die tuberkulöse Spondylitis, die nach ihrer ersten ausführlichen Beschreibung durch Percivall Pott (1714–1788) auch als „Pott- Krankheit", ihre neurologische Komplikation als „Pott-Paraplegie" bezeichnet wird.

39.3 Erregerausbreitung und -spektrum

Die hämatogene Form ist die häufigste. Es handelt sich meist um Monoinfektionen mit einem Erreger. In Europa sind zu über 50 % verschiedene Staphylokokkenarten ursächlich gefolgt von gramnegativen Erregern wie Escherichia (E.) coli (11–25 %). Weltweit ist der häufigste Erreger Mycobacterium (M.) tuberculosis. Bei Patienten aus mediterranen Ländern oder dem mittleren Osten sollte die Brucellose in die Erregerdiagnostik mit einbezogen werden.

https://doi.org/10.1515/9783110611304-039

39.4 Inzidenz und Risikofaktoren

In der Literatur wird eine niedrige Inzidenz von 5–6 Neuerkrankungen/100.000 Einwohner/Jahr angegeben, in Deutschland lag sie 2015 nach Angaben des Statistischen Bundesamtes etwa doppelt so hoch, dies mit zunehmender Tendenz. Männer sind häufiger betroffen, ältere Patienten (> 65 Jahre) ebenfalls. Die Inzidenz einer Infektion nach Bandscheibenoperationen liegt ohne antibiotische Prophylaxe bei etwa 3,5 %, mit einer solchen in größeren Fallserien bei etwa 0,65 %.

39.5 Prädisponierende Faktoren

Bestimmte Patientengruppen erkranken deutlich häufiger an einer Spondylodiszitis. Es sind vor allem Erkrankungen, die mit einer geschwächten Immunabwehr einhergehen, die die Entstehung einer Spondylodiszitis begünstigen.

Prädisponierende Faktoren für eine spinale Infektion sind:
- Diabetes mellitus
- immunsuppressive Behandlung (Zytostatika, Kortikoide)
- i.v.-Drogen-Abusus
- Tumorleiden
- Nikotinabusus
- Niereninsuffizienz
- HIV- Erkrankung
- chronische Infektionen in der Vorgeschichte
- Patienten mit implantierten Kathetern (z. B. Port, Dialysekatheter)
- Patienten mit wirbelsäulennahen Injektionen in der Vorgeschichte

39.6 Klinische Symptomatik

Prinzipiell lassen sich eine chronische und eine akute Verlaufsform unterscheiden.
Der *chronische Verlauf* ist gekennzeichnet durch
- lange Vorgeschichte
- zunehmende lokale, bewegungs- und belastungsabhängige Schmerzen im betroffenen Wirbelsegment
- fehlende Zeichen der Allgemeininfektion
- niedrige bis normale Entzündungsparameter (BSG, Leukozyten, CRP, Procalcitonin)
- spätes Auftreten neurologischer Defizite
Der *akute Verlauf* ist gekennzeichnet durch
- kurze Vorgeschichte
- rasch zunehmende schwerste Schmerzen im betroffenen Wirbelsegment

- deutliche Zeichen der Allgemeininfektion (hochfieberhaftes Krankheitsbild, ggf. Sepsis)
- stark erhöhte Entzündungsparameter (BSG, Leukozyten, CRP, Procalcitonin)
- frühe und rasch zunehmende neurologische Defizite

39.7 Diagnostik

Die Diagnosestellung basiert auf radiologischen, klinischen, laborchemischen und mikrobiologischen Befunden. Häufig ist vor allem bei der chronischen Verlaufsform eine Verzögerung der Diagnose im ambulanten Bereich, so dass die Patienten oft schon mit deutlichen neurologischen Defiziten oder Wirbelsäulendeformitäten in der Klinik vorgestellt werden.

39.8 Anamnese und klinische Untersuchung

Bei der Anamnese ist insbesondere gezielt nach
- Risikofaktoren (siehe zuvor),
- Infektionen,
- vorangegangenen Operationen und Injektionen,
- schlecht heilenden oder infizierten Wunden,
  zu fragen (letztes halbes Jahr vor Klinikaufnahme).

Typische Befunde der klinischen Untersuchung sind:
- stärkste immobilisierende Rückenschmerzen (akute Form),
- Druck- und klopfschmerzhafte Wirbelsäule im betroffenen Segment,
- Stauchungsschmerz,
- Flankenschmerzen, Einschränkung der Hüftbeweglichkeit (bei begleitendem Psoasabszess),
- positive Nervendehnungszeichen,
- neurologische Ausfälle.

Letztere treten zu etwa 60 % auf und sind abhängig vom Ausmaß der Wirbelsäulendeformität, des eventuell begleitenden epiduralen Abszesses und der Höhenlokalisation. Sie reichen von allen Ausprägungen des akuten oder chronischen Transversalsyndroms bis hin zur kompletten Querschnittslähmung. Bei begleitender Meningitis findet man einen Meningismus, ggf. auch positive Zeichen nach Kernig und/oder Brudzinski.

39.8.1 Labordiagnostik

Folgende Laborparameter sollten bei Verdacht auf Spondylodiszitis bestimmt werden:
- Leukozytenzahl (unspezifisch, deutlich erhöht nur bei akutem Verlauf)
- Blutsenkungsgeschwindigkeit (BSG, unspezifisch, häufig erhöht)
- C-reaktives Protein (CRP, unspezifisch, aber fast immer erhöht, zur Verlaufskontrolle besonders geeignet)
- Procalcitonin (nur bei Sepsisverdacht bestimmen, sonst wenig aussagekräftig)

39.8.2 Radiologischer Nachweis

Goldstandard ist die MRT-Untersuchung, möglichst nativ und mit Kontratsmittel. Typische Zeichen einer Spondylodiszitis sind in Tab. 39.1 wiedergegeben.

Tab. 39.1: Typische MRT-Befunde bei spinalen Infektionen (Spondylodiszitis).

MRT-Sequenz	Radiologische Veränderungen
T2/STIR	Hyperintensität der Bandscheibe Hyperintensität der angrenzenden Wirbelkörper
T1	Hypointensität der Bandscheibe Hypointensität der angrenzenden Wirbelkörper
T1 mit KM	Randständige Kontrastmittelaufnahme der Bandscheibe und eventueller Abszesse
Unabhängig von der Gewichtung	Erosion der Endplatten Zeichen der paravertebralen/epiduralen Entzündung

Die Computertomographie ist indiziert bei Kontraindikationen zum MRT, zum Nachweis knöcherner Läsionen und zur OP-Planung sowie als Hilfsmittel für eine Feinnadelpunktion oder Platzierung einer Abszessdrainage.

39.8.3 Erregernachweis

Ein Erregernachweis sollte, wenn eben vertretbar, immer vor der Einleitung einer antibiotischen Behandlung versucht werden.

Geeignet sind serielle Blutkulturen (etwa 35 % positiver Ergebnisse), Nadelbiopsien der betroffenen Wirbelkörper (etwa 50 % positiver Ergebnisse) und Nadelbiopsien eventuell vorhandener paravertebraler Abszesse. Am sichersten gelingt der Nachweis des Erregers intraoperativ, wobei allerdings eine präoperative antibiotische Behandlung die Rate positiver Befunde deutlich senkt.

39.9 Therapie

Operative und konservative Behandlung müssen sinnvoll ineinander übergreifen, um für den Patienten das bestmögliche Ergebnis zu erzielen.

Die operative Therapie erfolgt

- *Notfallmäßig* bei akut aufgetretenen oder rasch progredienten neurologischen Defiziten und Nachweis einer morphologischen Ursache (Abszess, Empyem, Wirbeldestruktion mit Spinalkanaleinengung),
- *Dringend* bei leichteren, konstanten neurologischen Defiziten oder bei Wirbelkörperdeformität ohne neurologisches Defizit,
- *Elektiv* bei Versagen der konservativen Behandlung (in der eigenen Klinik auch bei abszedierenden Diszitiden, da hier nach unserer Erfahrung eine antibiotische Behandlung wenig erfolgversprechend ist),
- *Verzögert* bei Patienten mit Sepsis, die zunächst auf eine Intensivstation verlegt werden. Neben der üblichen Sepsisbehandlung wird dort umgehend mit einer kalkulierten und hochdosierten antibiotischen Behandlung nach dem Versuch der Erregersicherung begonnen. Operationen erfolgen zumeist nach Stabilisierung des Zustandes und Abklingen der Sepsiszeichen.

Ziele der operativen Behandlung sind:

- Gewinnung von Material für mikrobiologische Untersuchungen
- Keimreduktion durch Debridement mit Beseitigung des infektiösen Gewebes
- Dekompression der nervalen Strukturen zur Vermeidung/Behebung eines neurologischen Defizits
- Stellungskorrektur des betroffenen Wirbelsäulenabschnitts
- Stabilisierung der Wirbelsäule zur raschen Frühmobilisation

39.9.1 Konservative Therapie

Patienten, für die die zuvor genannten OP-Indikationen nicht zutreffen, werden konservativ durch initiale Bettruhe während der Schmerzphase, danach Mobilisierung im Korsett und antibiotische Therapie behandelt. Diese geschieht (nach obligatem Versuch der Erregersicherung) zunächst hochdosiert intravenös und ungezielt und richtet sich nach dem bekannten Erregerspektrum. Nach Vorliegen der mikrobiologischen Befunde wird die Behandlung angepasst. Die Dauer der antibiotischen Behandlung ist von Klinik zu Klinik von Wochen bis Monate unterschiedlich, da die Literatur keine eindeutigen Empfehlungen zulässt.

39.9.2 Operatives Vorgehen

Einzelheiten zum operativen Vorgehen sollen im Rahmen dieses Buches nicht erörtert werden, auf die weiterführende Literatur wird verwiesen. Epidurale Abszesse werden lokalisationsabhängig von ventral (Halswirbelsäule) oder dorsal (alle Abschnitte der Wirbelsäule) entleert und ggf. drainiert. Liegt eine Spondylodiszitis vor, kommen sowohl dorsale als auch ventrale Zugänge in Betracht. Das Prinzip der Operation (Abb. 39.1) besteht in dem Debridement des gesamten entzündeten Bandscheiben- und Wirbelmaterials und eventuell vorhandener epiduraler Abszesse, dem Auffüllen des Defektes durch Eigenknochen oder mit Eigenknochen gefüllter Cages und der Stabilisierung, welche von dorsal meist durch ein Pedikelschrauben-Stab-System (Fixateur interne) und von ventral durch ein Platten-Schraubensystem erreicht wird.

Eventuell vorhandene und operativ zu sanierende Ausgangsherde bei hämatogener Spondylodiszitis sollten zeitnahe oder im Rahmen der Wirbelsäulenversorgung behandelt werden (zum Beispiel: Zahnextraktion, Nebenhöhlensanierung, Entfernen infizierter Ports).

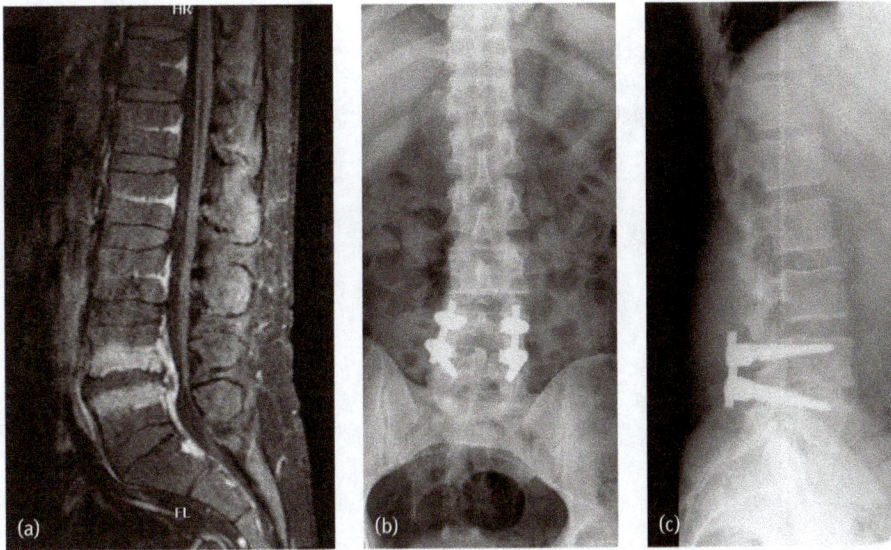

Abb. 39.1: Fallbeispiel der operativen Sanierung einer ausgedehnten Spondylodiszitis bei LWK 4/5 (a) Ausgangsbefund im MRT (T 1 FSE-Sequenz) (b, c) postoperatives Ergebnis nach Laminektomie, Einlage von Cages nach Ausräumen der Bandscheibe und Anfrischen der Wirbelkörperplatten und Stabilisierung über einen Fixateur interne.

39.9.3 Prognose

Die Klinikletalität wird abhängig vom Ausgangzustand der Patienten mit bis zu 17 % angegeben. Eine deutliche neurologische Erholung ist nach größeren Serien bei 50–80 % der Patienten zu erwarten. Patienten mit neurologischen Defiziten durch Kompression im Bereich der Brustwirbelsäule sowie Patienten mit hochgradigen Lähmungsbildern haben hierbei die schlechteste Prognose.

Teil VI: **WEITERE KRANKHEITSBILDER**

40 Periphere Neurochirurgie

Hans-Joachim Wojak

Die neurochirurgische Behandlung peripherer Nerven umfasst die Therapie von traumatischen Nervenläsionen, Nerventumoren und Engpasssyndromen.

40.1 Allgemeines

Die meisten peripheren Nerven führen Fasern aller Qualitäten (sensibel, motorisch und vegetativ) und sind daher als gemischte Nerven zu bezeichnen. Den Hauptanteil des Querschnitts eines peripheren Nervs stellen nicht die Axone, sondern das umgebende Bindegewebe dar. Dies gliedert sich in die Schichten: *Externes* (äußere, dehnbare Hülle bedeckt von einer durchsichtigen kapillären Gleitschicht (Paraneurium) und *internes Epineurium* (umschließt die verschiedenen Nervenfaszikel), *Perineurium* (umgibt die einzelnen Faszikel und bildet mit den tight junctions die Blut-Nerven-Schranke) und das *Endoneurium* (umschließt jedes myelinisierte Axon).

Ein Nervenfaszikel enthält einen Verbund von Nervenfasern, der kleinsten funktionellen Einheit, die von einer Basalmembran (gebildet durch Schwann-Zellen) umgeben ist. Zu beachten ist, dass einzelne Nervenfaszikel nicht ununterbrochen von proximal nach distal verlaufen, sondern einer intranervalen Plexusbildung unterliegen. Dies ist vor allem bei Nervenregenerationen und -rekonstruktionen von Bedeutung.

Eine Verletzung eines peripheren Nervs hat vor allem bei zellkörpernahen (also proximalen) Schädigungen eine schlechte Regenerationstendenz. Die in Folge einer Nervenverletzung aussprossenden Axone haben eine Wachstumsgeschwindigkeit von ca. 1 mm pro Tag.

40.2 Apparative Diagnostik

Für alle 3 Teilbereiche der peripheren Neurochirurgie spielen die apparativen Diagnostikmethoden eine entscheidende Rolle.

Als *elektrophysiologische Untersuchungen* sind vor allem die Neurographie und die Elektromyographie zu nennen. Durch diese Untersuchungen ist nicht nur der Nachweis, sondern auch der Schweregrad und die damit in Verbindung stehende Prognose objektivierbar. Bei der motorischen Neurographie wird eine supramaximale Stimulation als Muskelsummenaktionspotential registriert und kann bereits eine Woche nach einem Trauma eine Differenzierung zwischen einem Leitungsblock und einer axonalen Läsion ermöglichen. Auch eine Kontinuitätserhaltung kann bestätigt werden. Für distale Nervenkompressionen hat die sensible Neurographie den Vorteil,

https://doi.org/10.1515/9783110611304-040

dass nur ein Reizort genügt, um die sensiblen Nervenaktionspotentiale abzuleiten. Auch zur Differenzierung zwischen proximalen Läsionen, Plexusläsionen und Wurzelausrissen kommt die sensible Neurographie zum Einsatz. Zwei bis drei Wochen nach einem Trauma kann mittels Elektromyographie eine pathologische Spontanaktivität in den denervierten Muskeln nachgewiesen werden und lässt eine Unterscheidung zwischen Axonotmesis und Neurapraxie zu. Auch zur Verlaufsbeurteilung der Reinnervation kann die Elektromyographie genutzt werden.

Somatosensibel evozierte Potentiale spielen vor allem bei axonalen Läsionen eine Rolle. Generell gilt, dass die Unterscheidung zwischen einer totalen Axonometsis und einer Neurotmesis *vor* Beginn der Reinnervation nicht möglich ist.

Mit der über die Jahre deutlich verbesserten Technik ist die *Neurosonographie* fester Bestandteil der Diagnostik geworden. Sie lässt eine direkte Beurteilung der Läsion und der umgebenden Strukturen zu, was für die Therapieplanung einen deutlichen Vorteil bringt. Sie ist besonders bei Kompressionssyndromen (Karpaltunnelsyndrom oder Kubitaltunnelsyndrom) eine wertvolle Methode (Darstellung von Kalibersprüngen und proximalen Auftreibungen als Korrelat für eine lokale Kompression).

Als relativ neue bildgebende Methode kommt die *MR-Neurographie* (3 Tesla zur Darstellung faszikulärer Strukturen erforderlich) zur Anwendung. Sie ist besonders zur Darstellung von Plexusverletzungen und von peripheren Nerventumoren geeignet.

Intraoperativ stehen ebenfalls verschiedene elektrophysiologische Methoden und die Sonographie zur Verfügung.

40.3 Traumatische Nervenläsionen

40.3.1 Epidemiologie

Aufgrund der häufig übersehenen Verletzungen gibt es nur wenig epidemiologische Daten. In Europa sind Verkehrsunfälle die häufigste Ursache von Nervenverletzungen und betreffen meist die obere Extremität, häufige Ursachen sind außerdem Drucklähmungen, Schnitt- und Stichverletzungen (z. B. des Nervus medianus beim Versuch, sich die Pulsadern durchzutrennen) und iatrogene Läsionen (typisch: N. accessorius bei Lymphknoten-OP am Hals, N. radialis bei Frakturversorgung am Oberarm, N. peroneus bei Knie-OP).

Bei jedem klinischen Verdacht auf die Verletzung eines peripheren Nervs muss eine genaue neurologische Untersuchung seines Versorgungsgebietes erfolgen und das Ergebnis dokumentiert werden (wichtig für Verlaufsuntersuchungen und juristische Konsequenzen). Klinische Hinweise sind Angabe von Dysästhesien/Hypästhesien oder Funktionsausfälle durch den Patienten sowie typische Verletzungen, die den Verlauf eines peripheren Nervs kreuzen.
Bei frischen Verletzungen sollte auch an eine evtl. erforderliche Tetanus-Immunisierung gedacht werden.

40.3.2 Anamnese

Wichtig sind insbesondere der Verletzungsmechanismus (scharfe vs. stumpfe bzw. offene vs. geschlossene Verletzung) sowie der Zeitpunkt des Auftretens und die Entwicklung der Funktionsausfälle.

40.3.3 Klinische Untersuchung

Die klinische Untersuchung umfasst bei frischen Verletzungen
- lokale Wundinspektion
- Erhebung des kompletten motorischen und sensiblen Befundes im abhängigen Versorgungsgebiet
- Prüfung auf trophische Störungen
- ggf. Prüfung der u. U. betroffenen Muskeleigenreflexe
- Prüfung des vaskulären Status (Mitverletzung von Gefäßen)

sowie eine minutiöse Dokumentation derselben. Bei älteren Läsionen ist auf eventuell vorhandene Neurome zu palpieren sowie das Hoffmann-Tinel-Zeichen im Verlauf des Nervs als Regenerationshinweis zu prüfen.

40.3.4 Therapie

Die Art der (operativen) Behandlung und deren Zeitpunkt richtet sich nach dem Verletzungsmechanismus, der bildgebenden und elektrophysiologischen Diagnostik und der Schwere und dem Verlauf der neurologischen Ausfallssymptomatik. Auf die entsprechende weiterführende Literatur wird verwiesen.

Hinsichtlich des Zeitpunktes unterscheidet man:
- die frühe, primäre Versorgung (innerhalb von 10 Tagen),
- die frühe Sekundärversorgung (innerhalb von 2–3 Wochen),
- die späte Sekundärversorgung (innerhalb von 2–3 Monaten).

Verschiedene mikrochirurgische Versorgungen kommen hierbei in Betracht. Die häufigsten sind:
- die direkte End-zu-End Nervennaht (zum Beispiel bei frischer, scharfer Verletzung),
- die split repair-Methode (interfaszikuläre Teiltransplantation des Nervs),
- Einsatz eines autologen Nerveninterponats (am häufigsten der N. suralis),
- die externe Neurolyse (zirkumferenzielle Lösung des Nervs aus einer Enge unter Erhalt des Epineuriums),
- die interfaszikuläre Neurolyse (mikroskopische Präparation im Epineurium und Schonung des Perineuriums).

40.3.5 Prognose

Die Prognose einer Nervenverletzung ist von vielen Faktoren abhängig, u. a. von:
- dem betroffenen Nerv (unterschiedliches Regenerationspotential der verschiedenen peripheren Nerven),
- Art und Ausmaß des Traumas,
- Höhe der Verletzung,
- Zeitpunkt der Versorgung,
- Mitbeteiligung vaskulärer und knöcherner Strukturen,
- Alter des Patienten.

Essentiell sind jedoch eine kontinuierliche physiotherapeutische Mitbehandlung sowie ein engmaschiges klinisches und elektrophysiologisches Follow-Up.

Zeitpunkt und Art der (operativen) Versorgung von Nervenverletzungen werden maßgeblich vom Verletzungsausmaß des betroffenen Nervs bestimmt (Tab. 40.1, Tab. 40.2, Tab. 40.3).

Tab. 40.1: Einteilung der Nervenschäden (nach Seddon, 1943).

Neurapraxie	Nerv in Kontinuität, leichteste Form der Nervschädigung. Anatomische Struktur vollständig oder weitestgehend erhalten, nur minimale makro- bzw. mikroskopische Veränderungen.
Axonotmesis	Nerv in Kontinuität, schwerer Grad der Nervläsion mit Unterbrechung der Axone unter Erhaltung der umgebenden Hüllen.
Neurotmesis	Nerv in Diskontinuität – Unterbrechung der Axone, der Myelinscheide und der Hüllstrukturen bei komplett- oder teildurchtrenntem Nerv.

Tab. 40.2: Einteilung der Nervenschäden (nach Sunderland, 1951).

Grad 1	Neurapraxie – Funktionsverlust ohne anatomische Veränderungen der Nervstruktur
Grad 2	Axonotmesis mit intaktem Endoneurium
Grad 3	Axonotmesis mit unterbrochenem Endoneurium (axonale Läsion mit Degeneration der distalen Anteile), Perineurium bzw. Basalmembran der Schwann-Zellen intakt
Grad 4	zusätzlich Perineurium unterbrochen, Nervbinnenstruktur zerstört bzw. narbig umgewandelt bei erhaltener Nervkontinuität
Grad 5	zusätzlich epineurale Kontinuität unterbrochen (Neurotmesis mit Diskontinuität des Nervs bzw. Nervdurchtrennung).

Tab. 40.3: Einteilung der Neuromesis bzw. Grad III-Schädigung (nach Millesi, 1990).

Grad III A	Fibrose des epifaszikulären Epineuriums
Grad III B	Fibrose des interfaszikulären Epineuriums
Grad III C	Fibrose des Endoneuriums

Millesi (1990) unterscheidet die Neuromesis bzw. die Grad III-Schädigung zudem noch nach dem Ausmaß der Fibrosierung des Nervs (Tab. 40.3).

40.4 Engpasssyndrome der peripheren Nerven

Unter Engpasssyndromen (syn.: Kompressionssyndrom) versteht man die Kompression von Nerven im Bereich anatomischer Engstellen. Es liegt in der Regel eine chronische Druckschädigung vor, die über die vaskuläre Beeinträchtigung von Peri- und Endoneurium zur segmentalen Demyelinisierung führt.

Das häufigste Kompressionssyndrom betrifft den N. medianus im Bereich des Durchtritts in die Hohlhand (Karpaltunnelsyndrom, CTS). Zweithäufigstes Engpasssyndrom ist das Kubitaltunnelsyndrom (früher Sulcus ulnaris Syndrom). Alle übrigen Syndrome sind deutlich seltener, können aber bei häufiger Fehldiagnose zu einem langen Leidensweg der Patienten führen.

40.4.1 Kompressionssyndrome des Nervus medianus

40.4.1.1 Karpaltunnelsyndrom (CTS)

Epidemiologie

Das CTS ist das mit Abstand am häufigsten auftretende Kompressionssyndrom der peripheren Nerven. Die Inzidenz beträgt > 3/1.000 Einwohner. Frauen sind häufiger betroffen als Männer (4:1). Beide Hände sind typischer Weise betroffen (dominante Hand führend).

Ursächlich ist eine Kompression des N. medianus beim Durchtritt in die Hohlhand durch das oftmals verdickte Retinaculum flexorum. Häufig betroffene Patientengruppen sind Schwangere, Adipöse und Dialysepatienten. Auch eine Akromegalie und ein Diabetes mellitus begünstigen die Entstehung. Die Entstehung (und Progredienz) durch repetitive Arbeiten mit dem ständigen Wechsel zwischen Beugung und Streckung sowie bei Arbeiten mit Vibrationsexposition, führte dazu, dass das Krankheitsbild seit 2003 in der europäischen Liste für Berufserkrankungen geführt wird.

Symptomatik

Die Beschwerden beginnen häufig nachts in Form schmerzhafter Parästhesien und können durch das Ausschütteln der Hand initial gemindert werden. Neben den Schmerzen treten im Verlauf sensorische und motorische Defizite in den Vordergrund. Hierbei ist zu beachten, dass das Schmerzareal das Innervationsgebiet des N. medianus überschreiten kann, sodass auch eine Ausstrahlung bis in den proximalen Arm nicht untypisch ist.

Diagnostik

Zur Untersuchung gehören neben der Abduktions-und Opponens-Bewegung des Daumens das Hoffmann-Tinel-Zeichen, der Phalen-Test und das Flaschenzeichen. Bei lange bestehender Symptomatik kann sich eine Thenaratrophie manifestieren. Liegt ein eindeutiger Untersuchungsbefund vor, so gilt das Syndrom als gesichert, bedarf aber der elektrophysiologischen Bestätigung.

Therapie

Konservative Maßnahmen werden manchmal bei lediglich Dysästhesien durchgeführt, sind jedoch auf die Dauer wenig erfolgversprechend. Bei entsprechendem Leidensdruck und korrekter Indikationsstellung ist die Operation (unabhängig vom angewendeten Verfahren) sämtlichen konservativen Methoden überlegen. Gängige Operationsverfahren sind die offene oder endoskopische Spaltung des Retinakulums. Die Überlegenheit einer Methode ist nicht bewiesen, entscheidend ist die vollständige Durchtrennung des Retinakulums.

40.4.1.2 Pronator-teres-Syndrom

Es handelt sich um ein seltenes (und umstrittenes) Nervenkompressionssyndrom durch die Muskelbäuche des M. pronator teres oder die fibröse Arkade des M. flexor digitorum superficialis. Meist betrifft es den dominanten Arm und tritt als Folge von Überbelastungen auf. Angegeben werden Unterarmschmerzen und Parästhesien (jedoch nicht nachts), die dem CTS ähneln können. Ein positiver Druckschmerz des N. medianus besteht über den gesamten Unterarm. Die elektrophysiologische und bildgebende Diagnostik sollte ergänzt werden, sodass bei persistierenden Beschwerden > 8 Wochen eine OP zur Dekompression des Nervs indiziert ist.

40.4.1.3 Nervus interosseus anterior-Syndrom

Das Nervus interosseus anterior-Syndrom ist ebenfalls selten und betrifft die Kompression des rein motorischen Astes des N. medianus am Eintritt in den M. flexor digitorum superficialis. Klinisch findet sich ein eingeschränkter Pinzettengriff (das Formen eines „O" mit Daumen und Zeigefinger ist nicht möglich).

Die wichtigste Differentialdiagnose ist die neuralgische Schulteramyotrophie. Die Abklärung erfolgt durch MRT und EMG. Behandelt wird es durch Spaltung des Sehnenspiegels des M. flexor digitorum superficialis.

40.4.2 Kompressionssyndrome des Nervus ulnaris

40.4.2.1 Kubitaltunnelsyndrom (KUTS)

Epidemiologie

Das KUTS (früher Sulcus ulnaris Syndrom, SUS) ist das zweithäufigste Kompressionssyndrom, jedoch ca. 13-mal seltener als das CTS. Die Inzidenz liegt bei ca. 25/100.000 Einwohner. Männer sind doppelt so häufig betroffen wie Frauen. Die häufigsten Differentialdiagnosen sind die akute Druckläsion und eine C 8-Radikulopathie.

Symptomatik

Ein häufig akuter, nächtlicher Beginn von ziehenden Schmerzen im Unterarm bis in die Dig. IV und V wird von einer Hypästhesie begleitet, die allerdings auch den ulnaren Handrücken betrifft. Eine Atrophie des Hypothenar und im Spatium interosseum I ist typisch. Die Adduktion des Dig. V und das *Fromment-Zeichen* (das Festhalten eines flachen Gegenstandes ist nur durch kompensatorische Beugung der Endphalanx des Daumens möglich) sind verlässliche klinische Zeichen für das KUTS. Neben der lokalen Druckdolenz sollte unbedingt eine mögliche Luxation untersucht werden.

Diagnostik

Neben der klinischen Untersuchung ist die elektrophysiologische Messung zur Bestätigung der Diagnose von Bedeutung (verzögerte motorische Nervenleitgeschwindigkeit, signifikante Amplitudenminderung des motorischen Antwortpotentials, Verlängerung der proximalen Latenz). Neurosonographie und MR-Neurographie dienen der Ergänzung, um z. B. einen Tumor auszuschließen. Eine Röntgen-Bildgebung ist vor allem im Hinblick auf (alte) Frakturen sinnvoll.

Therapie

Indikationen: u. a. sensomotorische Ausfällen, progrediente Beschwerden bei konservativer Behandlung. Bereits eingetretene Atrophien haben eine schlechte Rückbildungstendenz. Die primäre OP besteht meist in einer Durchtrennung des Kubitaltunnel-Retinaculums. Eine Verlagerung ist erst im Rezidiv oder primär bei starken posttraumatischen Veränderungen indiziert. Die Überlegenheit endoskopisch assistierter Verfahren ist nicht erwiesen.

40.4.2.2 Loge-de-Guyon-Syndrom

Die distale Kompression des Nervus ulnaris im Bereich der Loge de Guyon kann neben einer bindegewebebedingten Enge auch Folge einer Überbelastung („Radfahrerlähmung"), durch eine Ganglionzyste oder Gefäßschlinge bedingt sein.

Die Patienten berichten häufig über ein Schmerzsyndrom mit begleitender Hypästhesie hypothenar und an den Dig. IV und V. Auch der M. abductor digiti minimi kann betroffen sein. Im Verlauf kann sich eine Krallenstellung der Dig. IV und V einstellen.

Zur Bestätigung der klinischen Diagnose sollten die Bildgebung und die elektrophysiologische Untersuchung erfolgen.

Wenn eine Entlastung keine Besserung bringt oder bereits Paresen vorliegen, besteht die Indikation zur dekompressiven Operation.

40.4.3 Kompressionssyndrome des Nervus radialis

Kompressionssyndrome des N. radialis sind sehr selten. Zu erwähnen ist das Interosseus-posterior-Syndrom (synonym: Supinatorlogen-Syndrom) sowie das Wartenberg-Syndrom. Über beide informiere man sich in den entsprechenden Spezialwerken.

40.4.4 Seltene Kompressionssyndrome weiterer Nerven

Zu erwähnen sind
- Thoracic-outlet-Syndrom (TOS), die Kompression des neurovaskulären Bündels im Bereich der oberen Thoraxapertur, das. Zu Symptomen und erforderlicher Diagnostik wird auf die weiterführende Literatur verwiesen
- Incisura-scapulae-Syndrom des N. suprascapularis,
- Hinteres (mediales) Tarsaltunnelsyndrom mit Kompression des N. tibialis am Retinaculum muskulorum flexorum pedis
- Meralgia paraesthetica mit Kompression des N. cutaneus femoris lateralis am Leistenband,
- Die Morton-metatarsalgie an den den Capita metatarsalia III et IV (seltener auch II et III).
Man informiere sich zu diesen ebenfalls in der weiterführenden Literatur.

40.5 Nerventumoren

Die deutlich häufigeren gutartigen Nervenscheidentumoren müssen im Hinblick auf die Diagnostik und Operation von den malignen Nervenscheidentumoren unterschieden werden.

40.5.1 Schwannom

Epidemiologie

Das Schwannom (synnonym: Neurinom) ist der häufigste Tumor peripherer Nerven (5 % aller Weichteiltumoren). Im Vergleich zum seltenen sporadischen Auftreten (ca. 1:100.000 Einwohner) des Tumors findet sich bei Patienten mit einer Neurofibromatose Typ 1 und 2 eine Penetranz von fast 100 %.

Pathologie

Der gutartige Tumor geht von Schwann-Zellen eines Nervenfaszikels aus und kann an jeder Lokalisation vorkommen. Sie wachsen verdrängend und nicht infiltrierend.

Klinischer Befund

Meist fällt eine tastbare Raumforderung auf, von der beim Beklopfen (Hoffmann-Tinel-Zeichen) ein elektrisierender Schmerz nach distal ausstrahlt. Eine Verschiebung ist quer zum Nervenverlauf möglich.

Diagnostik

Eine MRT mit Kontrastmittel (Abb. 40.1a) ist zwingend erforderlich und kann durch eine Neurosonographie ergänzt werden.

Operation

Da die Tumoren von einem, meist funktionslosen Faszikel ausgehen (Abb. 40.1b), ist die komplette Resektion (3–4 mm von den Tumorpolen) ohne Funktionsausfall möglich.

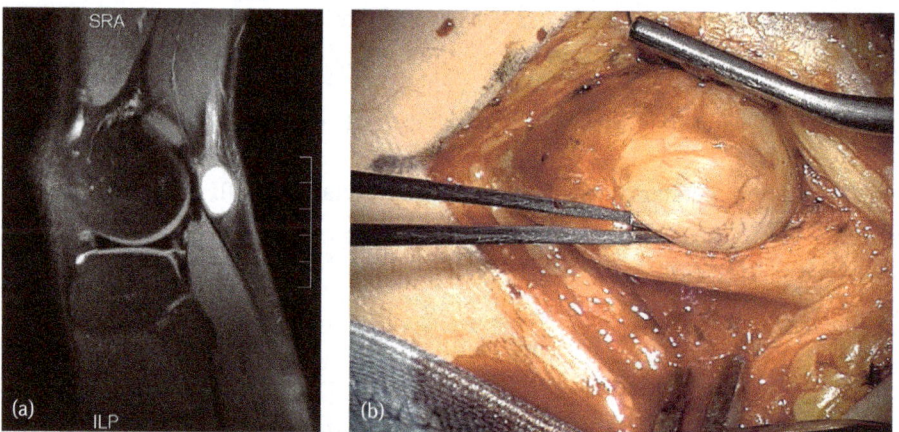

Abb. 40.1: (a) Typischer Befund eines Schwannoms der peripheren Nerven (hier: n. peroneus in der Kniekehle) im T 2-gewichteten MRT, (b) intraoperativer Befund zu Abb. (a).

40.5.2 Neurofibrom

Epidemiologie
Analog zum Schwannom treten Neurofibrome selten sporadisch, aber nahezu bei 100 % der Neurofibromatose-Patienten auf.

Pathologie
Der wesentliche Unterschied zum Schwannom ist die Beteiligung mehrerer Nervenfaszikel (die meist funktionslos sind). Nur beim plexiformen Neurofibrom (30–50 % aller NF-1-Patienten) sind fast alle Faszikel des Nervs betroffen (maligne Entartung möglich!). Im Vergleich zum Schwannom findet sich eine Infiltration des Endoneuriums und eine weniger gut ausgeprägte Tumorkapsel.

Klinischer Befund
Die Tumoren sind häufig schmerzhafter, aber ebenfalls quer zum Nervenverlauf verschiebbar. Das Hoffmann-Tinel-Zeichen ist positiv. Bei Neurofibromatose-Patienten ist ein tumorbedingtes sensomotorisches Defizit häufig.

Diagnostik
S. Schwannom (Kap. 40.5.1).

Operation
Die Operation ist durch den multifaszikulären Charakter schwieriger und häufiger von einem postoperativen Defizit begleitet.

40.5.3 Maligner peripherer Nervenscheidentumor (MPNST)

Epidemiologie
Die Inzidenz von MPNST liegt bei 0,001 %. NF-1 Patienten haben im Vergleich jedoch ein Lebensrisiko von 10 %. Die 5-Jahresüberlebensrate liegt zwischen 39 und 60 %.

Pathologie
Durch die häufige Entstehung aus gutartigen Vorläufertumoren sollten bei bestehendem Verdacht mehrere Biopsien durchgeführt werden.

Klinischer Befund

Eine lokale Druckdolenz mit positivem Hoffmann-Tinel Zeichen und weder quer- noch längsverschieblichem Tumor sind in Kombination mit einem raschen Größen- wachstum diagnostisch hinweisend.

Diagnostik

Die MRT, PET und Sonographie werden zur lokalen Darstellung und zur Metastasen- suche verwandt.

Operation

Die Resektion ist die Therapie der Wahl und erfolgt im Bereich der Extremitäten als Kompartmentresektion mit 5 cm Sicherheitsabstand. Eine Strahlentherapie schließt sich zumeist an.

41 Neurochirurgische Schmerzbehandlung

Hans-Joachim Wojak

41.1 Allgemeines/Epidemiologie/Definition

Die Behandlung akuter und chronischer Schmerzen stellt eine der täglichen Haupt-
aufgaben eines klinisch tätigen oder niedergelassenen Neurochirurgen dar. Aufgrund
der hohen und weiter steigenden Inzidenz chronischer Schmerzen (laut der Deutschen Schmerzgesellschaft (DGS) > 12 Mio. betroffene Menschen in Deutschland),
kommt der adäquaten pharmakologischen, aber auch interventionellen Schmerztherapie eine zunehmende Bedeutung zu.

> Schmerz wird entsprechend der International Association for the Study of Pain (IASP) als „ein un-
> angenehmes Sinnes- oder Gefühlserlebnis, das mit aktueller oder potenzieller Gewebeschädi-
> gung verknüpft ist oder mit Begriffen solcher Schädigungen beschrieben wird" definiert.

Aus neurochirurgischer Sicht spielen vor allem die Rücken- und Kopfschmerzen eine
Rolle, die gleichzeitig auch aus volkwirtschaftlicher Sicht durch die immensen Kosten
für das Gesundheitssystem die größte Bedeutung haben.

Schmerzen sind immer subjektiv und bedürfen einer genauen Anamnese und
Untersuchung, um wichtige Informationen sowohl für die Diagnose als auch für die
weitere Therapie zu erhalten. Die Einteilung des Schmerzes nach der Zeit erfolgt in
den akuten Schmerz (Warnsignal, mit häufig relativ klarer Ätiologie) und den chroni-
schen Schmerz (> 3 Monate, multifaktoriell bedingt). Entsprechend der die Schmerz-
qualität unterscheidet man:
- Nozizeptiver Schmerz (durch Aktivierung von peripheren Nozizeptoren durch
  Gewebereizung oder -schädigung),
- Neuropathischer Schmerz (Nervenschmerz als Folge einer Schädigung im soma-
  tosensorischen System (peripher oder zentral)),
- Mixed Pain (eine Mischung aus nozizeptivem und neuropathischem Schmerz),
- Somatoformer Schmerz (durch hauptsächlich psychische oder pzychosoziale
  Faktoren),
- Viszeraler Schmerz (durch innere Organe).

Die neurochirurgische Behandlung von Schmerzen hat sich historisch aus neurode-
struktiven (ablativen) Verfahren wie der Chordotomie und der dorsalen Rhizotomie
entwickelt. Durch den häufig beobachteten, nur temporären Therapieerfolg der ablativen Verfahren wurde der Therapiestandard zu Gunsten der neuromodulativen Verfahren geändert. Dies ergibt sich aus der Reversibilität und dem nerverhaltenen/mo-
dulativen Charakter der Stimulationsverfahren. In den letzten Jahren hat es in diesem

https://doi.org/10.1515/9783110611304-041

Bereich große Fortschritte der Entwicklung sowohl von neuen Therapieverfahren, als auch von Weiterentwicklungen innerhalb der Methoden gegeben. Auf diese soll nachfolgend kurz eingegangen werden.

41.2 Spinal cord Stimulation (SCS)

Die spinal cord Stimulation (epidurale Rückenmarkstimulation) gilt heutzutage als Standardverfahren und kommt vor allem bei Patienten mit chronischen neuropathischen, sympathisch oder ischämisch bedingten Schmerzen zum Einsatz. Für alleinige nozizeptive Schmerzen spielt es keine Rolle. Bei der Patientenselektion, die sich primär nach der Diagnose richtet, ist darauf zu achten, dass weder Patienten mit nicht ausreichend behandelten seelischen Störungen, Rentenbegehren oder nicht ausgeschöpfter konservativen Therapiemaßnahmen für eine SCS-Therapie vorgesehen werden.

Als klassische *Indikationen* gelten
- radikuläre Schmerzen
- das komplexe regionale Schmerzsyndrom (CRPS) Typ I (und II)
- das failed back surgery-Syndrom (FBSS)
- die medikamentös-refraktäre Angina pectoris
- die periphere arterielle Verschlusskrankheit (pAVK)
- Phantom- /Stumpfschmerzen
- Polyneuropathien.

Aus den Indikationen ergibt sich ein großes Patientengut, wobei nur eine geringe Anzahl der Patienten letztendlich mit einem solchen Implantat versorgt werden. Dies kann neben den hohen Kosten der Hardware auch an den anfänglichen, relativ unbefriedigenden Ergebnissen der Behandlung liegen, die häufig Implantatversagen oder nicht ausreichende Effektivität suggerierten.

Sowohl die langfristige Kosten-Nutzen-Korrelation, als auch die technisch deutlich verbesserten Implantate rechtfertigen diese Haltung jedoch nicht mehr.

Das *Prinzip der Behandlung* basiert auf der perkutanen epiduralen Implantation einer oder mehrerer Stabelektroden, welche im Bereich der Hinterstränge zu liegen kommen. Üblicherweise wird dies in Lokalanästhesie durchgeführt, um durch die intraoperative Teststimulation (durch das Erzeugen von Kribbelparästhesien) eine vollständige Abdeckung des Schmerzareals zu erzielen. Nach der Externalisierung einer Elektrodenverlängerung folgt eine ca. 7 bis 14 Tage lange Testphase, in der der Patient (auch in der Häuslichkeit) die Veränderung der Beschwerden in einem Schmerztagebuch dokumentiert. Bei erfolgreicher Testung wird der Impulsgeber meist gluteal oder abdominell subkutan implantiert. Es existieren wiederaufladbare und nicht wiederaufladbare Systeme. Auch die MRT-Fähigkeit ist bei den meisten der aktuellen Implantate gegeben. Die neuen Stimulationsformen (Hochfrequenz, Burst und High density) scheinen eine wertvolle Erweiterung zur „konventionellen" Stimulation (mit 50–80 Hz) zu sein, da sie parästhesiefrei eine günstigere Wirkung auf z. B. tiefe Rückenschmerzen erreichen.

41.3 Dorsal root ganglion-Stimulation (DRG)

Bei der dorsal root ganglion-Stimulation wird ebenfalls eine Elektrode perkutan implantiert, diese jedoch nicht im Spinalkanal, sondern im Neuroforamen platziert, um auf diese Weise eine gezielte Stimulation des sensiblen Ganglions des gewünschten Segments zu erreichen. Vor allem für CRPS Typ I, für Postherniotomieschmerzen oder postoperativen Knieschmerzen scheint dies eine effektive Methode zu sein.

41.4 Weitere Neurostimulationsverfahren

Die Positionierung einer (Stab-) Elektrode ist auch direkt an einen peripheren Nerv (PNS) möglich. Diese wird z. B. bei unterschiedlichen Kopfschmerzformen im Bereich des N. occipitalis major angewandt. Neuerdings gibt es die PNS auch als Kombination mit der perkutanen elektrischen Nervenstimulation (PENS, eine vollimplantierte Elektrode wird mit einem externen Radiofrequenzsystem kombiniert). Bei der peripheren Feldstimulation (PFNS) werden subkutane Elektroden im Bereich des betroffenen Dermatoms implantiert. Für bestimmte Indikationen sind auch die Tiefe Hirnstimulation (THS) und die Motokortexstimulation (MCS) effektive Therapieverfahren. Bei therapierefraktären Trigeminusschmerzen gilt die Stimulation des Ganglion Gasseri als wirkungsvolle Alternative.

41.5 Intrathekale Medikamentenapplikation über implantierte Pumpen

Neben der initialen Indikation für Malignom-Schmerzen stellen vollimplantierbare (programmierbare) Medikamentenpumpen (Abb. 41.1) zur intrathekalen Medikamentenapplikation auch für nicht Malignom-bedingte Schmerzen eine wirkungsvolle Therapieform dar. Aufgrund der Weiterentwicklung der Neurostimulationsverfahren ist die Implantationsrate dieser Methode jedoch in den letzten Jahren regredient. Auch bei *Schmerzpumpen* wird in der Regel eine Testphase vor der definitiven Implantation genutzt (außer bei Tumorschmerzen). Die Opioid-Dosierungen können bei der intrathekalen Gabe ca. um den Faktor 100 gegenüber der oralen Gabe reduziert werden, wodurch die Rate systemischer Nebenwirkungen gegenüber der oralen Applikation minimiert wird. Sowohl die Implantation, als auch die regelmäßigen Befüllungen der Pumpen bedürfen maximaler Sterilität. Anstelle von Morphin ist auch

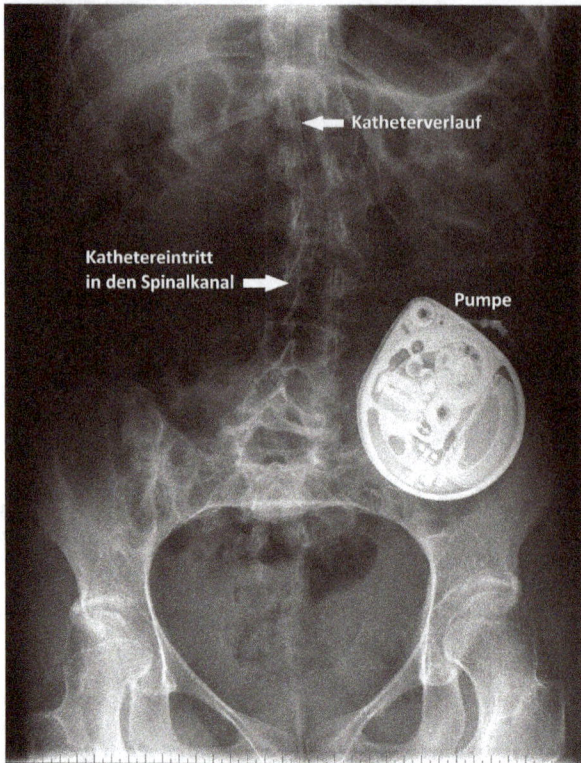

Abb. 41.1: Darstellung einer programmierbaren Medikamentenpumpe im a. p. Röntgenbild. Die einzelnen Bestandteile des Systems sind gut erkennbar.

die intrathekale Applikation von Ziconotid möglich. Die täglichen Applikationsraten sind bei den aktuell erhältlichen batteriebetriebenen Pumpen (als auch bei neueren gasdruckbetriebenen Pumpen) variabel. Eine weitere typische Indikation für Medikamentenpumpen zur intrathekalen Medikamentengabe ist die Behandlung der Spastik (Befüllung mit Baclofen).

41.6 Neuroläsionelle Verfahren

Auch die neuroläsionellen Verfahren wie z. B. die Thermo-/Kryodenervation der Facettengelenke, Injektionen von Neurolytika und die gepulste Radiofrequenztherapie sind neben den Injektionsverfahren wie der periradikulären Therapie (PRT), der Facetteninfiltration und der ISG-Infiltration für den schmerztherapeutischen Neurochirurgen wichtige Behandlungsmethoden.

Eingriffe wie die Durchtrennung der Schmerzfasern am Hinterhorn (dorsal root entry zone, DREZ) und die Chordotomie sind heutzutage nur noch selten angewandte Verfahren.

41.7 Trigeminusneuralgie

Von den bekannten neurovaskulären Kompressionssyndromen ist die Trigeminus-neuralgie das häufigste Syndrom (ca. 4,5 Neuerkrankungen/Jahr, zunehmende Häufigkeit mit steigendem Alter, Patienten mit multipler Sklerose deutlich häufiger betroffen). Klinisch äußert sie sich in tic-artigen, heftigsten Schmerzattacken in einem Ausbreitungsgebiet des jeweilig betroffenen Trigeminusastes. Die Schmerzen können fast immer ausgelöst werden (Berühren einer Triggerzone, Kauen, Temperaturänderungen u. Ä.) und sind extrem quälend.

Ursächlich ist für diese „idiopathische" Trigeminusneuralgie eine vaskulär bedingte Kompression des N. trigeminus im Bereich der Oberheimer-Redlich-Zone (Übergang vom zentralen zum peripheren Myelin).

Diagnostisch ist eine MRT (mit verschiedenen Sequenzen wie z. B. der TOF, T1-Wichtung mit KM und CISS-Sequenz) unverzichtbar. Diese dient zum einen dem Nachweis eines neuro-vaskulären Konfliktes, zum anderen aber auch dem Ausschluss einer anderen Pathologie (z. B. Tumoren der Schädelbasis) als Ursache der Beschwerden.

> Gegenüber der medikamentösen Therapie, verschiedenen Injektionsverfahren und der selektiven Thermokoagulation nach Sweet ist einzig durch die mikrochirurgische Dekompression des Nervs eine kausale und kurative Therapie möglich. Dieses Verfahren gilt daher weiterhin als Goldstandard der Behandlung.

In über 80 % kann die A. cerebelli superior (SUCA) oder einer ihrer Äste als Ursache der Kompression identifiziert werden. Auch andere Gefäße wie die A. cerebelli inferior anterior (AICA) oder Venen können jedoch als Ursache möglich sein.

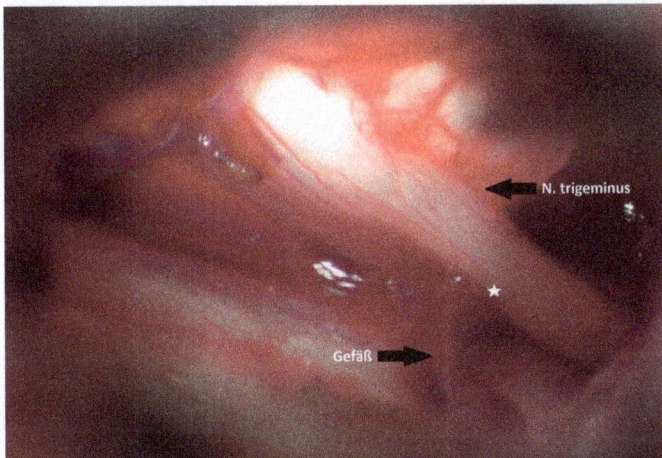

Abb. 41.2: Intraoperativer Situs einer mikrovaskulären Dekompression nach Jannetta.

Zur Durchführung der mikrochirurgischen Dekompression wird typischerweise ein retrosigmoidaler Zugang gewählt. Entsprechend der OP-Technik nach Jannetta wird der neurovaskuläre Konflikt nach entsprechendem Zugang dargestellt (Abb. 41.2) und zwischen Gefäß und Nerv ein Interponat (meist Teflon®, Muskel oder Goretex®) eingebracht. Eine Schmerzfreiheit kann auf diese Weise in ca. 91 % der Fälle erreicht werden.

42 Neurochirurgie bei Kindern

Sascha Mann

Als besonderes Teilgebiet der Neurochirurgie befasst sich die Pädiatrische Neurochirurgie mit den speziellen Problemen neurochirurgisch erkrankter Kinder und Jugendlicher. Die Besonderheiten dieses Spezialbereichs ergeben sich zum einen daraus, dass gewisse neurochirurgische Erkrankungen ausschließlich oder zuerst im Säuglings- und Kindesalter auftreten (z. B. angeborene Fehlbildungen des Nervensystems, Wachstumsstörungen der Schädelknochen), zum anderen daraus, dass auch bei Erwachsenen vorkommende neurochirurgische Erkrankungen im Kindesalter häufig gewisse Besonderheiten aufweisen (z. B. wachsende Schädelbrüche, Hirntumoren, Störungen des Hirnwasserkreislaufs).

42.1 Fehlbildungen

Die Begriffe „angeborene Fehlbildung", „konnatale Fehlbildung", „Malformation" oder „Missbildung" beziehen sich auf Auffälligkeiten, die beim neugeborenen Kind nachzuweisen sind und die sich im Rahmen der Schwangerschaft bis zur Geburt entwickelt haben.

Diese können schon vor (Ultraschall) oder direkt nach der Geburt auffallen oder erst im Erwachsenenalter, zum Beispiel im Rahmen von rezidivierenden Meningitiden bei frontobasaler Enzephalozele, symptomatisch werden.

Angeborene Fehlbildungen können sehr unterschiedliche Folgen haben. Vom intrauterinen Tod des Embryos/Fötus über unterschiedlich ausgeprägten neurologischen Symptomen bis hin zu symptomfreien Kindern ist die Varianz sehr groß.

Als Ursachen werden in der Regel genetische und Umweltfaktoren angegeben. Vielfach ist der Entstehungsmechanismus aber multifaktoriell oder unklar. Als gut erforschte Umweltfaktoren, die zu einer ZNS-Fehlbildung führen, gelten zum Beispiel die Strahlenexposition im ersten Trimenon sowie der Folsäuremangel.

Im Rahmen dieses Kapitels sollen die häufigsten spinalen Fehlbildungen, der kindliche Hydrozephalus, Besonderheiten beim Schädelhirntrauma des Kindes sowie die kindlichen Hirntumoren behandelt werden. Die kranialen Fehlbildungen werden als eigenes Kapitel (Kap.23) abgehandelt, da sie häufig auch erst im Erwachsenenalter symptomatisch werden.

https://doi.org/10.1515/9783110611304-042

42.1.1 Offene spinale Dysraphien

Der Sammelbegriff der *Spina bifida* bezeichnet das Vorliegen eines Neuralrohrdefektes mit Bogenschlussstörung der Wirbelsäule. Die häufigste Form (> 60 %) ist die Spina bifida aperta, auch offene spinale Dysraphie (im Volksmund „offener Rücken") genannt. Im Gegensatz zur geschlossenen spinalen Dysraphie, bei der eine Störung in der sekundären Neuralrohrentwicklung (Neurulation) vorliegt, kommunizieren diese Läsionen mit der Umgebung und entstehen in der primären Neurulation.

Die Schwere der Symptome und die Ausprägung der Spina bifida aperta sind abhängig von der Höhenlokalisation und dem Ausmaß der beteiligten fehlgebildeten Strukturen.

42.1.1.1 Meningozele

Bei der Meningozele wölbt sich der Zelensack, der in der Regel aus Anteilen der Haut, Dura und der Arachnoidea besteht, durch die nicht verschlossene Wirbelsäule. Die neuralen Strukturen sind nicht in den Zelensack prolabiert und befinden sich im Spinalkanal. Diese Kinder haben in der Regel keine neurologischen Defizite.

Die neurochirurgische Therapie erfolgt durch einen wasserdichten Verschluss/Abtragen der Zele mit Rekonstruktion der Rückenmarkshaut, einer Rekonstruktion der Muskelfaszie und spannungsfreien Adaptation der Haut.

42.1.1.2 Meningomyelozele

Bei der Meningomyelozele wölben sich in den Zelensack Anteile der neuralen Strukturen (Melon, Nervenwurzeln). Das fehlgebildete Myelon liegt als Gewebeplatte zentral und dorsal des Zelensackes und wird als Plakode bezeichnet. Zusätzliche kann der Zentralkanal erweitert sein und eine Zyste bilden (Myelozystomeningozele, Abb. 42.1). Bei fehlendem Zelensack spricht man von einer Myelochisis.

Klinisches Bild

Die Symptomatik hängt vom Ausmaß und der Höhenlokalisation der Fehlbildung ab. Am häufigsten finden sich diese dysraphischen Störungen lumbosakral, andere Lokalisationen sind möglich. Charakteristische Symptome sind Teillähmungen der unteren Extremitäten, neurogene Blasen-Mastdarm-Lähmungen bis hin zur kompletten Querschnittslähmung. Begleitend finden sich oft Stellungsanomalien der Füße.

Diagnostik

Die Mehrzahl der Fehlbildungen werden sonographisch bzw. im Rahmen der pränatalen Feindiagnostik zwischen der 16. und 20. Schwangerschaftswoche diagnostiziert. Dies ermöglicht den werdenden Eltern nach Beratung durch ein interdisziplinäres Team zur Risikobewertung, sich eventuell für einen medizinisch indizierten Abort

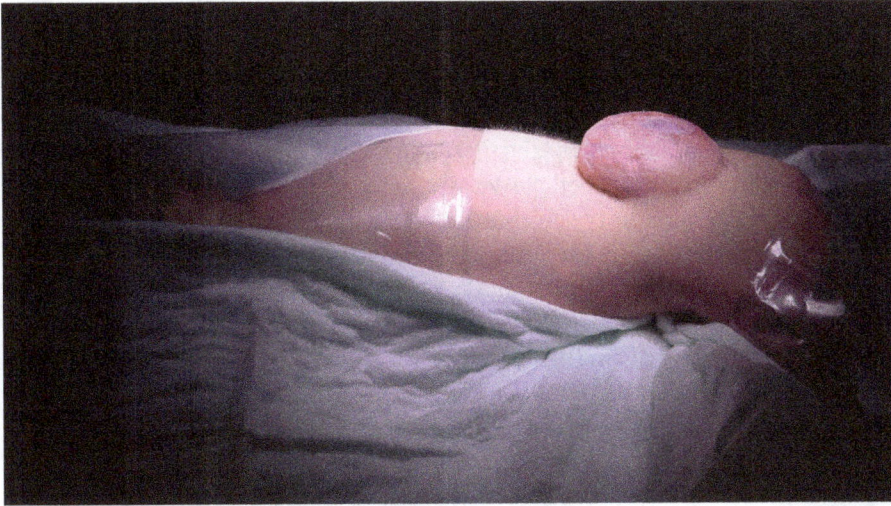

Abb. 42.1: Typisches intraoperatives Bild einer Myelozystomeningozele.

des Kindes zu entscheiden. Hierbei ist zu beachten, dass nach entsprechender neurochirurgischer Versorgung etwa 75 % der Kinder eine normale geistige Entwicklung haben. Gangfähigkeit ist bei Missbildungen ab LWK 3 aufwärts beginnend nie, bei LWK 4 in 60 % der Fälle, bei LWK 5 in 90 % und bei rein sakralen Fehlbildungen immer gegeben.

Die zunehmende Zahl von Aborten sowie die Folsäuregabe bei Kinderwunsch haben die Häufigkeit der Spina bifida in Deutschland auf derzeit etwa 0,3:1.000 Geburten reduziert.

Therapie

Üblicherweise sollten Kinder mit einer bekannten spinalen Dysraphie durch Kaiserschnitt entbunden werden. Durch Neonatologen erfolgt dann die Erhebung eines ersten neurologischen Status. Eine kernspintomographische Untersuchung ist nicht zwingend erforderlich, wird aber häufig durchgeführt. Um Infektionen zu verhindern, sollte möglichst zügig ein operativer Verschluss der Fehlbildung durchgeführt werden. Als optimaler Operationszeitpunkt hat sich mittlerweile der erste Tag nach Entbindung etabliert. Nach 48 Stunden steigt dann bei offenen Zelen das Risiko einer Infektion signifikant an.

Das Ziel der Operation ist der schichtweise Verschluss beginnend mit der offenen Plakode, dann der Dura, des Spinalkanals durch den Verschluss der Muskelfaszie und endend mit der spannungsfreien Hautnaht. Postoperativ kann es vor allem zu lokalen Wundproblemen durch Liquorfistel, Infektion oder Durchblutungsstörungen der Haut kommen.

Um die Ausbildung eines Hydrozephalus oder einer Chiari-II-Malformation zu verhindern bzw. abzumildern, erfolgt mit steigender Frequenz an einigen Zentren die Therapie der offenen spinalen Dysraphie schon intrauterin zwischen der 22. und 26. Schwangerschaftswoche. Hierbei wird entweder offen oder fetoskopisch der Verschluss der Störung durch einen künstlichen Hautersatz durchgeführt. Grundlage für die zunehmende pränatale Therapie der Meningomyelozele ist die sogenannte MOMS Studie, die einen Vorteil der vorgeburtlichen Versorgung von Meningomyelocelen-Patienten gegenüber der nachgeburtlichen Operation herausarbeiten konnte.

Diese Operationstechniken im Mutterleib bergen jedoch auch Risiken für Kind (höhere Frühgeburtsrate, Notwendigkeit von Revisionsoperationen) und Mutter, sind also nicht unumstritten. Die Operation erfordert einen hohen logistischen, technischen und personellen Aufwand. Ob das Auftreten eines Hydrozephalus *langfristig* gesenkt werden kann, ist durch das Fehlen von Langzeitergebnissen noch nicht abschließend beurteilbar.

Mögliche langfristige Komplikationen durch die Operation oder die Erkrankung selbst sind das Tethered Cord Syndrom, der Hydrozephalus internus, die Arnold-Chiari-II-Malformation und die Hydrosyringomyelie.

42.1.2 Tethered Cord und Tethered-Cord-Syndrom

Tethered Cord (übersetzt: angebundene Schnur) ist eine anatomische Definition und bezeichnet die Anheftung des Rückenmarkes als Folge von Fehlbildungen, Entzündungen, Verletzungen oder Folgen einer Operation.

Beim wachsenden Kind ist das von besonderer Bedeutung, da das Rückenmark relativ zur wachsenden Wirbelsäule nicht aufsteigen kann. Durch die zunehmende Dehnung kommt es zu Durchblutungsstörungen des Rückenmarks mit Ischämien, die zu einem Funktionsausfall mit bleibenden neurologischen Defiziten führen können.

Man unterscheidet ein primäres und sekundäres Tethered Cord:
- Das primäre Tethered Cord gehört zu den geschlossenen spinalen Dysraphien (Spina bifida occulta). Hierzu zählen unter anderem intradurale Lipome, Epidermoide/Dermoide, Diastematomyelien und Filumlipome.
- Das sekundäre Tethered Cord umfasst die erworbene Anheftung des Rückenmarkes durch Narbengewebe nach Operationen, Entzündungen, Tumoren und Traumen.

Unter dem Tethered-Cord-Syndrom versteht man das durch das Tethered Cord hervorgerufene Krankheitsbild mit den Symptomen, die von der Fixierung des Rückenmarks herrühren. Typische *Symptome* sind Schmerzen im Bereich des Rückens, der Beine (häufig symmetrisch), progrediente neurologische Ausfälle und neurogene Blasenentleerungsstörungen mit gehäuft auftretenden Harnwegsinfekten.

Die *radiologische Diagnose* erfolgt mittels MRT. Typische Befunde sind ein Konustiefstand (ab L 3 pathologisch), ein verdicktes Filum terminale (> 2 mm), ein geteiltes Rückenmark, lipomatöse oder dermale Tumoren oder ein Dermalsinus.

Die *Behandlung* des Tethered-Cord-Syndrom ist primär neurochirurgisch. Je nach Pathologie erfolgt das vollständige Lösen der Anheftung oder Verklebung des Rückenmarks vom umgebenden Gewebe unter mikrochirurgischen Bedingungen. Häufig erfolgt eine zusätzliche Rekonstruktion der Rückenmarkshaut, um ein erneutes Verkleben zu verhindern.

Die *Prognose* hängt wesentlich von der Dauer und der Schwere der vorbestehenden Symptome und von der zugrundeliegenden Pathologie ab.

42.1.3 Chiari-I- und Chiari-II-Malformation

Auf diese Fehlbildungen wird in Kap. 23.2 eingegangen.

42.1.4 Kraniosynostosen

Auf diese Fehlbildungen wird in Kap. 23.3 eingegangen.

42.1.5 Hydrozephalus

Ein Hydrozephalus (griechisch hydōr ὕδωρ „Wasser"; kephalē κεφαλή „Kopf") entsteht durch ein Missverhältniss zwischen Liquorproduktion und/oder -resorption. Dieses Missverhältnis kann passager oder permanent sein. Die Behandlung besteht darin, dieses Missverhältnis auszugleichen. Hierbei kann die Liquorproduktion pharmakologisch oder chirurgisch gedrosselt werden; weit häufiger wird aber versucht, die Resorption des Liquors durch Schaffung einer Liquorableitung wieder zu ermöglichen.

42.1.5.1 Therapie

Drosselung der Liquorproduktion

Acetazolamid oder Furosemid reduzieren kurzfristig die Liquorproduktion in den Plexus choroidei der Seitenventrikel. Ein langfristiger Effekt ist jedoch nicht zu erzielen, die Behandlung ist nebenwirkungsreich.

Als zweite Methode kann die chirurgische Koagulation der Plexus choroidei in den Seitenventrikeln endoskopisch oder offen erfolgen. Der Langzeitnutzen ist jedoch umstritten.

Wiederherstellung der Liquorresorption

Externe Ventrikeldrainage: Als temporäre Ableitung des Liquors steht zum einen die Anlage einer externen Ventrikeldrainage zur Verfügung. Diese wird in der Regel über ein frontales Bohrloch oder bei Neugeborenen über den seitlichen Fontanellenausläufer in das Vorderhorn des Seitenventrikels platziert und an ein Drainagesystem angeschlossen. Darüber kann durch Variieren der Ablaufhöhe der Drainage der Liquor kontrolliert ablaufen. Problematisch ist bei dieser Form der Liquorableitung die mit der Liegedauer zunehmende Infektionsgefahr.

Alternativ kann insbesondere beim posthämorrhagischen Hydrocephalus die Implantation eines Rickham- oder Omaya-Reservoirs (s. Kap. 22) in Kombination mit einem Ventrikelkatheter erfolgen. Dieses, sich unter der Galea befindliche System, kann bei korrekter steriler Punktion über mehrere Wochen zur Liquorentnahme genutzt werden.

Endoskopische Ventrikulozisternostomie (ETV): Bei Vorliegen eines Abflusshindernisses des Liquors kann eine endoskopische Ventrikulozisternostomie, auch Drittventrikulostomie genannt (s. Kap. 20, Kap. 22) erfolgen. In der Regel wird über ein Endoskop eine Kurzschlussverbindung am Boden des III. Ventrikel zwischen dem III. Ventrikel und den äußeren Liquorzisternen geschaffen. Voraussetzung ist aber eine normale Resorption des Liquors.

Kulkarni et al 2010 erarbeiteten einen prognostischen Score (ETVSS) für die Anwendung der endoskopischen Ventrikulozisternostomie bei Kindern. Als beste Kandidaten für eine erfolgreiche ETV werden Kinder mit einem Punktwert des ETVSS von mind. 80 erachtet.

Tab. 42.1: Prognostischer Score für die Erfolgsrate endoskopischer Hydrozephalusbehandlung (nach Koulkarni, 2010).

Punkte	Alter	Ätiologie	primärer Shunt
0	< 1 Monat	postinfektiös	liegt vor
10	1–6 Monate	Myelomeningocele, Ventrikelblutung,	liegt nicht vor
20		nicht tectale Hirntumoren	
30	> 6 Monate < 1 Jahr	Aquaeduktstenose, tectale Hirntumoren	
40	1–10 Jahre		
50	> 10 Jahre		

Interpretation des ETV Success score:
- 0–30 Punkte: 0–25 %,
- 40–60 Punkte: 45–55 %,
- 70–90 Punkte: 70–90 %.

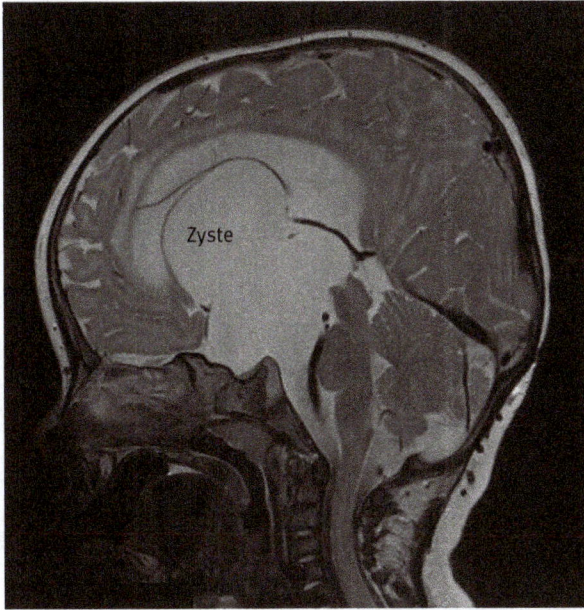

Abb. 42.2: T2-gewichtetes, sagittales MRT-Bild mit großer intra- und suprasellärer Arachnoidalzyste und konsekutivem Verschlusshydrozephalus.

Kernspintomographische Befunde, die eine endoskopische Ventrikulozisternostomie des III. Ventrikels als Behandlungsmethode stützen, sind:

– Verschluss oder höhergradige Stenose des Aquaeductus cerebri,
– triventrikulärer Hydrozephalus mit:
  – Vorwölbung des Bodens des III. Ventrikels,
  – der Lamina terminalis,
  – des Recessus pinealis

als Zeichen des Druckgradienten zwischen dem 3. Ventrikel und den äußeren Liquorräumen.

Weitere Indikationen zur endoskopischen Zystenfensterung sind intraventrikuläre Zysten (Arachnoidalzysten, Tumorzysten) oder langsam wachsende suprasselläre Arachnoidalzysten, die bei entsprechender Größe ebenfalls zum Verschlusshydrozephalus führen können (Abb. 42.2).

Liquorshunt: Am weitaus häufigsten erfolgt aber eine Ableitung des Liquors über ein unter der Haut platziertes, Ableitsystem in eine andere Körperhöhle.

Typischerweise wird in den Seitenventrikel über ein frontales oder okzipitales Bohrloch ein ausreichend langer Ventrikelkatheter platziert und mit einem Ventilsystem verbunden, welches druck- oder flusskontrolliert gegen einen Widerstand (feste oder variable, einstellbare Druckstufe) den Liquorabfluss reguliert. Ein am Ventilsystem konnektierter Ableitkatheter wird dann in die für die Resorption vorgesehene Körperhöhle eingelegt. Bis auf Ausnahmefälle wird der Ableitkatheter aufgrund der geringsten Komplikationshäufigkeit nach intraperitoneal in die Bauchhöhle implantiert (ventrikulo-peritonealer Shunt, VP-Shunt). Bei Kontraindikationen wie zum Beispiel intraabdominelle Adhäsionen, abdominellen Infektionen oder Resorptionsstörungen des Bauchfelles kann die Ableitung auch in den Herzvorhof erfolgen (ventrikulo-atrialer Shunt, VA-Shunt). Sehr selten werden andere Körperhöhlen benutzt (Pleuraspalt, Gallenblase, Sinus transversus, Harnblase oder Subgalealraum).

Da es kein „ideales" Ventilsystem gibt, existiert (nicht nur) in Deutschland eine große Anzahl verschiedener Ventiltypen. Die Kenntnis all dieser verschiedenen Typen ist eine Wissenschaft für sich und dem Anfänger kaum möglich.

Prinzipiell unterscheidet sich die Implantation des Shunts beim Kind nicht von der Implantation bei Erwachsenen (s. Kap. 22). Zu beachten ist, dass bei Neugeborenen die Schädelkalotte noch nicht vollständig ausgebildet ist bzw. Lücken im Bereich der Fontanelle aufweist. Auch ist die Haut sehr dünn, und prominente Shuntteile können zu Wundproblemen oder Galeaperforationen führen. Da das Shuntsystem nicht mit dem Längenwachstum des Kindes mitwächst, muss auf einen ausreichend langen Ventrikel- und Ableitkatheter geachtet werden. Auch sollte auf die Implantation von Shuntassistenten im Thorakalbereich verzichtet werden, da diese zur Diskonnektion des Shuntsystems führen können.

Wie im Erwachsenenalter ist trotz aller prophylaktischer Maßnahmen eine Shuntinfektion als Hauptkomplikation nicht zu verhindern.

Die Revisionsrate eines VP-Shunts, der während des ersten Lebensjahres implantiert wurde, liegt bei etwa 50 % innerhalb der ersten 9 Monate nach der Operation. Geeignete Maßnahmen zur Senkung dieser hohen Infektionsrate werden ebenfalls in Kap. 22 beschrieben.

Ein weiteres Problem ist die sogenannte Über- oder Unterdrainage des Shuntsystems. In der Regel liegt hier eine mechanische Komplikation im Verlauf des Shuntsystems als Ursache zugrunde. Die Folge einer *Unterdrainage* ist die Erhöhung des intrakraniellen Druckes, ausgelöst durch zum Beispiel Diskonnektionen, Shuntrisse, Ventilblockaden, Verlegung des zentralen oder peripheren Katheters. Diese Symptome treten häufig akut auf und müssen nicht selten durch eine Notfalloperation behoben werden.

Die *Überdrainage* kann gekennzeichnet sein durch die Ausbildung von Hygromen, Kalottenhypertrophien, Mikrozephalie oder Schlitzventrikeln und zeigt sich klinisch vor allem durch lageabhängige Kopfschmerzen. Zur Vorbeugung der Überdrainage besteht die Möglichkeit der Implantation von durch die Haut per Magnet verstellbarer Ventile (Anpassung der Druckstufe) und/oder sogenannten Shuntassistenten (beispielsweise Antigravitationskomponenten).

Kinder mit Shuntkomplikationen sind häufige Notfälle im neurochirurgischen Bereitschaftsdienst. Eine Grundkenntnis der entsprechenden Symptome ist daher auch für den Anfänger wichtig. Im Zweifelsfall sollte man zur Beurteilung nicht zögern, die Hilfe erfahrener Kollegen rasch in Anspruch zu nehmen.

Symptome von Shuntkomplikationen: Eine klassische, schwere bakterielle Meningitis als Komplikation eines Shunts ist eher selten und tritt vorwiegend in der Frühphase auf. Für die Spätphase charakteristisch sind eher rezidivierende leichte Temperaturerhöhungen, allenfalls leichte Nackensteifigkeit. Manchmal ist der Shuntverlauf gerötet.

Häufige Symptome einer Shuntunterfunktion bei Säuglingen und Kleinkindern sind Apathie, Trinkschwäche, Zunahme des Kopfumfangs und eine gespannte Fontanelle. Sind die Fontanellen bei älteren Kindern geschlossen, ähneln die Symptome denen des akuten Hydrozephalus beim Erwachsenen (Kopfschmerz, Übelkeit, Erbrechen, progrediente Bewusstseinstrübung).

Zur Beurteilung der Gesamtsituation ist es erforderlich, sich über die vorhergegangenen Operationen, eventuelle Revisionen oder auch Umstellungen der Druckstufe eines implantierten Shunts zu informieren. Idealerweise sollte ein sogenannter *Ventilpass* vorliegen, in dem diese Daten dokumentiert sind.

42.1.6 Posthämorrhagischer Hydrozephalus des Neugeborenen

Frühgeborene (Geburt vor der 37. Schwangerschaftswoche) haben ein erhöhtes Risiko für perinatale Einblutungen in das Hirnparenchym und/oder die Ventrikel mit nachfolgender Ausbildung eines posthämorrhagischen Hydrozephalus (PHH). 10–15 % aller Frühgeborenen mit einem Geburtsgewicht unter 1.500 g entwickeln eine Hirnblutung mit nachfolgendem posthämorrhagischem Hydrozephalus. Die genaue Pathogenese ist bis heute nicht bekannt. Das höchste Risiko besteht um die 23. Schwangerschaftswoche.

Risikofaktoren sind:
- unreife, traumatische Geburt,
- Hypothermie,
- Asphyxie,
- Beatmung,
- Hyperventilation,
- Blutdruckschwankungen,
- Gerinnungsstörungen.

Die Schädelsonographie durch die Fontanelle ist die Methode der Wahl zur Diagnostik und Verlaufskontrolle der intrakraniellen Blutungen.

Die Blutungen werden in drei Schweregrade eingeteilt:
- Grad I subependymale Blutung
- Grad II Ventrikeleinbruchsblutung < 50 %
- Grad III Ventrikeleinbruchsblutung > 50 %

Eindeutige Hinweise auf einen Hydrozephalus sind die rasche Zunahme des Kopf-umfangs, der Ventrikelweite und erhöhte intrakranielle Druckwerte. Sie dienen als Indikation zur invasiven Behandlung des PHH.

Typischerweise erfolgt zunächst eine temporäre Behandlung des PHH (intermit-tierende Liquorpunktion über Lumbalpunktion oder Rickhamreservoir) oder durch eine kontinuierliche Liquorableitung (externe Ventrikeldrainage). Aufgrund der nied-rigen Komplikationsraten wird aber allgemein die intermittierende Punktion über ein zuvor implantiertes Reservoir empfohlen.

Bei insgesamt 50 % der Neugeborenen mit PHH besteht letztlich eine dauerhafte Shuntabhängigkeit. Als Therapie der Wahl wird ein ventrikulo-peritonealer Shunt implantiert. Eine endoskopische III. Ventrikulostomie wird vor dem 6. Lebensmonat nicht empfohlen (hohe Rate an Komplikationen und Re-Operationen gegenüber VP-Shunts!).

42.2 Schädelhirntrauma

Gegenüber dem Erwachsenen müssen im Kindesalter beim Schädelhirntrauma einige Besonderheiten beachtet werden:
- ungünstiges Kopf-Körper-Verhältnis,
- Hypermobilität der Halswirbelsäule,
- schwach ausgeprägte Halswirbelsäule,
- sehr dünne, flexible Schädelknochen,
- unreifes Gehirn,
- erhöhte Schwellungsneigung des Gehirns.

Die Einteilung des kindlichen SHT erfolgt übereinstimmend zu den Erwachsenen in ein leichtes, mittleres und schweres Schädelhirntrauma auf dem Boden der speziell für Kinder modifizierten Glasgow Koma Skala.

Da frisch verunfallte Kinder neurologisch schwierig zu untersuchen und beurteilen sind, sollte für die Erstuntersuchung im Zweifelsfall stets ein pädiatrisch erfahrener Kollege hinzugezogen werden.

Tab. 42.2: Modifizierte Glasgow-Koma-Skala für Kinder.

Augenöffnen

Alter	> 5 Jahre	> 1 Jahr	< 1 Jahr
4 Punkte		Spontan	Spontan
3 Punkte		Auf Anruf	Auf Schreien
2 Punkte		Auf Schmerz	Auf Schmerz
1 Punkt		Fehlend	Fehlend

Beste motorische Antwort

Alter	> 5 Jahre	> 1 Jahr	< 1 Jahr
6 Punkte		Führt Befehle aus	Spontanbewegungen
5 Punkte		Gut orientierte Reaktion	Gut orientierte Reaktion
4 Punkte		Zurückziehen auf Schmerz	Zurückziehen auf Schmerz
3 Punkte		Flexion auf Schmerz	Flexion auf Schmerz
2 Punkte		Extension auf Schmerz	Extension auf Schmerz
1 Punkt		Fehlend	Fehlend

Beste verbale Antwort

Alter	> 5 Jahre	> 1 Jahr	< 1 Jahr
5 Punkte	Orientiert	Verständliche Worte	Plappern
4 Punkte	Verwirrt	Unverständliche Worte	Weinen, kann nicht beruhigt werden
3 Punkte	Unzusammenhängende Worte	Andauerndes Weinen, Kann nicht beruhigt werden	Andauerndes Weinen, Kann nicht beruhigt werden
2 Punkte	Unverständlich	Stöhnen	Stöhnen
1 Punkte	fehlend	Fehlend	Fehlend

42.2.1 Epidemiologie

Typische Unfallmechanismen variieren abhängig vom Alter der Kinder:
- beim Säugling zu etwa 80 % Stürze in der häuslichen Umgebung (Wickeltisch, Bett der Eltern, Arme der Eltern, Möbel, Tragekorb). Die restlichen Ursachen umfassen Verkehrsunfälle und Kindsmisshandlungen.
- mit dem Erlernen der Gehfähigkeit Stürze von Treppen, Verletzungen durch herabfallende Gegenstände (Fernseher, Regalwände) beim Aufrichten an Möbeln.
- später dann vor allem Stürze (Roller, Rad, Klettergerüste), ebenfalls vermehrt Verkehrsunfälle.

42.2.2 Bildgebende Diagnostik

Als bildgebende Verfahren stehen bei Kindern die Ultraschall- und Röntgenuntersuchung, sowie die Computer- und Kernspintomographie zur Verfügung.

Bis ca. zum 18 Lebensmonat kann eine *Schädelsonographie* über die Fontanellen durchgeführt werden. Nachteile sind die Abhängigkeit von der Erfahrung des Untersuchers und die schlechte Darstellung der hinteren Schädelgrube.

Die *Nativ-Röntgenuntersuchung* ist aufgrund der geringen Sensitivität und Spezifität zum Hämatomnachweis kontraindiziert.

Die *kranielle Computertomographie* ist im Notfall die Methode der Wahl. Die Indikation ist wegen der erheblichen Strahlenbelastung streng zu stellen. Zur besseren Abwägung der Indikationsstellung sind drei verschiedene Algorithmen gebräuchlich:
- CATCH: Canadian assessment of tomography for childhood head injury,
- PECARN: Pediatric Emergency Care Applied Research Network,
- CHALICE: children`s head injury algorithm for the protection of important clinical events.

Die Kernspintomographie (MRT) bietet gegenüber der Computertomographie (CT) den Vorteil der fehlenden Strahlenbelastung verbunden mit einem höheren Informationsgehalt der Untersuchung. Insbesondere können diffuse axonale Verletzungsmuster (DAI) und kleinste intrakranielle Blutungen dargestellt werden. Der Nachteil ist vor allem, neben dem erhöhten apparativen und zeitlichen Aufwand, die eingeschränkte klinische Überwachung während der Untersuchung und die in der Regel notwendige Sedierung der Kinder.

42.2.3 Therapie

42.2.3.1 Spezielle Schädelfrakturen des Kindesalters
Aufgrund der dünnen Kalotte im Kindesalter kommen Schädelfrakturen im Kindesalter relativ häufig vor. Den größten Anteil dabei machen lineare Frakturen des Os parietale aus, die in 15–30 % mit einer intrakraniellen Verletzung vergesellschaftet sind.

Ein Sonderfall dieser Fraktur, der nur bei Kindern unter 3 Jahren auftritt, ist die „*wachsende Fraktur*". Bei diesem Frakturtyp ist zusätzlich die Dura und Arachnoidea unter der Fraktur verletzt, und die Pulsationen des wachsenden Gehirns verhindern das Ausheilen der Fraktur. Im Verlauf dehnt sich der Frakturspalt auf, und es kommt zur Herniation des Gehirns in den verbreiterten Frakturspalt. Ziel der chirurgischen Therapie ist der suffiziente Verschluss der häufig stark retrahierten Hirnhaut.

Die zweithäufigste Schädelfraktur ist die *Impressionsfraktur* (Abb. 42.3), die in der Regel wie beim Erwachsenen im Sinne einer Imprimathebung behandelt wird.

Als Sonderfall ist noch die *Pingpong Fraktur* des Neugeborenen- und Säuglingsalters zu nennen. Es handelt sich um eine Eindellung des sehr dünnen Schädelkno-

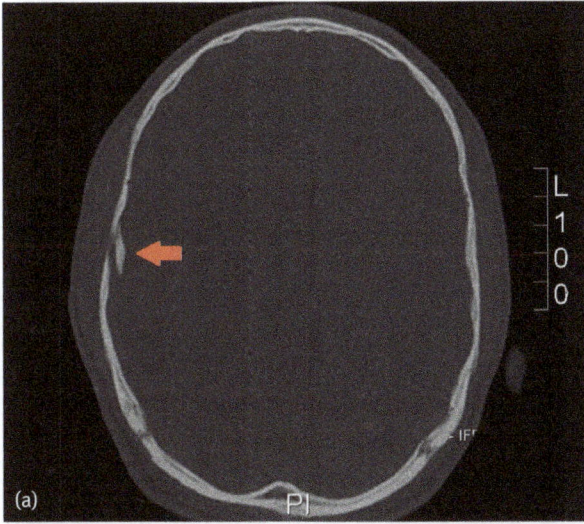

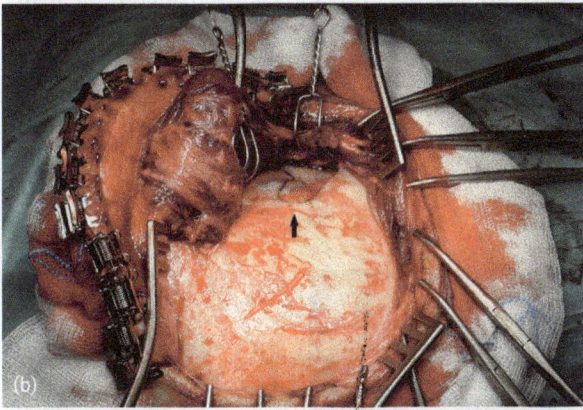

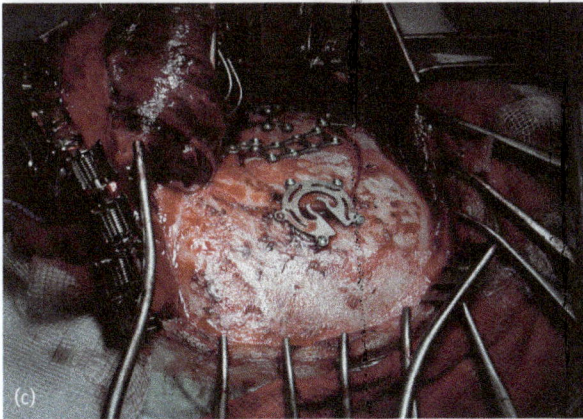

Abb. 42.3: Temporale Impressionsfraktur bei Zustand nach Sturz auf einen Stein (a) CT-Aufnahme in Knochentechnik (b) intraoperativer Befund (c) Zustand nach Versorgung mittels Mikroplattensystem.

chens. Begleitende intrakranielle Verletzungen können in der Regel nicht nachgewiesen werden. Behandlungsmöglichkeiten sind konservativ (Abwarten, Anheben durch Saugglocke), bei Versagen die operative Hebung.

42.2.3.2 Schweres Schädel–Hirn-Trauma des Kindes

Etwa 10 % aller kindlichen Schädel-Hirn-Traumen sind als schwer zu klassifizieren. Die Behandlung erfolgt auf der Intensivstation analog zu den Verletzungen Erwachsener.

42.2.3.3 Kindesmisshandlungen

Schütteltrauma (Shaken-Baby-Syndrom, SBS) und Battered-Child Syndrom

Als charakteristische Konstellation bei einem klassischen Schütteltrauma wird die Koinzidenz einer unterschiedlichen, oft aber schweren und prognostisch ungünstigen diffusen Hirnschädigung mit subduralen Hämatomen oder Hygromen (Abb. 42.4) und meist ausgeprägten retinalen Blutungen beschrieben. Kennzeichnend sind in der Regel fehlende oder nur kaum äußerlich sichtbare Verletzungen. Gelegentlich finden sich zusätzliche Rippen- oder metaphysäre Frakturen. Als Mechanismus wird ein heftiges, gewaltsames Hin-und-her-Schütteln eines Kindes angenommen, was zu unkontrollierten Schleuder- und Rotationsbewegungen des Kopfes führt. Betroffen sind vor allem Kinder zwischen dem 2. und 5. Lebensmonat („Hauptschreialter").

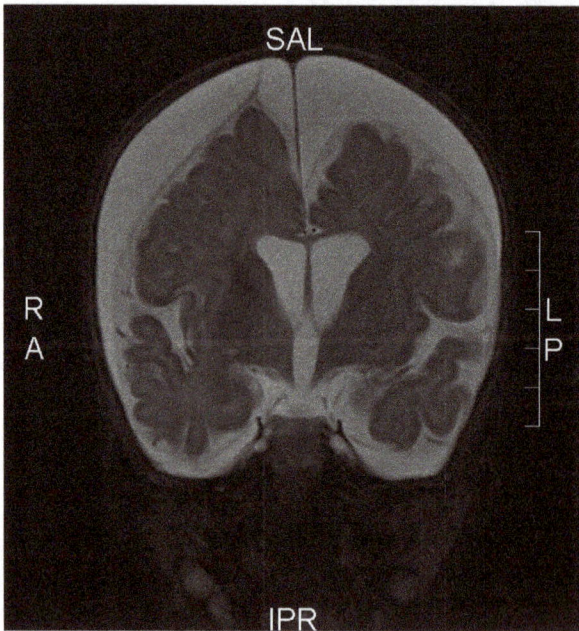

Abb. 42.4: Koronares, T 2-gewichtetes MRT eines Säuglings nach repititiven Schütteltraumen in der Vorgeschichte. Man beachte die ausgeprägten beidseitigen subduralen Hygrome.

Die Diagnose beruht auf anamnestischen (meist fehlend oder inadäquat), klinischen, radiologischen und ophthalmologischen Befunden:
- retinale Blutungen,
- kein oder nur minimales äußeres Trauma (Griffspuren an Armen und Rumpf, Verletzungen im Scheitelbereich, perioral und im Mund möglich),
- keine adäquate oder fehlende Anamnese,
- Verharmlosung bzw. Angabe eines banalen Traumas (z. B. Sturz vom Wickeltisch),
- auf Misshandlung hinweisende Begleitverletzungen,
- bezeugtes oder zugegebenes Schütteln.

> Besteht der Verdacht auf eine Kindesmisshandlung bzw. ein Schütteltrauma, sollte zusätzlich zur üblichen kranialen Diagnostik eine Fundoskopie mit der Frage retinaler Blutungen durchgeführt werden.
> Stets ist in Verdachtsfällen ein Rechtsmediziner hinzuzuziehen. Ist dies nicht möglich, sollten die frischen Verletzungen fotodokumentiert werden.

Die Prognose hängt maßgeblich von der initialen Hirnschädigung und dem neurologischen Status bei Aufnahme ab. Für die Gesamtgruppe wird eine Letalität von etwa 30 % angegeben.

42.3 Kindliche ZNS-Tumoren

> In Deutschland erkranken jedes Jahr etwa 500 Kinder an einem bösartigen ZNS-Tumor. Die Überlebenswahrscheinlichkeit beträgt für alle Tumoren gesamt gerechnet nur etwa 60 % über 5 Jahre. Damit sind Hirntumoren die häufigste krebsbedingte Todesursache im Kindesalter.
> Häufigkeit, Lokalisation, Tumortyp, biologisches Verhalten und Prognose kindlicher ZNS-Tumoren unterscheiden sich grundlegend von denen erwachsener Patienten.

Wie beim Erwachsenen erfolgt die Therapieentscheidung nach der neuropathologischen Untersuchung, bei der die Einteilung hinsichtlich des Tumortyps und die Graduierung der Bösartigkeit auf der Basis der aktuellen WHO-Klassifikation erfolgt. Typischerweise erfolgt die Therapie in multizentrischen Therapieoptimierungsstudien mit einer zentralen Referenzstelle für die histologische und radiologische Untersuchung.

42.3.1 Diagnostik

Bei allen kindlichen ZNS-Tumoren ist die kernspintomographische Untersuchung Goldstandard. Zusätzlich zur Untersuchung des Schädels verlangen die meisten pädiatrisch-onkologischen Studienprotokolle eine Untersuchung der gesamten Spinoaxis zum Ausschluss/Nachweis von spinalen Abtropfmetastasen.

42.3.2 Therapie

Allgemeines

> Die Operation hat in der Behandlung kindlicher ZNS-Tumoren neben adjuvanten Maßnahmen wie Radio- und Chemotherapie einen hohen Stellenwert. Typischerweise erfolgt die Therapie in multizentrischen Therapieoptimierungsstudien mit einer zentralen Referenzstelle für die histologische und radiologische Untersuchung.

Hierdurch ist es in den letzten Jahren für einige Tumorentitäten zu signifikanten Verbesserungen hinsichtlich des Gesamtüberlebens und dem rezidivfreien Überleben gekommen (z. B. Medulloblastom). Allerdings hat sich andererseits für Kinder, die an malignen Gliomen erkrankt sind, nahezu keine Verbesserung ergeben.

Ein weiterer wesentlicher Punkt, der immer mehr in den Fokus gerät, sind die Langzeitfolgen der teilweise sehr aggressiven Therapien und der damit verbundenen erheblich reduzierten Lebensqualität der Kinder.

Supratentorielle Tumoren

In Abhängigkeit der Lokalisation der Tumoren variiert die klinische Symptomatik sehr stark. Bei Kleinkindern kann sich ein erhöhter Hirndruck bei nicht verschlossenen Schädelnähten in einer Kopfumfangsvermehrung, verbunden mit einer gespannten Fontanelle und Stauungspapillen, zeigen. Auch sind fokale neurologische Defizite bei langsam wachsenden Tumoren im Kindesalter aufgrund der funktionellen Anpassungsfähigkeit seltener als bei Erwachsenen, schließen diese aber natürlich nicht aus.

Bei älteren Kindern zeigt sich ein erhöhter Hirndruck häufig in Form von Kopfschmerzen, morgendlichem Erbrechen und Abgeschlagenheit.

Weitere typische Symptome sind epileptische Anfälle, Sehstörungen, Doppelbilder hypophysäre-/hypothalamische Störungen und psychische Veränderungen mit psychomotorischer Unruhe, Gereiztheit und Aggressivität.

Die häufigsten supratentoriellen Tumoren sind supratentorielle Astrozytome (WHO I–III), die zusammen 20 % der kindlichen ZNS Tumoren ausmachen. Ähnlich den Hirntumoren im Erwachsenenalter erfolgt bei Kindern ebenso die möglichst kom-

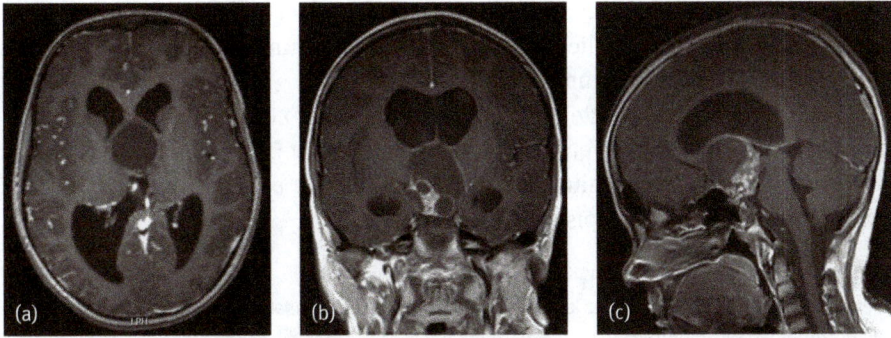

Abb. 42.5: Typisches Kraniopharyngeom im T 1-gewichteten MRT mit KM (a) in transversaler, (b) koronarer und (c) sagittaler Schnittführung.

plette Tumorentfernung unter Schonung der eloquenten Areale, da die Radikalität der Tumorentfernung bei den meisten Tumoren eng mit der rezidivfreien Zeit und dem Gesamtüberleben korreliert.

Optikusgliome sind sehr seltene Tumoren, die aber zu 80–90 % im Kindesalter auftreten. Die Diagnose wird mittels MRT gestellt. Die Tumoren sind in der Regel gutartig (pilozytische oder pilomyxoide Astrozytome WHO I). Die Symptome hängen stark von den infiltrierten Nachbarstrukturen (Hypothalamus, Hypophysenstiel, 3. Ventrikel) und der Lage innerhalb der Sehbahn ab.

In Einzelfällen großer raumfordernder Tumoren erfolgt eine operative Tumorverkleinerung unter Erhalt der endokrinen Achse. Bei raschem Tumorwachstum werden eine Strahlen- oder Chemotherapie im Rahmen kontrollierter Studien angewendet.

Kraniopharyngeome sind niedrig-maligne Missbildungstumoren, die aus ektodermalen Überresten der Rathke´schen Tasche entspringen. Sie haben eine hohe Überlebensrate von ca. 93 % nach 10 Jahren, können aber wegen der engen Lagebeziehung zu Sehnerv und hypothalamisch-hypophysärem System erhebliche Langzeitprobleme bereiten. Histologisch unterscheidet man adamantinöse und papilläre Kraniopharyngeome, wovon der zweite Typ fast ausschließlich bei Erwachsenen vorkommt. Leitsymptome sind Sehstörungen, Kopfschmerzen und Wachstumsstörungen.

Im MRT zeigen sich die Tumoren als teilweise zystische, teilweise solide oder gemischte, selläre und paraselläre Raumforderungen. Verkalkungen sind häufig und gelten als pathognomonisch für das Kraniopharyngeom (Abb. 42.5). Neben der bildgebenden und der üblichen präoperativen Diagnostik sollte im Rahmen der OP-Vorbereitung bei jedem Patienten eine endokrinologische Funktionsdiagnostik erfolgen, um eine substitutionspflichtige Insuffizienz der hypothalamisch-hypophysären Achse auszuschließen.

Ziel der neurochirurgischen Therapie ist die möglichst komplette Resektion des Kraniopharyngeoms mit Wiederherstellung der Liquorabflusswege unter Schonung der Hypothalamusfunktion und der angrenzenden Strukturen (Corpora mamillaria,

Hirnnerven, kleine Perforatoren). Die Nachbehandlung bei radiologisch nachweisbarem Resttumor ist uneinheitlich (sofortige Nachbestrahlung oder erst bei Nachweis eines erneuten Tumorwachstums).

Pinealistumoren sind Mittellinientumoren, die in der Zisterna quadrigemina entspringen und sich in den 3. Ventrikel ausdehnen. Diese Lokalisation führt rasch zum triventrikulärem Hydrozephalus, was gleichzeitig neben okulomotorischen Störungen verantwortlich für die typischen Symptome ist.

> Pinealistumoren können rasch zu einem triventrikulären Verschlusshydrozephalus und damit zu einer Notfallsituation führen.

Neben der Behandlung des Hydrozephalus ist die Entität des Tumors entscheidend für die weitere Therapiestrategie.

– *Chemotherapie-sensible Keimzelltumoren* (Non-Germinoma-Germinale Tumoren, NG-GCT) können mit Hilfe von positiven Tumormarkern (ß-HCG, -Fetoprotein) im Serum und Liquor diagnostiziert werden.
– Bei negativen Tumormarkern sollte eine endoskopische oder stereotaktische Biopsie erfolgen. Der Vorteil der endoskopischen Biopsie ist die mögliche gleichzeitige Dritt-Ventrikulostomie bei vorliegenden Hydrozephalus.
– Bei Vorliegen eines *Germinoms* sollte bei hoher Strahlenempfindlichkeit die radiochirurgische Behandlung erfolgen.
– *Parenchymatöse Tumoren* (Pineozytome, Pineoblastome) werden dagegen primär chirurgisch behandelt. Die Indikation zur Operation hängt dann vom Nutzen-/Risikoverhältnis ab.

Infratentorielle Tumoren

> Viele Kinder mit infratentoriellen Tumoren gelangen mit bereits nachweisbarem Hydrozephalus in die Klinik. Sie sind als neurochirurgischer Notfall zu behandeln.

In Abhängigkeit des Alters finden sich bei Säuglingen vor allem supratentorielle Tumoren, ab dem 4. Lebensjahr werden dann zunehmend infratentorielle Tumoren diagnostiziert. Die häufigsten infratentoriellen Tumoren sind pilozytische Astrozytome, Medulloblastome und Ependymome sowie Hirnstammgliome.

Die klinische Symptomatik dieser Kinder hängt stark von der Lokalisation und vom Alter des Kindes ab. Typische Kleinhirnsymptome sind Schwindel, Gangstörungen, Dysmetrie. Übelkeit und morgendliches Erbrechen sind typische Zeichen des Hydrozephalus.

Ein Hochziehen der Schultern und eine verminderte Kopfbeweglichkeit sind klassische Zeichen der Tonsilleneinklemmung und deuten auf eine Notfallsituation hin.

Aufgrund der unspezifischen Symptome wird die Diagnose häufig erst verzögert gestellt, so dass es nicht ungewöhnlich ist, dass die Kinder erst im Spätstadium mit lebensbedrohlichen Hydrozephalus in der Klinik vorstellig werden und eine Notfalldiagnostik mit ggfs. Anlegen einer externen Ventrikeldrainage zur Behandlung des Hydrozephalus erfolgen muss.

Das *pilozytische Astrozytom (WHO I)* ist der häufigste gutartige kindliche Hirntumor. Es hat eine sehr gute Prognose, und die Kinder können bei vollständiger Tumorentfernung ohne adjuvante Therapie als geheilt betrachtet werden. Da diese Tumoren sehr langsam wachsen, können sie selbst in der hinteren Schädelgrube eine beachtliche Größe erreichen, bevor erste Symptome auftreten bzw. die Diagnose gestellt wird (Vorgeschichte meist 5–9 Monate). Die Tumoren liegen meistens in der lateralen Kleinhirnhemisphäre, können aber auch in der Mittellinie vorkommen. Sie imponieren im MRT als zystische Tumoren mit großen randständig KM-aufnehmenden Zysten und nodulären oder soliden ebenfalls kräftig KM-aufnehmenden Tumoranteilen (Abb. 42.6).

Ziel der neurochirurgischen Therapie ist die möglichst komplette Tumorentfernung. Da es sich aber um einen gutartigen Tumor mit einer langen Lebenserwartung

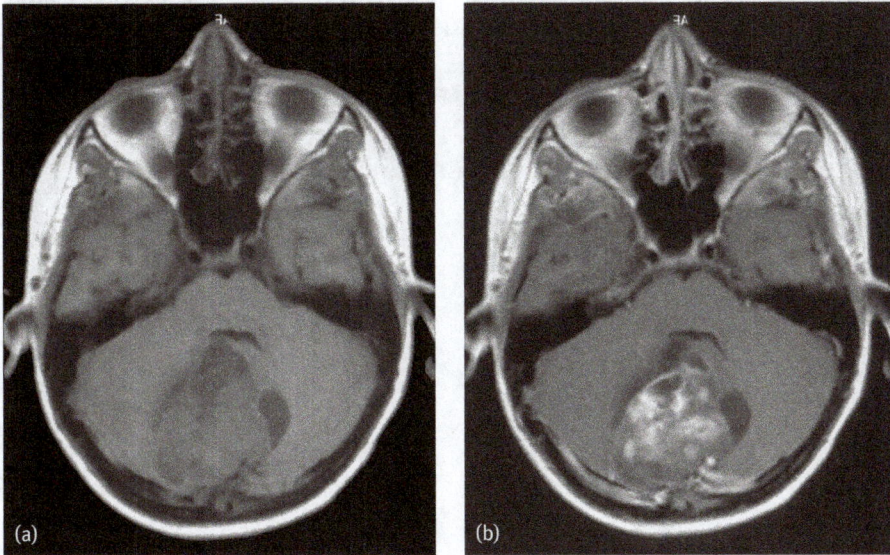

Abb. 42.6: Typisches Astrozytom in der T 1-gewichteten MRT-Darstellung (a) nativ (b) mit KM-Gabe. Man beachte die inhomogene, noduläre Struktur mit Zystenbildung sowie die überwiegende Lage in der rechten Kleinhirnhemisphäre. Supratentoriell bestand aufgrund der Verlegung des 4. Ventrikels ein ausgeprägter Hydrozephalus (hier nicht dargestellt).

handelt, sollte die Lebensqualität des Kindes im Vordergrund stehen und ein nicht ohne Funktionsverlust zu resezierender Tumorrest immer belassen werden.

Diese Tumorreste werden dann radiologisch im MRT kontrolliert und bei Größenzunahme nachreseziert oder eventuell chemo- oder strahlentherapiert.

Das *Medulloblastom (WHO IV)* ist der häufigste maligne kindliche Hirntumor (30 % der Tumoren der hinteren Schädelgrube). Es handelt sich um einen hochgradig malignen embryonalen Tumor, der im Gegensatz zum Astrozytom besonders in der Mittellinie lokalisiert ist. Er neigt zur leptomeningealen Aussaat und hat dann eine besonders schlechte Prognose.

Im MRT stellen sich die Tumoren als vorwiegend solide, homogen KM-aufnehmende Raumforderungen mit zum Teil kleinen zystischen Anteilen dar. In 10–15 % der Fälle fehlt die KM-Aufnahme. Neuere Untersuchungen konnten vier Subtypen klassifizieren, welche eine unterschiedliche Altersverteilung, Aggressivität und Prognose haben und in Zukunft die Behandlung beeinflussen werden.

Auch beim Medulloblastom ist das Ziel der neurochirurgischen Behandlung die möglichst komplette Tumorentfernung unter Erhalt der neurologischen Funktionen. Derzeit erhalten Kinder > 3 Jahre eine Radio-/Chemotherapie, jüngere Kinder wegen der noch nicht abgeschlossenen Hirnreifung eine alleinige systemische und intrathekale Chemotherapie.

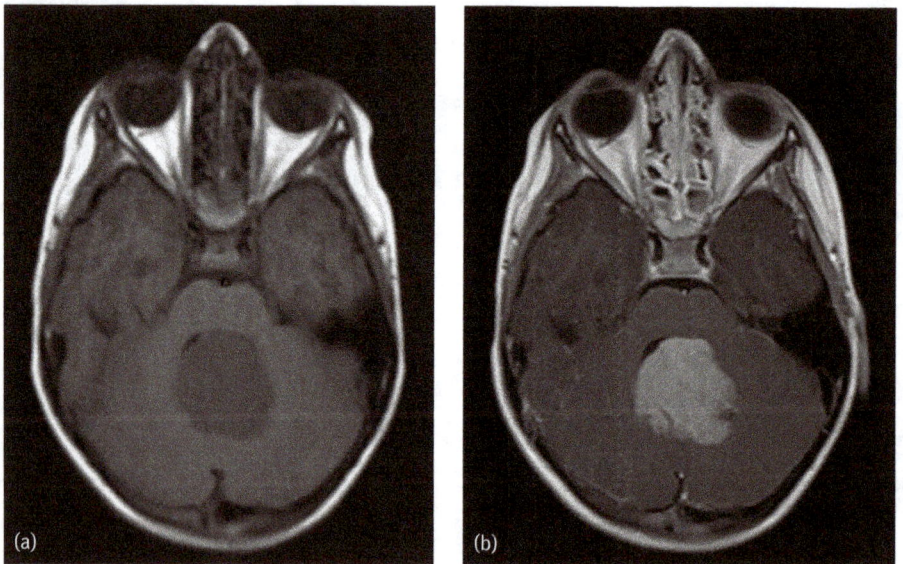

Abb. 42.7: Typisches Medulloblastom in der T 1-gewichteten MRT-Darstellung (a) nativ (b) mit KM-Gabe. Man beachte die homogene, solide Struktur mit gleichmäßiger KM-Aufnahme die mittelliniennahe Ausdehnung. Supratentoriell bestand aufgrund der Verlegung des 4. Ventrikels ein ausgeprägter Hydrozephalus (hier nicht dargestellt).

Die Prognose ist abhängig von Alter (< 3 Jahren schlecht), Ausmaß der Resektion und leptomeningealer Aussaat (ältere Kinder mit kompletter Resektion ohne leptomeningeale Aussaat können zu 70 % vom Tumor geheilt werden).

Die *Ependymome (WHO I-III)* sind sie dritthäufigste Entität der kindlichen Hirntumoren. 70 % der Ependymome sind ebenfalls in der hinteren Schädelgrube lokalisiert.

Das mittlere Erkrankungsalter liegt zwischen 4–6 Jahren. Die 5-Jahres-Überlebenszeiten liegen bei 50–60 %. Wesentlicher prognostischer Faktor ist das Ausmaß der Resektion.

Weitere Tumoren der hinteren Schädelgrube sind die *Hirnstammgliome*, die in diffuse intrinsische Ponsgliome (DIPG), exophytische Gliome des unteren Hirnstammes und der Medulla oblongata und tektale Gliome unterteilt werden.

Die *diffusen intrinsischen Ponsgliome* haben eine extrem schlechte Prognose mit einer durchschnittlichen Überlebenszeit trotz Chemo- und/oder Strahlentherapie von unter 1 Jahr.

Histologisch handelt es sich meistens um anaplastische Astrozytome WHO III oder Glioblastome WHO IV, und eine Operation ist bis auf eine Biopsie zur histologischen Sicherung weder sinnvoll noch möglich. Im Spätstadium tritt häufig ein therapiebedürftiger Verschlusshydrozephalus auf.

Die *exophytischen Gliome des unteren Hirnstammes und der Medulla* oblongata haben eine bessere Prognose. Tumoranteile, die in den IV. Ventrikel oder die perimedulläre Zisterne wachsen, können zum Teil reseziert werden. Entscheidend für die Prognose ist das Ausmaß der Hirnstamminfiltration und die WHO Klassifikation des Tumors.

Die *tektalen Gliome* führen in der Regel frühzeitig zu einem Verschluss des Aquädukts und zu einem triventrikulären Hydrozephalus. Hier ist die Therapie der Wahl die endoskopische Dritt- Ventrikulostomie (ETV). In den meisten Fällen bleiben die tektalen Gliome über viele Jahre konstant. Eine chirurgische Resektion dieser Tumoren ist nicht indiziert.

Teil VII: HINTERGRUND

43 Anatomie

Jürgen Piek

Die genaue Kenntnis der Anatomie des zentralen und peripheren Nervensystems und seiner Hüllorgane ist unabdingbare Voraussetzung für erfolgreiches neurochirurgisches Arbeiten. Neben der systematischen Anatomie sind besonders die topographische Lagebeziehung der einzelnen Teile des Nervensystems zueinander sowie die Übertragung dieses Wissens auf die bildgebende Schnittbilddiagnostik von besonderer Bedeutung. Gleichzeitig muss der Neurochirurg aber auch über gute Kenntnisse der Funktion der einzelnen Abschnitte des Nervensystems verfügen, da er diese zum Beispiel bei der Zugangs- und Operationsplanung zu berücksichtigen hat.

Üblicherweise beginnt man in der Facharztausbildung mit der makroskopischen Anatomie, um sich dann später detaillierte anatomische Kenntnisse der jeweiligen mikrochirurgischen Zugangswege anzueignen.

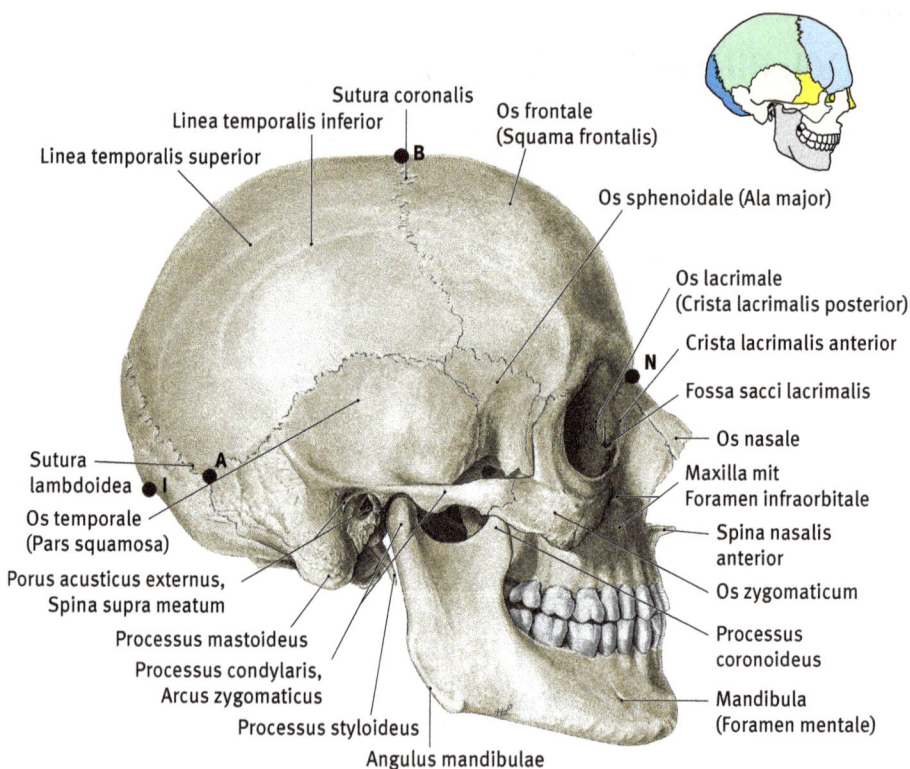

Abb. 43.1: Oberflächenansicht des knöchernen Schädels von rechts seitlich. Markiert sind die wesentlichen anthropometrischen Orientierungpunkte Nasion (N), Bregma (B), Asterion (A) und Inion (I) (aus Waldeyer: Anatomie des Menschen. De Gruyter, 2012).

https://doi.org/10.1515/9783110611304-043

Neben der systematischen Anatomie als Grundlage ist die genaue Kenntnis der topographischen und der funktionellen Anatomie unabdingbare Voraussetzung für ein erfolgreiches neurochirurgisches Arbeiten.

43.1 Knöcherner Schädel

Ansichten des knöchernen Schädels von lateral sowie der Schädelbasis von innen und außen sind in Abb. 43.1, Abb. 43.2 und Abb. 43.3 dargestellt. Für die Orientierung wichtig sind außerdem einige Oberflächenpunkte, die in Abb. 43.1 dargestellt sind:

Nasion: Als Nasion bezeichnet man den am weitesten vorn gelegenen Punkt der Sutura nasofrontalis. Am Nasion treffen Os frontale und linkes und rechtes Os nasale aufeinander.

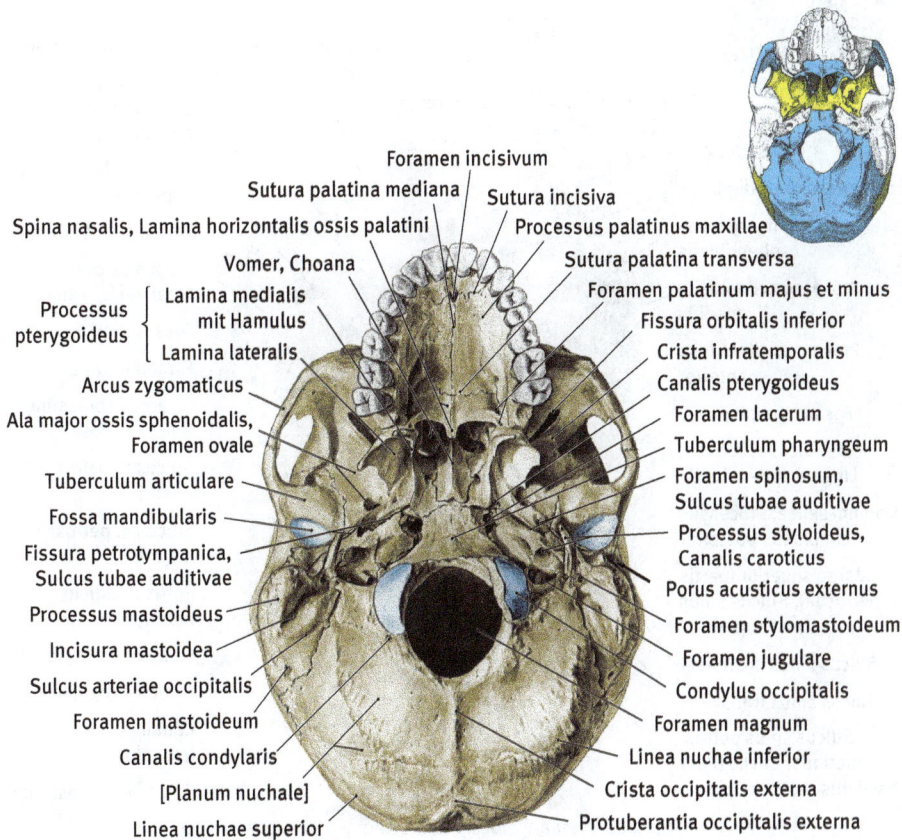

Abb. 43.2: Oberflächenansicht der knöchernen Schädelbasis von außen (aus Waldeyer: Anatomie des Menschen. De Gruyter, 2012).

Inion: als Inion bezeichnet man die äußerste Spitze der Protuberantia occipitalis externa, an der das Lig. nuchae ansetzt.

Bregma: am Bregma treffen Kranznaht (sutura coronalis) und Pfeilnaht (sutura sagittalis) aufeinander.

Asterion: Der Begriff Asterion bezeichnet denjenigen Punkt, an dem sich Lambdanaht, die Sutura occipitomastoidea und Sutura parietomastoidea treffen.

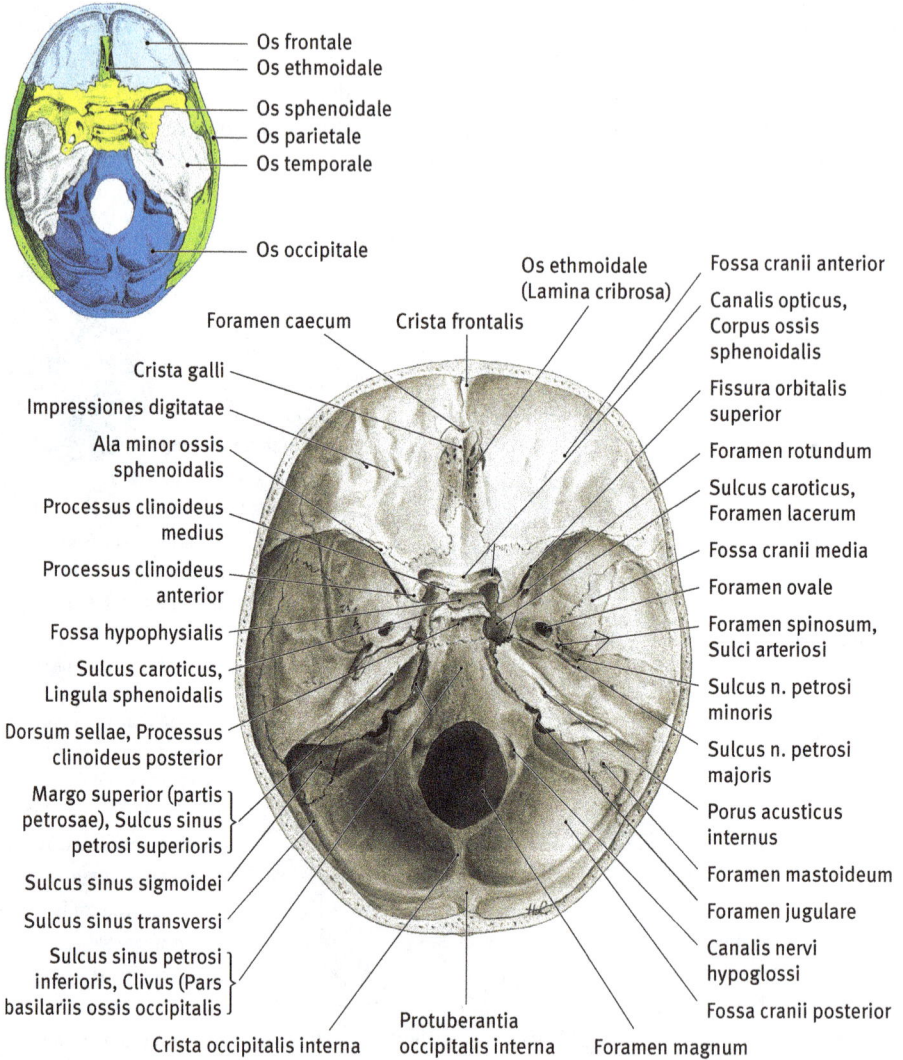

Abb. 43.3: Oberflächenansicht der knöchernen Schädelbasis von der Innenseite (aus Waldeyer: Anatomie des Menschen. De Gruyter, 2012).

43.2 Gehirn

Nach Entnahme aus der Schädelhöhle lassen sich zwei Hauptansichten des Gehirns unterscheiden:

- Die *Ansicht von lateral* (Abb. 43.4) mit u. a. den einzelnen Hirnlappen (Lobus frontalis, Lobus temporalis, Lobus parietalis und Lobus occipitalis) des Großhirns mit den jeweiligen Gyri und Sulci. Von besonderer Bedeutung für die Orientierung sind der Sulcus centralis, der die motorische Rinde des Gyrus praecentralis von der somatosensiblen Rinde des Gyrus postcentralis trennt sowie der Sulcus lateralis (auch Sylvische Fissur genannt, nach dem Anatom Franciscus de la Boe Sylvius,1614–1672).
- Die *Ansicht von basal* (Abb. 43.5), auf der sind neben den zuvor erwähnten Großhirnanteilen die einzelnen Teile des Hirnstamms und des Stammhirns zu erkennen, außerdem die 12 Hirnnervenpaare. Eine Übersicht der systematischen Gliederung des ZNS findet sich in Tab. 43.1.

Zur anatomischen Orientierung auf den horizontalen, koronaren und sagittalen Schnittebenen des MRT sind nachfolgend diese im Vergleich mit dem anatomischen Präparat wiedergegeben. Auf ihnen sind besonders auch die inneren Hirnteile gut erkennbar (Abb. 43.6, Abb. 43.7 und Abb. 43.8).

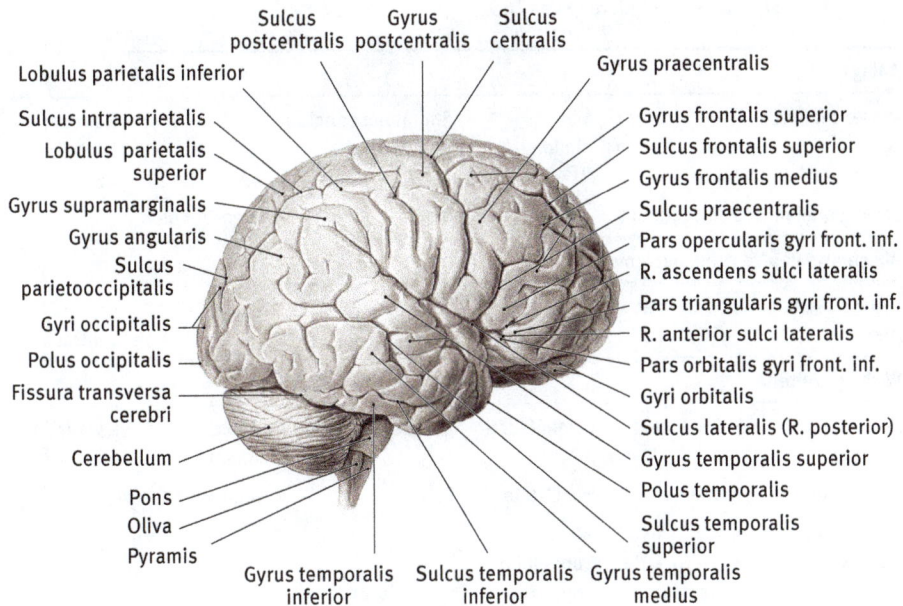

Abb. 43.4: Ansicht der Oberfläche des Gehirns von seitlich rechts (aus Waldeyer: Anatomie des Menschen. De Gruyter, 2012).

Polus frontalis

Fissura longitudi-
naliscerebri

Gyrus rectus

Sulci et gyri
orbitales

Polus temporalis

Chiasma opticum

Infundibulum

Pons

N. abducens

Flocculus cerebelli

Pyramis

Sulcus lateralis
anterior

Oliva

Cerebellum

Polus occipitalis

Bulbus olfactorius

Tractus olfactorius

Nervus opticus

Trigonum olfactorium

Substantia perforata
anterior

Tractus opticus

Tuber cinereum

Eminentia mediana

Corpus mamillare

Nervus trigeminus

Nervi facialis et
vestibulocochlearis

Radices nervi hypoglossi

Nervi vagus et
glossopharyngeus

Nervus accessorius

Decussatio pyramidum

Fissura mediana anterior

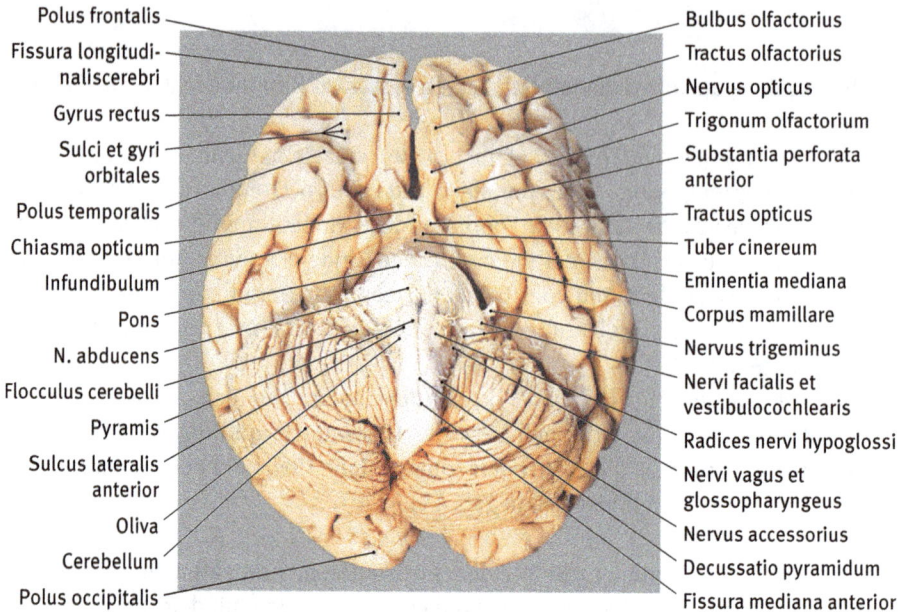

Abb. 43.5: Ansicht des Gehirns von basal (aus Waldeyer: Anatomie des Menschen. De Gruyter, 2012).

Tab. 43.1: Systematische Gliederung des ZNS.

Anlage					
Prosencephalon		Mesence-phalon	Rhombencephalon		Neuralrohr, kaudaler Abschnitt
Telencephalon	Diencephalon		Metensephalon	Myelencephalon	
Abschnitte des Ventrikelsystems					
I. und II. Ventrikel	III. Ventrikel	Aquaeductus cerebri	IV: Ventrikel		Canalis centralis
Wichtige Anteile					
Pallium (Cortex)	Epithalamus	Lamina tecti	Cerebellum	Medulla oblongata	Rücken-mark
Nucl. caudatus	Thalamus	Nucl. ruber	Pons	Nirnnerven-kerne	
Putamen	Hypo-thalamus	Substantia nigra			
Pallidum, pars externa	Pallidum, pars interna	Tegmentum			
Hippocampus					
Amygdala					

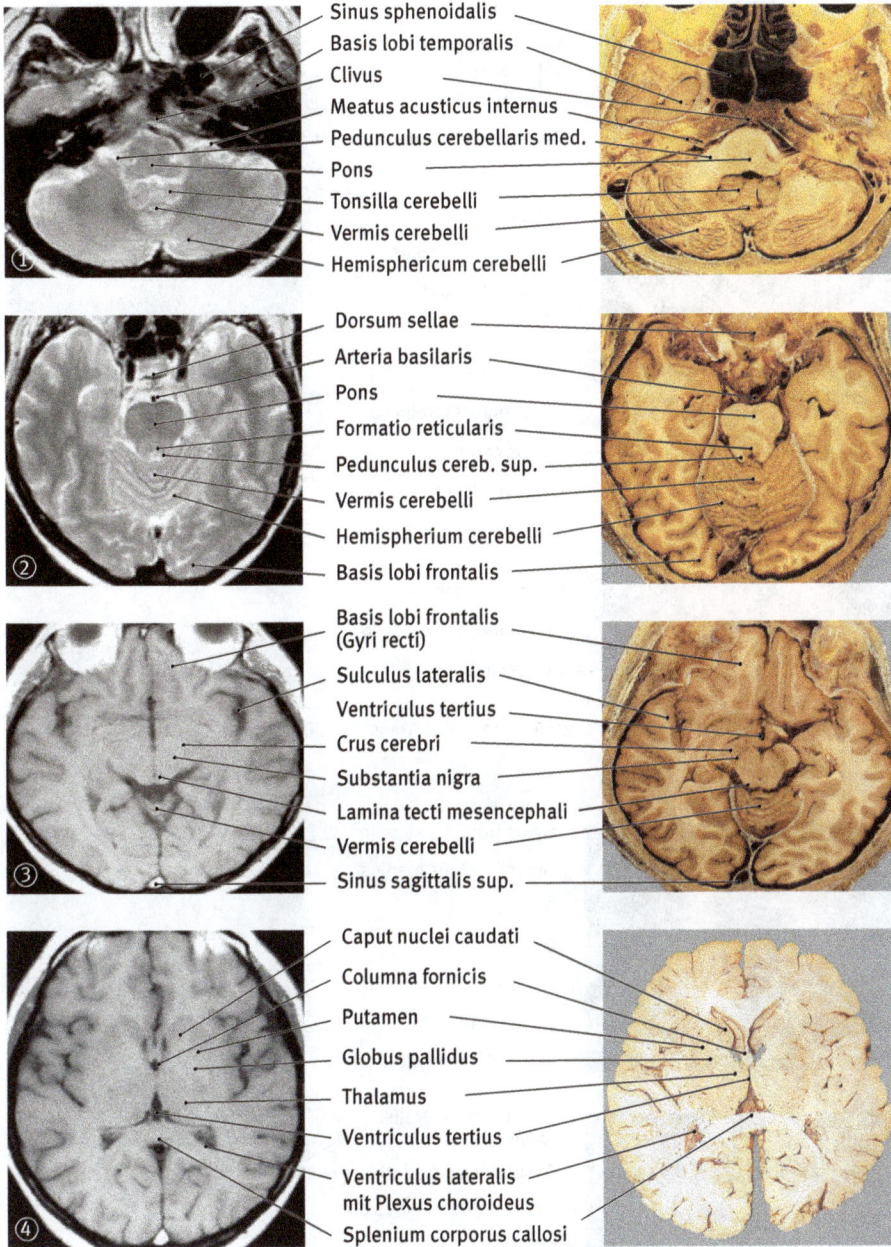

Sinus sphenoidalis
Basis lobi temporalis
Clivus
Meatus acusticus internus
Pedunculus cerebellaris med.
Pons
Tonsilla cerebelli
Vermis cerebelli
Hemisphericum cerebelli

Dorsum sellae
Arteria basilaris
Pons
Formatio reticularis
Pedunculus cereb. sup.
Vermis cerebelli
Hemispherium cerebelli
Basis lobi frontalis

Basis lobi frontalis
(Gyri recti)
Sulculus lateralis
Ventriculus tertius
Crus cerebri
Substantia nigra
Lamina tecti mesencephali
Vermis cerebelli
Sinus sagittalis sup.

Caput nuclei caudati
Columna fornicis
Putamen
Globus pallidus
Thalamus
Ventriculus tertius
Ventriculus lateralis
mit Plexus choroideus
Splenium corporus callosi

Abb. 43.6: Horizontalschnitte durch das Gehirn im MRT mit Vergleich des entsprechenden anatomischen Präparats (aus Waldeyer: Anatomie des Menschen. De Gruyter, 2012).

Genu corporis callosi

Ventriculus lateralis, cornu anterius

Septum pellucidum

Caput nuclei caudati

Thalamus

Fornix

Ventriculus lateralis

Splenium corporis callosi

Sulcus cinguli

Gyrus praecentralis

Sulcus centralis

Gyrus postcentralis

Ventriculus lateralis, pars centralis

Centrum semiovale

Splenium corporis callosi

Gyri occipitales

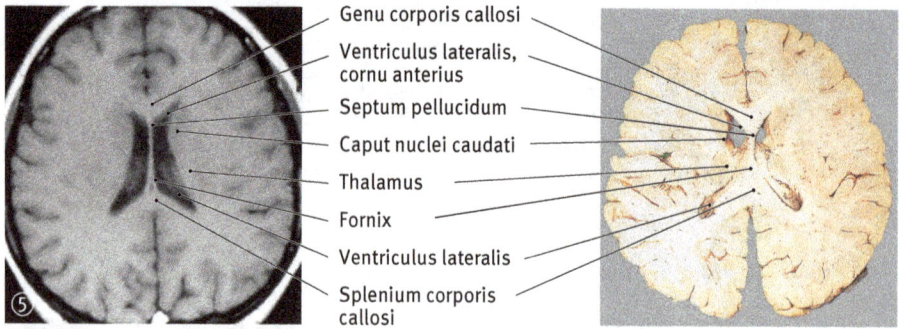

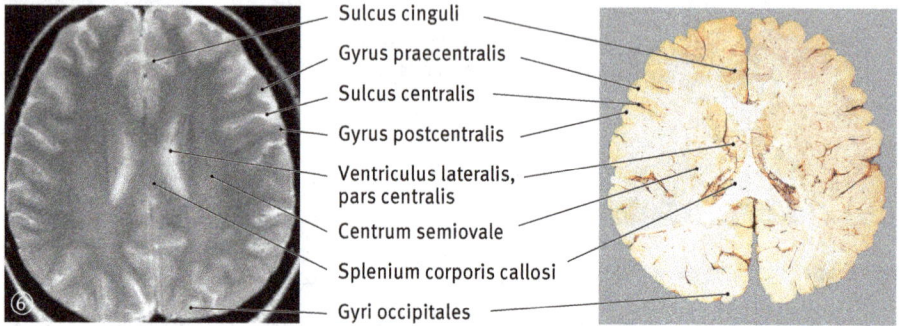

Abb. 43.6: Fortsetzung. (aus Waldeyer: Anatomie des Menschen. De Gruyter, 2012).

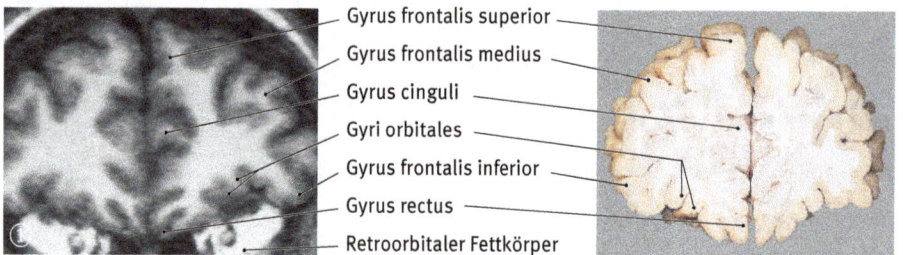

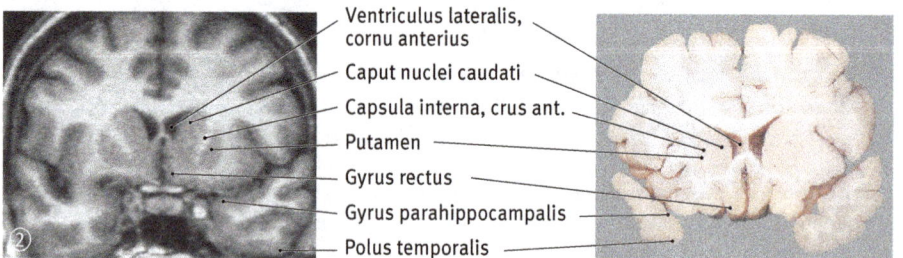

Gyrus frontalis superior

Gyrus frontalis medius

Gyrus cinguli

Gyri orbitales

Gyrus frontalis inferior

Gyrus rectus

Retroorbitaler Fettkörper

Ventriculus lateralis, cornu anterius

Caput nuclei caudati

Capsula interna, crus ant.

Putamen

Gyrus rectus

Gyrus parahippocampalis

Polus temporalis

Abb. 43.7: Frontale Schnitte durch das Gehirn im MRT mit Vergleich des entsprechenden anatomischen Präparats (aus Waldeyer: Anatomie des Menschen. De Gruyter, 2012).

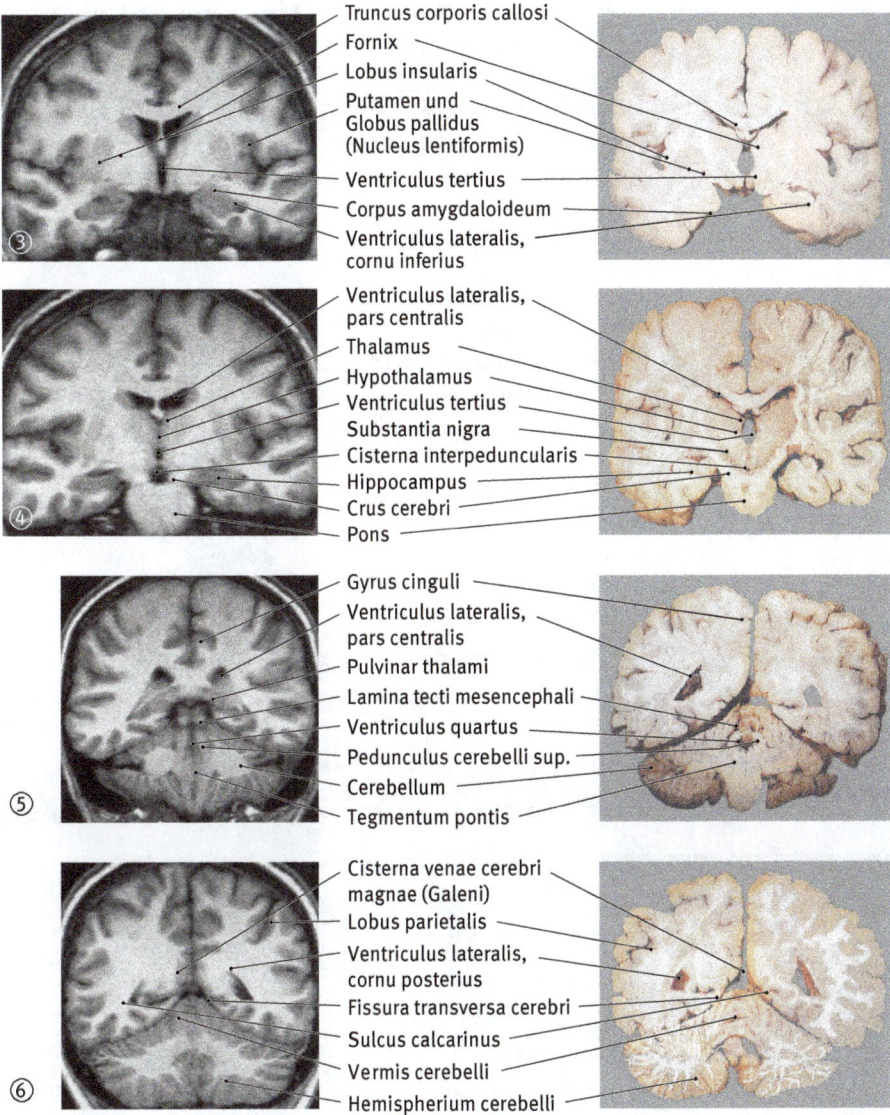

Truncus corporis callosi
Fornix
Lobus insularis
Putamen und
Globus pallidus
(Nucleus lentiformis)
Ventriculus tertius
Corpus amygdaloideum
Ventriculus lateralis,
cornu inferius

Ventriculus lateralis,
pars centralis
Thalamus
Hypothalamus
Ventriculus tertius
Substantia nigra
Cisterna interpeduncularis
Hippocampus
Crus cerebri
Pons

Gyrus cinguli
Ventriculus lateralis,
pars centralis
Pulvinar thalami
Lamina tecti mesencephali
Ventriculus quartus
Pedunculus cerebelli sup.
Cerebellum
Tegmentum pontis

Cisterna venae cerebri
magnae (Galeni)
Lobus parietalis
Ventriculus lateralis,
cornu posterius
Fissura transversa cerebri
Sulcus calcarinus
Vermis cerebelli
Hemispherium cerebelli

Abb. 43.7: Fortsetzung. (aus Waldeyer: Anatomie des Menschen. De Gruyter, 2012).

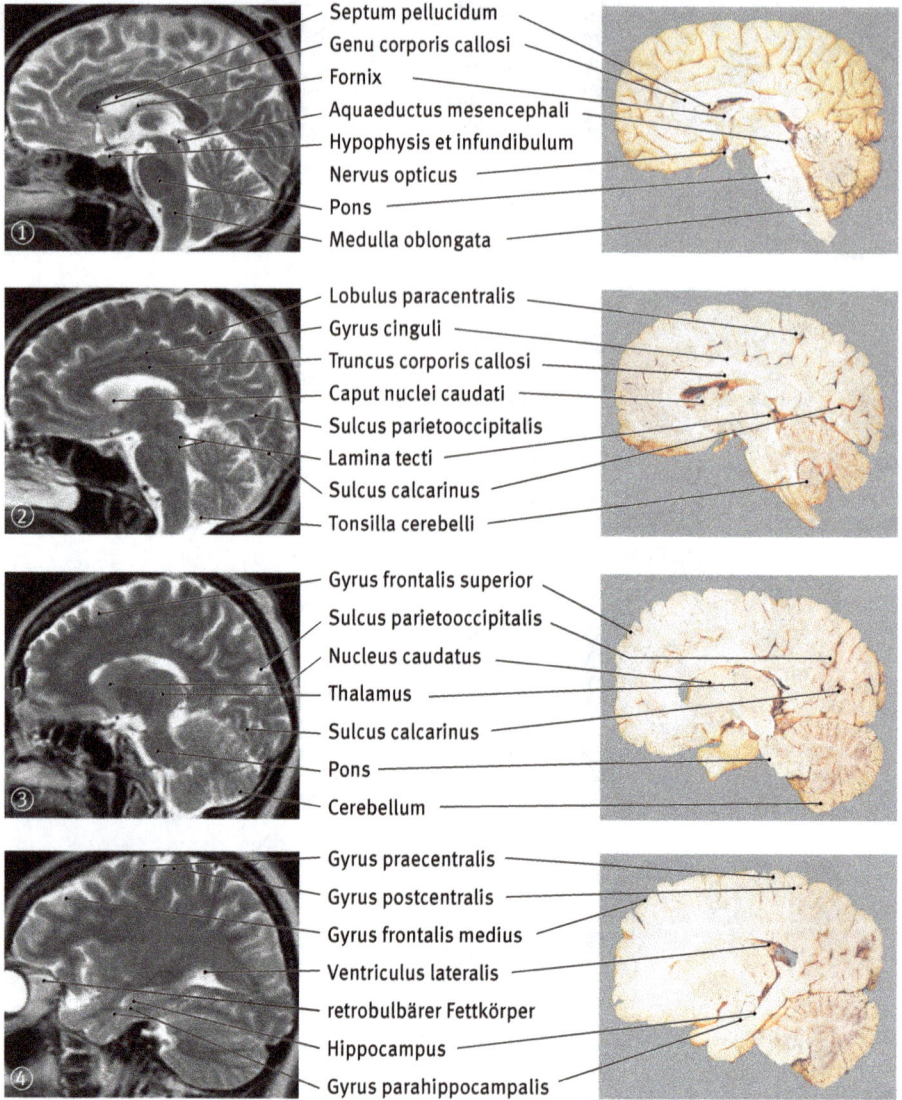

Septum pellucidum
Genu corporis callosi
Fornix
Aquaeductus mesencephali
Hypophysis et infundibulum
Nervus opticus
Pons
Medulla oblongata

Lobulus paracentralis
Gyrus cinguli
Truncus corporis callosi
Caput nuclei caudati
Sulcus parietooccipitalis
Lamina tecti
Sulcus calcarinus
Tonsilla cerebelli

Gyrus frontalis superior
Sulcus parietooccipitalis
Nucleus caudatus
Thalamus
Sulcus calcarinus
Pons
Cerebellum

Gyrus praecentralis
Gyrus postcentralis
Gyrus frontalis medius
Ventriculus lateralis
retrobulbärer Fettkörper
Hippocampus
Gyrus parahippocampalis

Abb. 43.8: Sagittale Schnitte durch das Gehirn im MRT mit Vergleich des entsprechenden anatomischen Präparats (aus Waldeyer: Anatomie des Menschen. De Gruyter, 2012).

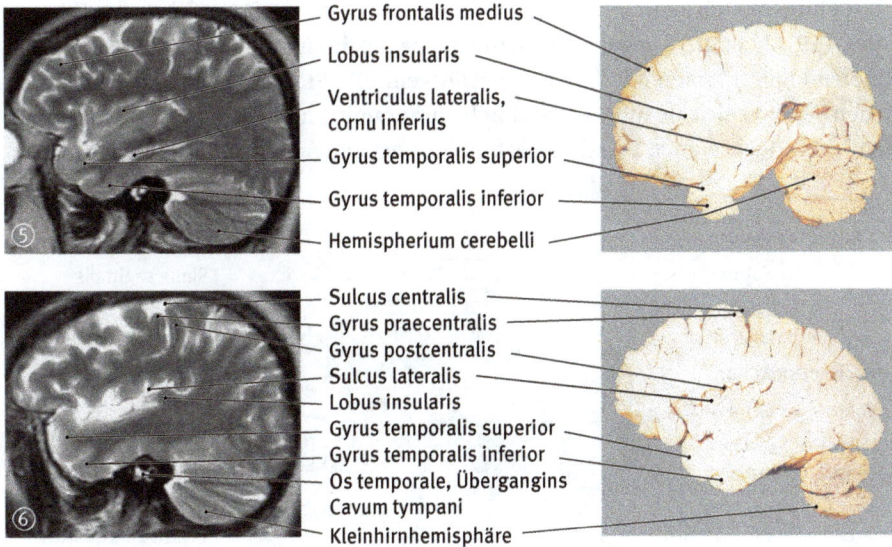

- Gyrus frontalis medius
- Lobus insularis
- Ventriculus lateralis, cornu inferius
- Gyrus temporalis superior
- Gyrus temporalis inferior
- Hemispherium cerebelli

⑤

- Sulcus centralis
- Gyrus praecentralis
- Gyrus postcentralis
- Sulcus lateralis
- Lobus insularis
- Gyrus temporalis superior
- Gyrus temporalis inferior
- Os temporale, Übergangins
- Cavum tympani
- Kleinhirnhemisphäre

⑥

Abb. 43.8: Fortsetzung. (aus Waldeyer: Anatomie des Menschen. De Gruyter, 2012).

43.3 Hirnhäute, Liquorräume

Die *Pia mater* liegt dem Gehirn auf und bildet mit der *Arachnoidea* die Leptomeninx, die weiche Hirnhaut. Zwischen ihnen liegt der mit Liquor gefüllte Subarachnoidalraum. Er erweitert sich an der Hirnbasis zu den Zisternen. Im Rahmen mikrochirurgischer Eingriffe werden die Hirnzisternen benutzt, um nach deren Eröffnung durch Ablassen von Liquor einen besonders schonenden Zugang zu den inneren und basalen Hirnanteilen zu erhalten.

Die *Dura mater* liegt dem Schädelinneren an und ist fest mit dem Periost verbunden (besonders stark bei Kindern und im hohen Alter). Ein eigentlicher Subdural- oder Epiduralraum existiert anatomisch nicht. In den Duplikaturen der Dura verlaufen die großen Längsblutleiter des Gehirns (Hirnsinus), deren Verletzung posttraumatisch oder intraoperativ zu massiven Blutungen führen kann. Ausformungen der Dura bilden die Falx cerebri, welche die Großhirnhälften gegeneinander abgrenzt sowie das Tentorium cerebelli, welches die hintere von der mittleren Schädelgrube separiert. Ferner bildet die Dura mater auf der Vorderseite des Felsenbeins das cavum trigeminale (cavum Meckeli), in dem sich das Ganglion Gasseri des n. trigeminus befindet. Lateral des Türkensattels bildet die Dura auf beiden Seiten den Sinus cavernosus, in dessen Wand der 3., 4. und die Äste 1 und 2 des 5. Hirnnervs verlaufen und der vom n. abducens und der a. carotis durchzogen wird.

Gehirn und Rückenmark sind neben den Hirnhäuten von *liquorführenden Räumen* (Abb. 43.9, Abb. 43.10) umgeben. Man unterscheidet die äußeren (siehe zuvor) von den inneren Liquorräumen mit den 4 Hirnventrikeln. Die Produktion des Liquors erfolgt in den Seitenventrikeln, über die er durch die Foramina interventriculares (Monroi) in den 3. Ventrikel gelangt. Von dort aus fließt er über den Aquaeductus mesencephali in

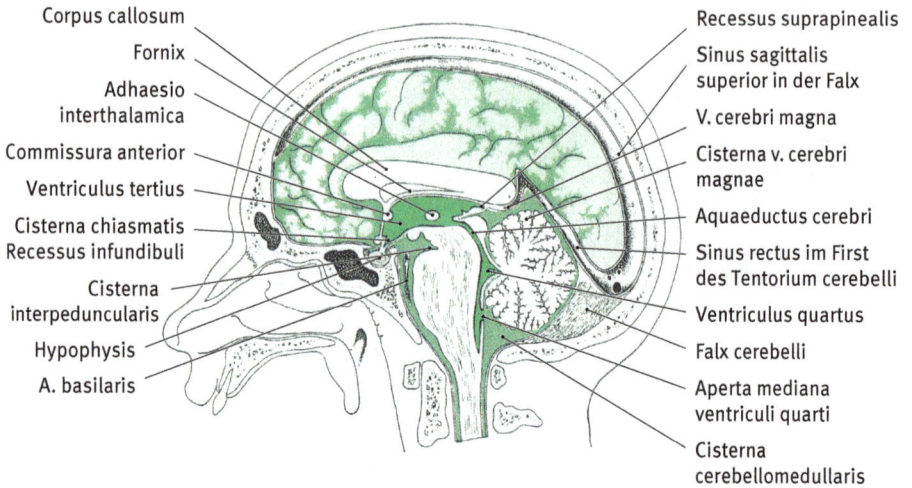

Abb. 43.9: Darstellung der Hirnventrikel (dunkelgrün) und des Subarachnoidalraums (hellgrün) in der Sagittalebene (Falx entfernt) (aus Waldeyer: Anatomie des Menschen. De Gruyter, 2012).

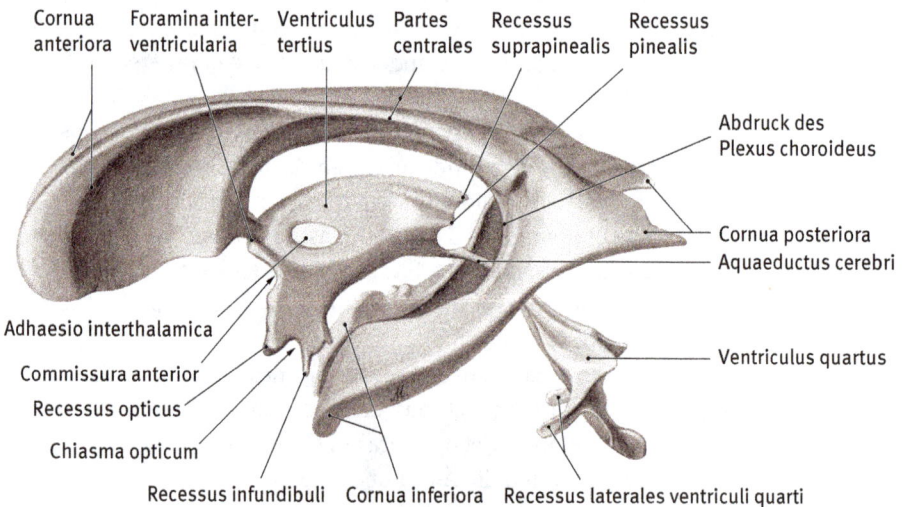

Abb. 43.10: Darstellung des Ventrikelsystems im Ausgusspräparat (aus Waldeyer: Anatomie des Menschen. De Gruyter, 2012).

den 4. Ventrikel und steht über drei Öffnungen (Apertura mediana – Foramen Magendie [Francois Magendie, 1783–1855] und Aperturae laterales – Foraminae Luschkae [Hubert von Luschka, 1820–1875]) mit dem äußeren Liquorraum in Verbindung.

43.4 Hirngefäße

Die Vertebralarterien verbinden sich zur unpaarigen A. basilaris, welche über die Aa. cerebri posteriores mit den ebenfalls paarigen Karotisarterien in Verbindung stehen. Über die A. comm. anterior bilden sie den Circulus arteriosus Willisii (Thomas Willis, 1621–1673) an der Schädelbasis. Von diesem ausgehend sichern A. cerebri anterior, A. cerebri media und A. cerebri posterior die Durchblutung des Gehirns (Abb. 43.11, Abb. 43.12, Abb. 43.13).

Der Abfluss des Blutes geschieht in die Jugularvenen über die verschiedenen Hirnsinus, die durch Duraduplikaturen gebildet werden. Die wesentlichen Hirnsinus und Hirnvenen sind in Abb. 43.14 dargestellt.

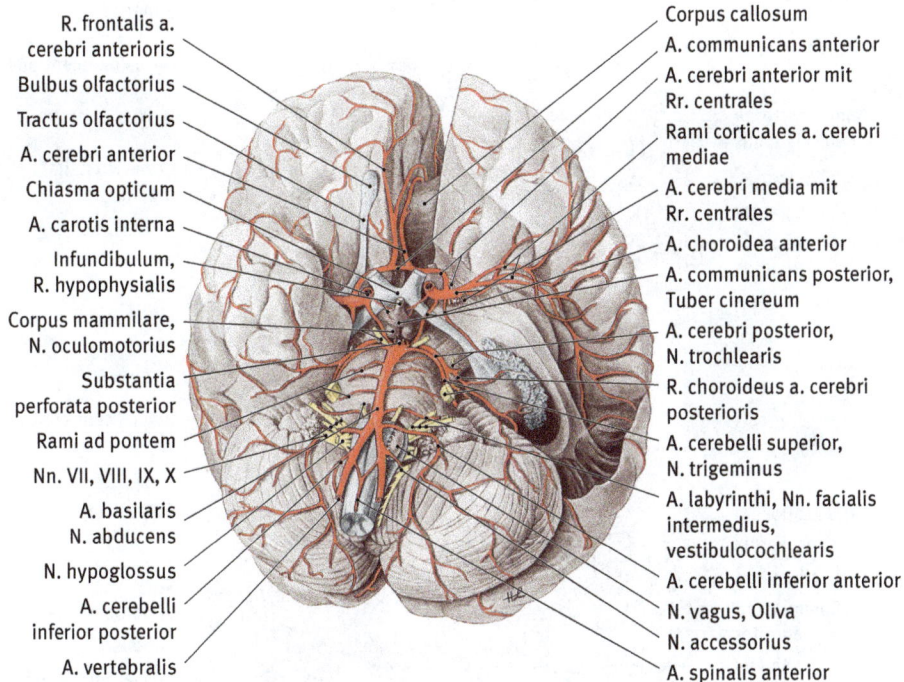

Abb. 43.11: Basalansicht des Gehirns mit den Hirnarterien. Teile des linken Frontal- und Schläfenlappens sind entfernt (aus Waldeyer: Anatomie des Menschen. De Gruyter, 2012).

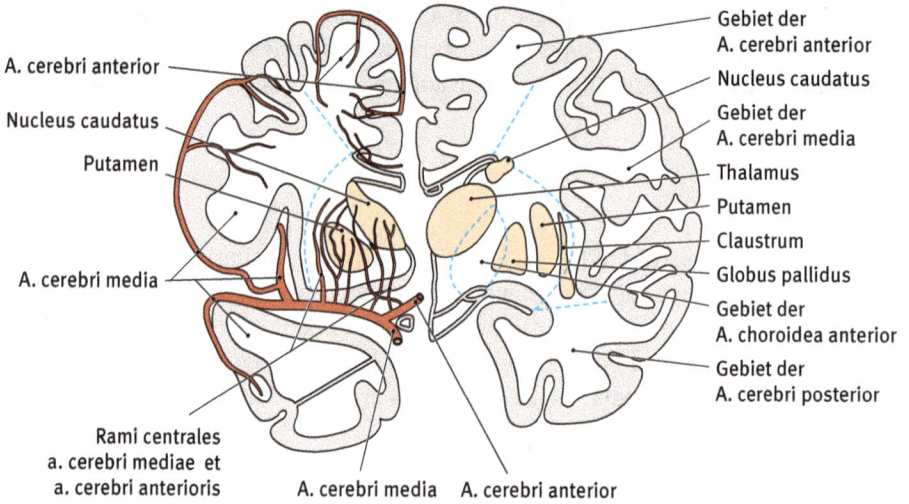

Abb. 43.12: Die arterielle Versorgung des Großhirns auf Frontalschnitten. Rechter Schnitt durch die Mitte des Thalamus, linker Schnitt weiter rostral, durch Nucl. Caudatus und Putamen (aus Waldeyer: Anatomie des Menschen. De Gruyter, 2012).

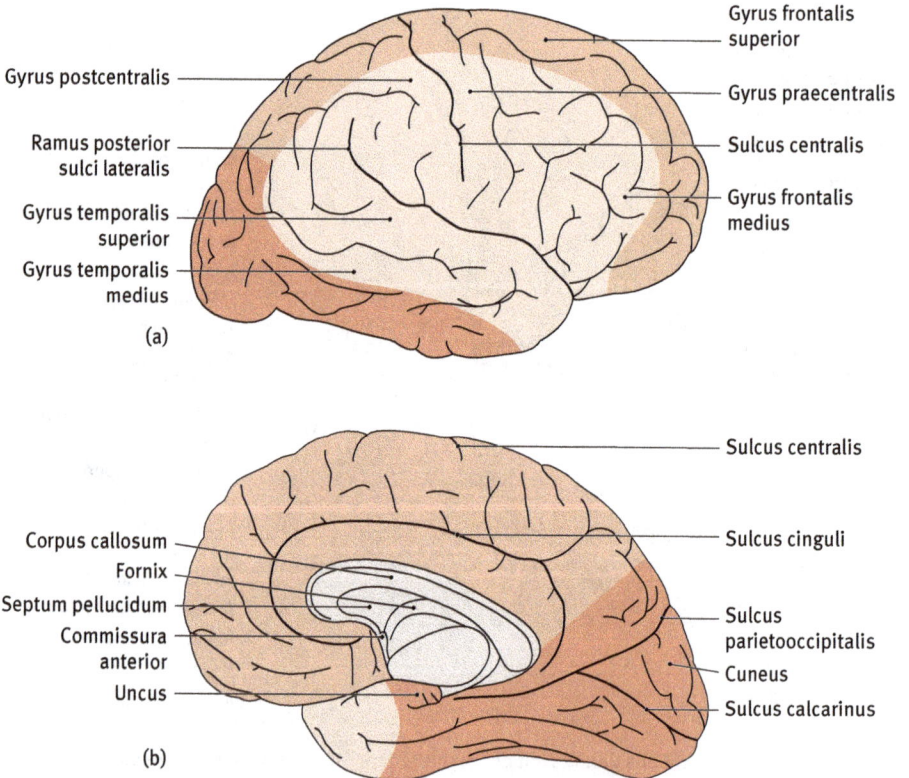

Abb. 43.13: Die arterielle Versorgung des Cortex cerebri (Facies superolateralis). Hellrot = A. cerebri media, rot = A. cerebri anterior und dunkelrot = A. cerebri posterior (aus Waldeyer: Anatomie des Menschen. De Gruyter, 2012).

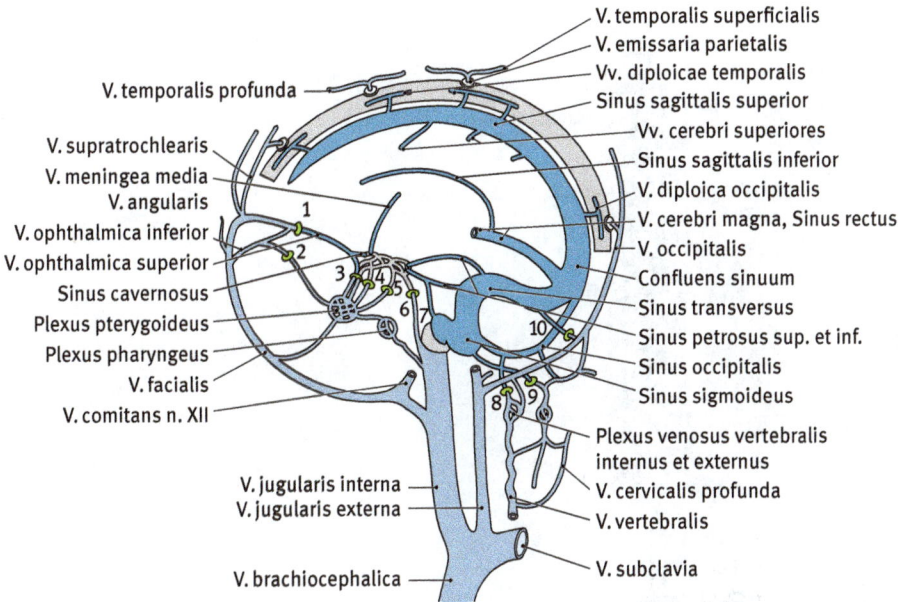

Abb. 43.14: Darstellung der Hirnsinus und des Venensystems des Gehirns (aus Waldeyer: Anatomie des Menschen. De Gruyter, 2012).

43.5 Knöcherne Wirbelsäule

Die knöcherne Wirbelsäule ist aus einer Reihe von Knochen (Abb. 43.15) zusammengesetzt, welche gelenkig aneinandergrenzen und passiv durch Bänder, aktiv durch Muskeln beweglich gestaltet ist. Sie besteht aus 24 freien Wirbeln (7 Halswirbeln, 12 Brustwirbeln und 5 Lendenwirbeln), die unterschiedliche Form haben (Abb. 43.16a-e) und im Os sacrum (Abb. 43.16f) mit dem anschließenden Os coccygis (nicht abgebildet) enden. Neben dieser „normalen" Anatomie kann es im Verlaufe der Embryonalentwicklung zu verschiedenen Störungen der Wirbelsäulenentwicklung kommen (zum Beispiel Spaltfehlbildungen der Wirbelbögen), welche teilweise einen Krankheitswert haben, im Rahmen dieser Einführung jedoch nicht besprochen werden sollen.

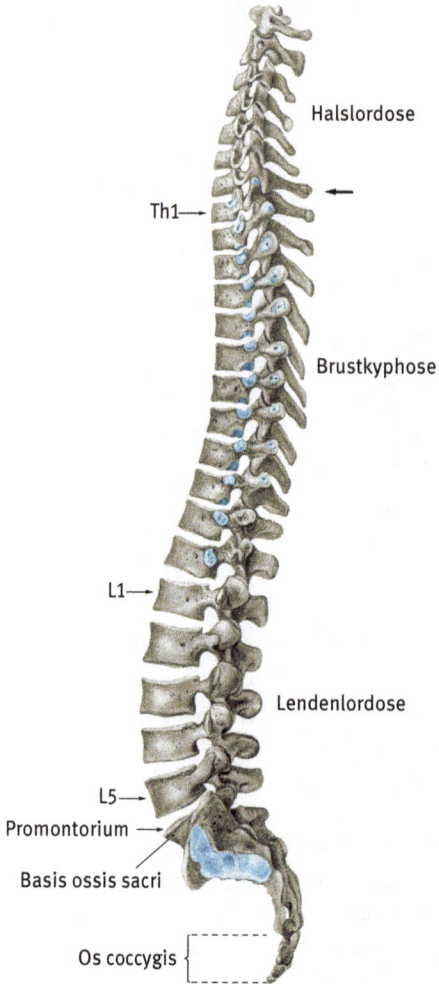

Halslordose

Th1—→

Brustkyphose

L1—→

Lendenlordose

L5—→

Promontorium —→

Basis ossis sacri

Os coccygis {

Abb. 43.15: Ansicht der knöchernen Wirbelsäule von links lateral (der Pfeil zeigt auf den
7. HWK, vertebra prominens) (aus Waldeyer:
Anatomie des Menschen. De Gruyter, 2012).

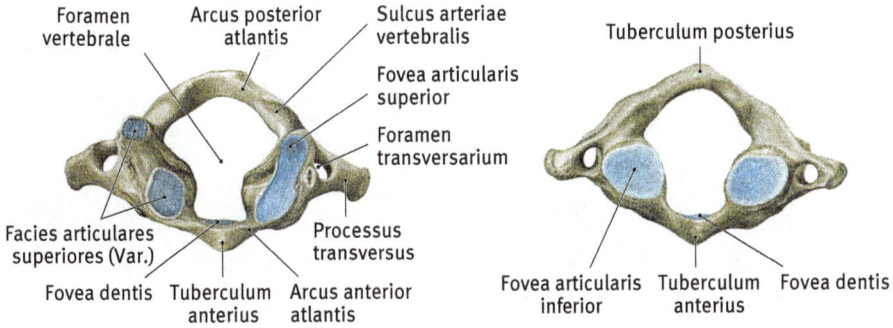

Foramen vertebrale
Arcus posterior atlantis
Sulcus arteriae vertebralis
Tuberculum posterius
Fovea articularis superior
Foramen transversarium
Facies articulares superiores (Var.)
Processus transversus
Fovea dentis
Tuberculum anterius
Arcus anterior atlantis
Fovea articularis inferior
Tuberculum anterius
Fovea dentis

(a)

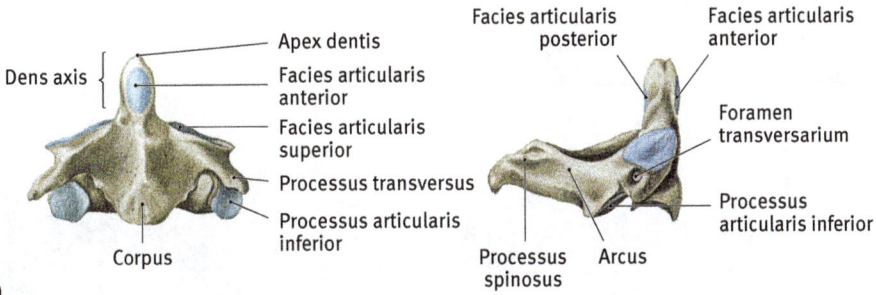

Dens axis
Apex dentis
Facies articularis anterior
Facies articularis superior
Processus transversus
Processus articularis inferior
Corpus
Facies articularis posterior
Facies articularis anterior
Foramen transversarium
Processus articularis inferior
Processus spinosus
Arcus

(b)

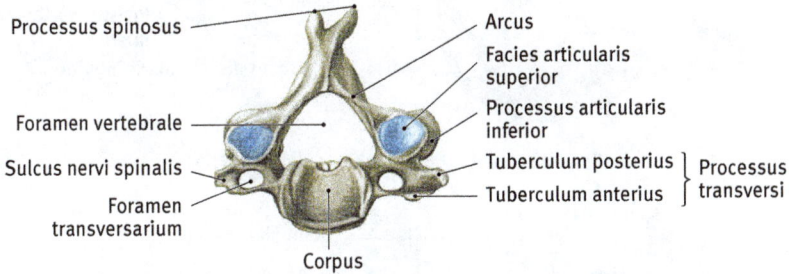

Processus spinosus
Arcus
Facies articularis superior
Processus articularis inferior
Foramen vertebrale
Sulcus nervi spinalis
Tuberculum posterius
Tuberculum anterius
Processus transversi
Foramen transversarium
Corpus

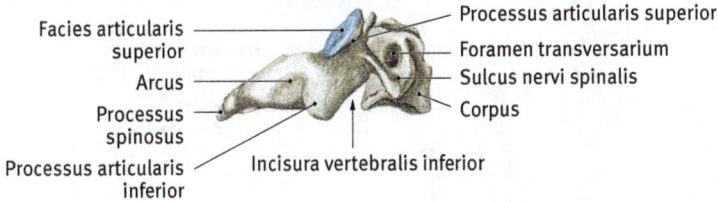

Facies articularis superior
Arcus
Processus spinosus
Processus articularis inferior
Processus articularis superior
Foramen transversarium
Sulcus nervi spinalis
Corpus
Incisura vertebralis inferior

(c)

Abb. 43.16: Wirbelkörper: (a) Atlas von kranial und von kaudal, (b) Axis von vorn und von rechts, (c) Halswirbel von kranial und von rechts (aus Waldeyer: Anatomie des Menschen. De Gruyter, 2012).

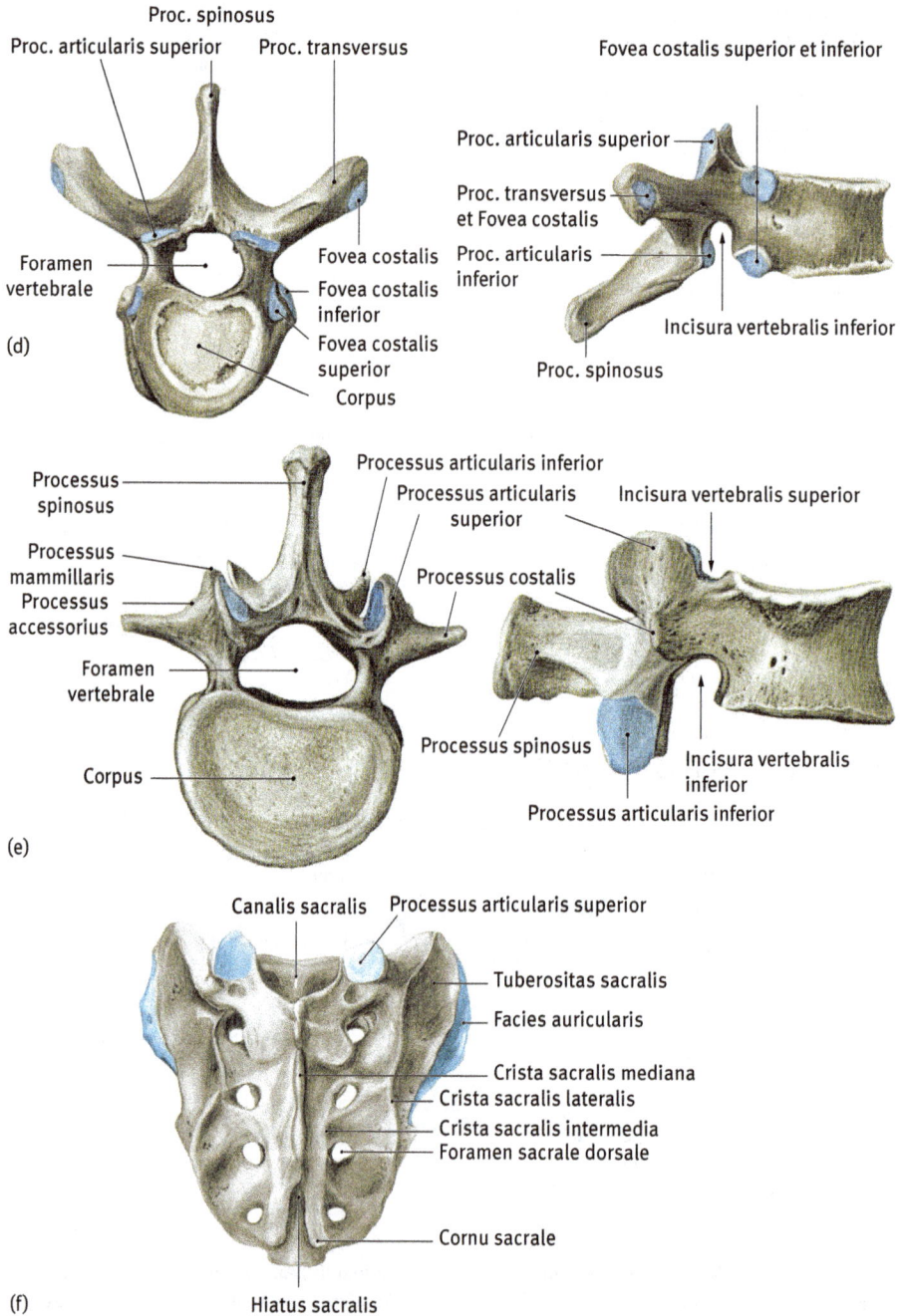

Proc. spinosus

Proc. articularis superior   Proc. transversus

Fovea costalis superior et inferior

Proc. articularis superior

Proc. transversus
et Fovea costalis

Foramen
vertebrale

Fovea costalis   Proc. articularis
Fovea costalis   inferior
inferior
Fovea costalis
superior
Corpus

Incisura vertebralis inferior

Proc. spinosus

Proc. articularis
inferior

(d)

Processus
spinosus

Processus articularis inferior
Processus articularis
superior

Incisura vertebralis superior

Processus
mammillaris
Processus
accessorius

Processus costalis

Foramen
vertebrale

Corpus

Processus spinosus

Incisura vertebralis
inferior
Processus articularis inferior

(e)

Canalis sacralis   Processus articularis superior

Tuberositas sacralis

Facies auricularis

Crista sacralis mediana
Crista sacralis lateralis
Crista sacralis intermedia
Foramen sacrale dorsale

Cornu sacrale

(f)   Hiatus sacralis

Abb. 43.16: Fortsetzung. (d) Brustwirbel von kranial und von rechts, (e) Lendenwirbel von kranial und von rechts, (f) Os sacrum von dorsal (aus Waldeyer: Anatomie des Menschen. De Gruyter, 2012).

43.6 Rückenmark, Rückenmarkshäute, Blutversorgung

Der *Spinalkanal* wird durch die Dorsalflächen der Wirbelkörper und der Bandscheiben sowie die Wirbelbögen gebildet und durch verschiedene Bandstrukturen abgedichtet. In ihm befindet sich das Rückenmark, welches mit seinem soliden Anteil beim Erwachsenen meistens in Höhe des 1.–2. (in Einzelfällen des 3.) LWK im *Conus medullaris* endet, um sich nach kaudal in die Wurzelfasern der *Cauda equina* fortzusetzen (wichtig für Lumbalpunktionen, die immer unterhalb dieser Höhe durchgeführt werden müssen, um eine Verletzung des soliden Rückenmarks zu vermeiden!).

Die motorischen Vorder- und die sensiblen Hinterwurzeln bilden nach ihrem Austritt aus dem Rückenmark die Spinalnerven. Segmental treten die *Spinalnerven* wie folgt aus:

- 8 Halsnerven (C 1–C 8), mit dem Austritt von C 1 zwischen Okziput und Atlas und C 8 zwischen HWK 7 und BWK 1
- 12 Brustnerven (Th 1–Th 12) mit Austritt von Th 1 zwischen BWK 1 und BWK 2
- 5 Lendennerven (L 1–L 5) mit Austritt von L 1 zwischen LWK 1 und LWK 2
- 5 Sakralnerven (S 1–S 5) mit dem Austritt von S 1 durch die oberen Foramina sacralia.

> Um Verwechselungen zu vermeiden, sollte man sich von Beginn an um eine korrekte Terminologie bemühen (also z. B. C 1, Th 1, L 1, S 1 für die Spinalnerven; z. B. HWK 1, BWK 1, LWK 1, SWK 1 für die jeweiligen Wirbelkörper)!

Die Lagebeziehung der Rückenmarkssegmente zur Wirbelsäule ist in Abb. 43.17 dargestellt.

Für die Klinik wichtig ist außerdem die topographische Verteilung der Dermatome und Myotome der jeweiligen Spinalnerven sowie deren Kennreflexe!

Die *Dura mater* des Gehirns setzt sich mit ihren beiden Blättern in den Rückenmarkskanal fort. Zwischen ihrem dünnen äußeren Blatt, das den Wirbelbögen anliegt und dem inneren Blatt, das den eigentlichen Duralsack bildet, befindet sich der spinale Epiduralraum, der durch Fett und Venengeflechte ausgefüllt ist. Klinisch ist er von besonderer Bedeutung, da sich über ihn z. B. Infektionen und Blutungen rasch ausbreiten können. Zwischen Arachnoidea und Pia mater befindet sich der mit Liquor gefüllte spinale Subarachnoidalraum (Abb. 43.18).

Die *Blutversorgung* des Rückenmarks (Abb. 43.19) geschieht durch Zuflüsse aus den Aa. Vertebrales, die die ventral gelegene A. spinalis anterior bildet. Weitere Zuflüsse erhält das Rückenmark aus den Rami spinales der Interkostalarterien. Meist über die zweite Lumbalwurzel erreicht die A. radicularis magna (Adamkiewicz-Arterie nach Albert Adamkiewic, 1850–1921) die Vorderseite des Rückenmarks, um sich in die A. spinalis anterior fortzusetzen. Sie klinisch von besonderer Wichtigkeit, da ihr Verschluss (z. B. im Rahmen einer OP oder einer Aortendissektion) meist unmittelbar zu einem Infarkt des Rückenmarks mit einer Querschnittslähmung führt. Der venöse Abfluss geschieht über die Radikularvenen, welche in den epiduralen Venenplexus münden.

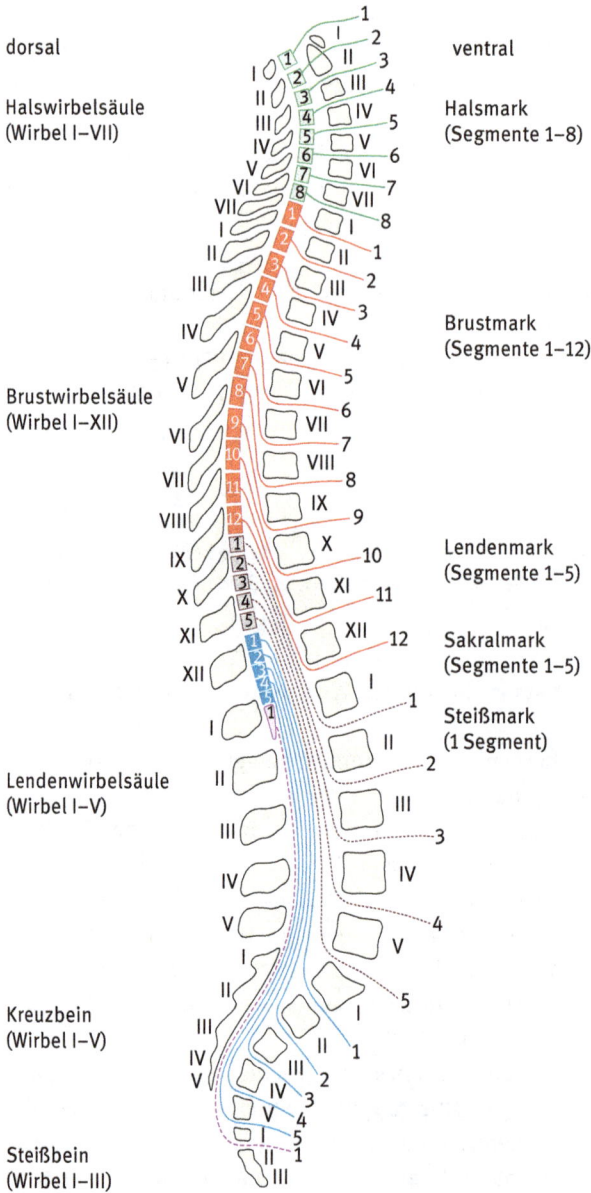

dorsal

ventral

Halswirbelsäule
(Wirbel I–VII)

Halsmark
(Segmente 1–8)

Brustwirbelsäule
(Wirbel I–XII)

Brustmark
(Segmente 1–12)

Lendenmark
(Segmente 1–5)

Sakralmark
(Segmente 1–5)

Steißmark
(1 Segment)

Lendenwirbelsäule
(Wirbel I–V)

Kreuzbein
(Wirbel I–V)

Steißbein
(Wirbel I–III)

Abb. 43.17: Lagebeziehung der Rückenmarkssegmente und Spinalnerven (arabische Zahlen) zur Wirbelsäule (Wirbelkörper in römischen Zahlen) (aus Waldeyer: Anatomie des Menschen. De Gruyter, 2012).

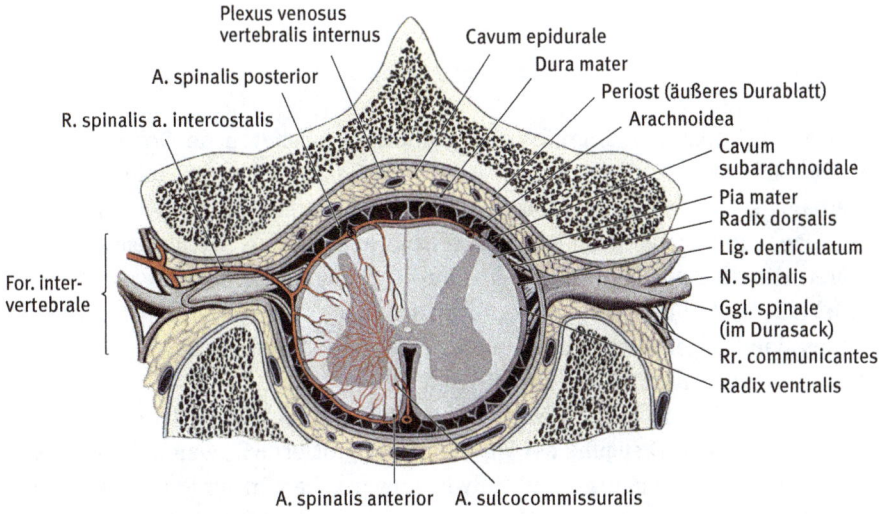

Abb. 43.18: Hüllen und Arterien des Rückenmarks (Querschnitt in Höhe BWK 2) (aus Waldeyer: Anatomie des Menschen. De Gruyter, 2012).

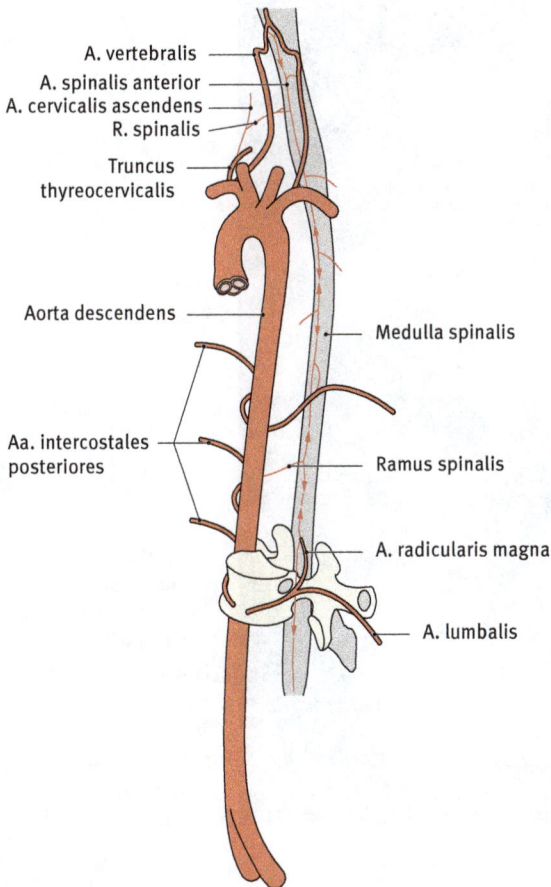

Abb. 43.19: Schema der arteriellen Blutversorgung des Rückenmarks (nach P. Duss, 1990).

44 Geschichte der Neurochirurgie

Jürgen Piek

Nachweise chirurgischer Eingriffe am Kopf finden sich bereits in der Vor- und Frühgeschichte (Abb. 44.1). Doch beschränkte man sich offensichtlich auf Schädelöffnungen außerhalb der harten Hirnhaut. Diese gilt als extrem guter Schutz vor intrakraniellen Infektionen, und nur so ist der hohe Prozentsatz an „Patienten" (teilweise > 80 %!) zu erklären, die zur damaligen Zeit Trepanationen (von griechisch τρύπανον, „Bohrer") überlebten. Die Indikation zu diesen Eingriffen ist unklar: während man früher von rituellen Handlungen ausging, neigt man heute eher der Ansicht zu, dass es sich um echte Heileingriffe nach Verletzungen handelte.

Erst mit der Entwicklung der Narkose zur Schmerzausschaltung (Warren 1846) und der Antisepsis zur Vorbeugung der Wundinfektion (Lister 1867) waren die Voraussetzungen für die weitere chirurgische Entwicklung gegeben. In der Frühphase der modernen Neurochirurgie waren es Allgemeinchirurgen wie *Ernst von Bergmann* (1836–1907), die die Entwicklung der Hirnchirurgie weiter vorantrieben. In Deutschland

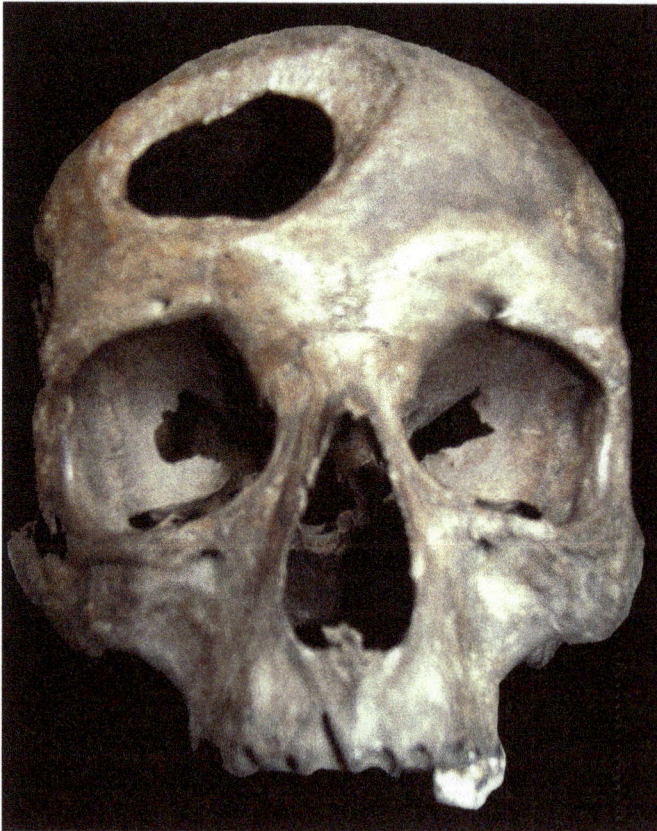

Abb. 44.1: Bronzezeitlicher Schädel (ca. 1750 v. Chr.) aus Pätschow (Mecklenburg-Vorpommern) mit rechts frontaler Trepanation, die in Schabetechnik mit Feuersteinklingen durchgeführt wurde.

https://doi.org/10.1515/9783110611304-044

haben sich besonders *Fedor Krause* (1857–1937) und *Otfrid Foerster* (1873–1941) sowie *Emil Heymann* (1878–1936) um die Entwicklung der Neurochirurgie verdient gemacht. Zu deren Zeit wurden Operationen von Hirntumoren noch zweizeitig durchgeführt, das heißt, man führte zunächst eine Trepanation durch, um dann in einem zweiten Eingriff etwa zwei Wochen später den eigentlichen Tumor zu operieren. Dieser wurde dann meist mit dem Finger im Ganzen aus seiner Umgebung gelöst. Entsprechend hoch war damals die Sterblichkeit derartiger Eingriffe, dies allerdings bei Kranken, die ohne diesen Eingriff dem sicheren Tode geweiht waren.

Während diese Chirurgen damals auch allgemein-chirurgisch operierten, war es in den USA *Harvey Cushing* (1869–1939), der sich ab 1904 allein auf die Operation von Hirntumoren konzentrierte und unter anderem durch die Erfindung bzw. Abwandlung wesentlicher chirurgischer Instrumente wie Elektrokoagulation und Sauger, Einführung der Kreislaufüberwachung während der Narkose und eine subtile Operationstechnik die zuvor hohe Sterblichkeit nach Hirntumoroperationen entscheidend senkte. Dies ermöglichte ihm auch eine einzeitige Tumorentfernung. Eine Vielzahl seiner Schüler (u. a. *Walter Dandy*, 1886–1946) gründete bzw. übernahm neurochirurgische Abteilungen im In- und Ausland. Damit gilt Cushing international als eigentlicher Begründer unseres Faches.

In Deutschland war es *Wilhelm Tönnis* (1898–1978), der 1934 in Würzburg mit der Unterstützung des dortigen Chirurgen Fritz König die erste selbständige Abteilung für Neurochirurgie gründete. 1936 gründete er die weltweit erste neurochirurgische Fachzeitschrift, das „Zentralblatt für Neurochirurgie" mit internationalem Herausgeberstab. Bis zum Ausbruch des 2. Weltkrieges existierten in Deutschland 9 neurochirurgische Einheiten.

Bereits in den ersten Jahren nach dem 2. Weltkrieg wurden in Deutschland weitere neurochirurgische Abteilungen gegründet, um u. a. die hohe Anzahl an Kriegsverletzten zu versorgen. Meist wurden sie von Neurochirurgen mit Kriegserfahrung geleitet, welche unterschiedlich stark politisch belastet waren, was sie aber nicht an der Fortsetzung ihrer Karriere nach dem Krieg hinderte. Viele Schüler von Tönnis, aber auch andere gründeten in den Folgejahren in Westdeutschland neurochirurgische Abteilungen.

Eine ähnliche Bedeutung wie Tönnis für Westdeutschland erlangte in der DDR *Georg Merrem* (1908–1971). Er war Schüler von Emil Heymann und erhielt 1959 den ersten Lehrstuhl für Neurochirurgie in Leipzig.

Bis zur Wiedervereinigung der west- und ostdeutschen Fachgesellschaft existierten in der DDR 14, in Westdeutschland 85 neurochirurgische Fachabteilungen.

2017 gab es in Deutschland über 2000 Neurochirurgen, die in 43 Universitätskliniken, etwa 140 anderen Häusern und über 200 Praxen die neurochirurgische Versorgung von etwa 85 Millionen Menschen sicherstellten.

Möglich wurde diese rasante Entwicklung des Faches Neurochirurgie durch die rasche Ausweitung der diagnostischen Möglichkeiten (zerebrale Angiographie 1927, Computertomographie 1971/1972, Magnetresonanztomographie ab Mitte der 1970er

Jahre) und der Intensivmedizin sowie Einführung mikrochirurgischer Operationstechniken (u. a. *Gazi Yasargil* *1925), welche zu immer besseren Operationsergeb-
nissen führten.

45 Fort- und Weiterbildung

In Deutschland sind für alle Angelegenheiten der ärztlichen Weiterbildung die Landesärztekammern zuständig. Diese setzen die jeweils gültige Musterweiterbildungsordnung der Bundesärztekammer (www.baek.de) als Körperschaften öffentlichen Rechts um. Auf den Homepages der Landesärztekammern ist die jeweils gültige Weiterbildungsordnung (WBO) für die Ausbildung zum Facharzt für Neurochirurgie hinterlegt (unbedingt besorgen!). Dort findet man ebenfalls eine Aufstellung der Weiterbildungsberechtigten (zum Beispiel Ihr Chef) und der Weiterbildungsstätte (Ihr Krankenhaus) mit der Angabe, für welche Weiterbildungsdauer sie zugelassen sind.

Verpflichtend ist das Erstellen eines Curriculums für die Weiterbildung zum Facharzt für alle Einrichtungen der Weiterbildung, das Führen eines Logbuchs (Auflistung der erworbenen Kenntnisse und Fähigkeiten, welche vom Weiterbildenden gegenzuzeichnen sind) sowie ein mindestens einmal im Jahr durchzuführendes Weiterbildungsgespräch zwischen Weiterbilder und Assistenzarzt.

45.1 Definition

Das Gebiet der Neurochirurgie umfasst die Erkennung, operative, perioperative und konservative Behandlung, Nachsorge und Rehabilitation von Erkrankungen, Verletzungen, Verletzungsfolgen und Fehlbildungen des Zentralnervensystems, seiner Gefäße und seiner Hüllen, des peripheren und des vegetativen Nervensystems.

45.2 Weiterbildungsziel

Ziel der Weiterbildung ist die Erlangung der Facharztkompetenz nach Ableisten der vorgeschriebenen Weiterbildungszeit und -inhalte.

45.2.1 Weiterbildungszeit

Die Weiterbildungszeit beträgt 72 Monate bei einem Weiterbildungsbefugten, wovon mindestens 48 Monate in der stationären Patientenversorgung und 6 Monate in der intensivmedizinischen Versorgung abzuleisten sind. Weiterbildung in anderen Fächern (z. B. Neurologie, Chirurgie, Anästhesie) können auf diese 72 Monate teilweise angerechnet werden (siehe WBO der jeweiligen Ärztekammer).

https://doi.org/10.1515/9783110611304-045

45.2.2 Inhalte der Weiterbildung

Die Inhalte der Weiterbildung, also derjenigen Fähigkeiten, welche Sie im Laufe der Ausbildung zum Facharzt erwerben sollten, sind sowohl in der Muster-WBO der BÄK als auch in der für Sie relevanten WBO Ihrer zuständigen Landesärztekammer aufgeführt. Sie gliedert sich in allgemeine Kenntnisse, Erfahrungen und Fertigkeiten sowie spezielle Untersuchungs- und Behandlungsverfahren, für die Sie bestimmte Mindestzahlen zum Abschluss Ihrer Ausbildung nachweisen müssen.

Es empfiehlt sich, von Beginn an für alle Inhalte der WBO ein eigenes Nachweisverzeichnis anzulegen, aus dem dann zum Ende der Weiterbildungszeit die betreffenden Mindestzahlen entnommen werden können.

Gerade für die verschiedenen Untersuchungstechniken (z. B. Lumbalpunktionen, sonographische Untersuchungen) wird dies oft vergessen.

45.2.3 Erwerb der Weiterbildungsinhalte

Neben der hausinternen theoretischen und praktischen Weiterbildung werden von verschiedenen Fachgesellschaften Kongresse veranstaltet, die zum einen aktuelles theoretisches Wissen vermitteln. Zum anderen bieten sie auch die Möglichkeit des Erfahrungsaustausches mit anderen Assistenten wie auch die Möglichkeit, in Form von „Hands-On"-Kursen praktische Fähigkeiten zu erwerben.

Darüber hinaus bieten auch viele Kliniken durch spezielle Kurse über wenige Tage die Möglichkeit der theoretischen und praktischen Weiterbildung. Ein aktuelles Verzeichnis der anstehenden Kurse findet sich zum Beispiel auf der Homepage der DGNC (www.dgnc.de).

Sämtliche Kosten, die Sie für die Fort- und Weiterbildung aufwenden, sind steuerlich als Werbungskosten absetzbar!

Sammeln Sie also diesbezügliche Belege für z. B. Kongressgebühr, Übernachtungs- und Fahrtkosten! Gleiches gilt natürlich auch für Fachbücher. Mit der Anschaffung letzterer sollten Sie nicht zu früh beginnen. Gute Fachbücher sind teuer und gerade dem Anfänger ist es oft nicht möglich, zwischen Fachbüchern zu unterscheiden, die Sie wirklich (und oft) benötigen und deshalb anschaffen sollten und solchen, die für Ihre Ausbildung aus verschiedenen Gründen nicht relevant sind. Ein kurzes Grundlagenbuch zur Neurochirurgie wie das vorliegende, ein anatomisches Standardwerk (über das Sie aus Ihrem Studium ohnehin verfügen) sowie ein ausführlicheres Buch zur körperlichen neurologischen Untersuchung ist für die ersten Monate völlig ausreichend! Weiterführende Bücher können Sie danach erwerben. Kleiner Hinweis am Rande: sollten Sie am Anfang Ihrer Ausbildung ledig sein, sollten Sie die Anschaffung teurer Fachliteratur in die Zeit vor einer eventuellen Hochzeit legen! Aufgrund der hohen Steuerbelastung als Lediger können Sie so viel Geld sparen.

45.2.4 Wissenschaftliche Fachgesellschaften

Ihre wissenschaftliche Fachgesellschaft als Neurochirurg/in ist die Deutsche Gesellschaft für Neurochirurgie (www.dgnc.de). In ihr sollten Sie unbedingt Mitglied werden, wenn Sie den Facharzt/ die Fachärztin für Neurochirurgie anstreben!

Zum Jahresbeitrag von (bei Drucklegung)75 € können Sie auf Antrag (Download auf der Homepage der DGNC) die außerordentliche Mitgliedschaft erwerben. Vorteile einer solchen Mitgliedschaft sind u. a. vergünstigte Kongressteilnahme an den Jahrestagungen der DGNC, Zugang zu deren speziellen Weiterbildungskursen, Kontakt zu anderen Assistenten zum Problemaustausch über den Assistentensprecher der DGNC als Ihr Interessenvertreter. Außerdem können Sie als Mitglied der DGNC ggf. an einem sehr empfehlenswerten 6-jährigen Trainingskurs der Europäischen Fachgesellschaft EANS teilnehmen, der Ihnen die Grundinhalte der Neurochirurgie in einem fixen Curriculum vermittelt. Zusätzlich haben Sie die Möglichkeit, als Mitglied der DGNC eine vergünstigte Mitgliedschaft der Deutschen Gesellschaft für Neurointensiv- und Notfallmedizin (www.dgni.de) zu erlangen. Letztere Gesellschaft beschäftigt sich vor allem mit der Neuro-Intensivmedizin, die ja ebenfalls einen obligatorischen Teil Ihrer Ausbildung als Neurochirurg/in ausmacht.

46 Neurochirurgische Skalen und Scores

Jürgen Piek

Medizinische Skalen dienen dazu, nach einheitlichen Gesichtspunkten die Schwere einer Erkrankung zu beschreiben. Meist handelt es sich um Ordinalskalen. Man unterscheidet dabei zwischen erkrankungsabhängigen und erkrankungsunabhängigen Skalen.

Derartige Skalen sind in der Neurochirurgie recht gebräuchlich, die wichtigsten sind nachfolgend aufgeführt.

46.1 Erkrankungsunabhängige Skalen

Glasgow-Koma-Skala

Tab. 46.1: Glasgow-Koma-Skala (Teasdale und Jennett, 1974).

Augenöffnen	Punkte	Beste motorische Antwort	Punkte	Beste verbale Antwort	Punkte
		Auf Aufforderung	6		
		Auf Schmerz gezielt	5	Koordiniertes Gespräch	5
Spontan	4	Auf Schmerz ungezielt	4	Unkoordiniertes Gespräch	4
Auf Anruf	3	Beugesynergismen	3	Einzelne Worte	3
Auf Schmerz	2	Strecksynergismen	2	Unverständliche Laute	2
Auf Schmerz nicht	1	Keine Abwehr	1	Keine Antwort	1

Komaskala der WFNS

Tab. 46.2: Komaskala der WFNS (Brihaye et al., 1978).

Komatiefe	Klinischer Befund
Koma I	Patient auf Schmerz nicht weckbar; keine fokalen neurologischen Ausfälle
Koma II	Patient auf Schmerz nicht weckbar; Pupillenstörungen und/oder Paresen
Koma III	Patient auf Schmerz nicht weckbar; Beuge- oder Strecksynergismen
Koma IV	Komatöser Patient mit schlaffer Areflexie der Extremitäten; keine Schmerzabwehr; Pupillen beidseits weit, reaktionslos; Eigenatmung erhalten

https://doi.org/10.1515/9783110611304-046

Kraftgradeinteilung von Paresen

Tab. 46.3: Kraftgradeinteilung von Paresen (British Medical Research Council, 1943).

Paresegrad	Klinischer Befund
0	Keine Kontraktion
1	Minimale Kontraktion sichtbar, jedoch ohne resultierende Bewegung
2	Aktive Bewegung unter Ausschaltung der Schwerkraft
3	Aktive Bewegung gegen Schwerkraft
4	Aktive Bewegung gegen leichten Widerstand
5	Volle Kraft

Klassifikation der Funktion des N. facialis

Tab. 46.4: Klassifikation der Funktion des N. facialis (nach House und Brackmann, 1985).

Paresegrad	Klinischer Befund
I	Normale Funktion
II	Latente Lähmung (nur bei Inspektion erkennbar)
III	Erkennbare, nicht entstellende Seitendifferenz
IV	Erkennbare und/oder entstellende Seitendifferenz
V	Nur angedeutete Beweglichkeit
VI	Kompletter Ausfall

Visuelle Analogskala

Diese dient zur Klassifikation von Schmerzen als Selbsteinschätzung des Patienten. Die Skalierung reicht von 0 (keine Schmerzen) bis 10 (stärkster vorstellbarer Schmerz). Markiert sind für den Patienten lediglich die Endpunkte einer Linie, so dass er die Zwischenstufen frei wählen kann. Diese werden im Nachhinein durch den Untersucher ausgemessen.

46.2 Erkrankungsabhängige Skalen

Klassifikation der klinischen Schwere der spontanen Subarachnoidalblutung

Tab. 46.5: Klassifikation der klinischen Schwere der spontanen Subarachnoidalblutung (nach Hunt und Hess, 1968).

Grad	Klinischer Befund
1	Asymptomatisch oder leichte Kopfschmerzen und Meningismus
2	Mäßige bis schwere Kopfschmerzen, deutlicher Meningismus, ggf. Hirnnervenausfälle
3	Benommen, verwirrt und/oder leichte neurologische Defizite
4	Stupor, mäßige bis schwere Halbseitenlähmung, beginnende Strecksynergismen
5	Moribunder Patient

Anmerkung: 1974 wurden seitens des Erstautors noch die zusätzliche Kategorien 0 (nicht rupturiertes Aneurysma) und 1a (neurologische Ausfälle ohne Meningismus oder Kopfschmerz) hinzugefügt.

Klassifikation der klinischen Schwere der spontanen Subarachnoidalblutung

Tab. 46.6: Klassifikation der klinischen Schwere der spontanen Subarachnoidalblutung (nach der WFNS).

Grad	Klinischer Befund
1	GCS 15
2	GCS 13–14 (ohne fokale ZNS-Zeichen)
3	GCS 13–14 (mit fokalen ZNS-Zeichen)
4	GCS 7–12 (mit oder ohne fokale ZNS-Zeichen)
5	GCS 3–6 (mit oder ohne fokale ZNS-Zeichen)

Computertomographische Klassifikation der Schwere einer Subarachnoidalblutung

Tab. 46.7: Computertomographische Klassifikation der Schwere einer Subarachnoidalblutung (nach Fisher et al., 1980).

Grad	Klinischer Befund
I	Kein Blut im Subarachnoidalraum
II	Diffuse oder vertikale Schicht des subarachnoidalen Blutes mit einer Dicke von unter einem Millimeter
III	Lokaler Clot oder eine vertikale Schicht mit einer Blutungsdicke > 1 mm
IV	Vorwiegend intrazerebrale oder intraventrikuläre Gerinnsel mit keiner bzw. nur dünner Subarachnoidalblutung

46.3 Outcomeskalen

Glasgow Outcome Skala

Tab. 46.8: Glasgow Outcome Skala (nach Jennett und Bond, 1975).

Wert	englisch	Klinischer Befund
5	Good recovery	Gute Erholung, führt normales Leben, minimale Behinderungen möglich
4	Moderate disability	Mäßige Behinderung; von fremder Hilfe unabhängiges Leben möglich
3	Severe disability	Schwere Behinderung; Patient bei Bewusstsein, aber auf fremde Hilfe angewiesen
2	Persistent vegetative state	Persistierender vegetativer Status
1	Death	Verstorben

Anmerkung: in vielen klinischen und pharmakologischen Studien wird aus biomathematischen Gründen lediglich nach „gutem" (GOS Werte 4 und 5) und „schlechtem" (GOS-Werte 1 bis 3) Outcome differenziert.

Modifizierte Rankin-Skala

Tab. 46.9: Modifizierte Rankin-Skala (nach Rankin, 1957 und van Swieten et al., 1988).

Grad	Klinischer Befund
0	Keine Symptome
1	Keine relevante Beeinträchtigung. Kann trotz gewisser Symptome Alltagsaktivitäten verrichten
2	Leichte Beeinträchtigung. Kann sich ohne Hilfe versorgen, ist aber im Alltag eingeschränkt
3	Mittelschwere Beeinträchtigung. Benötigt Hilfe im Alltag, kann aber ohne Hilfe gehen
4	Höhergradige Beeinträchtigung. Benötigt Hilfe bei der Körperpflege, kann nicht ohne Hilfe gehen
5	Schwere Behinderung. Bettlägerig, inkontinent, benötigt ständige pflegerische Hilfe
6	Tod

Barthel Index

Tab. 46.10: Barthel Index (nach Mahouney und Barthel, 1965).

Funktion		Punkte	
Originalbegriff	Deutsche Übersetzung	Mit Hilfe	Selbständig
1. Feeding	Essen (Schneiden = Hilfe)	5	10
2. Moving from wheelchair to bed and return	Transfer Bett/Rollstuhl (inkl. Hinsetzen im Bett)	5–10	15
3. Personal toilet	Gesichts- und Mundpflege, Haare kämmen	0	5
4. Getting on and off toilet	Toilette (Handling Kleidung, säubern, spülen)	5	10
5. Bathing self	Körperpflege (baden, duschen, Waschbecken)	0	5
6. Walking on level surface or if unable to walk, propel wheelchair)	Gehen auf ebenem Gelände (oder Rollstuhl fahren)	10 (0	15 5)
7. Ascend and descend stairs	Treppen steigen	5	10
8. Dressing	Anziehen (inkl. Schuhe)	5	10
9. Controlling bowels	Darmkontrolle	5	10
10. Controlling bladder	Blasenkontrolle	5	10

Klassifikation der traumatischen Querschnittslähmung

Tab. 46.11: Klassifikation der traumatischen Querschnittslähmung (nach Frankel et al., 1969).

Grad	Klinischer Befund
A	Komplette Verletzung, keine motorische oder sensible Funktion unterhalb der Verletzungshöhe
B	Keine Motorik, erhaltene Sensibilität bis in die sakralen Segmente
C	Keine Gebrauchsmotorik bei vorhandener motorischer Aktivität unterhalb der Läsionsstelle
D	Vorhandene Restmotorik erlaubt den Gebrauch der Extremität mit oder ohne Unterstützung
E	Normale Motorik und Sensibilität; pathologische Reflexe oder Tonusänderungen können bestehen

Klassifikation der traumatischen Querschnittslähmung nach der American Spinal Injury Association

Tab. 46.12: Klassifikation der traumatischen Querschnittslähmung nach der American Spinal Injury Association (ASIA, nach Stover at al., 1992).

Grad	Klinischer Befund
A	Komplette Verletzung. keine motorische oder sensible Funktion unterhalb der Verletzungshöhe
B	Inkomplett: Keine Motorik, erhaltene Sensibilität bis in die sakralen Segmente
C	Inkomplett: motorische Funktion unterhalb der Verletzungsstelle; die Mehrzahl der Kennmuskeln haben einen Kraftgrad < 3 nach Janda
D	Inkomplett: motorische Funktion unterhalb der Verletzungsstelle; die Mehrzahl der Kennmuskeln haben einen Kraftgrad > 3 nach Janda
E	Normale Motorik und Sensibilität

Myelopathiescore der Japanese Orthopedic Association (1994)
Motorik: Finger

Tab. 46.13: Motorik: Finger.

Punkte	Klinischer Befund
0	Unfähig, selbst mit Löffel und Gabel zu essen; unfähig, selbst große Knöpfe zu knöpfen
1	Fähig, sich selbst mit Löffel und Gabel zu ernähren, jedoch ungeschickt
2	Schreiben möglich, wenngleich sehr ungeschickt; große Knöpfe können geknöpft werden
3	Schreiben etwas eingeschränkt, aber möglich; Manschettenknöpfe können geknöpft werden
4	Normal

Motorik: Schulter und Oberarm

Tab. 46.14: Motorik: Schulter und Oberarm.

Punkte	Klinischer Befund
2	Kraftgrad 2 oder geringer
1	Kraftgrad 3
0,5	Kraftgrad 4
0	Kraftgrad 5

Anmerkung: Beurteilung des Kraftgrads (angegeben als 1–5 von 5) des M. deltoideus oder des M. biceps brachii, der schwächere Muskel ist zu werten

Motorik: Untere Extremitäten

Tab. 46.15: Motorik: Untere Extremitäten.

Punkte	Klinischer Befund
0	Nicht in der Lage, aufzustehen und zu gehen
0,5	Fähig, aufzustehen, jedoch nicht zu gehen
1	Unfähig, selbst auf ebenem Untergrund ohne Gehhilfe zu gehen
1,5	Fähig, ohne Unterstützung zu gehen, bei jedoch unsicherem Gangbild
2	Fähig, auf ebenem Untergrund frei zu gehen; Treppensteigen nur mit Unterstützung
2,5	Treppen steigen ohne Unterstützung; Treppenabgehen nur mit Unterstützung möglich
3	Rasches Gehen möglich, jedoch unsicheres Gangbild
4	Normal

Sensibilität: Obere Extremität

Sensibilität: Obere Extremität.

Punkte	Klinischer Befund
0	Vollständiger Verlust
0,5	Bis 50 %ige Sensibilitätsminderung und/oder erhebliche Schmerzen oder Taubheit
1	Bis 40 %ige Sensibilitätsminderung und/oder mäßige Schmerzen oder Taubheit
1,5	Taubheitsgefühl ohne sensibles Defizit
2	Normal

Sensibilität: Stamm

Tab. 46.17: Sensibilität: Stamm.

Punkte	Klinischer Befund
0	Vollständiger Verlust der Berührungs- und Schmerzempfindung
0,5	Bis 50 %ige Sensibilitätsminderung und/oder erhebliche Schmerzen oder Taubheit
1	Bis 40 %ige Sensibilitätsminderung und/oder mäßige Schmerzen oder Taubheit
1,5	Taubheitsgefühl ohne sensibles Defizit
2	Normal

Sensibilität: Untere Extremität

Tab. 46.18: Sensibilität: Untere Extremität.

Punkte	Klinischer Befund
0	Vollständiger Verlust der Berührungs- und Schmerzempfindung
0,5	Bis 50 %ige Sensibilitätsminderung und/oder erhebliche Schmerzen oder Taubheit
1	Bis 40 %ige Sensibilitätsminderung und/oder mäßige Schmerzen oder Taubheit
1,5	Taubheitsgefühl ohne sensibles Defizit
2	Normal

Blasenfunktion

Tab. 46.19: Blasenfunktion.

Punkte	Klinischer Befund
0	Harnretention
1	Gefühl der unvollständigen Blasenentleerung und/oder Nachtröpfeln und/oder spärlicher Urinstrahl und/oder nur teilweise erhaltene Kontinenz
2	Verzögerte Blasenentleerung und/oder Pollakisurie
3	Normal

Maximal erreichbare Punktzahl (Normalbefund): 17

47 Weiterführende Literatur und Informationen

Im nachfolgenden Verzeichnis haben wir versucht Quellen zusammenzustellen, die dem Anfänger in der Neurochirurgie – wo nötig und sinnvoll – weiterführende Informationen zu den einzelnen Kapiteln vermitteln. Das Verzeichnis beruht auf der subjektiven Auswahl der Autoren der einzelnen Kapitel und erhebt keinen Anspruch auf Vollständigkeit. Aufgeführt wurde Literatur nur dann, wenn es zur Ergänzung dieses Einführungsbuches notwendig erschien. Beabsichtigt finden Sie deshalb nachfolgend eine „bunte Mischung" aus Internetseiten, Lehrbüchern und klassischen wissenschaftlichen Literaturzitaten, die die einzelnen Autoren als besonders hilfreich erachten.

Sollten Sie im Rahmen Ihrer Ausbildung auf zusätzliche, Ihnen besonders gelungen erscheinende Webseiten, Bücher o. Ä. stoßen, von denen Sie glauben, dass sie anderen bei der weiterführenden Ausbildung von besonders großem Nutzen seien könnten, zögern Sie nicht, uns dies mitzuteilen, damit wir es ggf. in der nächsten Auflage berücksichtigen können!

Prof. em. Dr. med. Dr. h. c. J. Piek
für die Autoren

47.1 Nützliche, allgemeine Links

Das Internet bietet eine schier unendliche Fülle an Möglichkeiten, sich über das Fachgebiet Neurochirurgie zu informieren. Diese reichen von Sachartikeln über anatomische und radiologische Atlanten bis hin zu Videodokumentationen neurochirurgischer Operationen. Da sich die entsprechenden Internetadressen zum Teil schnell ändern, können im Rahmen dieses Buches nur einige allgemeine Hinweise gegeben werden.

Sinnvoll ist es auf jeden Fall, sich bei älteren Kollegen zu erkundigen, mit welchen Seiten sie besonders gute Erfahrungen gemacht haben und welche sie empfehlen.

Einen guten Einstieg bieten die Webseiten neurochirurgischer Fachgesellschaften, bei denen man entweder selbst wichtige Informationen findet, oder von wo aus man sich „weiterclicken" kann, um die benötigten Informationen zu finden.

Die Deutsche Gesellschaft für Neurochirurgie hat die Webadresse www.dgnc.de, die europäische Fachgesellschaft www.eans.org und die neurochirurgische Weltgesellschaft www.wfns.org. Bei letzterer finden Sie auch eine Aufstellung der Webseiten aller neurochirurgischen Gesellschaften weltweit.

Einen Überblick über die aktuellen Leitlinien zur Behandlung der jeweiligen Krankheitsbilder findet man bei der Arbeitsgemeinschaft medizinisch wissenschaftlicher Fachgesellschaften www.awmf.org. Hier sind auch die aktuellen Adressen der

https://doi.org/10.1515/9783110611304-047

Fachgesellschaften der Nachbargebiete unseres Faches aufgelistet, bei denen sich ebenfalls spezifische Informationen finden lassen.

Hinweise zu Weiterbildung und Berufsrecht finden Sie auf der Homepage der Landesärztekammer Ihres Bundeslandes.

Für zahlreiche Krankheitsbilder unseres Faches existieren Patientenverbände und Selbsthilfegruppen, die ebenfalls neben Diskussionsforen oft gute und ausführliche Informationen zu den Krankheitsbildern zu Verfügung stellen, mit denen sie sich befassen. Bei der nationalen Kontakt- und Informationsstelle zur Anregung und Unterstützung von Selbsthilfegruppen www.nakos.de können Sie online eine Suche zu den speziellen Krankheitsbildern starten und finden dann entsprechende Selbsthilfegruppen mit ihren Homepages aufgelistet.

Aktuelle wissenschaftliche Artikel mit den neuesten Forschungsergebnissen und wissenschaftlichen Studien finden Sie in der Datenbank PubMed www.ncbi.nlm.nih.gov/pubmed/ . Die einzelnen Publikationen sind hierbei auf die wissenschaftlichen Zeitschriften verlinkt, in denen sie publiziert wurden.

47.2 Weiterführende Informationen zu den einzelnen Kapiteln

Kap. 4: Schmerzbehandlung
Deutsche Schmerzgesellschaft e. V. www.dgss.org.
IASP, International Association for the Study of Pain www.iasp-pain.org.

Kap. 5: Grundlagen der Antibiotikabehandlung
Deutsche Sepsisgesellschaft (www.sepsis-gesellschaft.de).
Homepage des Robert-Koch-Instituts (www.rki.de).
Homepage der Paul-Ehrlich-Gesellschaft (www.p-e-g.org).
Initiative „Antibiotic-Stewardship" (www.antibiotic-stewardship.de).

Kap. 6: Grundlagen der Hygiene
Internetseite des Robert-Koch-Instituts: www.rki.de.
Internetseite der KRINKO (Kommission für Krankenhaushygiene und Infektionsprävention): https://www.rki.de/DE/Content/Infekt/Krankenhaushygiene/krankenhaushygiene_node.html.

Kap. 8: Umgang mit Drainagen
Lele AV, et al. Guideline: Perioperative Management of Adult Patients with External Ventricular and Lumbar Drains, Society for Neuroscience in Anesthesiology and Critical Care. J Neurosurg Anesthesiol. 2017;29:191-210.
Piek J. Überwachung und Pflege von Drainagen. In: Piek J (Hrsg.) Neurochirurgische Intensivmedizin – Basiswissen für Medizin und Pflege. Zuckschwerdt, München Wien New York; 2017.
Sarrafzadeh AS. Beobachtung und Pflege von Drainagen. In: Piek J, Unterberg A (Hrsg.) Grundlagen neurochirurgischer Intensivmedizin. Zuckschwerdt, München Wien New York; 2006.

Kap. 9: Lumbalpunktion, Lumbaldrainagen

Deutsche Gesellschaft für Neurologie: Leitlinie Diagnostische Liquorpunktion (bis 2016 gültig, noch nicht aktualisiert) https://www.dgn.org/
leitlinien/2424-ll-84-2012-diagnostische-liquorpunktion.
Rückenmarknahe Regionalanästhesien und Thromboembolieprophylaxe / antithrombotische
Medikation: https://www.awmf.org/leitlinien/detail/ll/001-005.html.

Kap. 10: Notfälle auf der Station

European Resuscitation Council: https://www.erc.edu.
Weis S, Dickmann P, Pletz MW, et al. Sepsis 2017: Eine neue Definition führt zu neuen Konzepten.
Deutsches Ärzteblatt. 2017;114:29-30.
Ziegenfuss T. Notfallmedizin, Springer Verlag; 2016.

Kap. 12: Entlassungsbrief

Deutsches Ärzteblatt: Der Arztbrief als Basis für Gutachten: https://www.aerzteblatt.de/
archiv/43952/Medizinischer-Dienst-Der-Arztbrief-als-Basis-fuer-Gutachten.
Deutsches Ärzteblatt: Arztbrief: Die Kommunikation optimieren: https://www.aerzteblatt.de/
archiv/145890/Arztbrief-Die-Kommunikation-optimieren.
Kassenärztliche Bundesvereinigung – Medikationsplan: http://www.kbv.de/html/medikationsplan.
php.

Kapi. 16.1: Computertomographie

Fishman EK, et al. Volume rendering versus maximum intensity projection in CT angiography: what
works best, when, and why. Radiographics. 2006;26:905-922.
Fuchs T, Kachelriess M, Kalender WA. Technical advances in multi-slice spiral CT. Eur J Radiol.
2000;36:69-73.
Kamalian S, Lev MH, Gupta R. Computed tomography imaging and angiography – principles. Handb
Clin Neurol. 2016;135:3-20.
Parakh A, Kortesniemi M, Schindera ST. CT Radiation Dose Management: A Comprehensive Op-
timization Process for Improving Patient Safety. Radiology. 2016;280:663-673.
Postma AA, et al. Dual-energy CT of the brain and intracranial vessels. AJR Am J Roentgenol.
2012;199(5):26-33.
Stacul F, et al. Contrast induced nephropathy: updated ESUR Contrast Media Safety Committee
guidelines. Eur Radiol. 2011;21:2527-2541.
Yeung TP, et al. Dynamic perfusion CT in brain tumors. Eur J Radiol. 2015;84:2386-2392.

Kap. 16.2: Kernspintomographie

Buchbinder BR. Functional magnetic resonance imaging. Handb Clin Neurol. 2016;135:61-92.
Halefoglu AM, Yousem DM. Susceptibility weighted imaging: Clinical applications and future direc-
tions. World J Radiol. 2018;10:30-45.
Korutz AW, et al. Pacemakers in MRI for the Neuroradiologist. AJNR Am J Neuroradiol.
2017;38:2222-2230.
Laun FB, et al. Introduction to the basic principles and techniques of diffusion-weighted imaging.
Radiologe. 2011;51:170-179.

Mori S, Zhang J. Principles of diffusion tensor imaging and its applications to basic neuroscience research. Neuron. 2006;51:527-539.

Runge VM. Critical Questions Regarding Gadolinium Deposition in the Brain and Body After Injections of the Gadolinium-Based Contrast Agents, Safety, and Clinical Recommendations in Consideration of the EMA's Pharmacovigilance and Risk Assessment Committee Recommendation for Suspension of the Marketing Authorizations for 4 Linear Agents. Invest Radiol. 2017;52:317-323.

Kap. 16.3 Angiographie

Fiebach JB, Steiner T, Neumann-Haefelin T. Neuroimaging evaluation of intracerebral hemorrhage. Nervenarzt. 2009;80(2):205-213; quiz 214.

Kaufmann TJ, et al. Complications of diagnostic cerebral angiography: evaluation of 19,826 consecutive patients. Radiology. 2007;243(3):812-819.

Kap. 16.4: Neurointerventionelle Verfahren

Shivashankar R, et al. Treatment of cerebral aneurysms-surgical clipping or endovascular coiling: the guiding principles. Semin Neurol. 2013;33:476-487.

Kap. 16.5: Intraoperative Röntgenuntersuchungen

Steinmetz MP, et al. Conventional versus digital radiographs for intraoperative cervical spine-level localization: a prospective time and cost analysis. Spine J. 2009;9:967-971.

Kap. 20: Grundlagen der kraniellen Neurochirurgie

Apuzzo MLJ (Hrsg.). Brain Surgery; Churchill Livingstone, New York; 1993.

Jandial R, McCormick P, Black P (Hrsg.). Core Techniques in Operative Neurosurgery; Elsevier, Oxford; 2011.

Sander Conolly E, et al.: Fundamentals of Operative Techniques in Neurosurgery. Thieme, New York Stuttgart; 2010.

Weitere Informationen zu Neuronavigationssystemen: http://www.medicalexpo.com/cat/neurology/neuronavigation-systems-AF-1768.html

Kap. 23: Fehlbildungen

Goodrich JT, Staffenberg DA. Plastic Techniques in Neurosurgery. Thieme; 2004.

Jansen O, Stephani U (Hrsg.). Fehlbildungen und frühkindliche Schädigungen des ZNS. Georg Thieme Verlag; 2007.

Kap. 24: Liquorzirkulationsstörungen

Homepage der Selbsthilfegruppe „Spina bifida und Hydrocephalus e. V.": https://asbh.de/.

Leitlinie Normaldruckhydrozephalus: https://www.awmf.org/leitlinien/detail/ll/030-063.html.

Schwarz B. Das „altersgerechte" Ventrikelsystem – Semiautomatische Volumetrie des Ventrikelsystems und Evaluation von „Evans Index" und „Frontal and Occipital Horn Ratio" in einer populationsbasierten MR-Studie. Dissertation Universität Greifswald, 2014.

Kap. 25: Subarachnoidalblutung, Aneurysmen

Kretschmer T (Hrsg.). Zerebrale Aneurysmen und Gefäßmalformationen, Springer; 2017.
Moskopp D, Wassmann H. Neurochirurgie, Schattauer; 2005.
Piek J (Hrsg.). Neurochirurgische Intensivmedizin – Basiswissen für Medizin und Pflege; Zuckscherdt Verlag, München; 2017.

Kap. 27: AVM

Spetzler RF, Martin NA. A proposed grading system for arteriovenous malformations. J Neurosurg. 1986;65:476-483.
Zerebrale Gefäßmalformationen (arteriovenöse Malformationen, arteriovenöse Fisteln, Kavernome). Leitlinien für Diagnostik und Therapie in der Neurologie. Deutsche Gesellschaft für Neurologie 2015. AWMF 030/088.

Kap. 28: Kavernome

Lanzino G, Spetzler RF. Cavernous Malformations of the Brain and Spinal Cord. Thieme; 2008.
Piek J, Gaab MR, Kleist Welch-Guerra W. Neurovaskuläre Erkrankungen: Klinik und Therapie zerebraler Kavernome. Dtsch Arztebl. 2001;98(25):A-1690/B-1432/C-1343.

Kap. 31: Schädelhirntrauma

Adams JH, Doyle D, Ford I, et al. Diffuse Axonal Injury in Head Injury: Definition, Diagnosis and Grading. Histopatology. 1989;15:49-59.
Arbeitsgemeinschaft der Wissenschaftlichen Medizinischen Fachgesellschaften: Leitlinien der Deutschen Gesellschaft für Neurochirurgie: Schädelhirntrauma im Erwachsenenalter. https://www.awmf.org/leitlinien/detail/ll/008-001.html.
Curie S, Saleem N, Straiton JA, et al. Imaging Assessment of Traumatic Brain Injury. Postgrad Med J. 2016;92:41-50.
Rickels E, Piek J (Hrsg.). Handbuch Schädelhirntrauma. De Gruyter, Berlin, Boston; 2018.
Pammer C, Abuzahra M, Wild C. Schweregraddifferenzierung in der Neuro- und Traumarehabilitation. Messinstrumente bei Schlaganfall und Schädelhirntrauma. Systematischer Review. HTA Projektbericht 2009; 23a http://eprints.hta.lbg.ac.at/866/1/HTA-Projektbericht_Nr23a.pdf.

Kap. 32: Funktionelle Neurochirurgie

Benabid, et al. Long-term suppression of tremor by chronic stimulation of the ventral intermediate thalamic nucleus. Lancet. 1991;337:403-406.
Deuschl, et al.: A randomized trial of deep-brain stimulation for Parkinson's disease. N Engl J Med. 2006;355:896-908.
Krauss JK, Volkmann J. Tiefe Hirnstimulation, Steinkopff, Darmstadt; 2004.
Limousin, et al. Effect of parkinsonian signs and symptoms of bilateral subthalamic nucleus stimulation. Lancet. 1995;345:91-95.
McIntyre, et al.: Uncovering the mechanism(s) of action of deep brain stimulation: activation, inhibition, or both. Clin Neurophysiol. 2004;115:1239-1248.
Voges J, Timmermann L. Tiefe Hirnstimulation, de Gruyter, Berlin, Boston; 2017.

Kap. 34: Degenerative Wirbelsäulenerkrankungen

Fujiwara A, et al. The Relationship between facet joint osteoarthritis and disc degeneration of the lumbar spine: an MRI study. Eur Spine J. 1999;8:396-401.

Gesundheitsberichterstattung des Bundes. Robert Koch-Institut in Zusammenarbeit mit dem Statistischen Bundesamt. Heft 53, Dezember 2012: Rückenschmerzen.

Meyerding HW. Spondylolisthesis. Surg Gynecol Obstet. 1932;54:371-377.

Nationale Versorgungsleitlinie Nicht-spezifischer Kreuzschmerz. 2. Auflage 2017. Bundesärzte-kammer, KBV, AWMF-Register-Nr.: nvl-007.

Modic MT, et al. Degenerative Disc Disease: Assessment of Changes in Vertebral Body Marrow with MR Imaging. Radiology. 1988;166:193-199.

Pathria M, et al. Osteoarthritis of the facet joints: accuracy of oblique radiographic assessment. Radiology. 1987;164:227-230.

Pfirrmann CW, et al. Magnetic Resonance Classification of Lumbar Intervertebral Disc Degeneration. Spine. 2001;1873-1878.

Kap. 35: Spinale Tumoren

Klekamp J, Samii M. Surgery of spinal nerve sheath tumors with special reference to neurofibroma-tosis. Neurosurgery. 1998;42:279-289.

Klekamp J. Treatment of intramedullary tumors: analysis of surgical morbidity and long-term results. J Neurosurg Spine. 2013;19:12-26.

Reilmann R, Henningsen H. Spinale Tumoren. In: Berlit P. (Hrsg.) Klinische Neurologie. Springer, Berlin, Heidelberg, New York; 2006.

Samartzis C, Gillis C, Shih P, et al. Intramedullary spinal cord tumors: Part II – Management Options and Outcomes. Global Spine J. 2016;6:176-185.

Tomita K, Kawahara N, Kobayashi T, et al. Surgical strategy for spinal metastases. Spine. 2001;26:298-306.

Wolfgang Börm, Frerk Meyer (Hrsg.). Wirbelsäule interdisziplinär. Schattauer, Stuttgart, New York; 2017.

Kap. 37: Spinale Blutungen

Börm W, Mohr K, Hassepass U, et al. Spinal hematoma unrelated to previous surgery. Spine. 2004;29:555-561.

Groen RJM. Non-operative treatment of spontaneous spinal epidural hematomas: a review of the literature and a comparison with operative cases. Acta Neurochir (Wien). 2004;146:103-110.

Kreppel D, Antoniadis G, Seeling W. Spinal hematoma: a literature survey with meta- analysis of 613 patients. Neurosurg Rev. 2003;26:1-49.

Marhold F, Berger-Brabec S, Ungersböck K. Spontane spinale Hämatome; Journal für Neurologie Neurochirurgie und Psychiatrie. 2013;14:34-37.

Kap. 39: Entzündliche Erkrankungen der Wirbelsäule

Herren C, Jung N, Pishnamaz M, et al. Spondylodiszitis: Diagnostik und Therapieoptionen – Systema-tisches Review. Dtsch Arztebl Int. 2017;114:875-882.

Kap. 40: Periphere Nervenchirurgie

Assmuss A, Antoinadis G. Nervenkompressionssyndrome (3. Auflage); Springer; 2015.

Müller-Vahl H, Tegenthoff M. Läsionen peripherer Nerven und radikuläre Syndrome (10. Auflage); Thieme; 2014.

Leitlinie zu peripheren Nervenverletzungen (30. 6. 2018 abgelaufen, wird derzeit aktualisiert): https://www.awmf.org/leitlinien/detail/ll/005-010.html.

Leitlinie zum Karpaltunnelsyndrom (29. 6. 2017 abgelaufen, wird derzeit aktualisiert): https://www.awmf.org/leitlinien/detail/ll/005-003.html.

Leitlinie zum Kubitaltunnelsyndrom: https://www.awmf.org/leitlinien/detail/ll/005-009.html.

Kap. 42: Pädiatrische Neurochirurgie

Adzick NS, Thom EA, Spong CY, et al. A Randomized Trial of Prenatal versus Postnatal Repair of Myelomeningocele. New Engl J Med. 2011;364:993-1004.

Bächli H, Lütschg Jürg, Messing-Jünger M (Hrsg.). Pädiatrische Neurochirurgie, Springer, Berlin Heidelberg New York; 2018.

Herrmann B, Dettmeyer R, Banaschak S, Thyen U (Hrsg.) Kindesmisshandlung. Medizinische Diagnostik, Intervention und rechtliche Grundlagen. 3. Auflage, Springer, Berlin, Heidelberg, New York; 2016.

Homepage der AG Spina bifida und Hydrozephalus e. V. https://asbh.de/fachbeitraege/spina-bifida/.

Kindliche Hirntumoren:
- https://www.kinderkrebsinfo.de/erkrankungen/zns_tumoren/index_ger.html.
- https://www.hirntumorhilfe.de/hirntumor/statistiken/zahlen-kinder/.

Rickels P, Piek J (Hrsg.). Kindliches SHT in: Handbuch Schädelhirntrauma. DeGruyter, Berlin, Boston; 2018.

www.ingramcontent.com/pod-product-compliance
Lightning Source LLC
Chambersburg PA
CBHW081501190326
41458CB00015B/5305